更年期精神病新治

主　编　陈维达　宋　婷
　　　　董世松　刘　喆

中医古籍出版社

图书在版编目（CIP）数据

更年期精神病新治/陈维达等主编．—北京：中医古籍出版社，2017.12

ISBN 978-7-5152-1565-5

Ⅰ.①更… Ⅱ.①陈… Ⅲ.更年期-精神病-治疗
Ⅳ.①R339.33

中国版本图书馆CIP数据核字（2017）第234035号

更年期精神病新治

主编　陈维达　宋　婷　董世松　刘　喆

责任编辑　贾萧荣
封面设计　陈　娟
出版发行　中医古籍出版社
社　　址　北京东直门内南小街16号（100700）
印　　刷　三河市天功达印刷有限公司
开　　本　880mm×1230mm　1/32
印　　数　0001~2000册
印　　张　18
字　　数　460千字
版　　次　2017年12月第1版　2017年12月第1次印刷
书　　号　ISBN 978-7-5152-1565-5
定　　价　48.00元

编委会

主　　编　陈维达　宋　婷　董世松　刘　喆
副主编　荆玉晓　郭俊峰　何乃峰　许　良

前言

QIAN YAN

更年期是指人生由中年向老年过渡的时期。对女性而言是其从生育期向老年期过渡的转化期，介于40～60岁之间，年龄跨度为20年，即从卵巢功能开始衰退到完全停止的阶段。更年期包括绝经前期、绝经期和绝经后期。1994年，世界卫生组织在关于“90年代绝经研究进展”的会议上提出了围绝经期的新定义：40岁后任何时期开始出现临床上月经不规律，血内生殖激素浓度出现相应的改变，直至月经停止后一年内，这段时间称为围绝经期。在此时期内，妇女由性成熟期逐渐进入老年期的过渡，由于生理、心理、社会、文化及妇女的个性特征等多种因素的影响，有许多妇女会表现出各种各样的临床症状，据调查，我国60%～75%的妇女在更年期可出现症状，其中相当部分患者症状较严重，影响正常生活及工作。

更年期妇女生理方面的改变，常常也带来心理与生活上的变化。比如，比较容易发生抑郁症，往往为一点小事而焦虑、忧郁、激动、失眠。尤其是退休后，离开了朝夕相处的同伴与服务对象，失落感油然而生，感觉生活索然无趣，变得孤独、懒散，甚至猜疑，产生被迫害妄想。由于科学知识的普及，现在对更年期妇女生理上的变化众所周知，人们常对脾气怪异的中老年妇女回报一声“更年期”；但对更年期妇女心理和精神上的变化却缺乏认识，大多数人置之不理，甚至感到厌烦，使一些精神脆弱的更年期妇女得不到安慰，容易产生轻生的念头。

随着医学模式的转变，生存质量日益受到人们的重视。在注重用生物学指征评估器官功能的同时，也开始用心理、社会学指标来全面评价与研究具有心理、社会特征的“整个患者”，获得更为全面的疗效评估数据，提高有限医药资源的投入效益。据统计，2030 年我国 50 岁以上妇女将达 2.8 亿，所以，随着人民生活水平的提高和社会的老龄化，妇女更年期保健已日益受到大家的关注，提高更年期妇女生活质量已被列入 21 世纪健康的三大主要课题之一。

本书从更年期妇女的心理特点、精神状态对妇女更年期的常见病症进行分析，简单介绍了更年期综合征的中医调理和药物治疗，提高患者的保健意识，并详细介绍了更年期综合征保健预防的方法及重点。同时也涉及一些男性更年期综合征的诊断与中西医治疗。治疗此病，用药物治疗外，心理疗法也很重要。由于妇女阳常不足、阴常有余的特点，在治疗上以补肺气滋肾精、益阴敛阳，调理气机之方法，使阴阳在新的基础上达到平衡，从而消除或缓解患者的症状。

笔者查阅了大量国内外相关文献，充分发挥祖国医学的特色，编著了这部《更年期精神病新治》，以期为更年期精神异常的防治与保健提供最佳方案。编写本书的目的就是从临床实用的角度出发，给临床医师一个清晰明了的诊疗指导，在理论知识与临床实践中架设一座桥梁，使临床医师能在短时间内掌握诊断、治疗的基本流程，提高专业技能。由于时间与精力有限，错误之处在所难免，希望广大读者批评指正。

《更年期精神病新治》编委会

目录

MU LU

第一章　更年期妇女的生理变化

第一节　更年期相关概念

1. 更年期及围绝经期定义

更年期是每个妇女都必须经历的一个时期，指妇女由生殖功能旺盛的状态逐渐衰退，最后接近完全停止的一个过渡时期。从时间段上包含绝经前的月经不规则期、绝经和绝经后一段时间。也就是说，更年期包含目前所提的围绝经期及其后的在老年前（60 岁之前）的一段时期。此期卵巢分泌雌激素的功能减退，卵泡不能发育成熟及排卵，临床上最突出的表现为经量渐少，最后绝经，生育能力和性活动能力下降，性器官进行性萎缩。更年期一词概念含糊，表达绝经过程的特征不够确切，所以世界卫生组织（WHO）人类生殖特别规划委员会在关于“20 世纪 90 年代绝经研究进展”的会议上建议，采用概念比较明确的“围绝经期”来代替“更年期”一词。但是“更年期”一词，形象生动，简练，容易理解，方便医患交流，已使用百余年，在实践中，特别在群体保健工作中还将继续使用。

围绝经期指妇女绝经前后的一段时间，包括临床特征、内分泌学及生物学开始出现绝经趋势的现象，也即卵巢功能衰退的征兆，一直持续到最后一次月经后一年，包括绝经过渡期（从月经周期出现明显改变至绝经前的一段时期，是一个逐渐发生的过程，偶可突然发生。历时 1～4 年，通常在 40 岁后开始。）、绝经（卵巢功能的真正衰竭以致月经最后停止，指妇女一生中的最后一次月经。）和绝经后1年，即绝经过渡期到最后一次月经后一年。围绝经期只是更年期的早期阶段，其临床症状与卵巢内分泌功能衰退关系更为密切。绝大多数妇女通过自身调节及恰当的保健指导，都能顺利地渡过围绝经期，但有10%～15%的妇女症状严重，甚至影响正常工作和生活。

2. 更年期开始的时间及持续的时间

绝经的年龄个体差异很大，且受社会、经济、地区、人种等诸多因素的影响，因此更年期开始的时间也有差异。国际上较为公认的是更年期开始于40岁，也有一部分人主张从35岁开始。但持续的时间长短不一，一般为8～12年，长者可达20年之久。更年期结束时，即意味着老年期的开始，西方国家认为进入老年期的年龄为65岁，我国为60岁。

3. 更年期与绝经期的区别

更年期是指妇女卵巢功能逐渐衰退直至完全消失的一个转变时期；而绝经期意为月经停止，常发生在45～55岁之间。一般认为年龄超过45岁，停经1年以上，则以最后一次月经期为绝经期。也就是说，虽然绝经是更年期的明确标志，但它只是更年期中的一个阶段，并不包括更年期的全部过程。绝经之前已存在卵巢逐步衰退，月经开始改变到最后一次月经为止。绝经之后卵巢功能更为低下，但不一定立即完全消失，一般也要经历2～3年，也有长达8年，甚至更长。

4. 自然绝经和人工绝经的差异

自然绝经是指卵巢功能开始衰退，卵巢内卵泡用尽，或剩余的卵泡对促性腺激素的刺激丧失了反应，卵泡不再发育和分泌雌激素，因此不能刺激子宫内膜生长导致月经永久停止，无明显病理或其他生理原因。临床上，连续12个月无月经后才认为是绝经，因此是回顾性诊断。人工绝经指手术切除双侧卵巢，同时切除或不切除子宫，或用其他方法停止卵巢功能，如放射治疗和化疗后造成卵巢损伤而停经者。切除子宫但保留一侧或双侧卵巢者，因仍保留一定的卵巢功能，不列为人工绝经。

5. 影响绝经年龄的因素

生理性绝经是卵巢功能自然衰退的结果，人类出现绝经的年龄相对稳定，妇女普遍在45～55岁，我国城市妇女绝经年龄平均为49.5岁，95%的正常范围为39～58岁，农村妇女绝经年龄平均为47.5岁。绝经年龄的早晚的影响因素包括：①初潮年龄：大部分学者认为初潮年龄早者，绝经年龄推迟。理由是初潮年龄早者，卵巢功能旺盛，体内雌激素水平较高，作用持续时间较长。但也有报道初潮年龄与绝经年龄之间无任何固定关系。②吸烟：吸烟者绝经相对较早，吸烟的妇女绝经年龄提前1.8年，这是由于烟中的尼古丁影响卵巢血液供应，使卵巢功能早衰而造成的。③营养：营养摄入状况好者绝经相对较晚。④遗传：绝经年龄受遗传因素的影响，母亲及姐妹绝经较早者，则本人绝经也早，反之，则较晚。白种妇女比其他有色人种妇女绝经年龄可能较早。⑤生育：首次妊娠及生育的年龄越大，绝经越早。⑥地理因素：热带人绝经在30～40岁，温带人绝经在45～55岁；居住高原的人绝经年龄比平原要早。⑦病理因素：患心血管、糖尿病者绝经较晚。

6. 卵巢早衰的定义及影响卵巢早衰的因素

卵巢早衰指月经初潮年龄正常或青春期延迟，第二性征发育正常的女性在40岁以前出现持续性闭经和性器官萎缩，血雌激素水平低下、促卵泡激素（FSH）和黄体生成素升高，常伴有围绝经期综合征的症状，如潮热、多汗、面部潮红、情绪不稳定、性欲低下、阴道干涩等，可致不孕。一般认为卵巢早衰是不可逆的早期绝经。然而年轻的卵巢早衰患者仍能间歇性排卵，甚至有极少数患者在被确诊为此病后仍能妊娠，但原因尚不清楚。

影响卵巢早衰的因素有：①遗传因素：X染色体数量异常、

部分缺失和易位是造成卵巢早衰的常见原因，如先天性卵巢发育不全症。与生育相关的基因突变也是卵巢早衰的原因之一，如X染色体上POF－1、POF－2基因及常染色体上FSH基因和LH基因突变等；②自身免疫性疾病：自身免疫是核型正常的卵巢早衰患者的主要病因之一，有报道，30岁以下停经，具有正常核型的卵巢早衰患者血清中，70%都能找到抗核抗体，与卵巢早衰的发生明显相关，许多免疫性疾病，如Addison病、自身免疫性肾上腺疾病、自身免疫性甲状腺炎、系统性红斑狼疮、自身免疫性多腺体综合征Ⅰ型及Ⅰ型糖尿病都与卵巢早衰有关。③物理化学因素：抗癌治疗中的放疗，当卵巢受到直接照射剂量1.5～8.0Gy时，50%～70%15～40岁的妇女出现卵巢功能衰退，>8.0Gy时，几乎所有年龄段妇女的卵巢都会发生不可逆的损害，化疗药物对卵巢功能的影响与患者年龄、用药方法、药物种类及用药时间等密切相关，烷化剂环磷酰胺导致卵巢功能衰竭已被证实，化疗药物可致卵巢包膜增厚，间质纤维化，但存在大量停止发育的卵泡，因此化疗药物停用后，65%～70%的患者可以恢复卵巢的正常功能，塑料燃烧氧化后产生的多芳香族烃最多来源于吸烟过程中，它能激活芳香族受体烃，而由芳香族受体烃驱动的Bax转录是环境毒素导致卵巢功能衰竭的一个异常进行性细胞凋亡的重要途径，幼儿患腮腺炎并发卵巢感染，破坏了卵巢的功能，使卵巢对垂体的促性腺激素没有应有的反应。④促性腺激素受体抗体的存在使促性腺激素及其受体的传应。④促性腺激素受体抗体的存在使促性腺激素及其受体的传导缺陷，导致卵巢早衰。

第二节　更年期妇女的内分泌及生理变化

一、更年期妇女的性激素变化

（1）雌激素：绝经过渡期早期雌激素水平呈波动状态，原因是 FSH 水平升高，使卵巢残余卵泡发育加速，此时，卵泡发育加速，导致卵泡期缩短。最后随卵泡数目继续减少直至耗竭，性激素继续下降，FSH 继续升高。性激素继续下降，FSH 继续升高。此时，卵巢中的卵泡数目已耗尽，进入长期雌激素缺乏状态，月经也最后终止。所以在整个绝经过渡期雌激素水平不呈逐渐下降趋势，在卵巢功能开始减退以后出现代偿性雌激素水平升高，而只是在卵泡停止生长发育时，雌激素水平才下降。绝经后早期卵巢内卵泡活动已基本停止，血雌二醇（E_2）浓度从育龄期的40～400pg/ml 降至 20pg/ml 以下，低于维持机体器官生理功能的基础水平。绝经前正常月经妇女体内雌激素主要是 E_2，90% 来自卵巢。绝经后卵巢不再分泌雌激素，体内的雌激素主要来自肾上腺皮质及来自卵巢的雄烯二酮经周围组织芳香化转化为雌酮（E_1），转化的部位主要在肌肉和脂肪，肝、肾、脑等组织也有转化，无周期性改变，其含量明显低于正常月经周期任何时相的水平。这种转化受体重的高度影响，体重指数大、体型偏胖的妇女转化率较高，且循环中雄激素的浓度高于体重较轻的妇女。雌酮在周围组织可与雌二醇互相转化，但与生育期妇女相反，雌酮高于雌二醇，形成 $E_1/E_2>1$。

（2）*孕激素*：绝经过渡期卵巢功能开始减退，卵泡发育程度不足，首先明显变化的是孕激素相对不足。卵泡发育不充分的程度增强，可以导致无排卵，发生黄体酮绝对不足。绝经后不再排卵，黄体酮仅为育龄妇女卵泡期黄体酮值的 30%。

（3）*雄激素*：总体雄激素水平下降。雄烯二酮是正常月经妇女体内主要的雄激素，来自卵泡及肾上腺各占 50%。绝经后雄烯二酮的产生率为绝经前的一半，其中 85% 来自肾上腺，15% 来自卵巢。睾酮是妇女体内活性最高的雄激素，其活性比雄烯二酮高 5～10 倍，比去氢表雄酮高 20 倍，绝经后主要来源于卵巢间质细胞，水平略有下降。

二、更年期妇女的促性腺激素变化

绝经过渡期卵巢功能减退，性激素分泌减少，对垂体促卵泡激素（FSH）的抑制减弱，血浆 FSH 水平升高，黄体生成素（LH）仍可在正常范围，但 FSH/LH <1。绝经后由于雌激素水平下降，诱导下丘脑分泌促性腺激素释放激素增加，进而刺激垂体释放 FSH 和 LH 增加；特别是卵泡不再分泌抑制素，不能抑制 FSH，所以血清中 FSH 水平升高更明显，绝经后 2 ~ 3 年血清 FSH 较正常育龄妇女卵泡期增加 10 ~ 15 倍，LH 水平增加约 3 倍，FSH/LH >1。此后不再增加，并随年龄增长而降低。绝经 10 年后，FSH、LH 约下降到高值的一半。

三、更年期妇女的其他内分泌激素的改变

（1）催乳激素：由于雌激素具有肾上腺素能耗竭剂的功能，可抑制下丘脑分泌催乳激素抑制因子，从而使催乳激素水平升高。绝经后由于雌激素水平下降，下丘脑分泌的催乳激素抑制因子增加，使催乳激素浓度降低。

（2）抑制素：围绝经期妇女血抑制素浓度下降，较 E_2 下降早且明显，可能成为反应卵巢功能衰退更敏感的指标。抑制素浓度与 FSH 呈负相关，绝经后卵泡抑制素极低，FSH 水平升高。

（3）肾上腺皮质激素：氢化可的松及醛固酮的分泌在绝经前后不发生变化，可是肾上腺分泌的脱氢表雄酮及其硫酸盐在绝经后急剧下降。

（4）甲状腺素：绝经后血总甲状腺素水平无改变；甲状腺素随年龄的增长而下降 25% ~40%，但并不存在甲状腺功能减退。甲状旁腺激素随年龄增长而增加，刺激骨质溶解。

（5）降钙素：雌激素可促进甲状腺分泌降钙素，降钙素是一强有力的骨质吸收抑制物，对骨骼有保护作用。绝经后雌激素减少，降钙素分泌减少，对骨溶解的抑制作用减弱，使骨质易

丢失。

（6）胰岛素：胰岛 B 细胞功能减低，胰岛素分泌减少，糖耐量降低。

四、更年期妇女泌尿生殖器官改变

女性生殖器官的生长、发育依赖于卵巢分泌的雌激素的作用，更年期妇女由于雌激素水平的降低，生殖器官出现逐渐萎缩并发生退行性变化。

（1）卵巢：绝经过渡期妇女卵巢内常有发育程度不同的卵泡，但可能无黄体。绝经后妇女的卵巢逐渐萎缩，体积减小至育龄妇女的 1/2～1/3，卵巢内已不见卵泡。卵巢内间质细胞增生，这些细胞仍有分泌雄激素的功能。

（2）子宫：绝经过渡期妇女虽有月经，但多数已停止排卵，子宫内膜长期接受单一的雌激素刺激，缺乏孕激素的对抗作用，易出现内膜增生。绝经后妇女体内雌激素水平低落，子宫随月经停止逐渐萎缩变小，子宫体与子宫颈之比从性成熟期的 2∶1 变为绝经后的 1∶2，说明绝经后宫体较宫颈明显退化。如果原来有肌瘤存在，此时其体积逐渐缩小，子宫内膜亦逐渐萎缩变薄。但当绝经后又发生子宫肿瘤或原有子宫肿瘤变大时，应特别警惕是否为恶性肿瘤。

（3）输卵管：绝经后输卵管也发生改变。性成熟时，输卵管黏膜的周期性变化与子宫内膜一致，绝经后输卵管黏膜逐渐萎缩、黏膜皱褶消失、肌肉被结缔组织所代替。

（4）阴道：绝经后妇女体内雌激素水平低落，阴道黏膜上皮逐渐变薄，皱褶、弹性日益消失，阴道穹隆变浅，分泌物减少；阴道菌群改变，乳酸杆菌减少，糖原含量减少，阴道原有的酸性环境转变为碱性环境，致使抵抗力下降，易因外界细菌的侵入而发生感染，易发生阴道炎，严重时会发生性交痛，影响性生活；阴道上皮脱落细胞检查，显示表、中层细胞比例改变，底层细胞明显增多。

(5) 外阴：外阴的萎缩性改变出现较晚。可表现为大小阴唇皮下脂肪减少，血管弹性纤维退化，腺体分泌减少，外阴因而干皱，阴道口缩窄。

(6) 尿道：雌激素缺乏使绝经后妇女尿道变短，黏膜变薄，抗炎能力减弱，容易发生尿路感染，单用抗感染治疗，疗效不宜巩固，容易复发。又由于阴道萎缩，使尿道与耻骨联合的角度从90°变为180°，开口接近阴道口，性行为或阴道操作可能增加对尿道的压力，而容易发生尿频和感染；由于尿道括约肌松弛、张力消失，常产生不同程度的尿失禁。约20%的绝经后妇女有尿急、尿频、排尿困难，夜尿或张力性尿失禁等。

(7) 其他：妇女的生殖器官是借助盆腔内许多韧带的牵引及盆底肌肉筋膜而维持在正常的位置。绝经后由于雌激素低落，盆底肌肉和盆腔韧带及结缔组织的张力与弹性下降，盆底组织松弛、萎缩，导致阴道前后壁膨出和子宫脱垂。

五、更年期妇女月经的改变

妇女进入更年期，卵巢功能开始衰退，首先是黄体功能呈进行性衰退，卵泡仅发育到一定程度，即自行萎缩，不再排卵；由于体内性功能自身调整作用，FSH可至正常水平，出现排卵性月经周期，因而偶有多年不孕妇女，在绝经前期突然受孕。随着年龄的增长，卵巢功能逐渐衰退，常常在绝经前表现月经不正常，多数表现为周期延长，经期缩短，继之月经稀发，经量逐渐减少直至绝经。少数表现为周期紊乱，经期延长，经量增多，有时淋漓不断，这时需要治疗。一般从卵巢功能衰退至月经停止，月经变化的情况有三种：

(1) 稀发月经：月经周期间隔时间长，由正常20~30天变为2~3个月或更长时间行经一次。经量可正常或较前减少，间隔时间逐渐延长四五个月或半年才行经一次，以后则完全停止。

（2）月经周期紊乱：从正常的月经周期变为不定期的阴道出血，有时经期延长或变为持续性阴道出血，淋漓不断达一两个月不止；也可发生大量阴道出血，患者可发生贫血。严重者血红蛋白可明显降低。有的反复出血，一般经1～2年，月经即完全停止。此时要作详细检查，首先除外肿瘤引起的出血。

（3）突然绝经：少数妇女过去月经周期及经期一直正常，现在突然绝经；也有的周期正常，仅有几次月经量逐渐减少，以后月经突然停止。

六、更年期妇女心血管系统的改变

雌激素参与血浆胆固醇的代谢，雌激素下降使血脂中致动脉粥样硬化的胆固醇升高，血脂蛋白代谢功能紊乱，高密度脂蛋白/低密度脂蛋白比率降低，低密度脂蛋白是所有脂蛋白中首要的致动脉粥样硬化的脂蛋白。更年期特别是绝经后对心血管有保护作用的高密度脂蛋白下降，不利于心血管的低密度脂蛋白及三酰甘油（甘油三酯）上升，导致动脉粥样硬化，容易发生冠心病和心肌梗死。约15%出现轻度高血压，特点为收缩压升高，波动较大，舒张压不高，阵发性发作，血压升高时常伴有潮热发作，并可出现头晕、头痛、胸闷、心慌。

绝经妇女大多数血液流变学指标处于异常状态，随着年龄增加（60岁以后），绝经妇女聚集指数、刚性指数、变形指数等指标更加异常显著变化，表明红细胞形态结构和功能发生了改变，其结果可能导致绝经老年妇女组织及器官的缺血缺氧。

七、更年期妇女自主神经系统的改变

更年期妇女处在一个内分泌改变的转折期，由于多种内分泌激素的相互影响，会出现或轻或重的自主神经系统功能失调的现象。最明显的是潮热、出汗、心悸、眩晕等。会感到自胸部向颈部及面部扩散的阵阵热浪，同时上述部位皮肤有弥散状或片状发红，往往伴有出汗。有时单有热感而无潮热及多汗，一天内任何时间都可发生。每次持续数秒钟至数分钟不等。自主神经功能紊乱有时还表现为疲乏、注意力不集中、抑郁、紧张、情绪不稳、易激动、头昏、耳鸣、心悸等。这些症状发作的轻重和频率都不一样，多数都会逐渐减退以至完全消失。

八、更年期妇女其他器官的改变

进入更年期，皮肤、毛发、眼、耳、鼻、牙齿等也开始发生相应的变化。

（1）皮肤：妇女到50岁左右，颜面皮肤开始出现皱纹。皮肤的表皮细胞增殖减少，失去弹性，皮肤显得干燥、粗糙、多屑、光泽消失，甚至有瘙痒感及皮肤感觉异常蚁爬、温度降低等。

（2）毛发：由于髓质和角质的退化而变软、稀疏，毛发颜色的变化尚不明显。

（3）眼：由于晶状体弹性逐渐减弱和睫状肌作用减弱，使屈光调节力减少，出现视物模糊的“老花眼”现象。

（4）耳：随着年龄的增长，耳蜗中的高频音频感受器功能首先减退，因此高音调比低音调听力减退更为明显。此外，平衡功能也有所减退，尤其是乘飞机、轮船时容易发生眩晕。

（5）鼻：由于鼻黏膜变薄，腺体细胞退化，鼻腔易感干燥，也易发生鼻出血。

（6）牙齿：更年期妇女牙齿开始松动、脱落。

第二章　更年期妇女的心理变化

第一节　更年期妇女的心理卫生

一、更年期妇女的心理特点

更年期指的是中年进入老年的一个过渡时期。一般说来，多数妇女能够较平稳地度过更年期，但也有少部分妇女在更年期心理与生理发生较大变化，甚至影响身心健康。由于更年期脑垂体与卵巢间内分泌平衡失调，神经系统出现不稳定现象，使更年期心理也发生一些变化。更年期的心理特点为：

（1）情绪不够稳定，易激动，易怒，易紧张焦虑。

（2）精力和体力减退，注意力不够集中，思想不易集中，出现精神倦怠现象。

（3）心理敏感性增强，感觉敏感，往往有内心受挫和不得志感。

（4）记忆力减弱，伴随头痛或失眠等躯体症状。

上述更年期出现的心理特点并不是所有更年期妇女所共有，而仅在一部分更年期妇女身上出现。更年期的某些生理与心理的失调是暂时性的、功能性的，因此不要惊恐不安。精神乐观、情绪稳定是顺利度过更年期最重要的心理条件。

二、更年期妇女常见的不良心态

人们往往认为，女性变得脾气大、乱猜疑、喜怒无常，是进入更年期的正常表现。其实，上述症状恰恰是更年期病态心理的信号。常见的不良心态有：

（1）焦虑心理反应：其表现为顾虑重重，外界的一点点刺激就引起很大的情绪波动和紧张，精神难以集中，注意力不集中，遇事难做出决定。

（2）悲观心理反应：情绪消沉容易激动、烦恼。缺乏自信心，感到自己无存在价值。一些人疑病疑癌，担心自己已经衰老，生命似乎走到终点。常喜欢回忆过去岁月中一些不愉快的事件，经常以泪洗面，思维零乱。

（3）多疑心理反应：多疑心态的表现多种多样，在不同文化层次和不同工作岗位上的人表现也不完全一样，大体有以下几种情况：

1）感知觉过敏：过分敏感，把发生在周围的一些不愉快事件强行与自己联系。听说同龄妇女生癌死亡，马上会联想到自己；孩子放学后晚归，会联想起路上是否发生车祸。这些联想往往是灰色的，使人不愉快、懊丧、伤心。

2）特别关注流言蜚语：在一些单位里，总有一些人喜欢传播小道消息，或是流言蜚语。某些更年期妇女就是这些传播的积极参与者和受害者，可常造成人际关系紧张，对更年期妇女来说，又是一种恶性刺激。

3）行为动作联系：即对别人的某些行为和动作盲目联系。有时别人在议论某件事，正巧某位更年期妇女走过，他们停止了议论。尽管这些人议论之事与她无关，这位妇女也会敏感地把它联系成“他们在背后议论、讥笑我”，情绪立即会激昂起来。

4）盲目怀疑：尤其对一些涉及其本身利益的事无端地盲目怀疑，如晋级、加薪、分房中的一些决策没有满足本人的愿望时，即对被怀疑者恨之入骨，找机会泄愤；也可能怀疑同一部门的人在背后打过小报告。

（4）个性与行为的改变：出现感情的不稳定，唠叨、自私、急躁，不近人情，有时过度兴奋，有时则伤感、绝望，常有孤独及抑郁感，构成“空巢综合征”。常对子女长大成人离家自立，亲友死亡，自己离退休回家，离开群体等事情一时难以适应。

（5）其他不良心理状态：对社会上的一些活动失去兴趣，又不想建立新的兴趣。失去以往那种灵活性，自感记忆力下降，力不从心。

三、更年期妇女的自我心理保健

（1）自我认同：处于更年期的妇女，身体主要的变化是内分泌功能减退，突出的是卵巢功能衰退。这一变化或轻或重地引起体内一系列平衡失调，使人体功能系统的平衡性减弱，从而导致人体对环境的适应力下降。对此，更年期妇女要有一个清楚的认识和足够的思想准备，要认识到更年期的变化是正常的生理现象，是生命活动的客观规律。我国妇女绝经年龄为 45 ~ 55 岁。而更年期妇女出现的各种反应也多在这一年龄段，过了这一年龄往往逐渐缓解。所以，更年期不是疾病和身体衰弱的代名词，而是一个年龄段。有了这种自我认同，坦然面对，抛弃焦虑和精神负担，以平稳而坚定的心理对待生活和工作。

（2）自我宣泄：宣泄的途径和方式可有：

1）倾诉：向亲友、家人、朋友、领导、医生倾诉，与他们分享欢乐，排解忧愁，使自己的心理得到一种慰藉，减轻一些压力。

2）交流：和音乐交流，与书籍对话，和作品中的人物心灵沟通；到大自然中去拥抱清新，拥抱绿色，与大自然交流；或者去欣赏琳琅满目的商品，与自己喜欢的物品交流。

3）换位思考：学会制怒，学会遇事换位思考，学会“退一步海阔天空”，有一点仁爱性善，学会抚平自己的心灵，调节自己的情绪，即不压抑，能适当控制。

（3）自我辨病：更年期妇女要有一点自我保健知识，根据自己的健康状况，从日常细微的变化中，及时发现或察觉一些隐藏的疾患，从而早期预防、早期治疗。可以通过以下几点自我辨病：①注意身体不良反应，区分这些反应是衰老过程中正常范围内的改变，还是身体功能状况不良的反应。②判断自己生活秩序是否正常，工作、学习是否精神旺盛，各种活动能否坚持，睡眠状况是否良好，大小便情况怎样，从中发现一些潜在的病理因素。③认识身心性疾病：心理因素在冠心病、脑血管意外、糖尿病等身心疾病的发生发展以及康复过程中起着相当重要的作用，排除不良的心理因素，保持良好的心理状态，对减少疾病，增进身体抵抗力是非常重要的。④定期检查，防微杜渐：随着年龄增长，肿瘤的发生机会增多，尤其是女性生殖器官是肿瘤的好发部位，有的肿瘤早期多无明显症状，很容易忽略，因此定期普查，做到“三早”，即早期发现、早期诊断、早期治疗，既能提高防治效果，也可大大降低死亡率。

（4）自得其乐：排除更年期妇女的灰色情绪，最好的办法是拓宽自己生活圈子，扩大自己的兴趣爱好，学会自得其乐。更年期妇女可在工作和家务之余，去参加各种各样的活动，如插花、编织、种花、裁剪、旅游、烹调等等。这些活动可陶冶情操，也可以使自己增加一些生活的技能。此外，还可参加各种形式的体育运动。适当的运动会使更年期妇女生活、工作充满朝气，提高睡眠质量，防止发胖，增加中年以后身体结构的适应性和减缓抵抗力的下降。

四、更年期妇女心理健康的标志

联合国世界卫生组织（WHO）为健康下的定义是：“健康不但是没有躯体残疾，还要有完整的生理、心理状态和社会适应能力”。可见健康既应包括生理的，也应包括心理的。更年期妇女心理健康的标志是：

（1）热爱生活：生活有苦有乐，生活道路上不会一帆风顺，也有曲折磨难。一个心理健康的更年期妇女，首先应该是一个乐观主义者，敢于面对生活的挑战，对于风雨人生有着乐观的态度和追求，热爱生活，憧憬和向往美好的未来。

（2）勤于奉献：更年期妇女总是奉献多于索取，不论对家庭、对他人、对社会都是如此。

（3）乐于交往：更年期妇女应乐于交往，在交往中寻找友谊、寻找同情、寻找爱和温暖。

五、更年期妇女的性心理调适

一些原因可能会影响更年期夫妻的性欲和性生活的协调。女性方面，随着卵巢功能衰退和心理情绪的变化，在性爱和情爱方面也会出现淡化现象。另一方面，男性比女性衰老较晚和较慢，许多50岁左右的男性在事业发展和社会活动方面显示出巨大的魄力，会成为异性崇拜的目标，无形中增加了男性的优越感。更年期妇女常出现躯体形态的改变，如肥胖、不灵活、苍老、失去往日的娇姿和魅力，这样就会使妇女在丈夫面前发生自卑心理，认为自己失去对丈夫的吸引，导致在性生活方面出现被动应付，而不主动地唤起性欲。在夫妻生活中，如果一方总是被动配合，势必影响性生活的和谐，达不到性的高潮，长此以往会发生性兴趣缺乏和性冷淡。因此，更年期对妇女是一个困难阶段，丈夫应对这些暂时性生理变化给妇女带来的不适予以谅解和容忍，对她们的痛苦予以同情和关怀，这样既有利于她们渡过更年期，也有助于家庭和睦和性生活协调。

更年期夫妻虽然面对平淡的生活、繁忙的工作和无味的家务，仍应经常共同缅怀甜蜜的初恋和激情的新婚，不断增加彼此间的理解，一起感受家庭生活和夫妻生活的温暖。当双方遇有困难（工作不顺利，亲人或挚友去世）时，适度的利用性爱来激发情爱是很重要的，这样做可起安慰和支持作用。合理的性生活对双方都是有益的，可以防止因生理和心理、社会等复杂因素而引起性淡漠和性衰老。夫妻双方都应注意性美感的调节，不断地留意对方的感官爱好和审美特点，经常调整自己的风度、打扮和言语，把自己应有的美尽量显露在配偶面前，随时让对方体验到情爱和性爱的美好感受，把“性”引导到深厚的情感之中。

第二节 更年期妇女常见的心理障碍

一、更年期情感障碍（perimenopause mood disturbance PMMS）的发病因素

更年期情感障碍是发生在围绝经期，以情绪抑郁、焦虑、紧张和猜疑为主要临床症状，并伴有各种自主神经及内分泌功能障碍的一组精神疾患。

PMMS是生物、心理社会因素相互作用的结果。围绝经期妇女都面临着潜在的内分泌变化，部分妇女只有当某些社会心理易感因素存在时，才会出现精神情绪症状。更年期情感障碍的发病因素包括：

（1）内分泌因素：围绝经期与青春期、妊娠、产后等均是女性生理性不稳定的内分泌时期。内分泌变化可触发情绪问题，即围绝经期易感性高，低雌激素水平可降低神经生理的警戒水平，神经生理警惕程度与抑郁和绝经后行为学综合征有关。与男性相比，尤其是40岁以上女性患抑郁者更多、伴有焦虑和躯体化症状。雌激素的快速减少可引起神经内分泌变化，尤其是影响肾上腺素和5－羟色胺的代谢。围绝经期情感障碍患者血清去甲肾上腺素（NE）水平较高，反映围绝经期情感障碍患者交感神经兴奋性高，这与临床所见患者多有血压波动、多汗、坐立不安等相吻合。而且血清NE与脑脊液NE水平高度正相关，血清NE升高，可能部分反映中枢NE的活性较高。

（2）社会因素：均为导致围绝经期抑郁的社会因素。社会阶层低，对丈夫、家庭经济收入、生活不满意，围绝经期抑郁组社

会支持总分和夫妻关系评分低于对照组。

（3）心理因素：围绝经期情感障碍的人格特征与神经症的人格特征基本一致。潜在的人格因素可能在个体对激素变化的反应上发挥作用，她们往往在围绝经期应激过程中所感受的主观体验较激素水平改变所引起的变化要强烈得多。

（4）另外，日常生活压力、健康问题、亲密朋友或家人去世，都对围绝经期情感障碍的发生起一定作用。

二、更年期情感障碍的表现

其临床特点是焦虑和抑郁症状并存，焦虑往往比抑郁更突出，同时常伴有潮热出汗、心悸、性功能障碍等围绝经期特有的症状。

（1）抑郁的核心症状：情绪低落、自我评价过低或自卑严重、兴趣下降、缺乏愉快感、疲乏或精力衰退。

（2）焦虑症状：焦虑、烦躁、易激惹。更年期妇女常表现为做事时心烦意乱，没有耐心；遇到突发事件时惊慌失措，极易朝坏处想；担心飞来之祸，休息时也可能坐卧不宁。这些并非由于客观存在的实际威胁，是一种连她自己也难以理解的主观过虑。

（3）睡眠或饮食障碍：包括失眠、早醒；胃隐痛、胃胀、恶心、呕吐等胃部不适。

（4）自主神经紊乱：包括多汗、心悸、血压不稳定等。

三、更年期偏执

更年期妇女易患的心理疾病中，更年期偏执的后果最为严重。临床表明，更年期心理疾病的发作与患者的神经类型和心境有密切关系。一般而言固执好强、刻板多疑的人易患更年期偏执。更年期偏执状态起病比较缓慢，病程也较冗长，常迁延数年以上，发病时或病程中常伴有更年期综合征的症状。其临床表现以嫉妒、被害、自罪及疑病等妄想为主，常伴有相应的听幻觉。

其妄想内容较固定，或有系统性，很少泛化。妄想的对象多是自己的亲友或熟悉者，并与现实环境关系密切。尤其突出的是性嫉妒妄想，老是怀疑其爱人不忠诚、嫌弃自己，另有新欢或外遇，怀疑爱人与某同事或邻居来往有不正当性关系，甚至怀疑爱人在密谋加害自己等。通常应住院治疗，抗精神病药物可消除患者的焦虑与激越情绪，也可减轻妄想，适当加以心理治疗是必要的。

四、疑病性神经症

主要表现是担心或相信自己患有某种严重的身体疾病。患者对自己的健康状况或身体的某一部分过分关注，其关注程度与实际健康状况很不相称，经常诉身体不适，并四处求医，但各种客观检查的阴性结果和医生的解释均不能打消患者的疑虑。

疑病症患者多具有敏感多疑、固执，对健康过度关注等人格特征。症状的表现形式多样，疼痛是本病常见的症状，常见部位是头、腰和胸部；其次是全身症状，如感到恶心、吞咽困难、反酸、腹胀等。药物治疗主要在于解除患者所伴发的焦虑与抑郁情绪，可用苯二氮䓬类、抗抑郁药、对症处理的镇痛药、镇静药等。心理治疗是主要的治疗形式，其目的在于让患者逐步了解所患疾病的性质，改变其错误观念，解除或减轻精神因素的影响，目前常用的治疗方式有精神分析、行为治疗、森田疗法。

五、更年期心理问题的评估

Kupperman 更年期指数（KMI）是较常用的评定量表。常用的量表还有 Hamilton 抑郁量表（HAMA）和焦虑量表（HAMD），焦虑自评量表（SAS），抑郁自评量表（SDS），Green 更年期量表，症状自评量表（SCL－90）等，用以评定更年期妇女的更年期症状和焦虑/抑郁等心理问题。这些量表大多为自评量表，但需要在医生选择合适的量表并指导下填写和评定。开始评定前先由工作人员把总的评定方法和要求向更年期妇女交代清楚，待其明白后，才能开始填写，在填表时一般不要打扰她。遇到文化程度低的妇女，对某些项目不理解，可由工作人员逐项念给她听，并以中性的不带任何暗示和偏向的方式把问题本身意思告诉她。在评定结果时，工作人员应仔细检查自评表，凡有漏评或重复评定时，均应提请自评者再考虑一下，以免影响分析的准确性。

六、更年期心理障碍的治疗

（1）*解释和安慰*：有更年期不良反应主诉的妇女很少有可信赖的亲朋好友，特别需要讨论感受、压力和烦恼的机会。

（2）*激素治疗*：性激素对更年期综合征的疗效已基本明确，例如激素补充疗法（HT）。同时性激素也可以用于更年期情感障碍。

其中雌激素可改善注意力不集中、疲乏、抑郁和性症状，有助于改善潮热、失眠等躯体症状，从而减轻应激源，改善情绪。单用雌激素对于围绝经期和绝经后女性的情绪有改善作用，可改善围更年期妇女轻、中度抑郁和焦虑症状，但对于重度抑郁和焦虑无明显作用。具体用法参考更年期综合征的治疗。

孕激素可抑制大脑活动，对情绪有负性作用，还可能逆转雌激素的作用。因而建议在治疗更年期情感障碍应用 HT 中将孕激素降至最低有效剂量。

小剂量雄激素对改善情绪和性欲，提高骨量有一定作用。雄激素与雌激素合用，较单用雌激素对情感障碍有效。

（3）*精神科药物*

1）抗抑郁药物：常用的抗抑郁药物根据其作用机制可分为抑制单胺回收的三环类抗抑郁药物和选择性 5－羟色胺再摄取抑制剂（SSRI）及抑制单胺降解的单胺氧化酶抑制剂。三环类和单胺氧化酶抑制剂是比较老的抗抑郁药物，选择性 5－羟色胺再摄取抑制剂是在此基础上进一步研制出来的，同时作用于去甲肾上腺素的 NE 及 5－羟色胺再摄取抑制剂，统称为新一代抗抑郁药物。如氟西汀（百忧解）、万拉法新等。

对于抑郁患者治疗时要考虑患者的年龄、性别、绝经情况、是否应用 HT 等因素来选择合适的抗抑郁药物。雌激素可增强 SSRI类药物的抗抑郁作用，因而围绝经期重度抑郁患者，SSRI 为一线用药，雌激素补充疗法（ERT）/HT 不能作为重度抑郁的基本用药，可根据情况加用 ERT/HT；在治疗围绝经期情感障碍时，若采用 HT，其中孕激素应降低至最低有效剂量。

2）抗焦虑药物：包括苯二氮䓬类，如地西泮（安定），硝西泮（硝基安定），艾司唑仑（舒乐安定）等和 β 受体阻断药，如普萘洛尔。

（4）心理治疗

1）心理疏导：指医务人员在与患者诊疗过程中产生良性影响，对患者阻塞的病理心理进行疏通引导，使之畅通无阻，从而达到治疗和预防疾病，促进心身健康的治疗方法。语言是心理疏导疗法的基本工具。所谓疏导，即“疏通”和“引导”。在患者不同的病情阶段，主要以准确、鲜明、生动、灵活、亲切、适当、合理的语言分析疾病产生的根源和形成过程、疾病的本质和特点，教以战胜疾病的方法，激励患者自我领悟、自我认识和自我矫正，促进患者自身心理病理的转化，减轻、缓解、消除症状，并帮助他们认清疾病的运动规律，改造个性缺陷，提高主动应付心理应激反应的能力，巩固疗效。适用于更年期不良心态、更年期综合征、较轻的情感障碍等。

2）认知治疗：认知理论认为抑郁患者有消极的认知三联征：对自己、世界和未来具有消极的信念。以改变适应不良思维方式，从而促使心理障碍的好转为目标。主要用于治疗抑郁性障碍，焦虑性障碍及饮食障碍等。

此外，生物反馈疗法、放松疗法、森田疗法等也是常用的适于更年期心理障碍的方法。

七、家人照顾更年期心理障碍妇女需注意的事项

子女家属对更年期妇女，尤其对其心理、生理变化要有所了解，如果她们出现某些症状如烦躁、发怒时，需要家庭成员们的理解、同情和照顾。

（1）善于观察更年期妇女的言语方式、表情眼神、情感反应、行为举止等，及时发现异常的心理状态。

（2）对抑郁状态的妇女，应加强护理，以防自杀。护理其服药，防止蓄积藏药，而后一次大量吞服。有些抑郁患者，伪装痊愈，表现愉快的假想，以麻痹周围人员，达到自杀的目的，对此需提高警惕。

（3）对于有幻觉、妄想的更年期妇女，当患者叙述妄想内容时，不要与其争辩、解释。有些更年期偏执的妇女在幻觉、妄想支配下，可能产生自伤、伤人或出走等行为，应严防意外。

第三章　更年期妇女常见的亚健康问题

第一节　慢性疲劳综合征

一、慢性疲劳综合征的概念

随着现代社会工作生活节奏的加快，人们的负担越来越重，压力也越来越大，这也使得越来越多的人正受到慢性疲劳综合征所带来的困扰，目前这一疾病的患者数在许多国家呈逐年上升的趋势。那么究竟什么是慢性疲劳综合征？疲劳有两种，一种为体力疲劳或生理疲劳，经短期休息并有充足的睡眠以后，能够迅速解除疲劳；另一种为脑力疲劳或心理疲劳，单纯休息并不能消除疲劳。1987 年 4 月，美国疾病控制中心（Centers for Disease Control and Prevention，CDC）通过专家鉴定，将一组以慢性持久或反复发作的脑力和体力疲劳为主要特征的症候群，正式命名为慢性疲劳综合征（chromic fatigue syndrome，CFS），女性的发病比例大于男性。

CFS 的病因及发病机制至今尚未被完全阐明，其发病机制可能与感染、免疫系统受损、下丘脑 - 垂体 - 肾上腺功能异常、神经精神障碍、营养代谢障碍及遗传等因素有关。

二、慢性疲劳综合征的表现

慢性疲劳综合征的临床症状多样，表现程度不一，主要包括心理和躯体两方面。

（1）心理方面的表现：慢性疲劳综合征患者有时心理方面的异常表现要比躯体方面的症状出现得早，自觉症状也较为突出。

多数表现为心情抑郁，焦虑不安或急躁、易怒，情绪不稳，脾气暴躁，思绪混乱，反应迟钝，记忆力下降，注意力不集中，做事缺乏信心，犹豫不决等。自我感觉办事效率明显下降。心理障碍时间延长，可以导致意志衰退，信心缺乏，上进心减弱，放任自流，甚至养成某些不良嗜好，如吸烟、酗酒、赌博以至吸毒等。

（2）躯体方面的表现

1）体型容貌：慢性疲劳综合征患者的体型常表现为瘦、胖两类。多数为身体消瘦，少数可显示出体态肥胖。慢性疲劳综合征患者面容多数表现为容颜早衰，面色无华，过早出现面部皱纹或色素斑；肢体皮肤粗糙，干涩，脱屑较多；指（趾）甲失去正常的平滑与光泽；毛发脱落，易断，无光。

2）运动系统：全身疲惫，四肢乏力，周身不适，活动迟缓。有时可出现类似感冒的症状，肌痛、关节痛等，如果时间较长，累积数月或数年，则尤为明显，可有一种重病缠身之感。

3）消化系统：主要表现为食欲减退，对各种食品缺乏食欲，尤以油腻为著。无饥饿感，有时可出现偏食，食后消化不良，腹胀；大便性状多有改变，便秘、干燥或大便次数增多等。

4）神经系统：表现出精神不振或精神紧张，初期常有头晕、失眠、心悸、易怒等；后期则表现为睡眠不足、多梦、夜惊、早醒、失眠等，或嗜睡、萎靡、懒散、记忆力减退等症状。

5）泌尿生殖系统：伴随精神异常，可以出现尿频，尿急等泌尿系统症状。此外，疲劳过甚的人，在容器中排尿时容易起泡沫，且泡沫停留时间长久。女子出现月经不调或提前闭经、性冷淡等。

6）感官系统：视觉系统主要表现为眼睛疼痛，视物模糊，对光敏感等；听觉系统则主要表现为耳鸣，听力下降等。

三、女性更年期与慢性疲劳综合征

更年期妇女正处于社会、家庭、工作、生活的多重压力中，家务和职业的双重负担，使妇女们长期处于慢性疲劳的状态之中。此阶段的女性在体力、脑力、生命活力上均表现出不同程度的衰退，如神经系统功能和心理活动比以往脆弱，易激动，对外各种不良刺激的感受，适应能力下降，因此，稍有一点过激的外界刺激，都会打破原有的生活节奏，在躯体或精神上产生巨大的压力，往往由此导致慢性疲劳的发生。慢性疲劳在更年期综合征心身性疾病中尤为突出，如失眠、烦躁、乏力症状等。

四、慢性疲劳综合征的防治

由于慢性疲劳综合征和身心过度疲劳有关，此病防治的重点在于坚持科学的、合理的生活方式，保持心态平衡，同时维持正常的社会生活和适度的体育锻炼。治疗主要是减轻临床症状，应针对不同诱发因素，进行个体化治疗。

药物治疗包括抗病毒药物、抗焦虑药物、抗抑郁药物以及减轻疼痛、不适和发热的药物。常用药物包括：苯巴比妥（鲁米那)、速可眠（司可巴比妥)、地西泮（安定)、苯二氮䓬类抗焦虑药（䓬奥沙西泮、氯氮䓬)、三环类抗抑郁药（米帕明、阿米替林、马普替林）等。当有病毒感染时，予以抗病毒治疗，可选用三氮唑核苷（病毒唑)、阿糖腺苷、金刚烷胺、阿昔洛韦等药物。

非药物治疗的方法有很多，包括：①规律的生活节奏，减少夜生活，保证充足的睡眠。②学会保持平衡的心态，学会控制情绪，培养广泛的兴趣，开朗乐观，心胸豁达。③规律的体育锻炼是预防和消除疲劳的重要方法，体育锻炼贵在坚持，重在适度，并能愉悦心情。④科学地搭配饮食，控制总热量，每餐不要过饱，减少盐、动物脂肪和甜食的摄入，多吃鱼类食品、豆制品、蔬菜和水果。⑤戒烟，少酒。

经过上述治疗后绝大多数患者可以恢复到以前的健康状态。

此外，近年来中医药治疗慢性疲劳综合征也取得了一定的疗效。中医药可以针对慢性疲劳综合征患者的机体失衡状态的原因，运用整体观念和辨证论治的理论，探索预防、诊断和治疗慢性疲劳综合征的有效方法，从而恢复机体正常功能状态。

第二节　更年期睡眠障碍

一、更年期妇女睡眠障碍的表现

充足的睡眠是保证人体健康的重要条件，过去人们普遍认为随着年龄的增长人体睡眠时间逐渐减少，但近年的调查研究表明，人的睡眠时间与年龄变化的关系不大，对于更年期妇女来说，睡眠时间要得到充分的保证，同时睡眠的质量也很重要。

一般认为良好的睡眠应该是，睡醒后全身感到舒适、轻松愉悦、头脑清醒、精力充沛；相反质量较差的睡眠则让人感到无精打采、全身不适。根据睡眠时间和质量的变化，可将睡眠障碍分为以下类型：①入睡困难：主要表现为入睡时间长达 30 ~ 60 分钟，而一旦入睡可获较深的睡眠。②中途觉醒：睡眠很浅，轻微的声响刺激便会惊醒，一夜睡眠中醒来达 3 次以上。③睡眠时间减少：患者虽有充分的时间，但一夜累计睡眠短于 5 小时。④早醒：早晨觉醒时间比以往正常时间提前 1 小时以上，且醒来后不能再度入眠。

二、更年期妇女睡眠障碍的产生原因

（1）雌激素水平降低：有研究表明，雌激素除了与生殖功能相关之外，还具有中枢神经系统的调节作用。已知雌激素受体存在于大脑皮层、下丘脑、海马回、小脑扁桃体和前脑边缘系统，对神经递质的受体数量和敏感性有直接影响，其功能涉及记忆、认知、情感、原始动力和感知，另外还涉及体温节律变化和应激反应。雌激素水平变化对松果体产生褪黑素水平有明显影响，可

增加体温节律变化的幅度。当雌激素水平降低时，昼夜节律发生变化，即可能出现失眠和睡眠中断。体温调节中枢对调整体温节律有着重要作用，该中枢也受雌激素水平的调节。体温及其变化规律对睡眠质量和时间有着重要的影响，如睡眠习惯与体温节律最小值密切相关，体温以最大速率下降的时刻最可能入睡。经皮肤散热而引起的深部体温下降是诱导睡眠障碍的主要机制。围绝经期雌激素水平降低可能改变了体温调节过程（例如激活散热机制），从而引起许多老年妇女出现相当比例的睡眠障碍。较强的应激反应也与睡眠质量下降有关。

雌激素水平降低，可使应激反应增强，从而影响睡眠质量。急性的、轻微的应激时（如参加智力测验、观看立体电影），绝经期后妇女比同年龄绝经前妇女出现明显的心率增快和血压升高。

（2）围绝经期血管舒缩变化：围绝经期由于雌激素水平降低，可引起血管舒缩症状——潮热和盗汗，这些症状常易导致夜间觉醒，因而与睡眠障碍密切相关。有报道，有潮热症状的妇女睡眠质量低于无潮热的年龄相仿的妇女。雌激素治疗可明显改善潮热症状，同时使夜间觉醒的次数减少和持续时间缩短，并可缩短入睡时间，显著改善睡眠。有关潮热与睡眠和雌激素水平变化间的关系，还有待进一步研究。

（3）围绝经期情绪障碍：抑郁、焦虑、睡眠障碍是围绝经期患者经常出现的情绪障碍。抑郁、焦虑情绪可致失眠或早醒等睡眠障碍，睡眠障碍本身也是抑郁症和焦虑症患者常见的躯体症状。严重的失眠使患者就寝时过分担心、紧张、焦虑更加明显，因而常常陷入一种恶性循环。

三、改善更年期妇女睡眠质量的方法

研究发现，无论是口服的或经皮途径的雌激素（或加用孕激素）补充治疗，均可显著改善围绝经期和绝经期后妇女的睡眠障碍，使夜间觉醒次数和持续时间减少，缩短入睡时间，延长快速动眼睡眠时间。激素治疗在治疗睡眠障碍方面的作用和机制尚待积累更多资料，加以证实。临床上对于围绝经期睡眠障碍的患者，首先要进行全面评估，了解其睡眠障碍的特点和规律，初步判断其睡眠障碍与围绝经期有无关系。如患者在围绝经期发生之前，已存在睡眠障碍，而近期无加重，则建议按一般睡眠障碍处理：①一般治疗：调整和改善睡眠环境，培养良好的生活习惯。②心理支持。③行为治疗。④药物治疗：催眠药物可作为辅助治疗手段，但应避免药物依赖的形成，一般选择半衰期短、副作用和依赖性较少的抗焦虑药和镇静催眠药，睡前服用，疗程以1～2周为宜。如患者进入围绝经期后才出现睡眠障碍，可考虑激素治疗或综合治疗。

第四章　更年期综合征中西医诊疗概述

第一节　更年期综合征的概念

一、更年期综合征的定义

绝经标志着妇女月经的终止，是每一位妇女生命过程中必然发生的生理过程，它提示卵巢功能衰退，生殖功能终止。围绝经期（perimenopausal period）指近绝经时出现与绝经有关的内分泌、生物学和临床特征起至绝经一年的期间。该期妇女由于卵巢功能衰退，内分泌功能发生明显的变化，其中约1/3的妇女可能通过神经内分泌的自身调节达到新的平衡而无自觉症状，但约2/3的妇女可出现一系列性激素减少所致的症状，以自主神经系统功能紊乱为主，伴有神经、心理症状的一组症候群，称为更年期综合征，也称围绝经期综合征。

据统计，并不是所有的围绝经期妇女都出现更年期综合征。且症状出现的程度也不一，有明显的个体差异，此外还受社会环境及个性特征等因素的影响。有研究报道，人工绝经比自然绝经更易发生更年期综合征。绝大多数妇女通过自身调节及恰当的保健治疗，都能顺利地渡过围绝经期，但也有10%～15%的妇女症状较严重甚至影响正常工作和生活。

二、更年期综合征的病因

（1）内分泌因素：卵巢功能衰退，性激素水平降低，是引起围绝经期内分泌变化和出现临床症状的主要原因。卵巢功能衰退是逐渐发生的，随后导致下丘脑和垂体功能退化，引起下丘脑－

垂体－卵巢（H－P－O）轴之间平衡失调和自主神经中枢功能紊乱，出现具有雌孕激素受体的各器官和组织功能、代谢改变，造成早期出现血管舒缩症状、自主神经功能失调症状。

晚期出现骨质疏松、阴道干燥及早老性痴呆。血β－内啡肽（β－EP）及5－羟色胺（5－HT）水平的变化参与引起神经内分泌功能失调，且与情绪变化密切相关。

（2）家庭、社会环境因素：处于更年期的妇女，常由于家庭和社会环境的变化而加重身体和精神负担，导致疾病发生或使症状加重。如本人工作变化、退休、父母年老多病、子女就业、婚姻等。

（3）个体特征：近来有研究表明，绝经妇女的个体特征、健康状况、神经类型、职业、文化水平、经济环境均与更年期综合征的发病及症状严重程度有关。性格内向或精神上受过刺激者易患该综合征，而性格开朗、外向型且经常参加体力劳动者则较少发生更年期综合征，即使有发生，其症状也较轻。

三、更年期综合征的主要症状

（1）月经紊乱：月经的变化常从绝经过渡期开始，表现为无排卵周期增加，月经开始紊乱。可出现以下3种情况：①周期延长，经期缩短，继之月经稀发，经量逐渐减少直至自然绝经。②周期紊乱，经期延长，经量增多，有时甚至大出血，有时淋漓不断，多需治疗干预，然后逐渐减少至绝经。③少数妇女40岁以后突然出现闭经，月经此后不再来潮。

此期月经紊乱妇女一定要注意子宫内膜癌的发生，应行子宫内膜活检，并应注意宫颈癌、子宫息肉和子宫肌瘤。

（2）血管舒缩症状：绝经期血管舒缩症状中最常见且最特殊的是潮热，其次为出汗、心悸、眩晕、胸闷等。

潮热和盗汗是体温调节的障碍，也是绝经期特有的症状。表现为日间的潮热和夜间的盗汗。出现潮热时患者突然感到面部、颈部与胸部发热，伴有局部皮肤片状发红，大量出汗，汗后又有畏寒。开始发热集中在躯体上部，而后由上而下扩散至全身。持续30秒~5分钟。症状轻者每日发作数次，重者十数次或更多，严重影响患者工作、睡眠和生活。夜间或应激状态以及活动、穿衣、盖被过多等热量增加过多时易诱发。85%的患者症状可持续一年以上，25%~50%的人可持续到绝经后5年，10%~15%的妇女持续10~15年或更长。症状在绝经前及绝经早期较严重，随绝经时间进展，发作频率及强度逐渐减退，最后自然消失。

（3）精神、神经症状：主要精神症状为激动、易激惹、抑郁、焦虑、多疑、情绪低落和不能自我控制等。

临床表现有两种类型：①兴奋型：表现为情绪烦躁、激动易怒、失眠、注意力不集中、多言多语、大声哭闹等症状。②抑郁型：抑郁、焦虑、烦躁不安、惊慌恐惧、记忆力及认知功能减退、缺乏自信、行动迟缓、情绪低落、抑郁寡欢、不能自我控制。

（4）泌尿生殖器萎缩症状：泌尿生殖道是雌激素最敏感的靶器官。主要临床表现为：①泌尿系统：绝经后因尿道变短、黏膜变薄、括约肌松弛，故常有尿失禁。②生殖系统：绝经后生殖器官各部均出现萎缩性变化，表现为阴道黏膜变薄，基底层和前基底层细胞超过了雌激素化的表层细胞，阴道脱落细胞检查以底、中层细胞为主。糖原含量减少，pH值升高，出现阴道干燥、狭窄、性交困难及阴道炎症状。盆底组织松弛，萎缩，导致阴道前后壁膨出和子宫脱垂。

（5）骨密度降低、骨质疏松：是一种以骨矿含量降低和骨组织微结构破坏为特点，导致骨脆性增加随之骨折危险性增高的疾病。雌激素是维持妇女一生骨矿含量的重要激素。绝经后妇女骨质吸收速度快于骨质生成，造成骨质疏松及骨脱钙。围绝经期妇女约25%患有骨质疏松，其发生与雌激素下降有关。加之，甲状旁腺激素可刺激骨质吸收，绝经后甲状旁腺功能亢进，造成骨吸收增加。雌激素可促使甲状腺分泌降钙素，抑制骨吸收，从而降低骨吸收，对骨骼起保护作用。疏松骨骼的特征是以过多的骨矿物质丢失，骨小梁减少，从而降低骨单位体积的骨密度。

（6）心血管疾病：心血管疾病的发生与多种因素有关，可能和绝经后雌激素水平的下降有一定关系。

近来有研究表明雌激素缺乏对一种以记忆和其他认知功能缺失为特点的疾病 Alzheimer 痴呆症有关，外在性补充雌激素有预防其发生的作用。

四、更年期妇女潮热、潮红的原因

潮热和潮红是妇女更年期特有的症状。不同文化背景中，绝经期潮热的发生率不一。如欧洲与北美妇女中潮热和盗汗比其他人群妇女更常见。双侧卵巢切除的妇女潮热程度比自然绝经的妇女更严重。环境温度可影响潮热的频率，环境温度低时潮热症状减轻，温度高时症状加重。

潮热发作与雌激素撤退较雌激素减少关系更密切，但雌激素水平与潮热的发生并无联系。低浓度雌激素本身并不引起潮热，如青春期前儿童和性腺发育不全患者，虽然雌激素水平低下，却不发生潮热；而有些正常月经周期的妇女也可以发生潮热。因此，雌激素水平低下并不是潮热的始动因素，而雌激素的预先致敏似乎是潮热发作的重要因素。

曾有报道提示潮热、潮红发作时间与血清 LH 上升浓度相一致，症状程度与 LH 峰值高度呈正比；但潮热发作并非由于 LH 脉冲释放直接引起，因为垂体切除者也可发生潮热，潮热与 LH 释放可能均由垂体以上神经中枢诱发。LH 升高可能是诱发潮热、潮红的因素。

神经递质如去甲肾上腺素（NE）、5－羟色胺（5－HT）、β－内啡肽（β－EP）直接或间接刺激促性腺素释放素（GnRH）

神经元并使体温调节中枢不稳定，导致潮热发作及 LH 释放增加。

潮热发作除上述神经内分泌因素外，与自主神经系统功能障碍也有关。但雌激素水平下降时，下丘脑自主神经中枢的副交感神经稳定作用减弱，从而产生反应性交感神经张力过高，对颈交感神经发生作用，产生区域性血管扩张。头、颈、胸、背这些区域的自主神经系统更敏感，因而潮热更为显著。绝经后期，自主神经系统已逐渐适应，在重新调整下达到新的平衡，于是潮热症状就会逐渐消失。

第二节　更年期综合征的西医诊疗

一、更年期综合征的诊断步骤

根据病史、临床表现、年龄、症状及体格检查、辅助检查等，诊断较易确定。但围绝经期妇女易发生高血压、冠心病、肿瘤等，因此必须排除这些疾病。

（1）病史：仔细了解症状出现的时间、持续的时间、治疗与否、使用药物情况。详细询问月经史、末次月经、婚育史、避孕史、绝经年龄、既往史、有否切除子宫或卵巢、家族史。

（2）体格检查

1）全身检查：血压、体重、身高。有无水肿、营养不良及精神、神经系统功能紊乱等疾病，乳房检查。

2）妇科检查：了解有无泌尿生殖道萎缩的表现，常规行宫颈细胞学检查，注意生殖器官有无炎症及肿瘤。

（3）辅助检查

1）血清性激素测定：促性腺激素：FSH 大于 40IU/L；雌二醇低于 20pg/ml 或 150pmol/L，但围绝经期妇女血雌二醇常呈现波动性，可以正常、升高或降低。

2）阴道细胞学涂片：以底、中层细胞为主。

3）B 超检查：了解子宫体积、内膜厚度及卵巢情况，排除妇科器质性疾病。

4）钼靶 X 线检查乳房。

5）骨密度测量。

6）血糖、血脂、肝肾功能检查。

二、更年期综合征体格检查的内容

（1）一般项目：年龄、身高、体重、体温、脉搏、呼吸、血压、患者神志、精神状态、全身营养情况及皮肤。

（2）头颈部：注意头颈部有无异常，甲状腺情况。

（3）胸部：仔细检查心、肺情况，并进行乳房常规检查。

（4）腹部：叩诊肝、脾、肾有无增大及压痛，腹部能否触及包块，有无移动性浊音。

（5）脊柱四肢：观察脊柱外形、活动度，四肢与关节有无压痛、肿胀、变形。

（6）神经系统：进行运动、感觉功能，自主神经和脑神经的检查。

（7）妇科检查

1）外阴部：观察外阴皮肤黏膜色泽及质地变化，有无变薄和萎缩，有无阴道前壁和后壁膨出、子宫脱垂或尿失禁等，此外应注意尿道口有无潮红、萎缩，尿道有无脓性分泌物。

2）阴道：观察阴道壁黏膜颜色、皱襞多少，有无溃疡、瘢痕、赘生物或囊肿，注意阴道内分泌物的量、性质和色泽。

3）宫颈：观察宫颈大小、形状、硬度，注意宫颈外口颜色、形状，有无出血、糜烂、撕裂、外翻、息肉、肿块，颈管内有无出血或分泌物，有无接触性出血、宫颈举痛。

4）子宫：触诊子宫位置、大小、形状、软硬度、活动度以及有无压痛和包块。

5）双附件：双附件处有无增厚、压痛或包块。

6）盆腔检查：触诊子宫后壁、直肠子宫陷凹、宫骶韧带及双侧盆腔后部有无包块。

三、更年期综合征的辅助检查及实验室检查内容

（1）阴道B超：了解卵巢、子宫大小，测量子宫内膜厚度，绝经后期子宫内膜厚度、<5mm。除外盆腔包块。

（2）阴道分泌物检查：有无非特异性阴道炎、滴虫性阴道炎、霉菌性阴道炎等感染。

（3）乳腺检查（超声、钼靶X线），以排除乳腺肿瘤。

（4）骨密度测定：双能X线骨密度仪（DXA）、单光子骨密度仪（SPA）、定量计算机断层扫描（QCT）、X线平片检查。

（5）分段诊刮及子宫内膜活检：有月经失调、绝经后阴道出血者，分段诊刮可以了解子宫内膜变化，排除或早期发现子宫内膜癌。

（6）心电图检查：排除心血管疾病。

（7）女性激素测定：FSH和LH水平均增高，但FSH增加明显高于LH，因此绝经后FSH/LH>1，而绝经前期FSH/LH<1。围绝经期妇女血雌二醇常呈现波动性，可以正常、升高或降低。

（8）甲状腺功能测定：三碘甲腺原氨酸（T_3）在年老过程中可下降2.5%~40%，TSH并不上升，甲状腺素（T_4）无变化。

（9）肝、肾功能测定。

（10）胰岛功能检测。

（11）血糖、血脂、血钙、肌肉功能、脂肪含量等测定。

四、更年期综合征症状评分

为了对更年期症状的严重程度进行评估，便于比较采用评分法对绝经期综合征进行量化评分。常用的评分法有Kupperman和Greene症状评分标准，已被国际、国内广泛采用。

五、更年期综合征的治疗

首先应该让每个妇女认识到，更年期是其一生中必须经历的生理阶段。更年期卵巢功能衰退、雌激素分泌骤降、月经停止，自然会引起一些相应的生理病理变化。医务人员、社会、家庭和朋友都应对她们予以同情和理解，给予精神上的安慰，解除顾虑，培养乐观情绪。此外应注意生活规律，劳逸结合，保证足够睡眠，还应有合理饮食、适当体育锻炼、防止肥胖，保持健康心态，从而真正提高生活质量，安度晚年。这些对于改善更年期综合征也是必不可少的保健措施。

更年期综合征的治疗包括一般治疗和激素治疗。对于症状较轻者一般不需药物治疗，对于症状较重者，应根据不同的症状恰当采用药物治疗。激素治疗，是解决围绝经期妇女绝经症状的有效方法，作为缓解症状和预防疾病的手段，HT 可以提高绝经后妇女的生活质量。

一般治疗包括饮食治疗、心理治疗和药物治疗。

（1）*饮食治疗*：根据更年期妇女的生理、心理特点，饮食应注意：①蛋白质供给必须充足，如：牛奶、豆制品、鱼类、瘦肉等。②限制脂肪摄入。③多吃胆固醇含量少或可降低胆固醇的食物，如兔肉、大豆、大蒜、香菇、洋葱、木耳等。④多吃新鲜蔬菜、水果。⑤维生素、微量元素、矿物质摄取必须充足。⑥膳食搭配合理、平衡，适量进食粗粮，使营养全面，并且可帮助消化，防止便秘。⑦饮食宜清淡，忌过咸、过甜、酒、咖啡及辛辣刺激性食品。⑧中老年妇女消化吸收功能较差，饭、菜宜酥软，容易消化吸收。⑨少量多餐，晚餐不宜过饱。

（2）*心理治疗*：人的精神状态与健康状况有着密切的关系，二者可相互影响。心理治疗应做到：①正确认识更年期出现的各种生理变化及其引发的心理变化。②正确认识更年期的症状是社会心理因素引发的心身反应，通过治疗可以消除，故积极配合医生，为自己找到最佳的治疗方案。③保持适当的性生活，对夫妇双方身心健康均非常重要及必要。

（3）药物治疗：①镇静剂：适用于失眠较重的患者。一般于睡前服用，可选用以下药物中的任一种，如地西泮（安定）2.5～10mg，艾司唑仑（舒乐安定）1～2mg，苯巴比妥（鲁米那），如果日间表现烦躁不安、精力不支但又不能安静休息者，亦可日间分次服药，剂量减半。②可乐定：系咪唑啉衍生物、α_2受体激动药、中枢性抗高血压药，可较好地遏制潮红发作，尤对夜间发作、失眠为佳，最初剂量0.075mg×3/d，可逐渐增大剂量至0.45～0.9mg/d，副反应为头晕、嗜睡和口干。③谷维素：有助于调节自主神经功能，20 mg，3次/d。④钙剂和维生素D：每日口服维生素D 400～500U，有利于钙剂的吸收，有效遏制骨质疏松症，并降低骨折率。

第三节　更年期综合征的中医认识

“更年期综合征”中医称为“经断前后诸证”。“十一五”第二版《中医妇科学》教材中提出：经断前后诸证指妇女在绝经期前后，围绕月经紊乱或绝经期出现性激素波动或减少，导致明显不适症状如烘热汗出、激动易怒、潮热面红、头晕耳鸣、情志不宁、心悸失眠、腰背酸楚、面浮肢胖、皮肤麻木刺疼等。

一、病名及病因病机

更年期综合征在中医古籍中，并未见直接记载，根据其月经紊乱、抑郁、心悸失眠、精神烦乱、骨质疏松的临床表现，散见于“脏躁”“百合病”“年老血崩”“妇人经断复来”“心悸”“不寐”“郁证”等病证中，近代中医学称之为“经断前后诸证”。汉代《金匮要略·妇人杂病脉证并治》首次提出“脏躁”“百合病”，指出：“妇人脏躁，喜悲伤欲哭，象如神灵所作，数欠伸，甘麦大枣汤主之。”又“百合病者，百脉一宗，悉致其病也……”。现存最早的中医理论著作《内经·素问》云：“阴虚阳搏谓之崩”，又汉代《金匮要略·妇人杂病脉证并治》谓：“女人年五十所，病下利不止……”虽未明确提出“年老血崩”，但已体现其症状。清代傅山在《傅青主女科》中记载：“妇人有年老而血崩者，其症亦与前血崩昏暗者同，人以为老妇之虚耳，谁知是不慎房中讳之故乎。”至此明确提出“年老血崩”。关于“妇人经断复来”，宋《妇人大全良方》：“妇人天癸过期而经脉不调，或三四月不行，或一月再至，腰腹疼痛”对其进行描述，至清代《医宗金鉴》曰：“妇人七七四十九岁后，天癸不行。若止而复来，无他证者，乃血有余，不得用药止之。”明确提出“妇人经断复来”。《景岳全书》中张介宾对经断前后诸证“心怪”进行了描述，“无择养荣汤治五疸虚弱，脚软心悸，口淡耳鸣，微发寒热，气急，小便白浊，当作虚劳治之。”《难经·四十六难〉》曰：“老人卧而不寐，……何也？然：……老人血气衰，肌肉不滑，荣卫之道涩，故昼日不能精，夜不得寐也。”明确的记录了绝经期“不寐”。《丹溪心法·六郁》记载：“气血冲和，百病不生，一有怫郁，诸病生焉。故人身之病，多生于郁。”《景岳全书·妇人规》指出：“妇人于四旬外经期将断之年”又提出“渐见阻隔经期不至者，若气血平和，素无他疾，此因渐止二然，无足虑也，若素多忧郁不调之患，而见过期阻隔，便有崩决之兆。”均阐述了绝经前后之“郁证”。

查阅传统医学文献，《素问·上古天真论》曰：“女子七岁，肾气盛，齿更发长；二七而天癸至，任脉通，太冲脉盛，月事以时下，故有子。……七七任脉虚，太冲脉衰少，天癸竭，地道不通，故形坏而无子也。”阐述了妇女生长壮老的自然规律。肾为先天之本，其主要功能主藏精，主命火，为脏腑阴阳之根本，开窍于耳及二阴。肾中之精气首先促进机体生长发育和生殖功能。

肾气的盛衰对月经起着主导作用，必先天癸至而月事以时下，天癸的生成标志着女子机体发育和生殖功能的成熟。天癸为先天元气，天癸之天，意为先天之肾；癸为水，天癸指肾水，属于真阴。天癸呈现明显的周期变化，“二七”月事以时下，“七七”时天癸则逐渐衰竭，表现为地道不通。王冰注：“经水绝止，是为地道不通”，故女子“七七”之年绝经前后，天癸日渐不足，作用逐渐衰弱直至消失。肾气由盛转衰，随之冲任二脉气血渐衰，生理出现转折进入更年期，月经减少或停止，至失去生育能力。金《刘河间伤寒六书》指出：“妇人童幼天癸未行之间，皆属少阴；天癸既行，皆从厥阴论之；天癸已绝，乃属太阴经也。”再次说明童幼时肾气初盛，天癸始至，中年时肾衰天癸竭说明诸邪易损伤肾气，故认为经断前后诸证的发生与肾阴阳失衡直接相关。绝经前后诸证与情志因素亦密切相关，正如《订正仲景全书金匮要略注》所说：“伤寒大病后，余热未解，百脉未和，或平素多思不断，情志不遂，或偶触惊疑，卒临景遇，因而形神俱病，故有如是之现证也。”有学者对围绝经期综合征中医治疗进行总结得出现代中医治疗本病多从肾气衰退、累及心肝脾肾多脏器论治。

综上所述，更年期综合征病机以肾虚为主，因肾阴虚、肾阳虚、阴阳俱虚导致心肝脾等脏产生病理变化。

（一）肾虚

《医宗必读》指出肾为先天之本，先天是指人体受胎时的胎元，人本源于父母生殖之精的结合，先天之精来源于父母藏于肾，主人之生殖，肾的功能是决定人体生长发育的根本，对妇女经产有重要意义。著名妇科专家罗元悟教授认为肾气衰退是发病之本，率先提出“肾－天癸－冲任－子宫轴”的学术观点，将妇女生殖功能由发育、高峰、衰退的自然过程总结为“肾气盛－天癸至－任通－冲盛－月经－好孕；肾气衰－任虚－冲少－天癸竭－闭经或绝经－不育”。陆启滨、苏思杰均认为肾虚是本病的基本病因。通过对106例更年期综合征患者进行分型，叶燕萍指出肾虚型占大多数（84%）。妇女年届七七肾气衰，天癸竭，冲任二脉虚损，精血亏虚，不能濡养脏腑，继而阴阳失调而发病。临床上一般可分为肾阴虚证、肾阳虚证、肾阴阳俱虚三个证型。

①肾阴虚证

随着女子年龄增长，女子“七七”之年，肾脏阴精亏损，肾阴不足，失于滋养，天癸渐竭。在整个生命过程中，此时女子呈现生理衰老趋势，肾之精气由盈转亏。经、孕、产、乳以血为用，数脱与血则致精血不足，血液亏少，加重忧思失眠，脏腑经络失于濡养，暗耗营阴，肾阴益亏，冲任失充，遂出现绝经前后诸证。辛意等提出肾阴虚证经卡方检验，围绝经期和绝经后期有统计学意义，并在绝经后期出现频率较围绝经期高。陈家旭提出经频次统计，肾阴虚证可能出现的累积频率为3/4以上。

②肾阳虚证

随着肾中精气的盛衰变化，人体生命活动呈现生长壮老的规律性变化。绝经之年，肾气渐虚，若素体肾阳虚衰，过食寒凉之品，导致阴寒内盛，肾阳虚衰，温煦失职，气化无权，命门火衰则使妇女经、孕、产、育等生理功能明显减退。张帆提出阳虚虽占少数，但治疗时应“阴中求阳”，补肾温阳兼祛风散寒治之。

③肾阴阳俱虚

肾藏元阴元阳。五脏皆有阴阳，而肾之阴阳又称为真银真阳、真水真火或元阴元阳。真水可以滋养、濡润机体各个脏腑组织器官，真火则温煦、推动机体各个脏腑组织器官。徐灵胎《医学源流论》云：“命门为元气之根，真火之宅，一阳居二阴之间，熏育之主，而五脏之阴气非此不能滋，五脏之阳气非此不能发。”肾中阴阳相互依存，阴损及阳，或阳损及阴，元阴元阳不足，精气不能充养，不能激发机体的正常生理活动，故致生殖功能减退。陈颖异提出肾阴阳两虚为此病的主要病机之一。

（二）肝肾阴虚

肝肾阴虚是指肝肾阴液不足，虚热内扰所致的虚热证候。肝主藏血，肾主藏精，精聚为髓，精髓化生为血，精血同生，乙癸同源，相互制约。妇女以血为本，以血为用，以肝为先天，所以与肝肾的生理功能密切相关。经历经、孕、产、乳后极易耗伤精血，损伤肝肾，肾阴不足则精亏不能化也，水不涵木，肝失柔养，阴虚阳亢，出现潮热等肝火旺盛诸证候。在南京地区对1500例更年期妇女的调查中，谈勇等提出更年期综合征中阴虚证占绝大多数。

（三）心肾不交

心为君主之官，心主血脉，心藏神，其华在面，又主神明。能调节心气推动血液运动。心为君火，肾主元阴，心火独盛扰乱心神，肾水不足水火不济，心肾水火既济失调，从而出现经断前后心烦失眠，心悸，健忘，头晕耳鸣，腰膝酸软等症状。金哲教授指出妇女年过四十阴气自半，“七七”之年天癸竭，地道不通之前，肾气逐渐衰弱，阴精不足，肾阴虚水不涵木，致肝火偏旺，水不制火，心火上炎，则心肾不交。

（四）肾虚肝郁

肝主疏泄，通条全身气机。肝肾同源，肾阴亏虚可导致肝血不足，肝失濡养则疏泄不利，导致血行障碍，阻滞于冲任胞脉，郁久化火，扰乱神明，则见情志异常，导致多愁易怒，精神紧张，善太息，烘热汗出，月经紊乱等更年期症状。《杂病源流犀烛·诸郁源流》云：“诸郁，脏气病也，其原本于思虑过深，更兼脏气弱，故六郁之病生焉。”

阐述了郁病发病的内在因素源于机体的“脏气弱”。故病机是肾虚为本，影响及肝脏，导致肝失调达之性，机体气血不和，发为本病。

（五）肾虚血瘀

中医理论言及“五脏之伤，穷必及肾”及“久病必瘀”，故本病常导致肾虚与血瘀夹杂的复合病机。妇女绝经前后天癸将竭，肾气渐衰，冲任失调，胞宫失养，月经紊乱，气机不畅则经血行而不达，久病血瘀。肾阴阳俱衰责之于肝，肝失疏泄，肝郁气滞而致血瘀。瘀血内阻于脉道则出现少腹作痛，月经紊乱，色暗有块等证候。

（六）脾肾两虚

脾为气血生化之源，恰逢经断之时，肾气渐衰，脏腑阴阳失衡，致脾气逐渐衰退，脾失健运，化源不足，冲任不固则发为本病。认为脾虚是更年期综合征的的重要病机。

二、辨证分型论治

在传统医学的基础上，越来越多现代医家深入研究更年期综合征的中医辨证论治，总结文献及报道可以看到现代医家对更年期综合征的辨证分型并不明确，没有统一的分型标准。这与更年期综合征病因病机复杂及中医本身特点有关。

罗元悟将本病分为肾阴虚、阴阳俱虚两型。肾阴虚者占75%，方由生地黄、枸杞子、女贞子、淮山药、珍珠母、山茱萸、淫羊藿、何首乌、鸡血藤组成，随症加减；阴阳两虚者占25%，方由熟地黄、枸杞子、补骨脂、鸡血藤、何首乌、珍珠母、淫羊藿、淮山药、山茱萸组成。

侯丽辉经验总结将本病分为肾阴虚、肝肾阴虚、心肾不交、肾虚肝郁、肾阳虚、肾阴阳两虚、肾虚夹瘀七型。肾阴虚治以滋阴养肾，佐以潜阳为法，方选左归饮加减；肝肾阴虚治以滋养肝肾，填精益髓为法，方选一贯煎加减；心肾不交治以滋阴降火，交通心肾为法，方选六味地黄丸加减；肾虚肝郁治以滋肾养肝，养血疏肝为法，方选归肾丸加减；肾阳虚治以温肾扶阳为法，方选右归饮加减；肾阴阳两虚治以调补肾阴阳为法，方选二仙汤加减；肾虚夹瘀治以补肾逐瘀为法，方选补肾逐瘀汤加减。

赵晓琴将本病分为四个证型，分别为肾阴亏虚、肾阳虚弱、肝郁气滞、脾虚痰阻。并提出肾阴亏虚型以滋补肝肾、养血宁心为治则，方用左归饮加减；肾阳虚弱型治以温补肾阳、健脾温中为治则，方用二仙汤合黄芪健中汤加减；肝郁气滞型治以疏肝解郁、养心安神为治则，方用丹栀逍遥散合甘麦大枣汤加减；脾虚痰阻型治以健脾化痰，方用参苓白术散加减。

袁玲将本病分为肾阴不足、心肾不交，肾阴不足、肝阳上亢，脾肾两虚、水湿阻滞，心脾两虚、肾阴阳俱虚五型。肾阴不足，心肾不交治以育阴清热、交通心肾为法，方选六味地黄汤加黄连阿胶汤加减；肾阴不足，肝阳上扰治以滋补肝肾、平肝降逆为法，方选杞菊地黄丸加二至丸加减；脾肾两虚，水湿阻滞治以健脾益肾，淡渗利湿为法，方选苓术菟丝丸合二仙汤加减；心脾两虚治以健脾益气、补血养心为法，方选甘麦大枣汤加减；肾阴阳俱虚治以温肾培元、固本潜精为法，方选右归饮加缩泉丸加减。

李祥云将本病分为心肾不交、肝肾阴虚、阴虚阳尤、肾虚挟实四型。提出心肾不交治以滋阴降火、疏肝宁心为法，方用淮小麦、知母、黄柏、黄连、黄芩、青蒿、地骨皮、夜交藤、生铁落、郁金、太子参；肝肾阴虚治以平肝潜阳、滋肾养阴为法，方用珍珠母、铃羊角粉、罗布麻叶、天麻、钩藤、石决明、女贞子、旱莲草、玄参、淮小麦、夜交藤、煅龙骨、煅牡蛎、杜仲；阴虚阳盛治以滋阴泻火，养心安神为法，方用黄茶、黄柏、知母、黄连、淮小麦、远志、灯芯、生铁落、麦冬、五味子、煅龙骨、煅牡蛎、夜交藤、合欢皮、首乌；肾虚夹瘀治以化瘀补肾养心为法，方用淮小麦、生铁落、首乌、麦冬、煅龙骨、煅牡蛎、夜交藤、合欢皮、炙款冬、桑白皮、生枇杷叶、太子参。

王希知将更年期综合征分为脾肾两虚、心虚胆怯、痰热内扰三型。脾肾两虚方选菟丝子汤合二至丸（菟丝子、枸杞子、茯苓、莲子、山药、旱莲草、女贞子、当归、杜仲）；心虚胆怯方选生脉散合甘麦大枣汤（太子参、浮小麦、茯苓、麦冬、酸枣仁、生龙骨、生牡蛎、大枣、五味子、石菖蒲、远志、甘草）；痰热内扰方选黄连温胆汤加减（茯苓、薏苡仁、车前草、竹茹、瓜蒌、白术、法半夏、陈皮、石菖蒲、黄连、积实）。

钟跃青将本病分为肝肾阴虚及阴虚火旺型、脾肾阳虚型、痰瘀阻滞型、肝气郁结型。治疗肝肾阴虚及阴虚火旺型以六味地黄汤为主方，并加黄精、何首乌、浮小麦、五味子等；脾肾阳虚型以归脾汤或真武汤为主方，加菟丝子、巴戟天、杜仲；痰瘀阻滞型，以桃红四物合温胆汤为主方，加白术、菟丝子等；肝气郁结型，以逍遥散为主方加减。

胥波将本病分为肾虚精少、阴虚肝旺、脾胃虚弱、痰瘀互结四型。肾虚精少治以补肾摄精为法，自拟滋肾壮精汤，以生地黄、熟地黄、山药、山茱萸、枸杞子、菟丝子、牡丹皮、当归、赤芍、何首乌、玉竹、桃仁、红花、甘草为主方加减；阴虚肝旺治以滋阴疏肝为法，方选滋阴逍遥汤，以生地黄、熟地黄、山茱萸、枸杞子、山药、龟甲、玉竹、当归、白芍、柴胡、合欢皮、茯苓、月季花、甘草为主方加减；脾胃虚弱治以温脾培土为法，自拟扶脾健运汤，以太子参、茯苓、山药、菟丝子、肉桂、薏苡仁、制附子、党参、白术、炙甘草、干姜、陈皮为主方加减；痰瘀互结治以化瘀活血为法，自拟涤痰活血汤，以制半夏、炒白术、天麻、陈皮、薏苡仁、茯苓、桃仁、红花、丹参、牡丹皮、当归、赤芍、白芍、山药、郁金为主方加减。

王雅琴治疗 258 例患者，将本病分为肝肾阴虚、心肾不交、脾肾阳虚、阴阳两虚四型。肝肾阴虚治以滋肾平肝、育阴潜阳为法，方用杞菊地黄丸加减；心肾不交治以滋阴降火、清心安神为法，方用交泰丸合天王补心丹加减；脾肾阳虚治以温补脾肾、化气行水为法，方用右归丸合理中丸加减；阴阳两虚治以平衡阴阳、调和营卫为法，方用二仙汤合甘麦大枣汤加减。有效率肝肾阴虚证达100%，心肾不交证95.83%，脾肾阳虚证93.33%，阴阳两虚证95.12%，总有效率占96.90%。

段凤仪中药治疗129例患者，将围绝经期综合征分为肝肾阴虚、心肾不交、脾肾阳虚、阴阳两虚四型。肝肾阴虚治以滋肾平阳、育阴潜阳为法，方选杞菊地黄丸加减（生地黄30g，枸杞子20 g，山药15g，牡丹皮10g，山茱萸30g，茯苓15g，泽泻10g，白芍30g，牡蛎30g，龙骨30g，龟板10g，女贞子15 g，桑葚10g，何首乌15g，菊花10g）；心肾不交治以滋阴降火、清心安神为法，方选天王补心丹加减（天冬12g，麦冬15g，炒枣仁15g，远志15g，枸杞子20g，柏子仁15g，百合15g，生地黄30g，黄连10g，山茱萸30g，五味子15g，紫贝齿15g，淫羊藿10g，玄参12g，丹参10g）；脾肾阳虚治以温补脾肾、化气行水为法，方选理中丸合右归丸加减（山茱萸30g，杜仲15g，枸杞子15g，益智仁15g，砂仁10g，熟地黄30g，菟丝子15g，党参30g，白术30g，茯苓15g，山药30g，淫羊藿10g，仙茅10g，鹿角胶10g，甘草6g）；阴阳两虚治以平衡阴阳、调和营卫为法，选甘麦大枣汤合二仙汤加减（当归30g，白芍30g，熟地黄30g，桂枝3g，陈皮10g，山茱萸30g，枸杞子20g，淮小麦30g，黄柏10g，知母10g，大枣5枚，甘草6g，淫羊藿10g，巴戟天10g，仙茅10g）。总有效率达96.9%。

洪怀英将其按主证分为脾肾阳虚、肝肾阴虚、阴虚火旺三型，按兼证分为兼痰湿、兼肝郁、兼血瘀三型。脾肾阳虚治以温肾健脾为法，方用二仙汤和归脾汤加减；肝肾阴虚治以滋养肝肾为法，方用一贯煎和六味地黄丸或左归饮加减；阴虚火旺治以养阴清热为法，方用知柏地黄九加减；兼痰湿治以健脾祛痰湿为法，方用参苓白术散或三仁汤合苍附导痰汤加减；兼肝郁治以疏肝理气为法，方用逍遥散或柴胡疏肝散加减；兼血瘀治以活血化瘀为法，方用血府逐瘀汤或桃红四物汤加减。治愈率肝肾阴虚证达75%，阴虚火旺证73.3%，脾虚肝郁证以及肾虚血瘀证达66.7%，脾肾阳虚证60.9%。

第四节　更年期精神病中医诊疗

更年期精神病是一组在更年期（女性45～55岁、男性50～60岁）首次发病以情感忧郁、焦虑或幻觉妄想为主要症状，伴有自主神经与内分泌功能障碍的精神疾病。不论是更年期忧郁症或更年期偏执状态，均发病缓慢，病程长。主要特征，表现有阵发性潮热、多汗、焦躁、忧虑、恐惧、易激惹或神经衰弱综合征、性功能障碍。伴有肢体麻木、浮肿、乳房胀、腰酸、腹痛等躯体不适。更年期的妇女应充分认识这些心理变化的规律，做好自我调节。

一、基本概念

更年期是指人生由中年向老年过渡的时期，男性为50～60岁，女性为45～55岁。在这期间发生的精神病，通称为更年期精神病。根据表现不同分为更年期综合征、更年期忧郁症和更年期偏执状态三种情况。更年期精神病是一种常见的精神疾病，针对这种普遍的心理上的疾病，专家指出，更年期的妇女需要更多的休息和自身调节，尤其是心理上的过渡调节很重要！生理上的变化导致心理的落差会使许多人变得烦躁甚至精神异常，适当的调节不仅能缓和自身的情绪，更能让自己的生活和工作走上正常轨道！

本病女性为多见，据统计女性患者较男性多4～5倍。目前，有关更年期精神病的病因仍未明确，但研究者认为内分泌功能减退、精神因素、性格特点和遗传因素几个方面对起病均有一定影响。不论是更年期忧郁症还是更年期偏执状态，均发病缓慢，病程长。一般认为偏执状态的预后比忧郁症差，但往往无智能障碍或人格衰退。

当妇女进入更年期以后，首先表现的是月经停止，有些人把月经停止看作是生命走向终点的预兆，常产生精神状态与心理状态方面的改变。往往悲观、忧郁、烦躁不安、失眠与神经质。有些妇女因更年期出现的一些症状，影响情绪和心理状态。最常见的有以下几个方面的心理变化：

（1）焦虑心理。这是更年期常见的一种情绪反应，常常由于很小的刺激而引起大的情绪波动，爱生气和产生敌对情绪，精神分散难以集中。

（2）悲观心理。由于到了更年期之后常有一些不适症状出现，这些症状虽然没有大的影响，可是有些人常因这些症状的产生感到顾虑重重，甚至任何一点不舒服就怀疑自己疾病非常严重，导致情绪消沉、怕衰老、担心记忆力减退，思维零乱或者喜欢灰色的回忆，即回忆生活中一些不愉快的事。

（3）个性及行为的改变。这些改变表现为多疑、自私、唠唠叨叨、遇事容易急躁甚至不近人情。无端的心烦意乱，有时又容易兴奋，有时伤感，也有的孤独、绝望，在单位和社会交往中人际关系往往不够协调。以上这些变化并不是在每个更年期的妇女身上全部表现出来，而是有轻有重、或多或少、或有或无。更年期的妇女应充分认识这些心理变化的规律，做好自我调节。

二、临床表现

（1）更年期综合征：以自主神经功能失调与情绪障碍为主要特征，表现有阵发性潮热、多汗、焦躁、忧虑、恐惧、易激惹或神经衰弱综合征，性功能障碍。伴有肢体麻木、浮肿、乳房胀、腰酸、腹痛等躯体不适。

（2）更年期忧郁症：早期多有更年期综合征表现。临床表现以情感低落、思维迟钝为主，重者可有自卑、自责及自杀企图或行为。常伴有明显的焦虑不安或急性焦虑发作。

（3）更年期偏执状态：以嫉妒、疑病、被窃或被害等妄想为常见，可伴有幻觉。幻觉与妄想内容较固定，并影响患者的情绪与行为，而致紧张、焦虑、恐惧、愤怒、冲动、拒食或自伤等。但从不影响患者与环境接触及操持家务，常主动倾述内心体验。

三、危害

1. 身体机能下降　在更年期，人体的各项机能会急剧下降。要是患上更年期综合征，自我感觉就会更加明显，免疫力、记忆力都减弱，动作比以前迟缓很多，做事时感觉力不从心。

2. 性欲减退　因为性激素分泌锐减，特别是女性，更年期绝经后，性欲会明显减退。而男性就没有很明显的感觉，这样的话，对于夫妻生活是有很大影响的，甚至会使两人的感情破裂。

3. 容易发脾气　常听到有人用“更年期”来形容女性的脾气古怪，确实，在更年期，女性的脾气会改变很多，一点小事就会烦躁不安，情绪会持续地低落，患者也不知道是为什么，总之就是心情很不好。甚至引起心脏病或者是其他身体疾病。

4. 行为怪异　更年期综合征患者会变得多疑、敏感，难以信任别人、感觉别人所说的和所作的都和自己有关，尤其是女性，因此有时候还会和他人不合群，有时候还会因此发火。

四、早期特征

1. 生理异常　表现为头痛，头晕，心悸，胸痛，失眠，多汗，面部阵阵潮红，四肢麻木，食欲减退，胃肠功能紊乱，便秘，月经紊乱和性功能减退。

2. 心理异常 表现为敏感，多疑，烦躁，易怒，情绪不稳定，注意力不集中等。

随着病程的延长，病情逐渐加重。表现为情绪忧郁，坐立不安，搓手顿足，惶惶不安，有大祸临头之感。对细小事过于计较，对自身变化过于敏感，可出现消极厌世观念和自伤行为。

五、防治措施

在治疗上不应忽视精神治疗，要向患者作耐心解释，消除顾虑。药物治疗时内分泌制剂可调整内分泌功能；抗抑郁剂可治疗抑郁、悲观；抗精神病药可治疗偏执状态；苯二氮䓬类药物可改善睡眠，缓解焦虑、紧张情绪。此外，电休克治疗更年期忧郁症也不妨一试。

这个时期，身体的内分泌机能减退，该病可能与内分泌腺（主要是性腺）的代谢功能失调有关。精神因素也是导致发病的重要原因。身体方面，常有自主神经失调及内分泌减弱的症状，如心率加快或迟缓、出汗、四肢发冷等。这就要求处于更年期的老年人采取如下防治措施：

其一，了解更年期卫生知识，认识到更年期是一个正常的生理过程，出现的症状是暂时的，一般经过1～2年，是可以自行缓解的，因此不必忧心忡忡。

其二，注意生活的规律性，做到起居有时，劳逸结合，要防止工作负担过重，尽量避免过重的精神刺激，同时注意身体锻炼，经常参加文体活动，调剂生活。

其三，定期检查，如果出现了更年期综合征的一些表现，除用药物减轻症状外，应进行必要的检查，排除体内器质性病变。

六、诊断要点

①更年期首次发病。

②精神症状以情感的忧郁、焦虑和紧张为主，可有幻觉和疑

病、虚无、自罪、被害、嫉妒等妄想。

③多伴有失眠、躯体不适和自主神经紊乱等症状，并有内分泌特别是性腺功能减退及衰老等表现。

④一般无智能障碍。

七、治疗

1. 精神支持、生物反馈或松弛治疗。

2. 药物治疗

（1）更年期综合征给予苯二氮䓬类抗焦虑药，心得安10～20mg，3次/日；谷维素10～20mg，3次/日。女性患者口服己烯雌酚0.5mg/日或舌下含化己烯雌酚0.25～0.5mg与甲基睾丸酮5mg1次/日，20天为一疗程。男性患者口服甲基睾丸酮5mg 2次/日或肌注丙酸睾丸酮25mg 2次/周。

（2）更年期忧郁症的治疗以抗焦虑药与抗抑郁药为主，并用更年期综合征的治疗。

（3）更年期偏执状态的治疗同精神分裂症，但药物剂量不宜过大，加减剂量的速度应缓慢。

3. 针灸、理疗适用于更年期综合征。胰岛素低血糖治疗对更年期忧郁症疗效较好，自杀企图严重者可用电休克治疗。加强监护，严防伤人、自伤或自杀，预防并发症。

4. 中医治疗

中医学对本症记载散见于“郁证”“脏躁”“经断前后诸证”等病症中。

（1）阴虚阳亢证

主证：潮热汗出，心烦易怒，头晕头痛，手足心热，失眠盗汗，腰酸耳鸣，月经量少或闭经。舌红少苔，脉弦细数。

治法：补益肝肾，滋阴潜阳。

（2）气滞血瘀证

主证：情绪不稳，心烦易怒，反复无常，胸胁胀痛或周身刺痛，潮热汗出，心悸失眠，恶梦连连，心中烦热，头痛头晕，焦虑抑郁。舌青紫或有瘀斑、脉弦而涩。

治法：活血化瘀，理气解郁。

(3) 痰湿内阻证

主证：头晕头沉如裹，面部虚浮，身肿或四肢浮肿，胸闷、坐卧不安，大便溏薄，惊悸多梦。甚则神志呆滞，语无伦次，猜测多疑善感，哭笑无常。舌淡胖大，苔厚腻或湿滑，脉缓沉迟。

治法：祛湿化痰，健脾和胃。

第五章　更年期精神病的病史采集

精神疾病的病史采集是做出正确诊断的重要环节。由于罹患精神疾病的缘故，部分患者往往否认自己有病，不能准确地报告自己的患病经过，这部分精神疾病的病史主要由家属和知情人提供。通过与家属和知情人的晤谈，取得可靠和详细的病史资料。而更多的患者可以自己讲述病史，如神经症患者。因此，病史提供人可以是患者家属、患者本人、其他知情人等。出于维护患者的隐私权，以及最大限度地维护患者的利益，尊重患者的知情同意等基本伦理原则，同时尊重《医师法》的规定："医师做诊断必须亲自诊查患者"的法律要求，精神科采集病史必须遵循以下基本原则：

除非病情严重到不能正确讲述病史，应尽可能让患者自己提供病史；

对于自己提供病史者，如需要向其他人了解病史，应先征得患者同意；

对于本人不能提供病史者，应首先向法定监护人了解病史。如果法定监护人不了解病史（如家在外地的学生，在校发病），则可以先向有关知情人了解病史，但应将病史情况及了解过程随后告知法定监护人。

这样，才能尽最大可能保守患者秘密，避免法律纠纷。

第一节　接待病史提供者

病史提供者最好是患者的法定监护人，按照顺序依次为配偶、父母、成年子女。他们常常是患者的直接看护者。当监护人对病情了解不深入，需要向其他知情人如患者的同学、朋友、老师、邻居、领导等了解情况，通过和他们晤谈，可以较全面地了解患者的患病情况和其所处的社会环境，对于协助诊断十分重要。在接待患者家属时要注意以下几点：

（1）面对几位家属，可以按照不同的关系分别接待。如，先接待配偶，再接待父母和子女，然后接待其他知情人。如果先接待知情人，应先向法定监护人说明理由，征得同意。

（2）有时不同的家属会因看法和立场不同而发生争执，医师应保持中立，不应偏袒和批评某一方，同时也可以适当宣传法律规定的监护人次序。

（3）与知情人交谈时只谈和病情有关的内容，不可以将患者的私人情况随便播散。

（4）儿童患者的家长报告病史时，应注意观察家长的情绪变化，必要时请幼儿园或学校老师予以补充，应先向法定监护人说明理由，征得同意。必要时可以做家庭访问。

第二节 病史采集过程

病史采集和精神检查互相联系和影响。病史采集和精神检查有时需要交叉和反复进行，才能得到满意的结果。主要过程如下：

一、病史采集步骤

1. 病史的获得

通过倾听患者家属和知情人的述说，从中获得有诊断意义的材料。

2. 分析和整理

以专业知识为基础，对取得的材料进行分析、判断和综合，摒弃掉无临床意义的内容，最终形成有条理的病史材料。

3. 病史的记录

病史记录在前两个环节后进行，应在有条理的分析整理后进行记录。文字描述应准确清晰并应体现出诊断和鉴别诊断思路。

4. 病史采集注意事项

医生采取病史时，要取得患者家属和知情人的合作，向供史人讲明采集病史的重要性，然后耐心倾听他们介绍有关病史。由于提供病史人缺乏精神病专业知识，接触患者可能有局限性，有的可能带有主观或某些偏见，因此他们提供的病史可能是不完整和不准确的，常见以下几种情况：

（1）过分强调精神因素的作用。总是长篇累牍地讲述他们认为对患者产生了精神刺激的事件，加上大量的主观性的评论。此时要适当地提出问题将话题转移到精神异常的转变过程上来。

（2）强调精神异常，忽视躯体异常。患者的精神异常的出现令家属感到不安和不知所措，此时家属会详细描述患者不正常的种种表现，躯体情况常被忽视。这对于器质性精神障碍非常不利。此时，医生应主动问及有无发热等躯体情况。

（3）提供阳性症状多，而忽视了早期症状和不太明显的阴性症状。患者出现幻觉、妄想、兴奋等阳性症状非常显而易见，家属也能由此判断出这是明显的精神异常，而对于早期症状和阴性症状却不能判断，结果可能会影响到对患者总病程的判断。

（4）提供情绪和行为的异常多，忽视患者思维和内心的异常体验。在采集病史时，医生需要善于引导，方可取得较为客观而全面的真实材料。

（5）病史收集方式除口头询问外，也要收集患者在发病前后的有关书写材料（如信件、作品），这往往会反映出患者的个性心理特征，思维方面的异常，以及情感体验等。

（6）采集老年患者的病史更应询问有无脑器质性疾病的可能，如意识障碍、人格改变和智能障碍等。

（7）住院患者在采集病史前，应认真阅读门诊或急诊病历及转诊记录，以便掌握重点，但也不应受上述资料的限制而影响独立思考。如系再入院患者，应认真复习上次住院病史，以免过多的重复，并在可能范围内重点询问末次入院后至此次住院前的病史。此外，也可补充过去病历中的不完整部分。

（8）要掌握比较全面的情况，避免先入为主而产生看问题的片面性。

（9）要注意精神科知识与其他科知识的交叉，避免因其他科知识的不足导致的诊断错误。

二、病史格式与内容

1. 一般资料

（1）姓名

（2）性别

（3）年龄（儿童最好填写出生年月）

（4）籍贯

（5）婚姻（已、未、离、丧偶）

（6）民族

（7）职业（包括工作单位名称、职务或职称、工种）

（8）文化程度

（9）宗教信仰

（10）现在住址或通讯处（包括邮政编码、电话及联系人）

（11）永久通讯处（包括邮政编码、家属电话及联系人）

（12）入院日期

（13）病史采取日期

（14）病史报告人（包括姓名、工作单位、职务、电话及与患者的关系）

（15）医生对病史资料的估价（详细、完整、客观及可靠性的程度）

2. 主诉

疾病的主要表现、起病缓急及病程。

3. 现病史

按时间先后描述疾病起始及其发展的临床表现，直至入院时的现状。大致包括以下内容：

（1）起病原因或诱因如有精神刺激，应说明刺激的性质、强度和持续时间；从事工作的环境与发病有无关系，注意有无职业性中毒；有无躯体疾病、重大手术或药物过量、过敏等。

（2）起病急缓及早期表现。

（3）根据病程的不同，可按时间先后，逐日、逐月或逐年地描述疾病的发展和演变过程。描述病态表现应客观，注意病程的连贯性，或属间歇发作。对有诊断意义的临床症状更应详细记载并举例说明。

（4）发病后的一般情况，如学习、工作、饮食起居及睡眠等，可根据不同的病种酌情叙述。月经周期及性生活情况也应询问。

（5）若为复发病例，对既往的诊断、住院次数、治疗及其疗效，应详细记载，以供诊治的参考。

4. 既往史

重点询问患者既往的疾病史，如有无脑外伤、抽搐、感染、高烧、昏迷、重大手术及性病等。若有精神病史，则应详细询问。此外，不可忽略药物过敏史。

5. 个人史

一般系指从母亲妊娠期起，到发病前的整个生活经历。但应根据具体情况重点询问，如对儿童则应详问母亲怀孕时健康状况及分娩史，身体精神发育情况、学习及家庭教育情况；对成年和老年患者则应着重询问与疾病有关的情况，如工作、学习能力有无改变，生活中有无特殊遭遇，是否受过重大精神刺激，婚姻情况等；女性应询问月经史、生育史。还应了解有无药物滥用的情况，有无司法方面的问题。对个性特点的了解，要综合多方面的观察方能作出评价，主要有以下方面：人际关系，闲暇时间的利用，主导心境；性格特征，人生态度与准则等。

6. 家族史

父母系三代中有无神经、精神病患者；有无人格偏离者；有无近亲婚配；家庭成员之间的关系是否融洽；家庭的经济地位，家庭气氛等。如果患者家族疾病史比较复杂而且可能与患者目前的疾病有关，可将之绘成家系谱。下面列举一些常用的符号：

正常男性和女性分别以“口”“○”表示；如果已死亡则以斜线从其中画过。如果两者间有婚姻或同居关系并育有子女，则用连线相连；如果离异或永久分开，则以两条斜线画过表示。

三、典型病史

性别：女　　个人出身：学生

年龄：31 岁　　文化程度：大学

籍贯：山西　　政治面貌：群众

职业：经济师　　宗教信仰：无

婚姻：离婚　　入院日期：2007 年 2 月 8 日

民族：汉族　　病历采集日期：2007 年 2 月 8 日

工作单位：××××　　住址及电话：山西太原

病史供给者：父亲　可靠欠详　　联系方式：××××

主诉：疑心被监视、讲话凌乱、行为怪异 4 年。

现病史：四年前（2003 年夏）开始，渐起下班回家后心情不愉快，问及时说和单位里的同事合不来，说“他们上班时讲些无聊的事情”，自己看不惯。逐渐上班不积极，没有生病也要请病假休息。家人督促其上班去，还和家人态度生硬，说“你们什么都不知道！”。有一天告诉家人说：“我已经辞职了”。追问下说出感到老板派人跟踪、监视她，连她的电话都派人窃听，有人还偷看她的电脑。别人家装修的噪音是故意吵她的，小区清洁工是监视她的，认为家人被老板收买了等。此后不再工作，在家休养、读书。2004 年考入英国杜伦大学攻读金融学硕士学位。2005 年底，突然回国，表现言语凌乱，到处乱跑，要找丈夫的老板，称那个老板势力很大，她一想到飞机，外面就有很多喷着彩带的飞机，想到汽车就有很多汽车撞到一起。还说老板暗示她让她和丈夫离婚，让她做老板的情妇，或者嫁给老板的弟弟，她要拒绝就害死她的丈夫，频繁地联系那位老板，遭到拒绝仍不死心。2005 年 12 月与丈夫经法院调解离婚。离婚时患者什么要求都没有，对房屋等共同财产也没有提出分割要求。2006 年初家属带其到京安定医院就医，诊断为精神分裂症，给予维思通 4mg/d 治疗，病情逐渐稳定。一直在家休养，没有工作。

发病以来，进食尚可，睡眠可，大小便正常。

既往史：6 岁时做过阑尾切除术。无其他慢性躯体疾病。无药物过敏史。

个人史：出生于山西。G1P2，有一个弟弟。自幼生长发育无异常，体弱。适龄上学，学习成绩优异，大学毕业。曾到英国读硕士，但没有毕业。曾短期工作，表现一般，病后辞职。

月经及婚育史：13 岁初潮，周期 28 天左右，每次 5 天左右。2002 年大学毕业后与大学同学结婚。2005 年离婚。未生育。

性格：平素较安静，话不多，较少和人交往，没有知心朋友。喜欢读书，没有其他特殊嗜好。

家族史：父母两系三代中没有精神疾病患者。

第六章　更年期精神病的常用检查

第一节　概述

精神检查是确定精神疾病诊断最重要的步骤。如果患者本人以外的其他人提供的病史资料没有在精神检查中得到验证，则作为诊断依据是要面临法律风险的。同时，精神检查绝不能理解成对病史的简单对证，而应理解成与患者的沟通过程。病史为精神检查提供了主要的框架和重点内容，但精神检查不应局限于这个框架，应有进一步的深化和新发现。实际工作中，一个负责任的、有经验的医生经常在精神检查中发现病史中没有提供的信息，或者纠正错误的病史信息，而这一切有赖于和患者良好的沟通。因此，精神检查的第一步是建立临床沟通意识，而不是验证病史（实际上，在病史采集过程中也需要沟通技巧）。

一、建立精神科医患关系的原则

医患关系是医生与患者在健康与疾病问题上建立起来的亲密的人际关系。精神科的此种关系性质不同于一般的医患关系，医生和患者之间的关系是影响精神检查和相关治疗的重要因素。为建立良好的医患关系，应遵循以下原则：

（1）医生应持这样的态度：患者是我们服务的对象，值得我们礼遇、尊敬、接纳和花费时间。

（2）医患关系是指向患者和围绕着疾病的诊治而建立起来的，医生在医患关系中作为一个社会角色。

（3）充分理解和尊重患者的人格、文化取向、生活态度、世界观与人生价值观。

（4）极大程度地相信患者是完全可以面谈、交流和协商的。

（5）医患关系的建立应限于围绕对疾病的正确诊断、治疗，以及对患者的医学关怀与帮助，而非其他。

（6）在医疗活动中，医患关系并非一成不变，而是动态发展的，需要不断维护、反思医患关系有无偏离伦理和专业的界限。

（7）相信患者能从这种良好的关系中获益，即使患者无法“治愈”，一种良好医患关系至少可以帮助改善其功能、生活情趣与质量、躯体情况。

（8）建立良好的医患关系需要时间与耐心，而且患者可能并不了解这种关系的重要性。

二、精神科医学面谈相关问题与注意事项

（1）恪守职业道德，尊重精神患者的隐私权。不随便议论患者羞于启齿的言行或遭遇；不任意谈论病情表现或议论患者缺陷、家事等。

（2）综合交谈的话题。当交谈完一个主题或整个面谈结束前，应与患者一起分析总结交谈的主题，复述重点、解答问题，让患者明白医生已理解他所表达的意思，如有误解可及时澄清和纠正。在结束交谈前，应向患者说明检查即将结束，需填写有关记录，争取患者合作，使有关信息客观全面而不至遗漏。如情况允许，必要时可一边面谈，一边做录音或录像。由于精神障碍的特殊性，常需知情人提供病史，因而应尽量扩大知情群体调查，提高面谈资料的可靠性、防止片面性。

三、临床沟通技巧的主要内容

早在20世纪末世界医学教育大会发表的著名“爱丁堡宣言”就指出，医生应当是“仔细的观察者、耐心的倾听者、敏锐的交谈者”，然后才是“有效的临床医生”。也就是说，观察、倾听、提问是医生最基本的沟通技能，这与中医的“望、闻、问、切”

基本技术是一致的，可惜目前通常我们只强调“问”，而忽视了其他技能。

临床沟通技巧分为基本技巧和综合技巧。

1. 基本临床沟通技巧

包括：①观察与倾听技术；②反应与提问技术；③肯定与澄清技术；④非言语交流技术。在上述基本沟通技巧中，观察、倾听、提问是最核心的基本沟通技能。

2. 综合技巧

是基本技巧的综合运用，以解决临床的实际问题具体表现为：①传达临床坏消息的技巧；②与患者协商诊断和治疗的技巧；③与“难缠”或“好诉讼”患者及家属沟通的技巧；④应对患者关于其他医生诊疗意见的技巧；⑤其他专科问题：如术前谈话技巧等。

四、临床沟通技巧的具体实施

（一）观察

观察至少有两个作用：建立最初的临床假设性诊断印象，体察和了解患者的心理状态，从而形成与之交流的初步方式。

1. 观察的重要性

实际工作中最容易被忽视，从而漏掉大量有价值的临床信息。有些疾病通过第一眼的观察就能掌握具有很高诊断价值的信息，如焦虑和抑郁患者的典型表情和身体姿态等。在急诊工作中，敏锐的观察不仅有助于迅速判断病情，而且是防范暴力行为的重要技能。

2. 观察的主要内容

表情、眼神、姿势、说话方式与交流方式、穿着、一般状态和意识等。每一项观察结果都是有临床意义的，有些症状或疾病具有典型的观察印象，有些观察结果对诊断、预后判断、建立治疗关系等具有很好的指导意义。

陪伴者的态度、情绪状态、身份等也是观察的内容，有时通过对陪伴者的观察，可以预防潜在的医疗风险。针对精神科患者，可以观察如下内容：患者外貌怎样？患者在面谈过程中行为如何？患者在面谈过程中的活动水平？患者的行为有社会性不恰当吗？患者在其态度和言语中表现出敌意或威胁吗？你感到处于危险中吗？面谈过程中有攻击或暴力行为的表现吗？

3. 观察的基本方法

提倡有思考的观察（判断观察结果的临床意义，建立假设性诊断印象等），有反应的观察（根据观察而决定自己的行动）。观察不是独立的，应当与其他技巧配合并贯穿谈话的始终。医生就观察所获得的信息不断思考和反馈，从而引导谈话的方向，提高问诊的实效性。

（二）倾听

患者属于特别需要医生倾听的群体，从某种角度讲，医生的倾听是建立医患关系最简单同时也是最有效的方法。

1. 与观察结合的倾听　即所谓“察言观色”，说明观察和倾听是联系最紧密的沟通技巧。

2. 保持耐心

一位医生在接诊之初能耐心地听患者说完他想说的话，然后再进行有针对性的提问，在实际工作中是值得提倡的。但是有些医生往往只让患者说一两句话就开始发问，患者却感到还没有说清楚就被打断。有时患者可能跟着医生的问话走，医生也很快按照自己的思路问完“该问的问题”，并由此作出判断，同时也为自己留下了遗漏临床信息的陷阱；有时患者则和医生“较劲”，在敷衍性地回答医生提问后，不断重新回到他最初的话题，使整个会谈演变成医患双方都力图使对方听自己说话的过程。良好的倾听是建立相互信任和理解的医患关系的重要基础，也是高效率的提问的前提。

3. 及时反应

应有敏锐的反应和恰当的言语或动作的反馈。如变换表情和眼神，点头作“嗯、嗯”声，或简单地插一句“我听清楚了”等等。

4. 有体察的倾听

不断体会患者的心理状态、言语中的潜台词，从中发现可能的症状线索，以及可能的心理社会因素。体察是更深层面的“察言观色”。

5. 有思考的倾听

注意思考患者所述是否是某个临床症状，能否就此确定，还可能是哪些其他症状，如何鉴别。倾听不能确定的，应在合适的时机通过针对性的提问予以澄清。

（三）提问

澄清症状和引导谈话是提问的两个主要目的。通过观察和倾听后，医生形成对症状的初步判断，然后通过深入的提问来验证和澄清。如果患者过分啰唆，则通过提问给予引导，注意此时提问应当首先针对患者最关心的问题，或者正在诉说的话题，逐渐引导到医生需要进一步澄清的其他问题。

提问的方式：主要有开放式提问（不能简单地以“是”或“否”来回答的问题，需要详细描述，如“今天感觉怎么样?”)，封闭式提问（只能回答“是”或“否”的问题，如：今天感觉好吗？回答为“好”或“不好”)，结合式提问（开放式和封闭式相结合）三种方式。“除非必要才提问”和“少用封闭式提问”是两个基本原则。交谈开始时应尽量避免封闭式提问，在深入交谈期间提倡结合式提问，在交谈的后期需要快速排除其他问题时，可以采用封闭式提问，如有无烟酒嗜好等。三种提问方式可以随时转换。如前述关于烟酒嗜好的回答如果“是”，则转入开放性提问或结合式提问。

提问应当目的明确，针对性强。由于精神疾病患者常常存在认知功能损害，应该一次只问一个问题。

应避免按照书本上所列的症状次序或者问题清单一一询问，或者不顾患者所谈内容和对提问的情绪反应，而只顾按照医生自己的“思路”进行提问。

（四）非言语沟通技巧

非言语沟通技术的运用贯穿于交流过程中，并且多数情况下和其他技巧结合运用。

1. 沉默与等待

对于不愿说话的患者，恰当的沉默与等待往往比言语的催促更为有效。患者欲言又止时，医生如果提问太急，容易使患者产生不合作态度，勉强回答的真实性值得怀疑。有经验的医生总是能抓住患者的只言片语，敏锐发问后适当沉默与等待片刻，能够让不愿暴露体验的患者讲述更多体验。除非有必要，医生不要抢患者的话头，否则容易把患者刚刚吐露的症状“打回去”。

2. 面部表情与眼神

医生应当注意与患者的目光交流。患者对医生的目光和表情变化的反应，可以反映出许多临床信息，如社交恐惧症患者通常会躲避眼神交流。一些疾病的典型病例中可见共性的表情和眼神，如躁狂、抑郁、精神分裂症等，均有不同的表情和眼神。

3. 肢体语言

医生应当善于运用手势、动作、身体姿势等，和言语配合传达信息，或者传达不能由言语直接传达的信息。医生要意识到自己在谈话时的姿态（如开放的接纳的姿势，或者封闭的防御性的姿势等），可能把自己对患者的态度传递给患者。

4. 衣着语言

白大衣有助于明确医患关系，医生应当了解衣着对于患者及交谈的影响。不整洁的衣着增加强迫症患者的抵触，儿童患者对白大衣有害怕和恐惧，冷暗色调的衣服和装饰对抑郁症患者的情绪存在负面影响，反之艳丽的衣着打扮会增加躁狂症患者和癔症人格（尤其是异性）患者超越医患关系的危险。

5. 医生的手

应当了解患者对于医生的手的感觉远不止一般社交的握手的感觉。温润轻柔的触诊有时可以达到“手到病除”的效果。对于焦虑患者来说，恰当地握着患者的手交谈几句，有时胜过长篇大论的言语安慰和保证。

（五）其他技巧

1. 接纳技术

医生应抱着接受和理解的态度和患者交流。患者不论是个怎样的人，我们都必须如实地加以接受，不能有任何拒绝、厌恶、嫌弃和不耐烦的表现。在承认每个人有他独特的和相当稳定的个性这个前提下，我们不要妄图改变别人，不要企图把意见强加于别人。对于患者的某些处境性表现，我们如果想改变它，那么，医生首先必须改变自己。例如，患者有些着急、烦躁，医生就更要心平气和、冷静。这就是说，医生要努力营造一种气氛，使患者感到自在和安全，享有充分的发言权。

2. 肯定技术

这里指的是肯定患者感受的真实性，不要听而不闻，更不可妄加否定。例如，患者诉述“身体各处神经老在一跳一跳的。”医生首先必须肯定患者这种跳动感的真实性，并且对患者的不适感和担心表示理解。解释是下一步的工作，如告诉患者，跳动感来源于肌肉的活动或动脉的搏动等，因为神经是不会动的。患者的想法，即使明显是病态的，也不可取否定态度，更不要与患者争论，这样做几乎必然导致治疗失败。即使患者的猜疑并没有从根本上解决，但只要患者能够在言语行动上比较理智和有节制，这种医患间的沟通也就取得了一定的效果。

3. 代述技术

有些想法和感受患者不好意思说出来，至少不便明说，然而憋在心里却是一种不快。对此可以进行代述，所谓“话不说不明”。这要求医生有足够的敏感（所谓善解人意），从患者的言语表情等听出话外之音。例如，医生试探性地问患者：“你是不是觉得王主任这个人不大细心?”（王主任是患者所在病房的主任），如果患者表示同意，这就使患者内心的隐忧或顾虑得到了表达和理解。当然，医生可以就此对患者作简单的解释，以解除患者的担心，例如，王主任身兼数职，工作繁忙，他对病房工作只抓重大问题，具体诊疗实际是由他的副手李大夫负完全责任，李大夫可是个非常仔细的人呵，如此等等。如果医生善于探知患者的难言之隐，采用代述技术往往可以大大促进医患之间的沟通。

4. 澄清技术

就是弄清楚事情的实际经过以及事件从开始到最后整个过程中患者的情感体验和情绪反应。尤其是患者感到受了刺激的事，澄清十分必要，否则，就很难有真正的沟通。例如，患者诉夫妻感情不和，经常吵架，使她大受刺激，医生对此不要问“为什么”。“为什么”可能引起两种不好的后果，一是患者会完全把责任推到别人或客观原因上面去：“他那牛脾气，他跟谁合得来?不吵架才怪呢。”二是“为什么”可能使患者感到医生在追究他的责任，猜疑、敏感和倾向于自责、后悔的人尤其容易有这种反应。

澄清技术实际上应当属于以提问技巧为核心的综合技术。在澄清时应注意少问“为什么”，多问“你具体感觉什么?”“你具体觉得怎样?”“能更详细说一些具体细节吗?”等。比如患者说头痛，澄清的重点应当是头痛的性质和特点、具体部位、加重或缓解因素、与其他症状的联系、持续时间等。又如患者说“失眠”，应当澄清的重点是具体如何失眠？是入睡困难（躺下去多久才能睡着？以前一贯如此?），还是早醒（比正常时早多久?），还是容易醒（对声响特别敏感的原因，还是没有明确原因）等等。

5. 总结技术

有阶段性总结和结束性总结两种。适当进行总结归纳不仅可以让患者感到检查者理解了他的问题，也有利于双方达成共识，还有利于检查者本人理清思路。

6. 重构技术

把患者说的话用不同的措辞和句子加以复述，但不改变患者说话的意图和目的，以获得患者首肯作为成功的重构的检验。例如，患者诉述：“我的母亲根本不理解我，也不是真正关心我。”这显然是一种抱怨，重构在于把消极的东西变成积极的。下面是医生恰当的反应的一种形式：“你的苦恼我完全可以理解，因为我们每个人都需要亲人的理解和关心。”一般地说，患者对医生这样的重构是会予以首肯。这样一来，重构把抱怨变成了“需要”，需要成了医生和患者的共同语言，同时也为进一步的交谈开辟了途径：患者需要母亲的理解和关心，这是合情合理的，然而，实际上，患者的这种需要未能得到满足，那么，除了母亲那一方面以外，患者这一方面可以做些什么来促进需要之满足呢?这就把消极的抱怨引导到用实际行动（母子之间的交流）去满足需要之积极的道路上来了。

7. 鼓励患者表达

这有多种不同的方法，下面仅限于举几个例子：①用未完成句，意在使患者接着说下去：“整天躺在床上你是不是觉得……”“你好像心里老在想……”②用正面的叙述启动患者进一步发挥，意在解除压抑在心里的情绪，例如，“你的儿媳妇好像对你不大亲?”③医生用自己的经历引发患者共鸣，从而继续交流沟通。例如，医生说："近来我儿子准备高考，这一下子可好，弄得全家都不得安宁。""我的一位亲戚刚过40岁，近来下了岗，初中文化，又没有什么技术，这可使大家都为他一家子担心。"如此等等。只要医生能够捕捉患者某些烦恼、顾虑等的苗头，便可以用不同的方式鼓励患者表达。

8. 提供机会

医生说："这次门诊限于时间，恐怕有很多事情还没有谈到，即使谈到了，也还不够细致深入，这没关系，只要你愿意，又抽得出时间，欢迎你下次来挂我的号，咱们再接着谈。""下午门诊患者一般比上午少，医生时间比较富裕，下次你不妨下午来，怎么样?"对于有强烈改变自我动机的患者，可以采用系统深入的心理治疗，这就需要双方商讨一个治疗时程，一次又一次地预约患者来门诊。如果患者缺乏自我改变的动机，过于依赖药物和医生，最好不要预约，以免医生坐在门诊室里空等，浪费时间。总之，只要患者愿意与医生交流，医生理应表示欢迎，以促进沟通。

9. 对焦

这是一种带有心理治疗专业性的技术。患者的心里可能有多个问题，医生一般应该选择一个作为"焦点"。选择什么问题作焦点，要求医生对患者有比较全面的了解，也许要进行一番思考。原则是，某问题的解决有利于其他问题的解决，至少不致妨碍其他问题的解决，那么，该问题便可以当作焦点。然而，医生所选定的焦点常常并不是患者认为最重要的，或者认为并不是首先要解决的。这意味着，两个人没对上口径，因此，需要"对焦"。对焦是一个互相交流、商讨的过程。一旦对上了焦，医生和患者便可以围绕共同的主题深入讨论，有的放矢地交谈下去，直至问题获得解答。

（六）临床沟通综合技巧

1. 传达坏消息的原则和参考步骤

临床上“坏消息”对患者的作用至少受三个因素的影响：坏消息的性质和严重程度、患者的心理素质和承受能力，医生的告知技巧和态度。医生在其中起到极为重要的缓冲作用。效果良好地传达“坏消息”，可以最大限度地降低患者的痛苦，提高其承受能力和治疗的依从性。

传达坏消息的基本原则和参考步骤如下：①在传达前应当理解现行法律，并考虑到如何回答患者方面可能提出的问题。②传达前首先应了解患者的心理状况（心理承受力）和期望（对目前状况的猜测、判断、期望等）。这样做的目的是“知己知彼”，以便依据不同的回答来判断患者的态度和性格特点，以便采取不同的方式来说出坏消息。③传达坏消息后应立即予以心理支持，以保留患者的希望。比如说：“您的情况尽管不太好，但也不是太差，不至于没有办法处理。”④合理运用“投情”，让患者感到医生是设身处地为患者着想，而不是为了展开医疗活动而治疗。⑤妥善运用“同情”。注意过分同情会让患者陷入“可怜虫”的心情中。⑥尊重患者的决定权。只要不是因意识障碍、重性精神病（丧失民事行为能力）等丧失决定权的情况，应当充分尊重患者在得知坏消息后对于治疗的自决权。医生只能提出医疗建议，不能代为决定。⑦借助家庭和社会的支持。⑧必要时进行专业的心理咨询。

2. 与患者协商诊断和治疗的原则和参考步骤

传统的观点认为诊断只是医生的事情，患者理所当然应该配合医生的治疗。而对于精神/心理障碍患者，就诊断和治疗问题与其协商是达成治疗联盟、保证治疗依从性的必要步骤，这些技巧在综合医院同样有用，如与肿瘤患者协商治疗问题。

基本原则和步骤如下：①了解患者对疾病的看法——知己知

彼。②肯定患者症状的“个人真实性”和痛苦感。③根据患者的看法和态度，决定协商的方式。④医生说明自己的诊断依据，注意求同存异和因势利导将有助于达成共识。⑤用通俗的语言对患者的问题予以专业性的解释。⑥试探患者对于治疗的看法和期望。⑦说明治疗计划及预后估计。特别注意在如实告知的同时，不要使患者产生误解（期望过高或者被“吓”坏）。

3. 解释不同诊疗意见的技巧

对于患者提出的关于其他医生不同诊疗意见的问题，如果回答和解释不好，往往成为医疗纠纷的源头。最需要牢记的原则是：永远不要说出对你的同事不利的话。也就是说，不要在患者面前说同事的不是或贬低数落同事，即使同事的处理意见确实值得商榷，也不应当由你来评判，尤其是在患者面前，这是医生的基本素质问题。

参考步骤如下：①尽一切可能找到同事的处理意见中你认为正确的，或者认同一致的。②尽量说明并肯定一致点。如果有必要，对同事的正确意见（总是有的）加以强调性的赞同。③向患者说明，当初的处理是根据当时的情况做出的，同事总是有他自己的考虑和理由，用我目前面临的情况来评判当初的情况，可能会不合适。这是继续往下解释的基础。④如果自己必须改变同事的处理意见，也不应当全盘否定原来的意见，应尽量保留可以保留的。比如对于睡眠障碍的患者，原处理用了两种同类药物（可能不合适），可以保留一种，加上另外一种不同结构的药物，并强调保留的那种是整个治疗的基础，自己新加的那个药物是协同或者辅助作用。⑤患者当面诋毁你的同事，此时如果没有把握用言语来反对，可以用沉默来应对，你要意识到，他完全有可能在别的同事面前诋毁你，因此不要陷入患者设置的陷阱。

第二节 精神状况检查

精神状况检查是指检查者通过与患者的交谈和直接观察来全面了解患者精神活动各个方面情况的检查方法。交谈注重的是患者自身的所见所闻所感，观察注重的是医生的所见所闻所感，两种检查方法通常交织在一起、密不可分、同等重要，但对于处于不同疾病状态的患者当有所侧重。

一、合作患者的精神状况检查提纲

（一）一般表现

1. 一般状态

患者的年龄和外貌是否相符，衣着适时或出格，入院形式是自行入院或被强制入院。

2. 接触情况

注意接触主动性，合作程度，对周围环境态度。

3. 意识状态

意识清晰度如何，有否意识障碍及其意识障碍的性质与程度等。

4. 定向力

时间、地点、人物定向、自我定向；有无双重或多重定向。日常生活包括仪表、饮食、大小便及睡眠等方面情况；参加病房活动，与医护人员和病友接触情况；女患者要注意经期处理月经情况。

（二）认知活动

1. 感知障碍

须关注错觉、幻觉，感知综合障碍的种类、性质、强度、出现时间、持续时间、频度、对社会功能的影响及与其他精神症状的关系等。例如对所出现的听幻觉要分辨系真性或假性、言语性或非言语性幻听，幻听的具体内容、清晰程度、出现时间、持续时间、出现频率，出现时的情感状态、意识状态，对社会功能的影响，有无妄想性加工，与其他症状如妄想的关系，对社会功能的影响以及患者对幻听的自知力等。

2. 思维障碍

①思维形式障碍：需观察语量、语速，言语流畅性、连贯性，应答是否切题，有否思维松弛散漫、思维破裂、思维不连贯、思维中断、思维插入、思维贫乏、病理性赘述、思维奔逸、思维迟缓等。②思维内容障碍：所出现妄想的种类、性质、出现时间、持续时间、频度、对社会功能的影响和与其他精神症状的关系等。要分析系原发性或继发性妄想，妄想具体内容、妄想牢固程度、系统性、荒谬性与泛化倾向，妄想出现时患者的情感状态、意识状态以及对妄想的自知力等。同时，还应了解是否也存在超价观念与强迫观念。③思维逻辑障碍：注意逻辑障碍种类、性质、强度、出现时间、持续时间、频度、对社会功能的影响、与其他精神症状的关系等。精神检查中主要注意有无逻辑倒错性思维，病理象征性思维，语词新作，诡辩症及其他病理性思维逻辑障碍等。需指出的是，各种精神症状如幻觉、妄想等从一般意义上讲都存在着逻辑障碍问题，此种情形不应罗列为本项障碍。

3. 注意力

注意力是否集中，主动注意、被动注意的情况；有无注意增强，注意涣散，注意转移等。

4. 记忆力

应检查即刻记忆、近事记忆与远事记忆，遗忘等。如有记忆减退，应进一步详查属于哪一类记忆损害及其程度、发展状态，是否存在器质性病变等。

5. 智能

应根据患者文化程度与水平状况粗略检查其一般常识、专业知识、计算力、理解力、分析综合以及抽象概括能力等。若怀疑存在智能损害，应作进一步的智能测验。

6. 自知力

需判断自知力的完整性以及对诊断和治疗的态度。一般应检查以下内容：①患者是否意识到自己目前的这些变化。②是否承认这些表现是异常的、病态的。③是否愿意接受医生、家人等对他（她）目前的处理方式。④是否接受并积极配合治疗。

（三）情感活动

情感活动检查是精神检查的难点，主要依靠观察患者的外在表现（如表情、言谈的语气语调和内容、行为举止的姿势变化等）结合患者整个精神活动其他方面的信息来了解其内心体验。应注意患者情感障碍的种类、性质、强度、出现时间、持续时间、对社会功能的影响、与其他精神症状的关系等；还需要注意患者的情感稳定性、对周围人或事物的态度变化和感染力等。

（四）意志行为

主要了解患者有无本能活动（食欲、性欲和自我防卫能力）的亢进或减退，意志活动减退或病理陡意志增强；是否存在精神运动性兴奋、抑制，冲动，怪异的动作或行为。应注意其行为障碍的种类、性质、强度、出现时间、持续时间、出现频度、对社会功能的影响及与其他精神症状的关系等。还要注意意志活动的指向性、自觉性、坚定性、果断性等方面的障碍。

二、器质性精神障碍患者的进一步评估和检查

1. 意识障碍

应仔细检查有无意识清晰度降低，注意力不集中，定向障碍，表情茫然恍惚，整体精神活动迟钝等。同时注意意识障碍的

深度、对患者日常生活的影响程度等。

2. 注意障碍

除在交谈中观察其注意状况外，可给予一定刺激（听觉、视觉、触觉刺激等）观察其反应。

3. 思维障碍

脑器质性精神障碍患者，其正常思维特征被破坏，常表现为：①思维缺乏自觉主动性，如患者虽有问必答，但不问时，缺乏主动性言语，显示思维停顿。②思维缺乏预见性，如患者表现被动，缺乏对交谈进程的预见性。③抽象思维障碍，如患者对事物的分析、综合、归纳和辨析能力受损，不能恰当运用概念，表现为对抽象名词如和平、正义等不能解释；不能区分意义相近的名词如男孩—女孩，梯子—楼梯等；不能解释成语；不能完成图片或物体分类试验等。④出现持续言语、刻板言语、失语症、失认症、失用症等。⑤严重意识障碍者可见思维不连贯、词的杂拌等现象。

4. 记忆障碍

记忆的有效运用障碍常是记忆障碍前奏，即刻记忆是必查项目，如数字顺向和逆向累加，即刻重复和短时回忆物体名称等均应检查。对此类患者应作进一步的专项记忆功能测定。

5. 智能障碍

除一般智能检查外，应作相关智能测验。

6. 情感障碍

患者常因情感控制能力受损而表现为情感脆弱、不稳、激动和易激惹，甚至情感爆发；也常见情感平淡或欣快。

三、简易抑郁发作、躁狂发作、精神分裂症定式精神检查

说明：该定式检查是以美国精神障碍诊断与统计手册第4版（DSM－IV）轴Ⅰ障碍定式临床检查患者版（SCID－I/P）（由四

川大学华西医院心理卫生研究所翻译、北京回龙观医院临床流行病学研究室修订）为蓝本，为便于基层精神科医生对抑郁发作、躁狂发作和精神分裂症三种常见精神疾病的检查和诊断而编写。检查表格分三竖栏，左侧栏为检查者的定式问话，原则上以标准问话检查患者，括号内的问话是为进一步检查该项症状而提供的检查语言，尤其要注意有些症状持续的时间，中间栏为相对应疾病美国精神障碍诊断与统计手册第 4 版（DSM - Ⅳ）诊断标准条目，右侧栏是对患者的精神状况是否符合该条目的评定，其中编码“?”未获得相关信息，①不符合相关条目内容；②不完全符合相关条目内容；③完全符合相关条目内容。方框内提示诊断的可能信息。最后还要结合有关标准给予明确诊断。

对兴奋躁动及木僵状态等不合作患者的检查，虽然存在着一些困难，但应及时观察病情变化，必须耐心、细心、细致、反复地观察患者的言行和表情。特别要注意不同时间不同环境的变化。医护人员对不合作患者在态度上应更加亲切、和蔼、言语更需温和委婉，处理方法上更应细致周到。不合作的患者应按意识、仪态、动作行为、面部表情、言语、合作程度等方面客观、具体地描述，患者合作后的 1 周内在病程记录补记合作精神检查全部内容。患者不合作时精神症状的表现，精神检查时应注意以下方面：

1. 一般表现

意识状态：对不合作患者进行意识状态检查比较困难，但该症状的确认对于诊断却十分重要。一般可从患者的自发言语、面部表情、生活自理能力及行为等方面进行判断。特别是表现为兴奋躁动患者，尤其是言语运动性兴奋状态要细心检查是否有意识障碍。

定向力：定向力障碍往往与意识状态有密切联系。可通过患者的自我和环境定向、自发言语、生活起居及对经常接触的医护人员的反应情况，大致分析定向力有无障碍。

姿态：姿态是否自然，有无不舒服的姿势，姿势是否长时间不变或多动不定。当摆动患者肢体时有何反应，肌张力如何？

日常生活：饮食及大小便能否自理，女患者能否主动料理经期卫生。如患者拒食，对鼻饲、输液等态度如何，睡眠情况如何。

2. 言语

兴奋状态患者言语的连贯性及其内容如何，有无模仿言语，吐字是否清晰，音调高低，是否用手势或表情示意。缄默不语患者是否能用文字表达其内心体验与要求，有无失语症？

3. 面部表情与情感反应

面部表情如呆板、欣快、愉快、忧愁、焦虑等，有无变化，对工作人员及家属亲友等有何反应。还应注意在旁边无人时患者是否闭眼、凝视或警惕周围事物的变动。当询问患者有关内容时有无情感流露。并观察患者有否表现精神恍惚、茫然及伴有无目的的动作，这对判断不合作患者是否有意识障碍极为重要。

4. 动作和行为

有无本能活动亢进现象，有无蜡样屈曲，动作增多或减少，有无刻板动作、模仿动作及重复动作，有无冲动自伤、自杀行为，对命令的行为（如张嘴）是否服从。观察患者是否有抗拒、违拗、攻击及被动服从等。还要注意对工作人员与其他患者的接触有无不同。

第三节　躯体检查和实验室检查

许多躯体疾病会伴发精神症状，精神患者也会罹患躯体疾病。因此，应对患者进行全面的躯体检查和神经系统检查，尤其神经科与精神科是两个关系较为密切的学科，故对精神患者进行仔细的神经系统检查实属必要。由于非典型抗精神病药可引起代谢综合征及糖尿病，应注意观测患者的体重和相关躯体检查。

1. 躯体物理检查

全面详尽的躯体物理检查，对精神疾病的诊断和鉴别诊断十分重要，也是制订治疗方案的依据。因此，对每例住院患者均应按照物理检查的要求系统地进行检查。对门诊和急诊患者也应根据病历重点地进行体检。只重视精神状态而忽略物理检查往往会出现差错，应绝对避免。胸部X线透视应列入常规检查之内。必要时还可以根据患者的病情进行以下各项检查：头颅平片、心电图、基础代谢、脑电图、头部CT及磁共振等。

2. 实验室检查

对确定某些躯体疾病所致精神障碍及器质性精神病的诊断，能提供可靠的依据。当进行精神检查、躯体检查及神经系统检查后，应结合病史及临床所见，有针对地进行某些辅助检查或特殊检查，如空腹血糖、血脂、催乳素、脑脊液及代谢产物的测定等（如苯丙酮尿症），血药浓度测定（如血锂浓度）以及某些抗精神病药和抗抑郁药的浓度测量。

3. 常规辅助检查项目

包括血常规、尿常规、便常规、生化常规、肝和肾功能、血糖、电解质等；胸透（片）、心电图、脑电图、B超等项目。

4. 定期复测项目

长期服用抗精神病药、抗抑郁药、心境稳定剂等精神药物可能对心血管系统、造血系统、肝功能等有潜在影响的药物的患者，应定期复查相应的血常规、肝功能和心电图；必要时增加辅助检查项目，包括药物血药浓度等。阳性报告应及时复查。

5. 服用氯氮平的患者周围血象测定

首次用药者必须测血常规、心电图。服药后4周内，每周测血常规一次；5~12周时每2周测一次；12周后每个月测一次。

必要时测心电图、脑电图。

6. 碳酸锂血锂浓度测定

服药后4周内每周测一次；5～12周时每2周测一次；12周后每月一次；维持用药者，每季度测一次。

第七章 更年期精神病常用药物治疗

精神疾病的治疗经历了漫长的发展过程，可概括为三个阶段：

第一阶段：20 世纪 30 年代的“躯体治疗”，包括胰岛素休克治疗、电痉挛治疗和发烧疗法，除电痉挛治疗外现已罕用。

第二阶段：20 世纪 50 年代，氯丙嗪的问世，使精神疾病治疗迈入了现代科学发展的道路，奠立了精神病药物治疗的基础，并且产生了一门新兴学科——精神药理学。这是当今医药学发展最快、最活跃的领域，估计在全球各种处方中，神经、精神药约占 20%。这不仅在实践上为临床提供了众多有效药物，在理论上也大大促进了精神生物学病因学研究的发展。

第三阶段：20 世纪 90 年代以后，新一代非典型精神药物的开发和推出，使精神疾病治疗又迈上了新台阶。

第一节 精神药物的命名和分类

精神科药物治疗是以化学药物为手段，对紊乱的大脑神经化学过程进行调整，以控制精神病性症状，改善和矫正病理思维、心境和行为，预防复发，促进社会适应能力并以提高患者生活质量为最高目的。

凡对中枢神经有高度亲和力，能改善患者认知、情感和行为的药都属精神科治疗药物。精神科药物种类繁多，虽有不同分类系统，目前仍以临床应用为主，化学结构或药理作用为辅为原则。主要用于治疗精神分裂症或其他重性精神病者，归为抗精神病药，如氯丙嗪、奋乃静。主要用于治疗各种抑郁状态者，称为抗抑郁药，如米帕明（丙米嗪）、阿米替林。主要用于治疗躁狂症者，称为抗躁狂药，如碳酸锂、酰胺咪嗪，抗躁狂药因对双向患者既有治疗又有预防作用，故又称为情感稳定剂。主要用于缓解焦虑紧张者，称为抗焦虑药，如安定。但这种划分是人为的和相对的，它们之间有重叠也有交叉。例如，某些抗精神病药兼有较强抗躁狂作用，抗抑郁药对焦虑、紧张也有效，有些强效抗焦虑药如氯硝安定也可用作抗精神病药的辅佐药，以控制极度兴奋、躁动的患者。

以上四种药治疗精神疾病的主要类别涵盖了最主要、最常见的精神疾病。其他还有抗帕金森病药、中枢神经兴奋剂和促智药。

（1）抗精神病药：酚噻嗪类、硫杂蒽类、丁酰苯类、二苯氧氮平类、苯甲酰胺类等。

（2）抗抑郁药：单胺氧化酶抑制剂、三环类抗抑郁药、其他杂环类抗抑郁药、5－HT 再摄取抑制剂等。

（3）抗躁狂药或情感稳定剂：碳酸锂、抗癫痫药等。

（4）抗焦虑药：二苯甲烷类、丙二醇类、苯二氮䓬类、三环类抗抑郁药、β－受体阻滞剂、其他抗焦虑药等。

（5）中枢神经兴奋药：苯丙胺类及其他。

（6）促智药、脑代谢促进药：胆碱酯酶抑制剂、氢麦角碱类及其他。

第二节　抗精神病药

从前，精神病院一片混乱，病房里的患者互相打闹、躁动不安，在我国 20 世纪 50 年代初期的各精神病院还是处于这种状态。当时几乎没有什么药物能治疗精神分裂症，精神科医生面对兴奋、打闹的患者束手无策。自 20 世纪中叶盐酸氯丙嗪（也叫冬眠灵）在我国用于临床以后，各类有效的治疗精神病的药物不断问世。近半个世纪以来，精神病治疗学迅速发展。治疗精神分裂症的药物在我国的批量生产及广泛应用于临床，大大改变了精神病院的面貌。

抗精神病药物又称强安定剂或神经阻滞剂，是指具有抗幻觉、妄想以及某些情感、行为障碍，如淡漠、兴奋、冲动、木僵等严重精神病症状的药物，主要用于治疗精神分裂症，也可用于治疗其他精神病。

一、药物作用及作用机制

各种药物不尽相同，但可主要归纳为如下几点。

（一）对中枢神经系统起作用

（1）抗精神病作用：机制主要为阻滞神经元突触后膜 DA 受体。

（2）镇静作用：机制主要为阻滞 NE 受体。

（3）其他作用：如镇吐、降低体温、致痉、加强中枢抑制的作用，以及减轻因阻滞黑质——纹状体 DA 受体而引起的锥体外系症状等。

（二）对内分泌和代谢起作用

机制主要为阻滞下丘脑处 DA 受体，进而影响垂体前叶功能障碍，可致泌乳、闭经、性功能障碍等。

（三）对自主神经系统起作用

对自主神经系统起作用的有因阻滞外周胆碱能受体、肾上腺素能受体，可致口干、便秘、扩瞳、视物模糊、体位性低血压、胃肠蠕动减少、肠梗阻、排尿困难、尿潴留等。

（四）对心血管系统起作用

具有中枢和外周作用，除上述对血压影响外，对心脏还具有奎尼丁作用，可使心电图改变。

（五）其他

肝功能损伤，呼吸抑制，粒细胞减少或缺乏，药疹性皮炎等。

二、药物代谢特点

大多易溶于水及乙醇，并具有较强的表面活性、亲脂性和弱碱性，易被肠道吸收，且易透过血脑屏障，一般口服2～4小时血药浓度达峰值，肌注或静脉给药可立即达峰值，且生物利用度较口服高3～4倍，大部分药物经肝脏代谢，其原药或代谢物主要经肾脏从尿中排出。老年人、儿童、肝肾功能疾患者可影响代谢过程，使用时应引起注意。

三、临床应用

（一）适应证与禁忌证

适用于各型精神分裂症、躁狂状态以及其他精神障碍时的精神病性症状。禁用于伴有严重心肝肾疾病患者、原因不明的中枢神经系统抑制、高热、昏迷、血液病、孕妇、哺乳期妇女、青光眼、药物过敏者。老人及儿童慎用。

（二）传统抗精神病药物（典型抗精神病药物）

此类药物使用非常广泛，常用药物有以下几大类：

（1）吩噻嗪类：氯丙嗪、奋乃静、三氟拉嗪、氟奋乃静、甲硫哒嗪等。

（2）硫杂蒽类：泰尔登、三氟噻吨、氯哌噻吨、硫噻吨等。

（3）丁酰苯类：氟哌啶醇、三氟哌啶醇、苯哌啶醇等。

（4）二苯丁哌叮类：哌迷清、氟司必林、五氟利多等。

（5）苯甲酰胺类：舒必利、瑞莫必利等。

上述的五大类药物均有供口服的片剂，而且有的药物还有注射用的针剂，如氯丙嗪、奋乃静、氟哌啶醇注射液等。有些药物具有长效作用，如氟奋乃静的针剂、氟奋乃静癸酸酯注射液、氟哌啶醇癸酸酯长效针，注射 1 针后能维持疗效 2 ~4 周；还有五氟利多周效片，服 1 次药可维持疗效 1 周。

这些药物种类很多，作用复杂，使用方法繁多，用药的技术性较强。因此，必须在精神病专科医生指导下才能使用。

1. 酚噻嗪类

（1）氯丙嗪是第一种问世的酚噻嗪类抗精神病药，在 20 世纪 50 年代占首选位置。氯丙嗪常用治疗剂量：口服 200 ~400mg/d，起始剂量 25 ~50mg/d；注射 150 ~200mg/d，起始剂量 25 ~50mg/d。具有明显镇静、控制兴奋躁动，抗幻觉、妄想等作用，可用于治疗症状丰富或伴有兴奋冲动等症状的精神分裂症患者，亦可用于治疗躁狂症状及其他精神病性症状。常见不良反应为锥体外系不良反应，重者进食时噎呛致死，还有体位性低血压、肝肾功能损害等。使用过量可引起过度镇静、直立性虚脱、中毒性肝炎、剥脱性皮炎、粒细胞缺乏或治疗中突然死亡等，产生后救治困难。氯丙嗪 25 ~50mg 加异丙嗪 25 ~50mg 肌注等常作为人工常温冬眠治疗。

（2）酚噻嗪类的其他抗精神病药物，如哌嗪类中的奋乃静（口服 20 ~60mg/d、起始剂量 4 ~6mg/d）、氟奋乃静（2 ~40mg/d）和三氟拉嗪（10 ~60mg/d），可以避免氯丙嗪的若干不良反应，但不具备氯丙嗪镇静的特点。在广泛的应用中又发现这类被称为低用量、高效价的药物都可能出现更多和更强烈的锥体外系不良反应，如急性肌张力障碍，时间长了会出现一种所谓迟发性运动障碍，口 – 舌 – 颊三联征。

（3）哌啶类化合物代表药甲硫达嗪（即硫利达嗪），是酚噻嗪类中出现锥体外系反应最少和最轻的一种，而被用于高龄或锥体外系反应出现率高者。剂量范围 25 ~600mg/d，但这种药使用剂量大时会出现心电图异常者增多。

2. 丁酰苯类

代表药氟哌啶醇，是传统抗精神病药物中使用最多的一种，属于高效低用量的药物，镇静、控制兴奋以及抗幻觉、妄想作用明显，可用于治疗精神分裂症、躁狂症。口服10～20mg/d，起始剂量2～4mg/d，肌注20mg/d，起始剂量5～10mg/d。可以连续注射，使处于高度兴奋状态的患者得到控制，这种疗法被称为快速神经阻断剂治疗，是临床控制兴奋的常用手段，其心、肝、肾等不良反应轻，但锥体外系症状明显。

3. 硫杂蒽类

（1）泰尔登：50～400mg/d，具有一定的抗精神病作用，也有一定抗焦虑、抗抑郁作用，可用于治疗伴有焦虑抑郁的精神分裂症患者。不良反应轻。

（2）氯噻吨：20～150mg/d，抗兴奋躁动、幻觉妄想作用明显，适用于急性精神分裂症、躁狂症等。常见不良反应为锥体外系症状。

（3）三氟噻吨：5～40mg/d，具有振奋激活、治疗淡漠和退缩等作用，小量有抗焦虑、抗抑郁作用，适用于慢性精神分裂症，也可试用于焦虑症、抑郁症等。不良反应同氯噻吨。

4. 二苯丁哌叮类

（1）哌迷清：2～12mg/d，有肯定的抗精神病作用而无镇静作用，适用于孤僻、退缩的慢性精神分裂症患者，每日一次，最好晨服。

（2）五氟利多：剂量为20～80mg/周，口服药后血药浓度达高峰，半衰期长达65～70小时，每周服药一次即可。抗精神病作用强，尤其适用于维持治疗。

5. 苯甲酰胺类

必利口服200～1000mg/d、起始剂量100～200mg/d，注射对淡漠、孤独、退缩、木僵作用明显，也有抗幻觉、妄想的作用，适用于精神分裂症紧张型、单纯型、慢性阶段，也可用于治疗抑郁状态。不良反应少而轻。

（三）非典型抗精神病药物

相对于典型药物吩噻嗪类、丁酰苯类等而言，泛指药理上和这些药有别而锥体外系反应小的一类新型抗精神病药。20 世纪 90 年代以来，新一代非典型抗精神病药物相继问世，被一些国家列为首选药物。

1. 氯氮平——第一个非典型抗精神病药物

于 1958 年在瑞典被发现，1972 年在奥地利和瑞典上市，1975 年用于 1600 例芬兰患者，其中 16 例出现粒细胞减少症，其中 8 例发展成缺乏症导致感染性疾病死亡，之后共导致有 50 例死亡后从欧洲市场撤出。20 世纪 80 年代后，发现其对难治性精神分裂症的良好疗效，1990 年又开始放宽使用。

口服剂量 200～600mg/d，起始剂量 25～50mg/d。抗幻觉妄想、兴奋躁动等作用明显，对淡漠、退缩以及其他抗精神病药治疗无效的患者有时可收到意想不到的效果，对 30% 的各类传统抗精神病药物治疗无效者可提高疗效，有强的镇静作用，适用于各型精神分裂症，也可用于改善患者睡眠。常见不良反应为流涎、心动过速等，但氯氮平可使患者粒细胞降低甚至缺乏，产生严重不良反应，故一向被列为二线药物。据近年发现，氯氮平的药理作用涉及九类受体亚型，即多巴胺受体中的 D_1、D_2、D_4，5－羟色胺受体中的 $5-HT_2$、$5-HT_3$、$5-HT_2C$，此外还作用于 H_1、α_1 和 M_1 受体。后来确认，氯氮平对 D_2 和 $5-HT_2$ 受体的拮抗作用与临床疗效的提高及锥体外系反应的减少有关，由此激发其后血清素与多巴胺双阻断药物（SDAs）的研制与开发。

2. 利培酮——第一个继氯氮平之后获得美国批准的 SDAs 抗精神病药物

适用于各型精神分裂症。为 $5-HT_2$、D_2 受体阻断剂，另对

α_1、α_2和H_1受体也具高度亲和力，属于苯丙异恶唑化合物，在2～6mg/d治疗剂量下对精神分裂症的阳性症状（兴奋、攻击、幻觉、妄想、违拗）和阴性症状皆有效，且可改善认知功能。不良反应轻微，偶可见困倦、乏力或体位性低血压、焦虑不安、肠胃不适等。

3. 奥氮平

奥氮平是噻吩苯二氮䓬类衍生物，由氯氮平分子结构改造发展而来，药理作用也和氯氮平相似。有镇静和较轻的抗胆碱能作用，对泌乳素影响较少，最大优点是具有氯氮平相似疗效而无粒细胞缺乏，因此安全性比氯氮平优越。于1996年上市，1999年引入我国。药理学具有非典型抗精神病药物一般特征。$5-HT_2$、M、H_1受体亲和力高，体内即使小剂量5mg/d，$5-HT_2$占据都在90%以上，大于D_2受体占据。主要用于治疗精神分裂症和其他各种精神行为障碍，包括精神病性抑郁和躁狂、老年和儿童精神行为障碍。剂量10～20mg/d，该药的耐受性较好但价格较贵，常见副作用为食欲增强和体重增加，另可见头晕、嗜睡、便秘等。

4. 其他

近年在国内外上市的还有喹硫平、舍吲哚和齐拉西酮等。这些药品所作用的受体部位有所差别，因此疗效各具特色，不良反应也有不同。据报道，舍吲哚极少见锥体外系反应，而齐拉西酮因无体重增加的影响而深受欢迎。

（四）长效抗精神病药物

主要适用于精神分裂症病情稳定后的维持治疗，防止复发也用于口服用药依从性差者。口服周效的五氟利多20mg/片，2～4片/周即可奏效，抗幻觉、妄想作用强，镇静作用弱，常见不良反应为锥体外系症状。肌注长效药物多为一些抗精神病药物的酯类化合物，2～4周肌注一次。目前通用者有氟奋乃静癸酸酯，注射1针25～50mg能维持疗效2～4周，作用同氟奋乃静。还有氯噻吨癸酸酯肌注 200～400mg/2～4 周，三氟噻吨癸酸酯 20～40mg/2～4 周，哌泊塞嗪棕榈酸酯、氟哌啶醇癸酸酯、氯哌等。

长效药最易出现的是急性肌张力障碍和静坐不能，多与用量超过患者的耐受性有关。近年发现，使用长效又合并使用普通药物，在治疗不久可能会出现僵住或角弓反张、吞咽困难，须急诊求治。

（五）社区用药方法

1. 急性期治疗

急性期患者常可出现各种明显的幻觉妄想、兴奋冲动、伤人毁物、自杀自伤等精神症状，应及时给予初步诊断并即刻处理，待患者安静后可转往专科医院系统治疗。处理可选用人工常温冬眠或快速氟哌啶醇治疗，必要时可合并肌注或静推安定 10～20mg 或氯硝安定 1～2mg，并采取相应的保护和护理措施。

急性期亦有部分患者为合作患者，可在家属同意负责监管的情况下进行社区治疗。选择药物从小剂量开始，1 周左右加到治疗量。

2. 巩固治疗

出现疗效后仍以原有效药物、原有效剂量坚持继续巩固治疗，疗程至少 3～6 个月。慢性患者疗程可适当延长，达到 6 个月～1 年，难治性患者应稳定疗效 1～2 年。

3. 维持治疗

对防止精神分裂症复发十分重要，患者精神症状消失 3 个月（慢性复发的消失 6 个月）以上，自知力恢复可考虑变巩固期治疗为维持治疗。维持药物剂量一般为最大治疗量的 1/4～2/3。对临床痊愈的患者维持治疗应不少于 2～3 年，期间病情不稳定的应维持 3～5 年，如病情不好，甚至进行性加重或反复发作，应长期治疗。

4. 联合用药

两种或两种以上精神科药物联合应用，如无必要，一般不主张联合用药。下述情况可考虑：单一药物治疗效果不佳，严重焦虑、抑郁、失眠的患者，出现明显锥体外系不良反应的患者。

（六）不良反应及处理

1. 精神神经方面不良反应

用药初期过度镇静，以氯丙嗪、氯氮平更为明显，其他还有兴奋、意识障碍、抑郁及紧张综合征等。一旦出现应对症处理，严重者应减药或停药，氯丙嗪和氯氮平等还易引起癫痫发作，用药时应注意脑电图变化。

2. 锥体外系不良反应

为临床最常见不良反应。一般多在服药3～5周出现，亦可在48小时内发生，尤以含氟化合物的药物发生率更高。

（1）帕金森综合征：主要表现为运动不能或迟缓，肌肉震颤以及自主神经功能紊乱，如流涎、多汗等。可合并使用安坦2～4mg，每日1～3次口服。

（2）静坐不能：主要表现为坐立不安，来回走动或原地踏步，并伴有焦虑不安等。可口服安坦2～4mg，每日1～3次或安定2.5mg，每日1～3次；心得安30～90mg/d。

（3）急性肌张力障碍：表现为张口，眼、颈歪斜，吞咽困难，动眼危象，扭转痉挛以及各种奇怪的动作和姿势，并伴有瞳孔扩大、心率加快、出汗等症状。可立即肌注东莨菪碱0.3～0.6mg，或异丙嗪25～50mg，待症状缓解后可合并安坦2～4mg，每日1～3次。

（4）迟发性运动障碍：指长期大量使用抗精神病药后出现的锥体外系不良反应，主要表现为口唇及舌的不停运动，即口－舌－颊三联征；肢体不自主抽动，舞蹈样动作；以及全身躯干不协调扭动或肌张力低下等症状。对此种不良反应首先应尽量预防和避免发生，如出现应减药或停药，或换用锥体外系反应小的药物，并停用安坦、东莨菪碱等一切抗胆碱能药，可口服异丙嗪25～50mg、安定2.5～5mg，每日1～3次，必要时可连续肌注异丙嗪25～50mg，每日1～2次两周；亦可小量口服氟哌啶醇2～4mg，每日1～3次，但此法只适用于运动障碍严重影响生活的患者，并应短时间、小量使用。

（5）兔唇综合征：发生较晚，为口周震颤，可口服安坦2～4mg，每日1～3次，严重者应减药或停药。

3. 心血管不良反应

主要表现为体位性低血压、心率不齐、心电图异常，严重者可发生猝死。嘱患者起床或变换体位时放慢动作可避免体位性低血压的发生，其他心血管不良反应可对症处理，如口服氨酰心安12.5～25mg，每日1～2次，严重者应减药或换药。

4. 造血系统不良反应

各种抗精神病药物对造血系统都有一定程度的抑制作用，少数患者可出现粒细胞减少或缺乏症，以氯氮平多见，应定期检查血象，一旦发生情况严重，应立即停药并转专科医院治疗。

5. 其他不良反应

如口干、便秘、视物模糊、排尿困难、急性尿潴留、麻痹性肠梗阻等抗胆碱能不良反应，以及药物性肝损伤、体重增加、性欲改变、闭经、泌乳、药疹等。可根据病情变化并对症处理，如口服通便药、保肝药、抗过敏药等，排尿困难可针灸，必要时可即刻肌注新斯的明10～30mg。

6. 过量急性中毒

应及时转综合医院或专科医院。

（七）抗精神病药物治疗中存在的问题

1. 追求疗效，忽视不良反应

不良反应时常表现为情感或行为异常，因此应注意区别，是原有的病状加剧，还是不良反应自身所造成的行为反常。决策不当将影响选用药物或剂量的增减问题。

2. 追求疗效，忽视了耐受性

老年人用量应远低于一般年龄患者。一般年龄患者耐受性差别极大，有许多严重的不良反应，如肠梗阻、尿闭或进食困难等，均与耐受性有关。医生对此应随时有所察觉。

3. 频繁更换药物或重叠给药

这是基层单位最常见的使用抗精神病药的治疗倾向。实际上，任何一种药物的起效均需一定时期，这是由于药物的吸收、转化和在中枢部位的利用和受体敏感性所决定的。为此，不应数日一换药或重叠使用数种抗精神病药物。事实上，目前没有研究确证重叠用药会加速起效时间或提高疗效；相反，重叠用药或加大剂量是造成毒性反应与严重并发症的常见原因。一般来说，任何一种抗精神病药物疗效的评估需时4～6周，对于慢性迁延病症的考察时期更应延长。

第三节　抗抑郁药

抑郁症是常见的精神障碍，估计终生患病者占总人口的3%～5%。抑郁症少有严重的行为失常，仅表现为心境恶劣、兴趣丧失、脑力迟缓，伴有消化、循环系统等生理功能障碍，因此既往诊断率较低，有15%患者在发病中有自杀举动。现代医疗的发展提高了抑郁症的诊断率，并开发了许多类别的抗抑郁药，使2/3的病例经治疗后好转。抗抑郁药物是指一类主要用于治疗和预防抑郁障碍的药物，其中一些药物还可用于治疗强迫症、焦虑症、恐惧症和惊恐障碍等疾患，是临床最常见的精神药物。

一、抗抑郁药发展中的各类药物的应用

（一）单胺氧化酶抑制剂（MAOIs）

该类药物应用最早，20 世纪 50 年代初使用的多为含肼类结构的 MAOI，如异丙烟肼、苯乙肼异唑肼等药。使用后可抑制 MAO 降解而提高脑内 5－HT 与 NE 的含量，从而改善抑郁情绪。这类药物的肝毒性大，且疗效低，而且服药期间为避免“高血压危象”应禁食含丰富酪胺食物而导致不便，故现已被其他药物所代替。

（二）三环类抗抑郁药物（TCAs）

TCAs 是国内外多年来使用最广泛的抗抑郁剂，主要作用机制为其可阻断去甲肾上腺素和多巴胺的再摄取，并提高它们在突触间的含量而产生抗抑郁作用。由于这些药物还作用于 α_1、H_1、M_1 等受体，故在治疗中易产生许多不良反应。

TCA 的首创药为丙米嗪，其后国内使用最广泛的是阿米替林、氯米帕明和多塞平。这些药物使用剂量为 50～250mg/d，由于抗胆碱和抗组胺不良反应明显，剂量范围受到药物不良反应的限制。剂量上严格限制在 250mg/d 以下，否则可能出现谵妄状态；还禁用于青光眼、前列腺增生患者；由于易加重心内传导阻滞，故禁用于心肌病者。TCA 治疗中易引致心动过速和认识功能受累，影响记忆力和思维运转，再加上最常见的口干、便秘、镇静和体重增加，均影响了治疗的顺从性。

（三）其他杂环类抗抑郁剂

有代表性的药物是四环类的马普替林和米安色林。前者在国内已广泛使用，剂量为 50～225mg/d，分次服用，不良反应稍低于 TCAs。米安色林为进口药，30～90mg/d，晚上顿服，优点是无抗胆碱不良反应，不增加心率，心脏毒性低于 TCAs，但有致惊厥倾向，不适用于高龄、有惊厥倾向者。

（四）选择性5－HT再摄取抑制剂（SSRIs）

SSRIs是20世纪90年代以来畅行全球的新型抗抑郁剂，国内已推广使用。这类药物与TCAs有相同疗效，服法简便，而且没有TCAs或MAOIs的不良反应。

SSRI类中的首创药是氟西汀，常用治疗量20～40mg/d，早餐后一次服用，多年来已为全球的畅销药。后来有帕罗西汀（常用治疗量20～30mg/d）、舍曲林（常用治疗量50～100mg/d）、西酞普兰（常用治疗量20～60mg/d）和氟伏沙明（常用治疗量100～200mg/d）等。这些药品的疗效相似，但不良反应有所差别，主要是胃肠不适和短暂的焦虑不安或睡眠障碍。发生率10%，由于缺乏盲法对比，报道中的数字差别较大。此外，同类药品种较多，可供选择使用。

（五）其他新型抗抑郁剂

1. 可逆性单胺氧化酶抑制剂

吗氯贝胺是单胺氧化酶A可逆性抑制剂，它仅对单胺氧化酶A起抑制作用，与不可逆的MAOI相比对口服含酪胺食物所致升压作用不明显，故无食物禁忌。与TCA相比，吗氯贝胺不影响记忆力又可改善睡眠，患者乐于接受。一般剂量为300mg，重者可用至400mg，分2次服，饭后服用。常见不良反应仅为胃肠不适或体位性低血压。

2. 5－羟色胺－去甲肾上腺素再摄取抑制剂（SNRIs）

文拉法辛为代表药物。它是一种新二环结构的苯乙胺抗抑郁药，本药通过阻断突触前膜5－HT与NE再摄取作用起效，但对M_1、H_1与α_1受体无反应，故不同于TCAs，没有TCAs的不良反应，少数病例有血压升高的报告。本药特点是双重抑制，快速起效。文拉法辛最小有效剂量为75mg/d，范围75～375mg/d，一般200mg/d，分2～3次服。严重抑郁障碍应在一周内迅速加至200mg/d，减药宜慢。缓释胶囊每粒75mg或150mg，每日服一次。

3. 去甲肾上腺素能和特异性5－羟色胺能抗抑郁药（NaSSA）

米氮平是该类药物的第一个，首先在荷兰上市。属于哌嗪－氮䓬类化合物，可能的作用机制为增强去甲肾上腺素能活性并且具有特异性的5－羟色胺能作用。可用于各种抑郁障碍的急性期及维持治疗，能有效地改善睡眠障碍和焦虑障碍。能较好地耐受；副作用较少，抗胆碱能作用不明显，心、肝、肾影响少，但有镇静、嗜睡、头晕、疲乏及食欲和体重增加等副作用。开始时15mg/d，4天后可增至30～45mg/d，可日服一次。

二、各类抗抑郁剂的安全性

MAOIs与TCAs均有神经毒性，TCAs兼有心脏毒性，故在临床只能按规定用量进行治疗。MAOIs与TCAs两类药物更换使用时，也应间隔2～4周的清洗期，否则易发生毒性反应。

SSRIs中的各种用药安全性较高，过量吞服的致死率也低。但近期发现SSRIs中任何一种药使用过量若再加用TCAs或MAOIs中的药物，或是SSRIs药与上述两种药物过度交替使用较快时，均可能出现称为中枢性血清素综合征的中毒表现，出现腹泻、腹痛、肌张力增高、血压升高和意识不清，重者出现惊厥、昏迷致死。由上可见，任何一种抗抑郁剂都不应任意叠加合并治疗或随便增加用量，应该注意每一患者对药物的耐受状况和可能出现的不良反应。

第四节　抗躁狂药

这里讲的抗躁狂药物并非泛指控制兴奋躁动的药品，指的是控制情感性精神病躁狂发作的药物，但除抗躁狂作用外，对双相情感障碍尚有稳定病情和预防复发的作用，故又称情感稳定剂。

一、经典抗躁狂药物锂盐

代表药是碳酸锂，除了治疗躁狂发作外，它对躁狂抑郁发作的双相情感障碍也具有防止反复发作的效果，其作用机制可能为抑郁突触前膜 NE 和 DA 的释放，以及降低 cAMP 系统活性所致。

禁用于严重心肾功能不全、低钠、妊娠等患者，服药前除做常规躯体和神经系统检查外，应查尿常规、心电图等。

急性期：碳酸锂 750～2000mg/d，分 2～3 次口服，有效血锂浓度 0.6～1.2mmol/L，1.4mmol/L 为上限，超过此限易发生中毒反应，老年人应酌减。因碳酸锂起效慢，通常需要一周才出现效果，可在初期合并抗精神病药物，如氯丙嗪、氯氮平等。

维持治疗：第一次躁狂发作经治疗恢复正常后，应至少维持治疗 6 个月，维持量为 500～750mg/d，血锂浓度 0.4～0.8mmol/L 为宜，可使 50%～70% 患者减少或防止发作。

碳酸锂的使用范围很窄，不能广泛用于各种精神障碍，而且因为这种无机化合物的有效治疗量与中毒量相近，在系统治疗时需监测血锂含量来指导用量，否则可发生轻重不等的中毒症状，救治不当可引起死亡。治疗中出现的锂中毒往往有先兆或早期中毒症状，例如，反复出现呕吐和腹泻，手细颤变为粗颤，极度困倦无力，烦躁不安和轻度意识障碍。典型中毒表现为急性器质性脑病综合征，出现不同程度的意识模糊、构音困难、共济失调、抽搐等，严重时可危及生命。处理上无特殊解毒剂，应立即停药和清除过多的锂，如洗胃、输液等，严重者可透析，其他为支持和对症治疗。

小量碳酸锂近年也用于治疗难治性抑郁症，称为锂的强化治疗（LA），对部分抑郁症可提高疗效。使用量不超过 0.75～1.0g/d。锂的其他适应证应由专科医生决定，基层缺乏血锂测定设施、缺乏经验者不能盲目试用。

二、抗惊厥药物

1. 卡马西平（酰胺咪嗪）

近年，若干抗惊厥药也用于防止躁郁症的反复发作，而且颇有成效，使用较多者为卡马西平。卡马西平有明显治疗急性和预防躁狂的作用，是锂盐治疗和预防躁狂的补充。对混合性躁狂、重症躁狂、焦虑或心境恶劣躁狂和快速循环躁郁疗效较好，且有预防作用，对抑郁效果较差。对快速循环型躁郁症单独使用碳酸锂治疗无效者，也可试用小量卡马西平合并小剂量碳酸锂以减少发作。此外，卡马西平近年用于治疗情感不稳定的人格障碍或癫痫人格者也卓有成效，使用安全。

卡马西平常用治疗剂量400～1000mg/d，应缓慢加药避免或减少副作用，治疗血药浓度为4～12μg/ml。预防剂量200～600mg/d，血药浓度6μg/ml。常见副反应有恶心、呕吐、口干、头晕、镇静和复视等，往往与剂量有关。另可见过敏性皮疹、肝功能异常等。有致畸作用，受孕头3个月服药导致胎儿发生神经管缺陷（脊柱裂）等危险性增加。

2. 丙戊酸盐

丙戊酸盐主要用于急性躁狂和双相障碍的治疗和预防，对混合性躁狂或心境恶劣躁狂和快速循环躁郁的疗效比锂盐好。

开始剂量200～400mg/d，缓增至800～1200mg/d，分次饭后服以减少胃肠刺激症状。推荐治疗血药浓度为50～120μg/ml。一般耐受性好，副反应发生率低。常见副反应有恶心、镇静和体重增加。有致畸作用，受孕头3个月服药导致胎儿发生神经管缺陷（脊柱裂）等危险性增加。

三、新型抗躁狂药物

新型的抗惊厥药物中，加巴喷丁、拉莫三嗪和托吡酯等有可能用于双相情感障碍、焦虑障碍、激惹和药物滥用的治疗和辅助治疗。

1. 拉莫三嗪

适用于双相抑郁和双相快速循环。剂量 50～100mg/d，最高 400～500mg/d，常见副作用有恶心、头晕、头疼、复视、共济失调等。

2. 托吡酯

为新型广谱抗惊厥药物，初步资料显示有心境稳定作用。开始剂量 25～50mg/d，以后每 1～2 周增加 25～50mg，有效剂量 200～400mg/d，耐受性较好，主要副作用有感觉异常、头晕、嗜睡和体重减少。

第五节　抗焦虑药

焦虑性障碍患病率几乎占人口的2%～4%，如果再包括恐惧症、强迫症以及各种应激反应、适应性障碍和躯体病症伴发的焦虑障碍，则发病率更高。现在抗焦虑药物对上述病症均有疗效，因此，国内外抗焦虑药处方量占各药处方总数的前列。抗焦虑药的安全性虽很高，但使用不当或滥用仍会产生很多的依赖性问题。

抗焦虑药是一类主要用于减轻焦虑、紧张、恐惧，稳定情绪兼有镇静、催眠、抗惊厥作用的药物。与抗精神病药物不同，抗焦虑药一般不引起自主神经系统症状和锥体外系反应。

巴比妥类是 20 世纪 50 年代以前的主要镇静催眠和抗焦虑药。利眠宁正式推出以后，巴比妥类被迅速取代，随后以安定为代表的 BDZ 陆续推出，迄今国内外的巴比妥类抗焦虑药已有约 40 种，BDZ 以其优良的药理学性能，副作用轻微又相对安全，广泛用于包括神经科、精神科在内的临床学科。

一、苯二氮䓬类

近20余年来，苯二氮䓬类（BZD）抗焦虑药早已取代历史上的各种镇静药物，成为主流的用药。据研究，BZD药物的抗焦虑、镇静、催眠等作用机制，可能与激活边缘系统苯二氮䓬受体，加强抑制性神经递质GABA功能，以及降低5-HT活性和直接抑制脑干网状上行激活系统有关。

BZD药物均能在不同程度上产生抗焦虑、镇静、肌肉松弛和抗惊厥作用。其品种繁多，据近年研究，在临床上应用这些药物的实际效能有所侧重，可归纳为：①以抗焦虑为主的若干品种；②以催眠为主的品种；③以控制激动为主的品种。

（一）常用抗焦虑的BZD

（1）地西泮（安定，Diazepam，常用治疗量5~30mg/d）为长半衰期的抗焦虑药物，常作为抗焦虑和抗惊厥使用或治疗药物依赖时的替代递减药物。

（2）奥沙西泮（舒宁，Oxazepam，常用治疗量30~60mg/d）半衰期为5~15h，排除较快，蓄积少，多用于治疗急性焦虑症或老年焦虑症。

（3）阿普唑仑（佳静安定，Alprazolam，常用治疗量0.8~2.4mg/d）或劳拉西泮（罗拉，Lorazepam，常用治疗量1~10mg/d）均为中短半衰期的药物，目前主要用于急性焦虑症或惊恐性障碍，显效较快。

（二）常用治疗睡眠障碍的BZD

（1）艾司唑仑（舒乐安定，Estazolam，2~6mg/d）用于入睡困难或睡眠中断者。三唑仑（Triazolam，常用治疗量0.25~0.5mg/晚）或米达唑仑（速眠安，Midazolam，常用治疗量15~30mg/d）两者均为超短半衰期的BZD，当前用于治疗入睡困难者。

（2）氟西泮（妥明当，Flurazepam，15~30mg/d）可延长睡

眠时数并减少睡眠中断。以上各种以催眠性能为主的 BZD 不需合并用药，长期用药后不应突然中断而应逐减并撤除。

（三）以控制激动为主的 BZD

目前以氯硝西泮为代表，口服或注射可控制阿片戒断时的激动不安或焦虑症时的惊恐发作，口服 1 ~ 2mg/次，bid 或 tid；或肌注 2mg。氯硝安定小剂量口服（1 ~ 2mg，bid 或 tid）可控制冲动性障碍或人格异常者的激情发作。

（四）不良反应与注意事项

BZD 药物最突出、最常见的不良反应与它们对中枢神经系统的主要作用有关。几乎所有的药物都有明显的镇静作用，但大多数人在数天内迅速产生耐受。BZD 所致的共济失调对于老年人尤其具有重要意义，容易出现骨折的危险。有研究显示，BZD 对驾驶能力有明显损害。另外，BZD 对认知的影响也是一个重要问题，可引起顺行性遗忘，长期治疗可能会影响对新事物的注意和记忆。静脉注射 BZD 类药物可以导致肺功能抑制甚至呼吸停止。

（五）BZD 与药物依赖

据近年研究，治疗剂量的各种 BZD 药物皆具有依赖潜力，使用过久均可形成药物。依赖性，包括精神依赖和躯体依赖，骤停可引起戒断症状。其中，短作用时间的三唑仑或米达唑仑成瘾性最强；阿普唑仑、劳拉西泮、奥沙西泮次之；长作用 BZD 如地西泮等最低。依赖性形成后，成为低用量的 BZD 成瘾，即中断用药后的失眠或焦虑的症状反弹及渴望重新用药的心理内驱力。低用量 BZD 依赖性，有别于毒品成瘾，属于医源性成瘾，可采取治疗措施逐步戒除。治疗成功者不乏其人，不应形成心理负担。

BZD 依赖问题在于早期防止，即立足于合理短期按规范用药，不应无休止地长期滥用。近年来有一种重复、重叠使用 BZD 药物的倾向，尤应注意避免。焦虑症不需使用两种或两种以上的

BZD 药物，如某种 BZD 疗效不佳时应修正诊断或转诊至专科医生改变治疗方案。叠加合并使用 BZD 将加速产生依赖性或由于肌无力而引起摔伤，故应引以为戒。

（六）过量及处理

BZD 过量常见，但严重者少，除非连用其他药和酒精。过量的处理主要为支持呼吸和循环功能。

二、非 BZD 类抗焦虑药物

（一）心得安及其他 β-受体拮抗剂

该类药可减轻社交恐惧伴随的自主神经症状，但对广泛性焦虑和惊恐障碍作用有限。心得安剂量 10~60mg/d，分次服，禁忌证为心脏阻滞，收缩压 <90mmHg（12kPa），心率 <60 次/min，及支气管痉挛、代谢性酸中毒、长期禁食和心脏功能差的患者。

（二）扎哌隆类

这是近年来推出的新一类抗焦虑药，以丁螺环酮为代表。5-HT1A 激动剂、丁螺环酮的药理特点和非 BZD 药物不同，通过激动脑内 5-HT1A 受体作用于抑制性前膜自身受体来改变焦虑情绪。丁螺环酮属于全新类型的抗焦虑药，它不产生镇静作用，无肌肉松弛作用和抗惊厥作用，长期使用无戒断症状。口服后可以快速且几乎完全吸收，临床常用剂量 10~30mg/d，小剂量开始，本品起效徐缓，需数周才能发挥作用，不如 BZD 那么快速，但长期应用无成瘾性，仅可发生短暂恶心、头昏或不安等不良反应。因此，药理学界与临床人员对本药的评价尚未一致。

（三）非 BZD 类镇静催眠药

20 世纪 80 年代后期开发了几种具有 BZD 样特点的有效镇静催眠药，主要有扎来普隆（Zaleplon，忆梦返）、唑吡坦（Zolpidem，思诺思）和佐匹克隆（Zopiclone）。

第八章　更年期精神病常用心理治疗

第一节　心理咨询

咨询一词有请人商议、参谋、指导、征求意见、寻求帮助、顾问、劝告等含义。目前，心理学界对于心理咨询的概念尚不统一，但其内涵都有下列共同点：

1. 心理咨询是由专业人员从事的一项特殊服务。心理咨询工作者是受过训练、拥有这项服务所需要的知识和技能、得到社会承认的专业人士。

2. 心理咨询是一系列的心理活动过程。从咨询工作者的角度看，帮助咨询对象更好地了解自己、更有效地生活，其中包含有一系列的心理活动在内。从咨询对象的角度看，在咨询过程中需要接受新的信息，学习新的行为，学会调整情绪以及解决问题的技能，作出某种决定，这都涉及一系列的心理活动。

3. 心理咨询是对咨询对象进行帮助的过程。在心理上给予咨询对象以帮助、教育、指导，帮助他们认识自己，确定目标，作出决定，解决难题。通过咨询提高应对挫折和各种应激事件的能力。帮助的过程就是一种教育的过程和使咨询对象发生转变、促使其成长的过程。

综上所述，心理咨询（psychological counseling）可定义为：通过人际关系，运用心理学的理论与方法，在心理上给咨询对象以帮助、劝告和指导的过程；目的在于解决其心理问题，从而更好地适应环境以促进其发展与成长。

另外，关于心理咨询与心理治疗，曾有很多学者试图从各种不同的角度去区分二者，但要在实际工作中把二者区分开确实是相当困难的。陈仲庚先生认为心理治疗与心理咨询两者的区别是相对的。首先，两者的目标不同。心理咨询的重点是预防，促进个体成长，帮助来访者发挥潜能；心理治疗属于“亡羊补牢”，帮助患者弥补已经形成的损害。其次，对象和情境不同。教育是心理咨询遵循的模式，以正常人为对象，关注日常生活问题，帮助来访者发展和运用应对策略，在一般的工作场所开展咨询工作。心理治疗的对象是心理障碍者、是患者，在临床和医疗场所开展治疗工作。

很多人将心理咨询与思想教育混为一谈，因为两者都是一种人际间的接触与沟通，需要“谈心”，达成某种行为改变。其实，心理咨询与思想教育在目标、内容、理论基础和方式上有着相当大的区别。

工作目标差异。心理咨询的主要目标是解决心理问题、促进健康协调发展；思想教育以解决政治立场、方向为目标，提高政治觉悟和道德素养。

处理内容差异：心理咨询处理的内容包括正常人日常生活中的各种心理问题，如婚姻、家庭、心理健康等；思想教育工作的内容涉及政治方面、爱国主义、集体主义、伦理道德等。

理论基础的差异：研究心理咨询的学校咨询心理学属于心理学分支；思想教育属于意识形态领域，以意识形态理论、政治学、伦理学、教育学等为基础。

工作方式差异：心理咨询以个别咨询为主，思想教育形式多样。

此外，心理咨询时双方的关系是平等的，咨询师以保护来访者的利益为最高原则；对涉及个人隐私内容，在不违背原则的前提下，要保密，不得提供给他人。如果一个咨询师同时还是思想工作者，必然会遇到角色冲突问题，解决不好，会影响到其对来访者心理问题的解决。

一、心理咨询简史

最早的心理咨询是“指导”（guidance）。Parson出版的《选择职业》一书是现代心理咨询诞生的第一块基石。心理测验的发展是心理咨询的另一个助推器。第一次世界大战期间美军使用陆军甲种和乙种团体智力测验，成功选拔合格军人，刺激了战后心理测验在职业选拔中的应用。20世纪30年代，出现了大规模的职业指导咨询，明尼苏达大学成立了以心理学知识为基础的职业咨询机构，以及Paterson和Willianmson领导的学生咨询机构。Willianmson还出版了《如何对学生进行咨询》，奠定了咨询的科学研究基础。罗杰斯所著《咨询与心理治疗》一书成为心理咨询历史上的又一个里程碑。目前，咨询心理学，已经成为心理学的一门重要的应用学科，从业人员的规模在美国仅次于临床心理学，居第二位。

中国心理咨询的历史，可以追溯到1917年，在江苏成立的一个叫做“中华职业教育社”的组织。几经波折，从20世纪80年代开始，心理咨询工作在我国大陆逐渐得到发展。目前，随着社会需要的增长，心理咨询事业已进入了快速发展的轨道。

二、心理咨询的服务范围

心理咨询主要是处理正常人的心理问题。因此，大部分心理咨询工作者受聘于大、中、小学，医学心理咨询者和社区心理咨询者是学校以外的两个最大的咨询群体。此外，商业、婚姻与家庭、发展成长领域的心理咨询工作者逐年增多，而且自20世纪80年代开始心理咨询更加强调为人的成长与发展提供服务，将心理咨询中发展的含义拓展到人的一生。对人类成长与发展的关心还表现在强调对道德的重视以及对咨询的跨文化问题的关注。国内的情况也有这种趋势，咨询服务的重点常因组织机构而有明显不同。如在普通大专院校以恋爱、学习、人际关系适应等问题较多；热线电话咨询则以情绪问题、恋爱问题最多，其次为婚姻、家庭和人际关系等问题。

三、心理咨询的方式

1. 门诊咨询

在综合性医院或心理卫生中心开设心理咨询门诊，是医学心理咨询最常见的咨询方式。由专业咨询工作者与咨询对象直接见面，能进行深入的交流，及时发现问题，提出建议，故咨询效果好。

2. 信函咨询

根据咨询对象来信描述的情况或提出的问题，咨询工作者以通信方式解答疑难，疏导教育。优点是简单方便，缺点是不能全面深入了解情况，不利于问题的解决，必要时应给予门诊咨询。

3. 电话咨询

主要是为了处理各种心理危机，也为其他心理问题提供服务。优点是快捷、方便、保密性能好，缺点是不易通过各种手段解决问题。

4. 专栏咨询

针对公众关心的一些较为普遍的心理问题，通过报刊、杂志、电台、电视台等大众传播媒介进行专题讨论和答疑。这种方式便于普及心理卫生知识，影响面广，缺点是针对性差。

5. 现场咨询

咨询工作者亲身深入到学校、工厂、企业、部队、农村、家庭等现场，对咨询对象提出的各种心理问题给予咨询帮助。如到学校对学生的考试焦虑作集体咨询。

四、医学心理咨询概述

医学心理咨询是心理咨询在医学领域内的具体应用。同职业、教育、婚姻、家庭等领域的心理咨询不同，它的主要对象是患者或寻求医学帮助和指导的人们。医学心理咨询和整个医学的目标一致，是医学实践的重要组成部分。医学心理咨询工作者应该具备相当的医学知识和技能，又具备一定的临床心理学和社会学知识与技巧。

（一）范围

医学心理咨询的范围，涉及整个医学领域，临床各科的患者都有可能需要心理咨询，但我国近年来各综合医院医学心理咨询门诊接待的患者以非精神病性心理障碍为主。非精神病性心理障碍有三个特点：①多数保持一定的现实检验能力，即自知力比较完整。②一般都为患病感到苦恼，有求治愿望。③保持着相对较好的社会功能，大部分行为能为一般人所理解和接受。

（二）心理咨询模式

目前我国心理咨询主要有健康心理咨询、临床心理咨询和康复心理咨询等三种模式，后两种又可合称为医学心理咨询模式。

1. 健康心理咨询

主要是针对有心理问题的正常人，咨询的主要目标是发展和培养健康人格，努力提高个体或群体的心理健康水平，预防心理障碍或心身疾病。心理学家、健康教育家、教师、社会工作者，都可以成为健康心理咨询工作者，工作的任务侧重于咨询对象的心理成长和发展，努力开发其心理潜能，通过心理咨询创造促进成长的咨询关系，引导咨询对象走向“自我实现”。咨询的地点可设在社区、工厂和学校内。

2. 临床心理咨询

从理论上讲临床各科的患者都有心理咨询的必要，因为任何患者都会对他们的不舒适或功能丧失产生心理或行为反应，与有心理问题的“正常人”比较，他们对心理咨询的需要甚至更迫切。临床心理咨询的目标是帮助患者正确认识疾病的性质和预后，减轻痛苦症状，增强患者的自尊心和自信心，发展患者的应对能力，预防再发生类似问题。

临床心理咨询时，咨询医师并不直接提供心理问题的解决方法，而是通过和患者会谈、讨论、协商，帮助患者理解自身心理问题的原因，鼓励或促成患者找到解决其心理问题的途径。受过专业咨询心理学训练的医师、护士和从事临床心理学研究的专业人员都可以从事临床心理咨询，但对他们的个人素质要求较高。

3. 康复心理咨询

康复心理咨询是整体康复措施的一部分。主要的对象是那些有各种残疾的患者。这类咨询着眼于患者整体功能的最大程度的恢复，使患者达到最满意的生活质量。咨询过程中需全面评估残疾患者的功能水平，衡量身心残疾对心理和行为的影响。通过调动患者自身的各种积极因素和应对潜能以及组织有效的社会支持系统，实行综合的康复措施，使残疾患者获得满意的社会生活，最后重返社会。康复心理咨询主要在康复医学机构、医院或残疾人学校等地点进行。

五、有效的心理咨询工作者的特点

有效的心理咨询工作已成为本学科研究的热点之一。国外心理咨询发展相当迅速，早已发展成为一种职业。为确保咨询职业的严肃性，很多国家制定了相应的法律、法规，专业协（学）会也规定了咨询工作者的守则以及资格等。在美国，从事心理咨询的工作者，一般要有哲学或心理学博士学位，受过咨询心理学的专业训练，还要有两年的实践经验。

我国的心理咨询工作刚刚起步，从业人员来自各个方面：有医师特别是精神科医师，心理学工作者、教育工作者和社会工作者等。在2003年已经开始实行由劳动和社会保障部组织管理心理咨询师职业考试。但这项工作尚有待进一步规范。这里仅借鉴国外的经验，并根据中国的实际情况，提出对咨询工作者的条件和要求的看法。

咨询工作者不仅需要广博的知识，更重要的是具备良好的心理品质和人格特质。罗杰斯提出为了建立咨询关系必须坚持三种态度，即真诚、准确的共情和无条件的积极关怀。泰勒认为："咨询工作者最重要的品质是具有那种使其能够接受并理解他人的基本态度"，这里涉及咨询工作者本身的心理健康水平。医生和患者一样，"同样要接受分析"。他的这一主张，至今仍然有价值。

（一）咨询工作者的条件

1. 咨询工作者要有高尚的职业道德。热爱心理咨询事业，有高度的责任感、事业心。保护咨询对象的利益，尊重他们的隐私，严守秘密，平等相待，尊重他们的人格、意愿和权利。不做任何有损咨询对象和咨询事业的事情。

2. 咨询师要有明确、恰当的人生观和价值观，对现实有积极的态度和良好的自我意识。

3. 专业知识与技能。要具有心理学、社会学、教育学、医学和人类学的广博知识，拥有发展心理学、人格心理学、变态心理学和精神医学方面的基础理论知识，能够鉴别精神病性和非精神病性心理障碍。在实践中善于掌握和运用心理评估、心理咨询和心理治疗的理论与技术。能在理论与实践上将多种知识融会贯通，逐步发展成为咨询实践所需要的技术手段和专门技巧，并逐渐形成具有特色的咨询风格。

4. 咨询师要积累丰富的社会实践经验，在咨询中娴熟地运用言语技巧，语言流畅、简明扼要、亲切自然、富有幽默感。

（二）咨询工作者必备的心理品质

咨询工作者的心理品质对于形成适当的人际关系起到至关重要的作用。国外著名心理学家研究咨询工作者的人格特征对于咨询效果的影响结果表明：与一位经过多年训练但持冷漠职业态度的治疗家相比，一位相对没经过训练而具有关切和共情人格特征的人，往往能够取得更好的即时效果；而经良好训练又具备适当的人格特征的心理咨询工作者，则最有可能获得成功。因此，对心理咨询和心理治疗最有价值的心理品质是：真诚，准确的共情能力，无条件的积极关注，客观性和灵活性。

1. 真诚

指咨询工作者对咨询对象是坦诚的、关切的、和谐的，视他们为朋友，开诚布公地与他们进行交谈、表达自己的想法。真诚可促使他们对自己信赖，使他们不必去伪装、掩饰、否认、隐藏内心的体验和感受，而能以同样的态度自由地揭示自己内心的痛苦，与咨询工作者发生内心的情感交流以达到心理相融。真诚的态度与准确的共情能力之间紧密相关。

2. 准确的共情能力

共情（empathy，又译作“通感”“神入”）是一种设身处地地感受世界的能力，是咨询工作者最重要的心理品质。它包括敏感了解（知人所欲表述的内容）和情感沟通（感人之所感）。准确的共情要求咨询工作者能够进入来访者的内心世界就如同那是自己的心理境界一样，这样才能更好地理解需要帮助的人；而且这种理解还要通过言语和非言语的交往方式表达出来，让对方知道。这样就使咨询双方达到互相信任，充满希望和信心，使目标一致、步骤方法一致。这种关系的本身就有治疗作用。高级的共情可使咨询工作者能够识别出咨询对象本身尚未清晰觉察的情感并用言语反馈给他，这对建立治疗性咨询关系极为有益。治疗性咨询关系，就其实质而言重点仍在于成长、在于发展。

3. 无条件积极关注

这对于一个人健康人格的形成具有根本的重要性。每个人都希望被人无条件接纳，处于温暖和充满爱的氛围中。在这种氛围中，咨询工作者便能使每一个寻求帮助的人都能亲身感受到共情的态度。这种态度来自对他们的充分信任，相信他们一旦发现自己的潜能和方向，就会重新成长。咨询工作者设身处地地理解他们的情感和不作评论或判断的方式，可推动他们情感的疏泄和自我审视。

4. 客观性

指咨询工作者不使个人不良的情感和态度卷入咨询与治疗情境中，不因咨询对象的态度而产生偏见。寻求帮助的人在咨询初期尤其可能将其各种神经症冲突投射到咨询工作者身上，如过度寻求保护、依赖，要求咨询工作者无所不能或完善无缺，希望得到咨询工作者更多的关照，有时也会表露敌意和忿恨等。在这些表现面前，咨询工作者必须善于避免由此产生偏见或不耐烦、厌恶、冷淡、怨恨等情绪。咨询工作者对治疗过程中所出现的情感和态度进行自我省察有助于在咨询对象不合理的态度面前保持宽容和客观性。客观性有助于完成心理咨询的总目标和把握住各次咨询中的具体目标，努力消除和减轻使咨询对象痛苦的症状，发展其自尊自信、自我控制和自我效能感，增强其应对能力，解决其心理问题。

5. 灵活性

指咨询工作者根据咨询对象的具体情况灵活运用咨询理论、方法和技术，制定符合咨询对象实际情况的治疗目标。这是因为寻求咨询帮助的人的情况千差万别，没有哪一种理论和方法适应于所有的人。每一个人都是一个复杂的开放系统，包含生理、认知、情绪、行为等四个层次，并和周围人群互相作用。因此要重建寻求咨询帮助人的心身稳态，发展他们的应对能力和自尊，就应当对每个咨询对象进行多维测评，根据主要问题采取多层次的整体干预策略。心理咨询和心理治疗是一个需要永远学习和探索的课题，有效的心理咨询工作者要根据咨询对象的具体情况灵活运用。

六、督导制度

在心理咨询中，要建立督导（supervision）制度，目的是确保道德操守的实施、维持专业化的行为帮助、咨询师对反移情进行检验、为来访者提供高质量的服务。

建立督导制非常必要。第一，心理咨询是门专业、工作过程复杂，需要不断学习新方法和技巧；第二，人非常复杂，咨询师受经验和知识的局限，在处理疑难个案时，需要得到督导者协助；第三，咨询师需要不断充实自我，保持身心健康，促进个人发展。

督导可以分为在职与职前这两类。前者是指对正在从事心理咨询工作的咨询员定期进行督导，以协助他们解决疑难个案，处理自身的情绪，提升专业能力。职前培训的督导是指大学里的社会工作、心理学、教育学等相关专业学生在学习专业知识与技能的过程中，对他们参与实际咨询工作的实习给予指导、协助，以培训学生作为合格咨询员所应具备的知识和技能。

理想的督导者必须具备专业教育及培训的背景，有丰富的实践工作经验，有教学的意愿与热情，有教授他人的能力，有成熟的人格和进取的人生态度。

七、如何选择咨询对象

在心理咨询的具体实践中，并不是所有到诊室的人都适合做心理咨询对象的。咨询的对象最好具备以下几个方面的条件。

1. 一般情况下，智力需要在正常范围内。能够清楚、明白地表达自己求助的问题，能理解咨询师的意思，并能配合咨询师采取行动。

2. 求助者应该没有明显的人格障碍，不至于阻碍咨询关系的建立。如果确是人格障碍患者，应该结合系统的心理治疗。

3. 对于一些心因性问题，尤其与心理社会因素有关的适应不良、情绪调节、心理教育与发展问题等比较适合进行心理咨询。

4. 有强度适当的动机。一般说来，求助者的咨询动机强，咨询师就比较容易与求助者建立良好的咨询关系。

5. 求助者对咨询、咨询师及咨询师所采用的理论方法要信任，相信咨询的有效性、咨询师的能力，这样才能取得良好的咨询效果。

第二节　交谈技术

如果说心理咨询和心理治疗是一门艺术的话，那么交谈技术便是其核心。心理咨询和心理治疗的交谈远比一般的人际交流要复杂得多。交谈可以分为收集资料式交谈、诊断或评估式交谈、治疗式交谈等。需要强调的是，优秀的咨询和治疗师会将交谈的主要精力放在倾听合理解来访者上，而不是对着来访者滔滔不绝地讲话上。

交谈方式通常分为标准化（结构式）交谈和非标准化（非结构式）交谈这两类。在标准化交谈中，有着固定的程序，问题事先决定好，以同样措词和同样顺序向每个来访者提出同样的问题。这种交谈便于系统收集所需资料和统计处理，受咨询和治疗师主观影响较少，数据较可信，来访者的结果可以进行比较。缺点是过于主动查问，只能获得简单回答，难以取得深入的资料。非标准化交谈则没有固定的程序，咨询和治疗师提问的内容和次序都取决于对方的回答。这种交谈给双方很大的主动性，咨询和治疗师能根据来访者反应提出对他似乎更有意义的问题，来访者能自由地暴露他的现象世界和倾吐内心的真情实意，就更利于咨询和治疗师了解其细节内容和较深层资料。缺点是不易把握重点和方向，常易顾此失彼，用时多，受咨询和治疗师主观影响也较大，难以对不同来访者的评估结果作客观的比较。

一、交谈的特点

咨询和治疗师是交谈的主体，要掌握交谈的主动权。临床上常见由于医生的言语不当而增加患者的疑虑，加重病感，甚至产生“医源性疾病”。因而交谈技巧应是医生的一项基本技术，尽管现代医疗技术进步很快，但交谈仍然是诊断和治疗的基础。咨询和治疗师能用各种微妙的方式影响患者。因而，在交谈时，咨询和治疗师所用语词乃至外貌、举止、风格、期望、习惯和言语方式等对不同来访者可有不同的含义。这些言语和非言语因素都是不可忽视的，它们都可能成为使交谈的结果出现偏差的原因。咨询和治疗师如果对来访者的诉述反应迟钝或表现出轻视、厌烦、傲慢或粗暴，便会加剧来访者的不安与不满。

二、交谈技巧

1. 交谈的相互性

交谈双方互相依赖、互相影响。一位紧张的、焦急的、愤怒的、冷淡的、防御式的咨询和治疗师，对来访者会产生消极的影响。相反，一位热情的、沉着的、易接纳他人的、鼓励的咨询和治疗师，对来访者有镇静和安慰的效果，并可创造宜于交谈的气氛。因此，有效交谈的第一步是积极的态度和适宜的声调。好的咨询和治疗师通常保持着自信、自制、兴趣盎然和轻松自如的状态，这会促使来访者也处于相似的状态中。会谈中使用指导时，咨询和治疗师要因人而异，指导对依赖性强的来访者会收到好的效果，而对原先防御性强的或攻击性强的来访者，只会增强心理防御。

2. 开始交谈

开放性问题是最有用的倾听技巧之一。开放性问题要求来访者不能简单地用一二个词就结束回答，而是完全从个人的情况出发自由地表述。开始交谈时须采用开放性问题，以便能让来访者自由地敞开心扉。采用“是否”回答的问题称做封闭性问题，交谈开始就用封闭性问题，会造成来访者拘束、不自然而无法深入，常会使交谈戛然而止。

交谈时的环境和气氛是影响交谈的重要因素，交谈地点要有私密性，座椅舒服，光线适宜。来访者的座椅靠墙，与咨询和治疗师的座椅成一定的角度。咨询和治疗师可以将学位和专业证书等摆放在合适的位置，配合穿着、气质和风度，让来访者知道你是专业人士，值得信任。

3. 持续交谈

有效交谈的最重要的技巧，是直接就刚谈过的话题继续谈下去。当来访者对所提出的开放性问题有反应时，就可通过一系列方法持续交谈。最简便的方法是使用“是”“还有呢”“我明白”之类过渡性短语。有些技巧非常重要，有助于咨询和治疗师进行持续交谈。

（1）重述。指简明地重述来访者答复中最后一句话。

（2）释义。指对来访者的回答换一种形式再说一遍。

（3）澄清。指引导当事人就前一话题详述至尽。它不仅在相互交流中使谈话继续，还可使当事人有机会叙述一些细节和特殊问题。

（4）概括。指咨询和治疗师总结当事人几句话的意思，以阐明当事人所处的情境和存在的问题。如上例可这样说：“你妻子成天唠叨着要你找能挣钱的工作，看来她认为看书是没实际用处的了。”

（5）共情。个人共情能力的形成要靠两个条件：一为“感人之所感”，一为“知人之所知”。前者靠个人的生活体验，后者靠个人的认知能力。共情是患者中心疗法的三大要素之一。如上例也可这么说：“您感到烦恼不安是因为您妻子干涉了你。你在图书馆学习了一天，而你妻子却说你在虚度光阴，你感到受尽了委屈。”共情会引起来访者的自我探究。有时共情表述并不正确。如上例来访者也许并不感到烦恼，而是愤怒或害怕，但这并不要紧。一般说来，如果没有抓住他的真实情感，他自然会纠正，此时再加以释义，便可与来访者融合起来。主谈者与受谈者之间能达到情感上的交流是最为重要的，只有这样，才能了解来访者，而来访者也开始认识到医生理解他。咨询与治疗师才能赢得来访者的好感、信任、尊敬而表现合作，以致将内心感受和难言之隐向咨询与治疗师倾诉。

Saccuzzo 和 Kapla 总结了心理咨询初次交谈的一般步骤：

（1）以开放性问题开始交谈（例如：“说说你有什么问题”）。

（2）等待来访者的反应。在来访者没说完前保持安静，注意听，不要打断或突然插入一个问题。

（3）来访者说完话后，想一想，问问自己——“来访者想告诉我什么？”“他（或她）的言外情感是什么？”“为什么来访者这样想呢？”

（4）必要时插入一些短语，通常是过渡性短语，保持交流。

（5）根据来访者随后的反应，找出问题症结所在，并用释义、共情、概括等方式持续交谈。

4. 交谈中应避免的表述

某些表述会使来访者转移注意力或与主谈者产生隔阂，这样的话应尽量避免。主要有两种表述应避免使用：

（1）判断性表述。这类表述都是评价了来访者的思想、情感和行为。通常包括好、坏、讨厌、愚蠢、可怕之类词语。除非是特殊要求，如为防止来访者自我毁灭，否则判断性表述只能带来消极的后果。使来访者产生戒心，甚至引起争执。如上述例子中，对来访者说：“你妻子让你给家里多挣点儿钱又有什么错呢？也许你也该替家里多做点儿事。”如果这样表述，来访者就不会放心地透露其他情感。评价只会给医生同来访者的关系设置障碍，以致交谈不能继续。

（2）探查性表述。这类表述要求的信息超越了来访者自愿提供的范围，也常给交谈带来障碍。最常见的形式是以“为什么”开头，如果来访者不愿意透露过多的情况，这种提问会引起来访者的焦虑不安，或想好怎样一步一步答复，甚至只好撒谎；或者说了真相，随后又后悔而担心医生知道这些情况会怎么样，于是把医生看成是危险人物而不是盟友。

三、交谈中的非言语性技巧

交谈中非言语性技巧也非常重要，影响交谈效果。

1. 目光接触

交谈过程中，咨询和治疗师要注视来访者，将对对方的理解、尊重与关注通过目光传达给对方。如果对方在讲话时，咨询和治疗师东张西望、目光散漫，就会产生消极的影响。女性来访者一般比男性更爱直视看人，常仔细打量对方，注视的时间也长。

2. 身体语言

咨询和治疗师要注意自己的身体姿态，坐要放松、自如，上身略微倾向来访者，用点头表示自己的注意，用适当的手势加强讲话效果。双腿抖动会令来访者感到不安，坐在桌子上谈话让人觉得“居高临下”，双手绞在一起让来访者觉得紧张。同时也要注意观察来访者的身体语言，如果来访者目光暗淡、双眉紧皱，双肩微驼，双手持续地做着单调动作，表明情绪抑郁；而焦虑的来访者会有无休止的快速手足运动。

3. 副语言

咨询和治疗师说话时的语气、语调及速度要让来访者感到温暖、顺耳、吸引人。适当的抑扬顿挫、变速与停顿，会使语调变得有生气。咨询和治疗师讲话清楚、语速适中、不快不慢，令来访者能清晰地接收信息。咨询和治疗师带着理解和关切讲话，就会增强语言的感染力，带来良好的效果。

4. 沉默

沉默有三种不同情况。

（1）创造性沉默。这是来访者在会谈过程中，对自己刚才所说的话、所体验的感觉的一种反应。“凝视着空间的某一点”是一种标志。此时，咨询和治疗师最好什么也不要说，但要注视着对方，意味着了解对方内心正在进行的思考活动，直到来访者以言语或非语方式表示继续会谈。

（2）自发性沉默。往往发生在不知该说什么的情境。来访者的目光不是盯着前面的某一点，而是游移不定，或以询问的目光看着咨询和治疗师。自发性沉默的时间越长，来访者的压力越大、越紧张。咨询和治疗师可以发问：“你可以告诉我现在正在想什么吗?”来继续交谈。

（3）冲突性沉默。冲突性沉默常由于害怕、愤怒等引起。如果是由于来访者害怕而产生的冲突性沉默，咨询和治疗师可提些不涉及要害的问题，作出保证，以减少来访者的紧张；或告诫对方讲出害怕的事情。如果是因愤怒而引起的沉默，则可能与咨询和治疗师有关；咨询和治疗师最好采取对峙的方式，如直接问对方：“你想用沉默告诉我什么事情，能不能直接说出你的想法?”开诚布公的交流方式，可能会打破僵局。

第三节　心理治疗概述

一、心理治疗的含义

心理治疗（psychotherapy）又称精神治疗，是受过专业训练的、为社会认可的治疗师通过一系列目的明确的接触或交往，对患有疾病或遭受痛苦并寻求解脱的人所施加的一类社会性影响

（Frank，J.）。心理治疗是同躯体治疗相对应的一类治疗的总称。

心理治疗的定义中涵盖了三个要素：治疗师、心理治疗的对象、治疗方式——双方的接触或交往。心理治疗的本质是治疗师对来访者所施加或发挥的一类社会影响。

首先，心理治疗的实施者必须是受过专业训练的工作者。心理治疗集艺术与科学于一身，仅凭个人有限的经验不足以帮助来访者解脱痛苦；没有专业训练，便不可能掌握现代心理治疗的理论，不能在实践中发展自己的技能。学员在完成规定的培训、接受督导等一系列程序后，才能由专门机构授予资格，得到资格认证。例如，英国由咨询与治疗协会负责，我国由国家劳动与社会保障部授予心理咨询师、卫生部授予心理治疗师资格。作为受心理困扰的个体，时常向亲友、邻居、同事等寻求心理支持，这种由业余人士提供的安慰、劝导与鼓励等情绪支持，虽然可能会减轻来访者痛苦，但不能称为心理治疗。至于神汉、巫婆乃至某些“特异功能者”所从事的“治疗”活动，更不能同心理治疗混为一谈。

其次，心理治疗的对象必须是患有疾病或感到病痛的人。如心理障碍、心身疾病和因为躯体疾病引起的心理痛苦的来访者，这一点使它不同于心理健康咨询。医学心理咨询同心理治疗往往难以区分开，其原因在于它们的工作对象通常是患者，在医学心理咨询中往往也要采用复杂的心理治疗技术。

最后，心理治疗的方式是医患双方的接触。没有接触或交往，不称其为心理治疗。在双方的接触过程中，治疗师利用自己的言语活动、形象（外貌举止、文化修养、专业知识与技术，以及人格特点和价值观）、作为治疗师的特殊身份、温暖协调的人际关系以及特殊的医疗环境与情境等手段，帮助来访者减轻或消除疾病，恢复和增进心身健康。这是心理治疗的目的。

心理治疗实质上是治疗师对来访者施加良性社会影响的过程。这种良性社会影响主要通过下述三个基本过程实现：依从，来访者遵从治疗师的意愿，按照治疗师的要求进行治疗活动；内化，来访者将新的思想观念纳入自己的价值体系；求同，改变自己的信念、态度和行为，使之更接近于治疗师同来访者共同制定的复健指标。

二、心理治疗的历史

现代心理治疗——专业化心理治疗的形成至今只有百余年的历史。从18世纪末到19世纪上半叶的数十年间，精神病学领域爆发了普遍而深刻的革新运动。随着精神病患者得到解放，心理治疗便有了产生和发展的必要；催眠疗法正是从这个时候开始得以流行的。随后，弗洛伊德首次提出“心理分析”一词，并创立了真正意义上的心理治疗——心理分析心理治疗，在20世纪20~50年代占据统治地位，被称为心理治疗史上的里程碑。

南非心理学家沃尔夫创立的“交互抑制心理疗法”成为行为治疗发展史上的一个重要标志。这种治疗方法简单，容易推广，对消除恐惧、焦虑症状，纠正儿童某些不良习惯和成人的异常癖好有肯定的效果。

20世纪60年代，人本主义心理治疗开始兴起，其中罗杰斯的以来访者为中心的疗法影响最大。人本主义心理治疗的诞生和发展，扩大了心理治疗的适用范围，心理治疗的对象不再只是患者，而是扩大到所有有心理困惑的人，包括想要提高自己的心理素质或行为格调的健康人。

20世纪70年代以后，认知心理治疗开始形成。这是根据认知过程影响情感和行为的理论假设，通过认知和行为技术改变患者不良认知的一类心理治疗的总称。影响较大的有贝克的认知转变治疗及埃利斯的合理情绪疗法等。

目前，在心理治疗界，心理分析、行为主义和人本主义心理治疗是最主要的三大流派。此外，还有许多相对独立的心理治疗学派，如森田疗法、暗示疗法等。我国的心理工作者在引进、吸收国外治疗的理论、技术的同时，也对心理治疗进行了有益的探索，如李心天教授的“悟践疗法”、杨得森的道家心理治疗、钟友彬教授的“中国认知领悟疗法”。

心理治疗经过一百多年的发展，虽然其理论与技术已渐趋成熟并形成了不同的派别，但今天的许多心理治疗学者已经不再固守某一流派的治疗方法，而是采用将各学派理论整合的心理治疗方法，主张对来访者采取多层次的整体干预，综合运用各种疗法，使治疗发挥最大的作用。另外，心理治疗向着治疗短程化、特异化、多种理论技术的整合化的方向发展。

三、心理治疗的一般原则和适用对象

（一）心理治疗的一般原则

各种心理治疗虽然有着不同的理论依据和方法，但都必须服从于人的心理活动的规律。因此必须遵循下列一般原则：

1. 良好医患关系原则

这是心理治疗奏效的前提条件。这是一种坦诚、信任、和谐与融洽的关系，不将私利带入医患关系中。只有在这种人际关系中，治疗师才能对来访者有效地施加有益的社会影响。因此良好的医患关系是心理治疗不可缺少的基础与手段。

2. 保密原则

心理治疗中，治疗师不可避免地要进入来访者的内心世界，触及来访者的隐私；治疗师必须为来访者保密，不得将来访者的隐私公之于众，这应视作心理治疗师必须遵循的职业道德原则之一。在心理治疗开始时，治疗师应告诉来访者将严格执行保密原则，以及在什么条件下要放弃保密、公开内容。

3. 计划与针对性原则

来访者的心理问题往往是复杂的、独特的，即使同一心理障碍，也可有不同的根源。大多数心理障碍不是一两次心理治疗便能解决的。心理治疗师应当在深入了解来访者问题的基础上，同来访者一起制定周密的治疗计划，有针对性地确定每次会谈的要点和要解决的问题，并根据治疗的进展灵活地修改治疗计划与目标。治疗目标的设置应坚持现实、“走小步子”和渐进性逼近的原则。此外，要尽可能根据来访者的问题性质、人格特点为来访者选择最适宜的心理疗法和心理疗法的组合，使之相互匹配。

4. 教育、启发与发展的原则

心理治疗是医患双方的事务，没有来访者的积极参与，心理治疗难以成功。治疗师有时需要扮演教师、教练的角色，作出示范。应启发来访者，从诸多情况中进行选择。只有由自己作出的决定，来访者才感到有义务去执行。心理治疗的目的不只是恢复来访者的心身健康，最重要的是提高来访者适应生活、应付挑战的能力。应当看到，即使是精神患者也拥有许多宝贵的资质和潜能，治疗师的一个任务便是发现并开发这些资质，努力为来访者创造条件以摆脱疾病的影响。

5. 整体与综合的原则

从系统论角度分析心理障碍，由于身心间相互影响，使得许多来访者兼有身心两个方面的问题。因此，治疗中要兼顾心身，心理治疗是重要的，但并不因此排斥药物和手术等躯体治疗，以及各种心理疗法的综合应用，并从我国的社会文化背景出发分析和解决问题。转介是解决整体与综合治疗的合理手段，在需要药物治疗时，心理治疗师应将患者转介给精神科医生；反之亦然。

（二）心理治疗的适用对象

心理治疗一般适用于患有各类精神疾病和躯体疾病的来访者及社会适应不良、有各类行为问题的人，来访者要有一定的领悟能力，愿意接受心理治疗。心理疗法的主要适应证如下：

1. 各种神经症性障碍。帮助各种神经症患者解决其疾病中与心理、社会因素有关的问题。

2. 心身疾病。主要有两个目的：一是识别、消除或削弱致病的心理因素及其影响，如改变A型行为、减轻心理应激等；二是直接缓解躯体症状，可通过松弛训练、生物反馈、系统脱敏和气功锻炼等方法实现。

3. 有些躯体疾病来访者可能：①心理反应严重；②不遵医嘱；③不能担负或摆脱患者角色；④慢性病和疾病晚期患者中的某些特殊问题，如人格改变和对死亡的适应等。心理治疗可能提供情绪支持、行为指导等。

4. 各种心因性精神障碍。

5. 人格障碍、性功能和性心理障碍。在这些障碍的矫治中，心理治疗往往起着药物不可替代的作用。

6. 精神分裂症。适用于恢复期和以阴性症状为主者，心理治疗主要被用来促进来访者自知力的恢复和适应社会生活，以巩固疗效、防止复发。

7. 不良行为、习惯的矫正。对于解决吸烟、酗酒、吸毒、药物依赖、性滥、少动和不合理饮食等行为问题，心理治疗可发挥积极作用。

8. 其他。对睡眠障碍、进食障碍以及儿童期的某些心理障碍，如多动症、口吃、情绪和品行障碍等提供行为训练指导、家长教养方式指导等。

四、心理治疗的方法分类

心理疗法种类繁多，可以从如下角度去分类：多以现代西方心理学主要流派为理论依据分类。

（一）按治疗形式、参加人员及沟通方式分类

1. 个别心理治疗

心理治疗师对求助者进行单独治疗的过程，适于探讨来访者特殊的心理矛盾和深层次的问题，同时可能涉及来访者的隐私。

对心理治疗师的职业道德、专业素质、会谈方式、会谈环境等方面的要求较高。

2. 集体治疗

指心理治疗师同时对两个或两个以上的来访者进行治疗的过程，多以讲座讨论和示范的方式进行。集体治疗不只在形式上有别于个别心理治疗，而且还有其独特的理论基础，包括集体动力学理论、社会心理学、完形心理学以及精神动力学理论中的有关部分。集体心理治疗又可分为精神分析集体治疗、行为集体治疗，还有交朋友小组、戏剧疗法、游戏疗法、家庭疗法、婚姻疗法等。

3. 家庭治疗

当某个个体以来访者身份出现在治疗师面前时，往往背后都隐藏着一个病态的家庭，对整个家庭的帮助有时是治疗该来访者的关键。或有时一个家庭中并没有明确的来访者，但是家庭功能失调，这个时候需要把整个家庭作为治疗对象或利用家庭来达到治疗某个个体的目地。家庭成员之间的各种矛盾在个体以情绪为诱因的心因性疾病中起到了极大的作用。

4. 社会治疗

又称为教育治疗，如果一个人不能适应社会生活，容易引发各类心理问题或精神疾病；对于有关社会适应的许多知识和技能可以通过集体的心理指导来实现。

（二）按治疗时来访者的意识状态分类

1. 觉醒时的治疗。即来访者处于清醒状态时进行的心理治疗。在这种情况下，来访者能自觉地思考，主动合作，有意识地调节自己的心理和情绪。

2. 催眠治疗。治疗师运用特定的催眠技术，将来访者导入催眠状态，使其意识域变窄，只能和治疗师接触，接受治疗师的暗示来达到治疗目的。

（三）按治疗所依据的理论流派分类

1. 基于心理分析的心理治疗。以弗洛依德的经典心理分析技术为原型，历经百年的演变和发展，目前已形成数十种心理分析治疗技术。这些心理疗法较注重挖掘来访者问题的深层根源，强调领悟的作用。

2. 基于学习理论的行为治疗。沃尔帕交互抑制心理疗法的提出，标志着行为疗法的诞生。行为治疗自 20 世纪 50 年代产生以来，发展迅速，到 80 年代已取代分析心理治疗的统治地位。行为治疗的方法来自于实验心理学的研究，其理论依据来自于行为心理学家华生、桑代克、巴甫洛夫、斯金纳以及班都拉等人的研究结果。一般而言，行为治疗家着重于症状或问题行为的矫正，而较少关注认知、动机、情感和思想活动在行为中的作用。

3. 基于存在主义—现象学—人本主义理论的心理治疗。该流派又可称为“经验主义的心理治疗”。在人性问题上，该流派既拒绝上述两个流派的自然主义观点，又反对将人的行为分别看做是由内在本能或外部环境控制的决定论观点，从而以心理治疗领域内的第三种势力而崛起于 20 世纪 50 年代。罗杰斯的以人为中心的疗法以及现实疗法、格式塔疗法等，均属于该派心理疗法。

4. 基于认知理论的认知治疗。该派强调不合理的信念、态度和不良的认知结构在心理障碍中的作用，主张通过改变来访者的歪曲信念和适应不良性认知以治疗心理障碍。艾里斯的“理性 - 情绪疗法”贝克的“认知疗法”以及麦生保（Meichenbaum, D.）的“自我指导训练”和“应激接种训练”等，均为认知治疗常用的方法。

5. 基于暗示和自我暗示的心理治疗。此类心理疗法大多有悠久的历史，如暗示疗法、催眠疗法。此外还有自生训练（autogenicgaining）、瑜珈、禅宗、气功，以及静默术（又称冥想，meditation）等。

五、心理治疗的一般过程和共同因素

（一）心理治疗一般过程

任何心理治疗一般都可分成三个阶段，即治疗准备阶段，处理具体问题阶段和辅成阶段。这三个阶段即相互衔接，又相互有交叉。

1. 第一阶段：治疗准备阶段

治疗准备阶段的主要任务又分为初步澄清问题、说明治疗方式与所要达到的目标和建立协调关系等三个部分。

（1）问题的澄清。可以使治疗有的放矢。治疗师须依据来访者的主诉、相关精神检查及病史资料、必要的心理测验和分析：澄清来访者心理（行为）问题及动因、诱因及环境因素的影响，从而制订出一套有效可行的治疗方法。此项工作还能为治疗效果的评价提供比较的标准。

（2）说明治疗的方式与目标。治疗师须说明治疗的方式和所要达到的目标。这里包括处理方法、整个的治疗过程、治疗的时间安排以及治疗期间对施治者的特殊要求等。治疗的目标应当具体、实际，而不应过于笼统、庞大。

（3）建立医患间的协调关系。良好的医患关系是心理治疗奏效的重要前提条件。施治者应通过自己的努力，感到自己受到医生的关心与尊重，从而得到来访者的信任。

2. 第二个阶段：处理具体问题阶段

在澄清了问题、建立了良好的协调关系以及说明了治疗方法与目标后，治疗就进入到处理具体问题阶段。由于来访者的问题性质以及施治者所持观点和所受训练不同，处理问题时所采用的方法也各异。由于折中主义思想在心理治疗领域占据着主导地位，所以目前多数心理治疗师不偏执于某一学派的理论与方法，而倾向于依据来访者的病态行为以及来访者的人格特点，灵活地采用各种治病方法。

3. 第三阶段：辅成阶段

经过第二阶段的具体治疗和处理，来访者的问题或症状得以解决。但这种解决还不稳定，因为治疗活动是在一种特殊的情境里进行的。在特殊情境里形成的变化，并不一定能扩展到一般的生活环境中去；何况来访者的许多症状或问题往往是实际生活环境所造成的。因此需要有一个衔接的过程，这就是辅成阶段。有条件的话，可以模拟一定的实际生活情境，把治疗延伸进去；或有一定的随访；必要时可采用补充治疗措施，以巩固疗效，防止复发。如果在追踪观察过程中发现新的心理问题或旧病复发，便需要重新走过以上三个过程。

（二）各种心理疗法的共有的治疗因素

各派心理治疗家在描述自己的治疗时，往往将重点放到不同于其他疗法的治疗技术上。但实际上，各种心理疗法有不少共同因素，这些因素均可对来访者有积极影响，包括：

1. 温暖和信赖的人际关系

来访者与治疗师相互尊重和关心，来访者相信治疗师了解和关心其问题。来访者对治疗师的信赖可增强来访者战胜困难、治愈疾病的信心。

2. 保证和支持

来访者往往以为自己的心理问题是独特的、难以解决的，通过与专家讨论，便可认识到这些问题并非少见，是可以解决的。有人相助，使来访者感到有依靠、安全和希望。

3. 脱敏

不仅系统脱敏法，各种心理疗法都有脱敏成分。在接受气氛中同来访者一起谈论令来访者担心的问题和事件，这些问题和事件便逐渐失去威胁性；在安全的治疗场合重谈痛苦的经历，可逐渐消退与之有关的焦虑。

4. 理解或领悟

所有心理治疗都或多或少要向来访者解释，如问题是如何产生的、为什么持续不愈、如何解决。不同学派的心理治疗都有不同的解释和方法。对于有令人担心的症状、而又不明其原因和严重性的来访者来说，不管治疗师如何解释、采用何种治疗方法，同专业人员接触本身便有消除疑虑、获得新知识和培育希望的作用。

5. 适应反应的强化和学习

所有治疗师对来访者的进步都会投以赞许的目光和话语，对适应不良行为或态度感到失望。因此在不同疗法中强化的使用只有有意、无意之分，没有哪一种疗法没有强化成分。包括罗杰斯的来访者中心疗法在内。所有心理治疗的目标都要引起来访者行为或态度的改变，因此也都包含学习。

6. 宣泄

所有治疗师都会引导来访者诉述内心的苦恼事，这本身就有治疗作用。

六、心理治疗的效果及其评定

心理治疗有效吗？大多数心理治疗师都可依据个人的经验作出回答，然而经验不能代替科学的论证。自20世纪50年代以来，人们进行了大量的研究以估价心理治疗。这些研究可大致分成两类：一类是对各种疗法的疗效单独评定，并在此基础上估计整个心理治疗疗效；另一类是比较不同心理疗法的疗效。

（一）心理治疗的疗效

英国心理学家埃森克曾根据他自己的回顾资料指责心理治疗没有作用，声称神经症来访者差不多有2/3的人在出现问题后的两年内都会自动恢复。但是，随后的大量研究一致表明，作为一个整体，心理治疗是有效的。例如，Smith 等搜集了475篇研究报告，这些研究都将接受心理治疗的来访者同未接受心理治疗的对照组作了比较，并采用了多种疗效评定指标。Smith 等发现，治疗组 88% 的疗效指标的改进程度大于对照组。心理治疗组来访者的平均改进程度，显著高于对照组由于自然恢复所造成的改进水平；治疗组平均改进程度，显著高于对照组由于自然恢复所造成的改进水平；受过心理治疗的来访者中，疗效一般亦显示了比 80% 的对照组来访者大的病情改善。Shapiro 等随后又从新的研究中采样分析，获得了类似的结果。近年来，研究人员利用元分析的统计方法来评估治疗的效果。Lipsey 等人采用元分析研究治疗效果，结果发现“大部分实验研究结果显示出治疗后的积极改变”，大多数治疗的积极疗效都至少比“不治疗”和“安慰剂疗法”好一些。美国国家精神卫生协会资助的一项研究，是有关三环类抗抑郁药、安慰剂、认知行为疗法和人际疗法、关注来访者目前的生活及人际关系的精神动力学倾向的疗法对抑郁症的疗效比较。结果显示，任何一种治疗抑郁症的方法都比安慰剂效应强；抗抑郁药的效用最强，精神动力学倾向的治疗和认知疗法的效用次之。近年来的一些实验还发现，心理疗法结合药物治疗优于单独使用其中任何一种。而且，还发展了一种用于发展和评估新的接受过心理治疗的来访者中，疗效一般亦显示了比 80% 的对照组来访者大的病情改善。Shapiro 等随后又从新的研究中采样分析，获得了类似的结果。近年来，研究人员利用元分析的统计方法来评估治疗的效果。Lipsey 等人采用元分析研究治疗效果，结果发现“大部分实验研究结果显示出治疗后的积极改变”，大多数治疗的积极疗效都至少比“不治疗”和“安慰剂疗法”好一些。美国国家精神卫生协会资助的一项研究，是有关三环类抗抑郁药、安慰剂、认知行为疗法和人际疗法、关注来访者目前的生活及人际关系的精神动力学倾向的疗法对抑郁症的疗效比较。结果显示，任何一种治疗抑郁症的方法都比安慰剂效应强；抗抑郁药的效用最强，精神动力学倾向的治疗和认知疗法的效用次之。近年来的一些实验还发现，心理疗法结合药物治疗优于单独使用其中任何一种。而且，还发展了一种用于发展和评估新的治疗方法的流程图，用来确定针对某种障碍的最佳疗法，并提出临床与实验相结合最有助于发展出新的治疗方法。由此，人们关注的焦点又转移到心理治疗之所以有效的原因，以及某种治疗方法对于某类特殊问题或来访者是否有效上面来。

（二）不同心理治疗的疗效比较

哪一种心理疗法更好些？这个问题不易回答。因为有许多难以确定和控制的因素，比如治疗师经验的差异、治疗持续的时间、初诊的正确性、障碍的类型、严重程度、来访者问题的差异、结果测量的种类、来访者的期望与实际治疗类型的吻合程度、追踪时间的长短等。

Smith 等选择了近 50 个研究并作了分析，这些研究都将行为疗法同其他疗法相比较，并且都设了不治疗对照组。结果发现，行为治疗和非行为治疗的疗效都优于不治疗的对照组；但按平均疗效，行为治疗同其他心理治疗间没有显著差异。其他研究也有类似发现。

为什么不同形式的心理疗法产生类似的疗效？这个问题被看做是当代心理治疗研究的前沿。目前有两种解释。

第一种解释：正如不能期待用青霉素治愈所有疾病一样，人们也不能期待一种心理疗法对各种障碍都有效。每一种疗法都有自己的适应证，对于符合适应证的来访者，该疗法是有效的；但它对其他问题或障碍就变得相对无效了。例如，系统脱敏法对焦虑、恐怖症很有效，但难以消除抑郁症；生物反馈加放松训练对偏头痛有效，但不能治愈酒精中毒。当特定疗法被用于治疗各种疾病患时，其相对长处便会被掩盖，从而各种疗法的平均疗效看起来很类似了。

第二种解释：不同形式的疗法的共性大于其间的差别；各种心理治疗虽有不同的治疗目标和方法，但也有一些共同的非特异因素。Carfield 认为，对于疗效来说，这些非特异因素比治疗师所用的具体方法更为重要；可能正是这些共同的因素，而不是所应用的具体的治疗技术，造成来访者的病情改善。

第四节　心理分析治疗

心理分析疗法（psychoanalytic therapy）是指由著名的奥地利精神病学家弗洛伊德在 20 世纪 20 年代创建的一种心理治疗技术。该疗法的创建，成为心理治疗史上里程碑的事件。后来由新心理分析学派代表人物阿德勒、霍妮、艾里克森等人所修正和发展。我国的心理治疗家钟友彬先生创立的领悟性心理疗法，也属心理分析疗法的范畴。

弗洛伊德的心理分析理论是由五大支柱构建起来的庞大体系，包括潜意识学说、人格三层结构学说、人格发展性力演化学说、梦的分析以及心理防御机制。经典心理分析的治疗方法包括催眠分析法、自由联想法、释梦法、移情法等。由新心理分析学派的代表人物修正以后的治疗方法及其理论，尽管存在明显的否认旧有理论体系的倾向，但心理矫正的目标仍然针对潜意识、动机、人格等深层心理活动方面。作为最早形成的、理论体系完整的心理治疗派别，心理分析疗法仍不失其为当今世界上三大心理治疗派别之一的地位。

目前，在其基本理论框架下，有许多具体的治疗方法。为了区别新派生出来的心理分析疗法，学术界通常把弗洛伊德最初的心理分析疗法称为经典心理分析疗法。经典心理分析疗法多适用于神经症（比如强迫症、恐怖症）、癔症和性心理障碍、性功能障碍以及某些心身疾病。只不过经典心理分析疗法因其耗费时日、疗效不确切而逐渐被遗弃了。在国外的开业心理医生中至今从事心理分析的也都各自修改了传统的方法。但是，其基本原理和经典心理分析技术仍在各种改良的心理分析疗法中应用。这里主要介绍经典心理分析治疗。

一、心理分析治疗的原理

心理分析的实质就是把潜意识的内容意识化。许多疾病，特别是神经症、心身疾病都与来访者经历中的矛盾冲突、情感、挫折等在潜意识中的反映有关，或由其转化而来。心理问题都是由于其潜意识的冲动及生活环境的限制造成的。心理分析的治疗目标是重建个体心灵内部的和谐，增加本我的表现机会，降低超我的过分要求，使自我的力量强大起来。这类治疗的核心是关注个体的内心世界，中心目标是使来访者对症状与过去经历的关系产生领悟，因此又常被称为领悟疗法（insight therapy）。治疗时间可能需要几年，每周1～5次，每次约50分钟。

二、心理分析的主要治疗方法

1. 催眠术与心理分析。催眠实质是在暗示作用下，被催眠者由原来较宽的意识域，进入到较窄意识域的一种意识的自我失控。借助催眠术患者可以在诱导下，讲出以前的事情或曾经被压抑了的情绪，从而起到宣泄作用。催眠过后，来访者的某些症状消失了。然而催眠效果往往是暂时的，更有许多人受暗示性低，无法催眠，故这一方法不久便被弗洛伊德放弃。

2. 自由联想与阐释。弗洛伊德在放弃催眠后，开始采用自由联想与阐释。在治疗师了解来访者的基础上，让来访者舒适地坐在椅子里，或放松地躺在长沙发上，治疗师坐在来访者侧后方，不对来访者进行任何定向的引导，以免妨碍他自由表达思想。鼓励来访者不加选择或毫无顾忌地把头脑中所出现的想法、愿望、躯体的感觉和想象全部自由地说出来；来访者说出自己的每种想法和感受，而无须考虑这些想法是否有联系、是否正确、是否重要，说出之前无须进行整理，怎么说都可以。

自由联想法是心理分析治疗的主体，以晤谈形式进行。该方法的目的就是让压抑在潜意识中的冲动和痛苦的回忆，有机会释放出来，回到意识领域当中，以抒发情绪。其中阐释（Interpretation）是心理分析的关键性手段，指治疗师用心理分析的理论解释来访者揭示出来的潜意识内容。通过阐释，能使来访者了解自身心理异常的深层原因，能够重新认识自己，认识自己与他人的关系，认识症状产生的潜意识根源，从而产生领悟而使症状消除。

弗洛伊德坚持认为自由联想中的内容不是随机出现的而是事先存在于个体的内心。治疗师根据来访者所讲的内容，根据其中的联系进行归纳推理，探索这些联想的源头，并确认外显的词语背后的重要反映模式以便作进一步分析。分析师鼓励来访者表达自己强烈的情感，这种情感通常是针对某些权威人士的，由于害怕受到惩罚或报复而长期被压抑在潜意识之中。这类情感的释放，无论是在动力学的治疗过程中还是在其他治疗过程中都被称为宣泄（catharsis）。

在来访者通过自由联想接近揭示特别重要的主题时，可能不愿对此进行讨论，突然停止叙述或不愿谈及细节问题，推说想不起来等；或绕过某个话题；有时还伴有不适当的冲动行为，甚至不能按时前来治疗乃至表示中止治疗等。这种情况叫阻抗。弗洛伊德认为来访者的阻抗是潜抑作用的表现，其根源是由于潜意识里有阻止被压抑的心理冲突重新进入意识的倾向，是意识和潜意识之间的障碍。来访者所回避的内容，常常正是来访者心理症结的所在。与阻抗有关的内容常常涉及个体的性生活、敌意或针对父母的憎恨的情感。当这类被压抑的事物最终被说出来时，来访者一般都会声明那些事物是不重要的、荒谬的、无关的事情等等。阻抗往往是来访者问题的所在，在治疗过程中一直存在并不时地出现。如阻抗被一一战胜，心理分析治疗也就基本接近成功。

3. 释梦（dream analysis）。弗洛伊德认为梦是一种精神过程，梦是潜意识信息的重要来源；梦的内容不是没有目的和意义的，而是潜意识中冲突或欲望的象征。弗洛伊德认为人能说出的梦境是梦的显意，其背后都有隐意。梦的显意相当于神经症的症状，其隐意相当于形成症状的潜意识动机。因其内容是令人痛苦的或无法接受的，所以在表达时需要进行伪装或以象征的形式表现出来。所以，对来访者梦的解析，实际上是对梦的隐意加以分析，有助于揭露来访者症状的真意和消除来访者的阻抗。释梦可以看成是自由联想的补充和扩展，可以与自由联想同时进行。

作为心理治疗手段的释梦，之所以有一定的临床实效，是因为一般人普遍存在着对自己进行客观解释和指点的需要，神经症患者有更强烈的释梦要求，更需要心理医生“指点迷津”。其实，释梦只不过是一种顺势引导人的手段，可以帮助治疗师打开来访者潜意识之迷。

4. 移情法（tranference）。移情是指患者把他儿童期与父母等的情绪依恋关系，转移到治疗者身上，对治疗师产生的强烈的、无现实根据的情感或期望。在会谈中来访者往往把治疗师当做心理倾诉或发泄的某个对象，即把治疗师看做是与自己早年心理冲突有关的某个人，从而将自己的情绪转移到治疗师身上。

移情分正移情和负移情。在正移情中，患者恋慕治疗者，希望在他身上得到爱和感情的满足；在负移情中患者把治疗者看成是令人讨厌的、可恨的父母或其他形象，并对着他发泄积压在心中的情绪。弗洛伊德正是利用这一点让患者重新体验童年时期与父母的关系，认为可以消除过去留下的心理矛盾：通过解释，可以使患者认识到他与治疗者的关系实际上是他先前情绪障碍的反映，从而从移情状态中解出。治疗师一定要超脱自己，甘做替身，从而诱导来访者正确认识自我及正常的人际关系。在来访者移情的情况下，治疗师切忌感情用事，进入医患关系之外的角色。同时对负移情要恰当处理，最好能够将其引导为正移情。用移情法治疗时，移入过程是利用患者某种情愫难以疏导为正移情。用移情法治疗时，移入过程是利用患者某种情愫难以抒发的契机，把这份感情拉向治疗者自身的过程；而移出则是把拉到身上的感情重新推开，要恰当掌握感情的分寸以便该移出时能够及时移出。

治疗师也同样会出现移情，称为反向移情，是指当治疗师感到喜欢或不喜欢一个来访者时，是把来访者感知为类似于自己过去生活经历中的某个重要的人了。由于这类治疗关系所引发的强烈的情绪反应和来访者的敏感性、脆弱性，治疗师必须十分清醒地把握住对来访者的职业性关心和个人情感卷入的界限。在与来访者密切接触中，这种反向移情可能为来访者雪上加霜，在经典精神分析治疗中是要注意避免的。正所谓“己不正勿正人”。

三、各种改良的心理分析方法

1. 新心理分析派的阿德勒疗法。阿德勒认为自卑情结是人的心理发展的基点。以此理论为指导，所建立的治疗心理障碍的方法，被称为阿德勒疗法。这种疗法主要通过了解被治疗者儿童时期的生活方式给其本人带来了什么样不良的倾向，然后通过各种治疗手段，如：小组讨论和心理剧等，引导来访者建立起以社会兴趣为中心的生活目标，借以逐步冲淡原来的自卑情绪。

2. 霍妮疗法。霍妮是美国新心理分析学家，基本焦虑论的创始人。霍妮疗法是用于治疗神经症的一种医患间双向交流。通过交流认识和经验，达到帮助患者认清他自己所患神经症的人格背景、不良的僵化的应付与防卫机制，并进一步发现自我恢复的内在潜能。

3. 领悟性心理治疗。是我国心理治疗家钟友彬等根据心理动力学原理，结合我国的具体临床实践，于20世纪70年代创立的一种中国式的心理分析治疗。国内有人称它为“中国心理分析”。

领悟心理治疗采纳了心理分析的大部分理论，包括潜意识理论、人格结构理论和自我防御机制等。领悟心理治疗承认幼年的经历对人的影响，并认为是心理疾病的根源；不排斥幼儿性欲论，但不认为是人的普遍特性等。领悟心理治疗认为强迫症和恐怖症等的症状是幼年期的心理和行为模式，是与自己的实际年龄和身份不相称的，从而会自觉地放弃它，症状也就自然消失。

领悟心理治疗的方法同样是要把潜意识的心理活动变为意识的，使来访者对症状的意义得以领悟，继而症状得以消失。与经典心理分析不同的是，领悟心理治疗是通过直接与来访者讨论分析临床表现的性质来源，使来访者达到在治疗师指导下的一种自我心理成长的教育，是幼稚心理的改造。

其主要过程是通过治疗师的解释、分析、互相讨论，来访者联系自己的病态行为模式进行深入思考，最后真正认识到病态行为的幼稚性，领悟到它是幼年期留下的痕迹，是成年人不应再保留的行为模式，从而自觉放弃它，达到治疗目的。在治疗过程中，治疗师应鼓励来访者把不理解的问题提出来，共同讨论，以达到全面理解。

四、心理分析治疗的局限性

精神分析治疗的出现促进了心理治疗的发展，曾在西方国家风行一时，现在仍是学习心理治疗的第一课。其缺陷是：①疗程长，花费大，缺乏统一标准，结果难以重复。②过于强调过去经验对现在的影响，忽视引起、维持现时行为的现实刺激。例如，心理分析治疗认为个体的早年经历来自父母所构成的环境，而忽略了父母则是整个社会变革后果的承担者这一事实。③把焦点集中在个人早年经历上，推卸个体应承担的责任，放弃现时的努力，与心理治疗助人自助的根本目标相违背。④片面地强调了疾病产生的个体心理因素，而忽略了现代医学研究的最新成果。例如，从医学观点看，其适应证中的神经症概念在不断缩小且极不稳定；一些早先被认为是功能性的疾病，其器质性改变现在已被证实；新型抗抑郁药物往往能取得令人满意的效果。

第五节　行为治疗

行为治疗（behavioral therapy）一词最早由斯金纳等提出，是以行为学习理论为依据，来消除疾病症状或适应不良行为的一种心理治疗。主要理论基础是经典条件反射学习理论、操作条件反射学习理论和社会学习理论。早期代表人物有巴甫洛夫、华生、斯金纳等，后期有班都拉、沃尔帕、艾森克等。

行为治疗理论认为，行为是通过后天的学习获得的，不好的、不正常的行为是在不利的环境条件影响下某种不适当学习的结果。通过发现和改变不利的环境条件，采取一定的教育、训练、强化等治疗措施，后天的有系统的学习过程就可以改变、矫正来访者的不良或不正常行为，达到适应环境的目的。不良行为和一些疾病的病理生理变化除了可以通过条件反射习得或消除外，也可以借助于观察、模仿的学习方式获得或消除。

行为治疗采取的是以实验为基础、仅针对当前问题和以特殊行为为目标的治疗策略，并且对不同的患者是在具体问题具体分析之后采用不同的方法。治疗一般包括三项内容：①确认来访者的不良行为并据此制定治疗目标、选择治疗技术和方法；②以所选择的技术对不良行为进行矫正，帮助来访者建立起新的行为方式；③记录靶行为的基线水平及变化过程以评价治疗过程。

根据典型的行为主义理论指导所设计出来的各种行为治疗技术，易于掌握，能规范化或程序化，实施简便，容易执行。但是，由于只注意外显行为或反应以及引起这种反应的刺激情境，而忽视了人脑内部的复杂过程，因此，单一采用行为疗法，虽然比较容易矫正某些症状，却难达到根治的效果。目前，在认知心理学的影响下，行为疗法无论理论指导还是具体方法都在发展、变化，逐渐重视在刺激和反应之间的中介调节因素，如人的认识、情绪、动机和意志等因素，并形成更有效的认知行为治疗程序。下面介绍几种常用的行为治疗技术：

一、暴露疗法

暴露疗法（exposure therapy）是指让来访者暴露于各种不同的紧张性刺激情境之中以便消除其适应不良行为的一种行为治疗方法。

暴露疗法的理论依据是行为主义理论中恐怖症的“习得模式”。这个模式认为恐怖症是通过条件反射学习得来的。一种本来无害的中性刺激物，由于与恐惧体验在时间上相联系，便逐渐变成恐惧反应的条件刺激物；此后每当此刺激物出现时，都会引起恐惧反应。这说明这个人已经通过经典的条件反射过程患上了恐怖症。进一步考察便会发现，每当来访者感到恐惧时，他都作出逃避反应；随着距刺激物空间或时间距离的加大，来访者的恐惧体验逐渐减轻。而恐惧体验的减轻回过头来又会强化病的逃避行为，即操作条件反射原理中的负强化。其结果便是来访者对这个刺激物产生持久的和不必要的（或不合理的）恐惧，不得不采取回避策略（即事先避开）。为了能避免同这个刺激物相遭遇，来访者对与此刺激物有关的一切事物和线索都变得极为敏感（条件反射泛化）。例如，广场恐怖症患者开初可能只怕空旷的场所，但后来则会扩展到害怕所有的空间，如怕上街，怕进电梯、教室等。

根据上述解释，要治疗恐怖症，就必须打破“怕—回避—怕”的恶性循环。回避不能解决问题。与其回避，不如让来访者直接面对引起他强烈情绪痛苦的情境、事物或思想：随着暴露次数或时间的增多，恐惧反应只会逐渐减轻。最后该刺激物同恐惧反应间的联系便被切断，恐怖症也随之消除。这便是暴露疗法。

暴露疗法主要包括两种形式：系统脱敏疗法和冲击疗法。前者强调依照事先拟定的焦虑层次逐级暴露，与此同时使心身完全放松；后者则强调快速、长时间地暴露于来访者最感恐惧的刺激情境。但这两种疗法的区分是相对的，有时不易截然区分。

1. 系统脱敏疗法

沃尔帕在经典条件反射和操作条件反射的理论基础上，根据自己的一系列实验结果及借鉴前人的研究结论，提出了交互抑制理论。他做了个典型实验：将一只饿猫放入笼中，当食物出现它将取食物时，给予强烈电击。如此数次后，当食物出现时即使不再有电击，猫也惧怕去取食物；同时，对整个实验环境产生恐惧反应，形成了猫的实验性神经症。如何消除这种恐怖性神经症呢？沃尔帕先在原来的实验条件之外给猫以食物。此时，猫虽然也有轻微恐惧，终因进食动机强烈而出现因饥饿而进食的正常行为，即正常反应抑制了异常反应。此后，逐渐将食物移到原来的实验环境，只要不再电击，猫终能在原来恐怖的环境中进食而恐惧反应消失。这种通过渐进性暴露于日益恐惧的刺激情境以逐步消除恐惧反应的治疗方法，就叫系统脱敏疗法。

系统脱敏疗法的基本原则是交互抑制，即在想象或呈现恐惧刺激的同时，让来访者作出抑制焦虑或恐惧的反应——松弛，松弛反应便可削弱或破坏恐惧刺激同恐惧反应间的联系。具体实行分三步进行：

第一步，通过与来访者的一系列交谈和问卷识别令来访者焦虑的情境，并与来访者一起依引起恐惧的强度将此情境分解成一个系列，由最不害怕到最怕排成一个“焦虑层次”。

第二步，训练来访者松弛，以便对抗治疗中出现的焦虑反应。

第三步，令来访者想象焦虑层次中的第一个子情境，并同时作出松弛反应；如果来访者能放松，不感害怕，那就开始想象第二个子情境，并同时放松全身……直到最后一个子情境出现时来访者仍能放松为止。

系统脱敏法有四个变式：

（1）Sherman 实际生活脱敏：采用实际的恐惧刺激物代替视觉性想象，来访者在施治者陪伴下通过一系列情境，直到达到最害怕的情境。

（2）接触脱敏法：在渐进性焦虑层次的基础上，外加了示范和接触。让来访者观看施治者处理他所害怕的刺激物，而后照着做，一直到用手握或触摸不感紧张时为止。

（3）自动化脱敏法：采用事先准备好的焦虑层次的录音录像进行脱敏。此法的优点是来访者可自由地决定脱敏的速度，可以在家里独自进行。

（4）Lazarus 和 Abramovitz 的情绪性表象法：此法最初被用于儿童，其原则是通过诱发兴奋、骄傲、快乐等情感以抑制焦虑的意象。

2. 冲击疗法

冲击疗法（flooding）又称情绪冲击疗法（emotional flooding）或“满灌法”，指让来访者迅速、长时间地暴露于最感恐惧的刺激情境以消除其心理障碍的一种行为治疗方法。该疗法由斯坦普夫尔（Stampfl，T.）首创，他认为来访者一旦体验到最恐惧的情绪，又看到自己仍然安然无恙时，恐惧会自然地减弱乃至消失。例如，一位女孩亲眼目睹一次车祸惨状后患了“乘车恐怖症”。来访者身体健康，求治愿望强烈，故决定采用冲击疗法。治疗者首先向来访者说明这种治疗方法的原理和对她的具体要求，并给来访者以鼓励增强她的信心和坚持治疗的决心。而后治疗者陪伴来访者上汽车，将来访者安置在车箱的后部。汽车刚开动时这位来访者的恐惧反应极为严重，治疗者在一旁用坚定的口气向来访者保证，只要坚持下来她的情况会好起来。经4小时的行驶，这位女孩的恐惧反应逐渐减轻，直到消失。此后鼓励女孩在没有治疗者陪伴下单独乘车，最终消除了她的心理障碍。

暴露疗法可用于恐怖症、抑郁症、强迫症和精神分裂症来访者等广泛问题，因为这些来访者具有一个共同的特点——害怕。由于冲击治疗会引起剧烈的心理生理反应，故不宜用于有严重心、脑血管疾病的来访者。

二、厌恶疗法

厌恶疗法（aversion therapy）是通过提供令人不愉快的或惩罚性的刺激，并把它与某种要戒除的不良行为结合在一起，从而达到戒除不良行为的一种行为技术。厌恶疗法可以直接依据经典条件反射理论而设计，在临床上对于戒酒、戒烟等均有效。以戒酒为例，把酒看做条件刺激，把见到酒就贪饮看做是习得的条件反应。给一个惩罚性刺激作为无条件刺激，它所引起的个体痛苦反应即为无条件反应。经过条件刺激物与非条件刺激物的多次结合后，新的条件反射就建立起来了，即只要患者见到酒就恶心、呕吐，出现对酒的厌恶、恐惧而逃避，并消除了原来的见酒必饮的条件反射。

厌恶疗法也可以依据操作条件反射的原理来设计，即通过依靠积极学会适应性的新行为来逃避惩罚。例如，一个小孩写作业时总是磨磨蹭蹭，就可以要求他在所规定的时间内完成作业；否则，便给予惩罚。为了逃避惩罚，小孩就会积极地加快做作业的速度。

厌恶疗法的重点在于选择合适的不愉快刺激或惩罚刺激。在具体实施过程中，由于所提供的厌恶刺激不同，可以有化学性惩罚疗法、社会不赞成厌恶疗法、橡皮筋惩罚疗法、短时隔离法、电击惩罚疗法等。与提供客观厌恶刺激相对应，还可以应用想象厌恶疗法；并且二者可以相结合应用。例如，对于偷盗癖，一方面实施橡皮筋惩罚，同时想象当他被抓住时顾客们厌恶与不屑的表情。

厌恶疗法的实施有伦理问题，应取得来访者或家属的同意方可考虑使用。在行为矫正中，这类治疗的主要问题是，它往往只能暂时压抑而不是消除不良行为，其疗效不像奖励法那样可预测。此外，对于有强烈行为动机的个体实施惩罚，会引起严重的趋避冲突，从而可造成更加不良的行为。在某些情况下，患者对惩罚的恐惧会使不良行为更加牢固（如对尿床儿童的惩罚会导致尿床更频）。最后，厌恶与惩罚治疗也会造成患者对治疗者和治疗场所的厌恶。因此，应当将厌恶、惩罚同奖赏结合起来使用。

三、行为塑造法

行为塑造法（shaping）或称“连续逼近法”，是根据斯金纳的操作条件反射的强化原则而设计的培育和养成新反应或行为形式的一项行为治疗技术。在临床上，即使有足够的学习能力和适当的动机，要想改变不健康行为而养成新的健康行为也必须利用行为塑造技术一步一步地培育和巩固。

在应用行为塑造法时，首先要确定最终要达到的目标，而后选好为实现最终目标所需要塑造的靶行为，选择塑造的起点和逐渐逼近最终目标应采取的步骤与每一步骤的子目标。此外，还需要确定达到每一个子目标时的有效强化物。

例如，对于一个长期由于进食过多和少活动而患肥胖症的来访者，他虽然有减肥的强烈愿望和动机，但要实现这一愿望，就必须改变自己的不健康的行为、培育健康的生活方式。对于这个人来说，最终要达到的目标是恢复正常体重，达到目标最切实可行的手段是降低进食量和增大体力活动量，因此，节食和体力活动是我们要加以塑造的靶行为。可以以来访者现在的每天平均进食量和体力活动量作为起点，分几个步骤减肥。开始阶段可以将他每天的进食量和运动量与起点比较作为是否给予强化的依据。随着塑造过程的继续，逐渐提高强化的行为标准，到了后期则把实际体重的减轻变为了强化的标准，一直到恢复正常体重。

行为塑造法的应用不仅要求来访者的积极参与，而且也需要所有有关医务人员和来访者家属的密切配合。只有这样才能使来访者的接近或朝着最终目标的变化能得到及时而又适当的强化，并使来访者的行为愈来愈逼近最终的目标。

行为塑造法中的强化是培育新行为的决定因素，人类的许多行为以及一些动物的特殊行为，例如，海豚钻火圈、小狗表演简单的加法运算等，都是利用行为塑造技术——适当的小步子强化而学会的。在强化过程中，被部分强化的行为比连续得到强化的行为更难消退。因此，在塑造新行为过程的后期，应该根据具体情况减少强化的次数或延长强化的时间。

四、代币法

代币法是属于次级条件反射的一种奖励系统，只要做出预期的行为即可以获得奖励。但是这种奖励是代币证券或成绩分数，凭借这些中介物，持有者即可以换取各种物品或取得某种优惠奖励。

使用代币法需要事先确定所要矫治的目标行为、制定行为评分标准和等级、确定代币的使用办法、要对每个欲进行矫治的人员的基础行为评定及矫治行为评定，这些内容应该为治疗人员与被治疗人员共同了解、认可：最后，一定要按约定的内容给予奖励。

在使用代币法时，只有达到或完成预期行为和良好的特定行为，才能获得代币；当出现不良行为时可以扣回代币。代币这种双重功能较之仅对良好行为给予正强化效果更好。代币制可以个人或集体应用。在进行集体矫治时更显示出它的优势，它可以在不同时间、对不同人的各种行为分别给予及时强化。因此，代币法被广泛地应用在精神病院、教养所、监狱、特殊教育班级中以改善各类人的各种不良行为。

五、松弛疗法

松弛疗法或放松训练（relaxation training）是通过一定的程式训练学会精神上及躯体上的放松的一种行为治疗方法。其核心的理论认为，放松所导致的心理和生理改变对于应激所引起的心理改变是一种对抗力量。放松可以阻断焦虑，副交感支配可以阻断交感支配。因此，各种放松技术的共同的目标都是降低交感神经系统的活动水平、减低骨骼肌的紧张及减轻焦虑与紧张的主观状态。它们共同包含以下的基本成分：精神专一、被动状态、减低肌肉张力、安静的环境及有规律的训练。

放松训练的种类很多，主要包括：渐进性肌肉放松、自生训练、自我催眠、静默、生物反馈辅助下的放松、意向控制放松、瑜珈等，其中最常用的是渐进性肌肉放松训练。渐进性肌肉放松训练（PMR）的先驱当推雅可布松，以后沃尔帕改进了他的方法，建立了系统脱敏疗法。本斯屯发表了渐进性肌肉放松治疗手册，进一步简化了PMR技术，只集中在16组肌肉。

渐进性肌肉放松训练（PMR）的基本步骤：

1. 握紧拳手 – 放松，伸展五指 – 放松。

2. 收紧二头肌 – 放松，收紧三头肌 – 放松。

3. 耸肩向后 – 放松，提肩向前 – 放松。

4. 保持肩部平直转头向右 – 放松，保持肩部平直转头向左 – 放松

5. 屈颈使下颌触到胸部 – 放松。

6. 尽力张大嘴巴 – 放松，闭口咬紧牙关 – 放松。

7. 尽可能地伸长舌头 – 放松，尽可能地卷起舌头 – 放松。

8. 舌头用力抵住上腭 – 放松，舌头用力低住下腭 – 放松。

9. 用力张大眼睛 - 放松，紧闭双眼 - 放松。

10. 尽可能地深吸一口气 - 放松。

11. 肩胛抵住椅子，拱背 - 放松。

11. 肩胛抵住椅子，拱背 - 放松。

12. 收紧臀部肌肉 - 放松，使臀部肌肉用力抵住椅垫 - 放松。

13. 伸腿并抬高 15 ~ 20cm - 放松。

14. 尽可能地收缩 - 放松，绷紧并挺腹 - 放松。

15. 伸直双腿，足趾上翘背屈 - 放松，足趾伸直趾屈 - 放松。

16. 屈趾 - 放松，翘趾 - 放松。

第六节　认知治疗

认知治疗（cognitive therapy）是通过改变患者固定化了的错误信念和习惯化了的不良认知方式以达到治疗目的的一组心理治疗。20 世纪 60 年代美国艾利斯创立理性 - 情绪疗法，20 世纪 70 年代贝克将认知治疗用于治疗抑郁症，加拿大心理学家梅钦鲍姆提出自我指导治疗方法。目前，在心理治疗领域，认知治疗已经发展成为当今颇有影响的治疗方法。

行为主义对行为概括表达的基本公式是 S - R（刺激 - 反应），新行为主义增加了中介 O 因素，修正为 S - O - R，强调了“机体状态”在刺激和反应之间起中介作用。而认知心理学派则更明确地指出意识（consciousness）才是最现实和最灵活的中介因素，因而提出 S - C - R 的酝酿公式。认知理论不仅把认知过程看做意识现象，也把情绪看做是一种意识活动的结果，因为情绪变化的背后，通常存在着认知评价因素的导向作用。

人的心理活动总要受到意识和认知影响。个体在生活过程中，以价值判断为核心，形成了一系列属于自己的个人判断、评价和解释的反应方式。如果反应方式发生偏差，便必然引起相应的不良情绪和行为反应。这种结果再反作用于知觉过程，进一步形成信念和认知方式的扭曲。如此往复循环恶性演进，终于产生当事者心理活动与现实之间的强烈的、不可调合的矛盾冲突，甚至导致心理障碍或心身疾病。

认知疗法的目标就是消除心理障碍，就是帮助患者找出那些错误信念和不良认知结构并设法矫正之，从而使患者的信念更适合于现实，认知方式更符合逻辑，更能有效地应付生活现实。

认知治疗一般每周进行一次，十多次为一疗程，每次半小时左右，最多不超过1小时。认知治疗主要用于治疗抑郁症、社交恐怖、考试焦虑、神经性厌食、性功能障碍、酒瘾等。由于认知治疗需要来访者有较高的领悟能力，因此，不适合文化水平太低和智力严重受损者的治疗。

认知治疗通常包括：理性-情绪疗法、自我指导训练、应对技巧训练、隐匿示范、解决问题的技术、贝克认知转变法等。治疗过程以会谈为主，其中包括讨论、完成认知作业、自我监控等。佛教禅宗倡导的“会心即道，睹物皆禅”的原型启示方法，通过“禅悟”改变人的认识，也是值得探究的认知治疗方法。下面主要介绍理性-情绪疗法和贝克的认知转变法。

一、理性-情绪疗法

美国心理学艾利斯创立的理性-情绪疗法（rational emotive therapy，RET），又称为合理情绪疗法。

RET疗法的主要目标是减少来访者的情绪困扰、减少自我挫败的行为，让来访者更加实现自我，获得更快乐的人生。其次，帮助来访者更清晰合理地思考，感受更恰当、行为更有效，从而有效地达到快乐生活的目标；个体学会有效地处理消极的感受如悲哀、歉意、烦躁、挫折感，用有效的合理情绪行为对待抑郁、焦虑、无价值感等消极情绪。

理性情绪疗法的基本理论是艾利斯的人格理论和ABC理论。

1. 艾利斯的人格理论

艾利斯认为人有“庸人自扰”的本性。人既是理性的，同时又是非理性的。人的情绪困扰，多数是由于不合乎逻辑或不合乎理性思考导致的，即“非理性信念”，也就是错误的思维方式导致的。其次，人具有思考能力，但在考虑自身问题时，表现出损己害己的倾向，“不怕一万，就怕万一”。第三，人类可以不需要事实依据，凭借思维形成信念。过多的无中生有式的想象力，给人带来无穷烦恼。最后，人有自毁能力，也具有自救能力，能够学会利用理性思考，减少非理性思考，消除自毁，大部分情绪或心理困扰就可以解除。这就是理性－情绪疗法的目的。

2. 理性－情绪疗法的 ABC 理论

理性－情绪疗法的另一个理论基础是 ABC 理论。“A”（activatingevent）是指周围存在的某种激发事件；“B”（belief system）是指个人的信念；“C”（consequences）是指人的情绪反应，为结果。然而 C 并不是 A 的直接结果，其中有中介因素 B，不同的 B 导致不同的 C（情绪反应）。改变了 B 因素就改变了情绪反应。采用诘辩“D”（disputing）去检测、修正 B 因素，最后得出效应“E”（effect），即治疗效果。

在理性－情绪治疗过程中，最好询问细节核实激发事件 A，弄清楚发生了什么、来访者感觉中发生了什么，以得到激发事件的清晰活跃的图像。必须能够区分出后果和引起后果的信念，要熟悉常见的不合理的信念，以便确定需要辩驳的信念。

3. 非逻辑思维或信念

艾利斯把造成人们痛苦情绪反应的非逻辑思维或信念归纳如下十点：①一个人要很有价值就必须很有能力，并且在可能条件下很有成就。②某某人绝对是很坏的，所以他必须受到严罚。③逃避生活中的困难和推卸自己的责任可能要比正视它们容易。④任何事情的发展都应当和自己期待的一样，任何问题都应得到合理的解决。⑤人的不幸绝对是外界造成的，人无法控制自己的悲伤、忧愁和不安。⑥一个人过去的历史对现在的行为起决定作用，一件事过去曾影响自己所以现在也必然影响自己。⑦自己是无能的，必须找一个比自己强的靠山才能生活；自己是不能掌握感情的，必须有别人安慰自己。⑧其他人的不安和动荡也必然引起自己的不安。⑨和自己接触的人都必须喜欢和赞成自己。⑩生活中大量的事对自己不利，必须终日花大量时间考虑对策。

韦斯勒将上述不合理信念归纳为三大特征，即绝对化的要求、过分概括化及糟糕至极。绝对化的要求指个体从自身意愿出发，对某一事物怀有认为必然发生或不发生的信念，使用“必须”“应该”等字眼。例如，“我必须获得成功”“别人必须很好地对待我”。过分概括化是一种以偏概全、以一概十的不合理信念。当自己失败时，说自己“一无是处”。糟糕至极是指一种认为如果不好的事发生将是非常可怕的、灾难性的想法。艾利斯还用“必须化”一词来表示所有的必须，它带来不合理信念，引起情绪困扰。显然，持有这些信念的人对生活缺乏理性的认识，缺乏现实的态度，生活在顾虑个人得失的漩涡核心。以这样的信条去认识事情，必然惶惶然不可终日，情绪不会得到松弛和宁静。

4. 基本技术

艾利斯认为治疗并不要求治疗师和来访者之间建立热诚的关系。相反，医生应对患者实行审视和指导，直率而客观地表达意见，甚至据理力争，不必一概给患者同情。因为他认为，患者的痛苦是非理性的产物，如果给以“无条件的关心”就会“助纣为虐”，治疗师应像驱除苍蝇一样，用理性撵跑患者的非理性错误观念。而且有治疗意义的良好关系应该建筑在理性上。

理性－情绪疗法中的基本方法是诘辩，与来访者的不合理信念进行辩论，以动摇他们的信念。治疗师的诘辩要积极主动，可以采用质疑式或夸张式提问。

质疑式提问是直接向来访者不合理的信念提问，如“是否别人都可以有失败的时候，而你不能有？”夸张式提问是针对来访者信念中不合理部分，故意提一些夸张性问题，让来访者思考。例如，一位社交恐怖症来访者说：“别人都看着我。”治疗师问：“是否别人都不干自己的事情了，都围着你看？”“要不要在你身上贴张条，写上不要看我？”

苏格拉底式辩论也是一种积极的提问方法。苏格拉底绝不指责对方的错误，而用简洁的问题询问对方，使对方不得不回答“是”。例如：

治疗师：假如有100个人，其中30个人说你不好，你是不是就不好了？

来访者：我会那样想的。

治疗师：假如另外那70人说你好呢？

来访者：……

5. 理性－情绪疗法的治疗过程

理性－情绪疗法的整个治疗过程可以分为：①心理评估阶段。②领悟阶段。引导患者认识自己的情绪和行为主要是源于自己的不合理信念。不必怨天尤人，而应对自己负起责任。只有改变了不合理信念，才能改变生活不良状态。③修通阶段。运用与不合理信念辩论、合理情绪想象技术、认知作业和行为训练等方法逐步加以解决所发现的问题。④再教育阶段。帮助患者建立起新的思维和行为模式。

在治疗开始阶段，主要是通过交谈来发现问题。“症结”发现以后，患者要学会自我监控，能够对自己进行客观的分析判断。治疗的后期阶段主要是使患者学会逐渐改变自己的情绪障碍。当患者能独立处理自己的问题时，会谈渐少，治疗结束。在治疗过程中，每次交谈都要集中解决一两个问题，并且在结束当次讨论时，双方对该治疗的进展、收获给予总结，并布置好下一步的自我监控作业。

二、贝克的认知转变法

贝克是美国精神病家、临床心理学家，曾在耶鲁大学任教，于20世纪70年代提出认知转变法（cognitive conversion therapy）。贝克的认知转变法适用于减轻单相抑郁症症状。

1. 基本原理

贝克认为，一个人的错误认知方式，决定了其内心的体验和行为反应。人的不良认知或认知缺陷并不是仅仅表现在一时一事上，个体可能经过长期的“预演”，在人格发展中形成了不良的认知结构。因此，心理治疗的根本任务就是纠正这类错误认知。认知转变法的基本原理是：①认知是情感和行为的中介，情绪和行为的障碍主要与适应不良性认知有关，而不是外部事件的直接后果。②情绪障碍通常有消极的认知，它们与情绪障碍互相加强，形成恶性循环，从而导致情绪障碍经久不愈。③情绪障碍患者的认知常蕴含着重大的曲解，若这些曲解得到识别和修正，其情绪和行为也将随之改善。

他强调信念系统和思维在决定行为和感觉中的重要性。贝克的重点放在认知图式上。在人的自我内在交流体系中，人们构成一组信念，通过这些重要的信念人们构成了他们自己的规则和标准，即图式——一种决定经验如何被个体知觉和解释的想法；这些想法都是自动发生的且都没有被觉知到。有两种基本的认知图式：积极的（适应的）和消极的（不适应的），在一个情境中是适应的到了另一个情境中可能就是不适应的。贝克假设这些信念是早期生活中形成的，也采用直接交流的方式来挑战来访者的信念。不是认知的歪曲本身引起了心理障碍而是它和环境的、生理的、心理发展的因素结合造成了心理障碍，但自动思维都占其中的一个主要部分。一个人主要的信念或图式服从于认知歪曲，认知歪曲显现在认知过程的错误和无效上。

2. 负性自动想法蕴含的逻辑错误类型

贝克将心理障碍患者中存在的一系列共同的认知歪曲概括为六类：①非黑即白的绝对性思考。极端思维，要么全对、要么全错，全或无、非此即彼。②以偏概全或选择性概括。有时个体抽取一个事实或观念，或从少数消极事件中得出一个消极的规律。③主观臆断。在没有证据、甚至在相反证据的情况下，武断地作出消极的结论。④夸大。对不良事件的意义作出过度估计。⑤缩小。缩小积极事件的意义。对不良事件的意义作出过度估计。⑤缩小。缩小积极事件的意义。⑥过度引申。将从一个偶然的事件中取得的信念不恰当地引申用于其他情况。

3. 认知转变法的治疗过程

第一步，从接触患者之始，治疗师就要教会患者自我观察和监视那些时时发生的消极的自动思想，然后记录下来。患者要按治疗师的要求，在每天的特定时间内，记录当时的认知，或者自由书写日记。有的患者可以借助一些预先编制好的评定问卷对情绪进行自测。第二步，通过检查核对以便把患者发现的消极认知是否真的存在确定下来。第三步，通过“三问技术”，医生引导患者认清这些消极认知的危害性，并逐步学会建立起自己的积极认知。“三问技术”是苏格拉底技术的一个特别形式，由三个问题组成，用于帮助来访者改变消极的思维，每个问题都提供了一个质疑消极信念带来客观思维的方式。三个问题是：这个信念有什么证据？你如何解释自己的情境？如果这些是真的，应该如何解释？通常一次治疗的重点是来访者在这次一开始提出的问题，处理完主要问题，讨论及布置家庭作业。从来访者那得到反馈信息是来访者和治疗者合作关系的重要的基础。最后一步，治疗师要与来访者讨论如何不依赖于治疗师的帮助而自己做这些工作。

4. 认知转变法的主要技术

有五种具体的认知治疗技术，帮助治疗师达到治疗目的。这些方法不是解释自动思维和不合理信念，而是通过经验和逻辑分析检验这些信念。

（1）识别自动性思维。自动性思维是介于外部事件同个体对事件的不良情绪反应之间的思维，多数患者不能意识到。在治疗过程中，通过提问、指导患者自我演示或模仿等具体的技术，帮助患者学会发掘和识别自动化的思维过程。

（2）识别认知错误。典型的认知错误有前面提到的几种，这些错误相对于自动化思维更难于识别。因此，治疗师应听取并记录患者诉说的自动化思想以及不同的情境和问题，然后要求患者归纳出一般规律，找出其共性。

（3）真实性验证。将患者的自动化思维和错误观念视为一种假设，然后鼓励患者在严格设计的情境中对这一假设进行验证。让患者认识到他原有的观念是不符合实际的，并能自觉加以改变。这是认知治疗的核心。

（4）去中心化。很多患者总感到自己是别人注意的中心，为此常常感到自己是无力、脆弱的。为消除这一错误信念，可让患者记录周围人的反应，便会发现事实上并非如他们想象的那样。

（5）监视苦恼和焦虑水平。多数抑郁和焦虑患者往往认为他们的抑郁或焦虑情绪会一直不变地持续下去，而实际上这些情绪常常有一个开始、高峰和消退的过程。鼓励患者对自己的忧郁或焦虑情绪加以自我监控，就可以使他们认识到这些情绪的波动特点，从而增强治疗信心。

第七节　来访者中心治疗

来访者中心治疗或以人为中心的治疗是人本主义心理治疗之一。倡导者罗杰斯（Rogers. C.）在《咨询与心理治疗》中提出了自己的心理治疗观点，《来访者中心治疗》则奠定了理论基础，在他晚年的许多文章中渗透着“治疗者对来访者的理解层次越深，越有助于来访者自我探索的深化”的观念。

人本主义学派认为人基本上是真诚、善良和可以信赖的，提出了“人之初，性本善”的理论立足点。具体来说，人具有主观性，总是朝着自我选择的方向，总要实现自己的需要；相信人具有一种自我完善或自我实现的倾向。罗杰斯认为“发展其全部能力是生物体的一种遗传倾向，用以提高他们自己的生存状态”。据此，人本主义治疗的要旨是：由心理治疗家帮助创造一种充满关怀与信任的氛围，使来访者原已被扭曲了的自我得到自然的恢复，使自我完善的潜能得到发挥，从而更好地适应生活。

因此，人本主义治疗与其说是一种方法，莫不如说它是一种主张。人本主义心理学起源于存在主义与现象学哲学，因而它高度重视个体的经验和个人的价值，提倡从整体上理解人的动机和人格，重视人的意识所具有的主动性和自由选择性。符合这一主张的疗法，原则上都属于人本主义疗法。传统上以罗杰斯所创的以来访者为中心的心理治疗最具有代表性，它对许多不同取向的治疗师在确立与患者的治疗关系方面都具有重要影响。此外，格式塔疗法、现实疗法、真实疗法、自我实现疗法和交朋友小组等，也可被看成是人本主义心理疗法。

人本主义心理学认为心理障碍的发生是自我发生了扭曲，内在的“向善性”发展受到阻抑。人的本性当中具有一种努力调动自身潜力取得成功的发展的力量（自我实现）。然而自童年起，孩子们就受到其他人期望的影响，必须学习如何取悦别人以便获得各种奖赏；在这种环境中成长，人们就逐渐失去了自己的真实愿望和感情。罗杰斯指出：本来，人靠“机体的智慧”（不是那种外来的价值判定），能对那些是否有利于实现自我潜能的经验进行分辨；当人逐渐用外在价值条件取代内在机体评价的时候，自我便被扭曲，从而产生歪曲真实感情的防御机制，造成人的不愉快和焦虑的体验。罗杰斯进一步指出：给予适当的条件，人们会变得更有自主性和愉悦，并朝向自我圆满发展的方向变化。

罗杰斯将治疗过程分成几个阶段，从紧闭的、不开放的体验开始，经历不自觉的自我知觉、消极的自我关注，直到相对公开的体验、自觉的自我知觉和积极的自我关注，这些变化是作为治疗关系的结果而出现的。在治疗过程中，感情的变化、沟通的愿望、公开体验以及和他们的亲密关系也是比较重要的方面。当个体在最初的公开阶段出现改变时，他们可能很少表达感情，或对感情负责；逐渐地他们可能会表达自己的感情而且对于这种表白不感到害怕。在更高一级阶段，他们将能体会并随时与治疗师沟通感情。在整个治疗过程中，个体越来越达到内在一致性，逐渐了解到他们怎样为解决自己的问题多出点力，而不是因为自己的问题而怪罪别人。来访者从治疗师那里体会到真诚、接纳和共情，影响自己如何与他人交往。个体对交往越坦诚，意味着与他人的交往越自然和自信。虽然来访者的进步速度不同，但都在逐渐地经历治疗过程的每个阶段，越来越接近罗杰斯所描述的功能完善的人。在治疗师真诚的关心面前，个体分享出人头地的一恐惧、焦虑以及羞愧的感觉，会有助于相信自己的感觉，体会到自己在生活中的丰富感受，从而在生理上更放松，更加充分地体验生活。

罗杰斯提出了实现治疗目标的六个条件。如果能够满足这些条件，来访者将会发生变化：

1. 心理沟通。必须存在一种两个人都能互相影响的关系。

2. 不协调。患者必定处于一种心理上的虚弱即害怕、焦虑或其他痛苦之中，这种痛苦包含着个体对自己的认识和实际体验之间的不协调。

3. 平等和真诚。罗杰斯认为，治疗中的真诚意味着治疗师以他的真实自我去同患者交往，他毫不掩饰地公开自己当时的感情和态度。这涉及自我认识，即治疗师的感情对患者的认识是有利的，并且可以在治疗关系中分享并体验这份感情；如果这份感情持续下去，那么就可以互相沟通。治疗师应该坦诚地对待患者，在人和人的基础上对待他，他就是他自己而不是否认自己。另外，真诚并不意味着治疗师向患者暴露自己所有的感情，而是治疗师接纳自己的感受并利用它们去加深治疗关系。

4. 无条件积极关注和接纳。接纳和认可患者的本来面目，接纳并不意味着同意患者，而是指把它作为一个独立的个体来关心；但是治疗师不可能被患者所操纵。让患者去认识自己的本来面目，治疗师并不对个人的积极或消极品质加以判断；当患者重视治疗师无条件的积极关洋时，他的自我关注就增进了。

5. 共情。共情会帮助人体会到其他人经历的害怕、愤怒、温柔、困惑或任何一种心理反应。共情意味着暂时地过着他人的生活，依照个人正确的感受来检测他人，并且通过个人的反应来引导他们。治疗师应该是一个自信的伙伴，但不意味着试图逐字地重复患者的话或重复有结论意义的话，重要的是态度反映。

6. 共情和接纳的知觉。仅有无条件的接纳和共情还不够，患者必须也觉察到自己正被以某种方式被理解和接纳；只有当真诚接纳、共情的条件被沟通和觉察时，治疗性的变化才会出现。

来访者中心治疗是一种非指导的治疗方式，它重视个体心理上的独立性和保持完整的心理状态的权利。在治疗者与来访者的关系上，治疗者的主观态度所影响的治疗关系对来访者人格所产生的影响远远大于治疗技术的作用。

人本主义治疗的主角是来访者而不是治疗家，治疗家并不试图给出诊断和阐释来诊者的情况。治疗家对患者的反应就像对正常人的反应一样，并试着去体味以来访者的眼光看待世界。为达到这一点，常常使用鼓励、重复及对感情的反映等会谈技巧。但若不了解其后蕴藏的深刻道理并学会制造和谐宽松的气氛，亦无法达到预期效果。只有当治疗者在自身寻找到与来访者相同的或相似的情感，并与来访者分享这种情感所带来的快乐与痛苦的时候，才会使来访者体会到整个治疗都给自己提供了反观自照的勇气并清理自己的意愿。所以，不学会情感反映技术，就无法实施以来访者为中心的心理治疗。

除了上述方法之外，罗杰斯还创立了Q－分类法来客观地检测治疗效果。使用这种方法时，要求来访者把一百张包括人的心理和行为特征描述语句的卡片分成九堆，把卡片放在哪一堆取决于患者认为卡上的语句同自己的相符程度。首先，要求患者按照他现在的状况来分类卡片，这就产生出“现实的自我”。接着，要求患者按他希望成为一个什么样的人，来对卡片分类，由此便可以了解他“理想的自我”。这两套分类使治疗者能比较患者治疗前现实自我概念与治疗后现实自我概念、治疗后现实自我概念和治疗后理想自我概念之间的差距及其发生的变化。如果经治疗，来访者现实自我概念与理想自我概念差距逐渐缩小，说明治疗取得了较好的效果。

与心理分析治疗相反，人本主义治疗的着眼点是此地和现在。在把人作为一个具有整体人格方面它与心理分析倒有一致性，它不孤立简单地面对人的某一行为问题。在人本主义治疗中所包含的治疗目标是增加自我意识、增加自我接纳性、增加自我信赖和人际关系的安慰感。

第八节　支持性心理治疗

支持性心理治疗（supportive therapy）也称为支持疗法、表面治疗，是指那些以向来访者提供心理支持为主要手段的心理治疗。治疗师只对来访者当前、表面、自己能意识到的问题给予指导、鼓励和安慰，以消除来访者的心理问题或情绪困扰，而不探究其潜在的心理因素或动机。支持性心理治疗是任何一种心理治疗方法的基础和共有成分，是心理治疗师的基本功之一，特别是治疗性会谈的技巧。

一、心理支持的基本方法

1. 解释。解释是解疑释惑。由于来访者对疾病原因、进展、检查、治疗方法、预后缺乏了解，治疗师可以先介绍相关知识；随后的重点工作是调节来访者的心理状态，因人而异地进行解释，引导来访者走出迷惘、脱离误区。除了治疗师自己解释之外，请被治好的来访者“现身说法”可能会起到很好的作用。

2. 鼓励与安慰。让来访者通过努力达到某种目标叫做鼓励，安慰是让来访者放弃某些念头去适应现状。两者相辅相成，通过理性分析帮助来访者认识到实现目标的益处；另一方面，提高实现目标的期望值，把远期目标化成近期目标、将抽象目标化成具体目标，会使被鼓励者易于产生趋向目标的动机。

鼓励要遵循可行性原则，使来访者感到只要自己努力便可以改变现状，达到所期望的目标。有时正面的鼓励达不到目的，可以尝试“激将法”。治疗师需要有比来访者对生活更透彻的理解、更正确的处世哲学、更高明的理事手段，才能够居高临下看透问题。

3. 保证。保证是指充分利用治疗师的社会角色在来访者心中的影响力取信于来访者，使其不经思考而建立起对某事的信心。因此，治疗师应以充分的事实为根据向来访者提供保证，口气要坚定不移，但要留有余地。

4. 指导。向来访者提供建议，治疗师不要越俎代庖，强行为来访者制定策略、方法，而要提出建议，启发来访者自己作出合理的决定。教人“认大局、识整体”，明确某一具体做法与整体的、长远的目标之间的关系；使人明确某一做法的具体要领。

5. 暗示。治疗师应该学会制造使来访者易于接受暗示的氛围。选取可消除的症状、或来访者最感痛苦的症状作为突破口，并事先指出具有特异性的靶反应作为疗效的指标。语言要诚恳、肯定。有时可以故意安排与别人交谈的情境，使来访者感到偶然恰巧听到，这更能使来访者相信，借以达到良好的暗示效果。

6. 环境的改变。环境因素是心理问题的重要原因，矫正心理偏差就必须重视改变环境的问题。改变社会大环境难度很大，不易作为心理治疗的目标。因此，治疗师的目标是尝试改变微观环境，如家庭、亲友关系、周围事件等。

7. 宣泄。恰当地利用宣泄手段，使来访者积郁已久的苦闷倾述出来，一吐为快，有时虽未经任何治疗，来访者亦会感到轻松。

二、治疗中的注意事项

治疗获得成功的一个前提是与来访者建立起融洽的关系，达到与来访者之间认识与情感的双向沟通。要使来访者感到心有所敬、情有所依、行有所循、意有所寄。在治疗中，应该充分重视影响人际关系的各种相关因素，不仅注重接人待物的风度仪表、言语表达的艺术性，还要注重利用人际交往中的各种非言语线索；而且必须深入而广泛地了解、掌握各种人的复杂心态。在建立治疗性治疗关系时，交谈非常重要，在交谈中要注意如下事项：

1. 让关切与同情溢于言表。心里积郁着苦闷或内心困扰的人，本来就缺少心灵沟通，被关心合理解的愿望愈发强烈，渴望得到关切与同情。在交谈中，一定要注意交谈技巧，真正让关切与同情溢于言表，以利于开启来访者的心扉。

2. 把积极而现实的态度贯彻始终。存在心理问题的来访者，往往是对挫折采取消极或者非现实态度的人。治疗师只有对抗性地采取积极和现实的态度才能补偏救弊。所谓积极的态度，一是努力向成功、希望的方向引导，不要随便说泄气的话，总是看到光明的一面；二是要采用积极性语言，例如，同样面对已经接了半瓶的水，用消极性语言表达："还没满，刚刚半瓶"，而用积极性语言表达："快满了，已经有半瓶了"。当然，这种积极态度与盲目乐观是完全不同的，前者基于实际，而后者脱离实际。

现实的态度与积极的态度是统一的、相关联的。"前途是光明的，道路是曲折的"。从实际出发的辩证观点，会赢得来访者的充分信任与耐心合作。尤其是在治疗进展不顺利的时候，把积极与现实的态度教给来访者本人，会避免不必要的情绪波折。

3. 因势利导、引而不发。治疗性交谈中先要引导来访者自己找到问题的症结。治疗师要恰当地插话引发来访者思索和回答，或者及时地阻止来访者漫无边际或对无用细节的过分赘述。在治疗性交谈中，治疗师不仅仅是"调查者"，而且更是引导者。机敏而又准确的反问、辩驳、比喻有时能起到"一石击破水中天"的妙用。

交谈中避免作出概括性的结论，要善于引导来访者自己打开顿悟之门，"引而不发跃如也"。因为来访者自己得出的"禅悟"，更能有效地启动他改变自我现状的动机。

4. 保持中立，切勿"诱供"。治疗师与来访者之间的谈话必须统一于一个客观的参照系之下，才能产生正确的趋避、取舍，正误的判断。这是治疗性交谈的客观性原则。如果听到来访者悲切的叙述，治疗师也一掬同情之泪，那么心理治疗将无法进行。通情是手段，引导来访者对客观参照系的认同才是目的。治疗师应该保持适当的中立性。既然治疗师在心理治疗交谈中实际上起着"参照系"或"标尺"的作用，那么治疗师既不能以来访者的是非为是非，也不要以自己的是非为是非。治疗师不可充当"法官"，评判来访者的行为。

在交谈中切勿为了急于得出结论、或为使来访者的心理问题符合自己学得的心理治疗某一派理论框架而进行逼问或"启发"。

这种"诱供"往往使来访者盲从地回答，弄乱了问题的线索，以致作出错误的判断，甚至带来不良的暗示或造成"医源性疾病"。

5. 合度的分寸感，表达的艺术性。合度的分寸感实际上是保护性原则和治疗师伦理道德修养水平的体现。当来访者脱离开心理治疗性交谈的场合和氛围之后，往往更能客观地回顾性评价这种分寸感的得当与否，因而反过来影响到治疗效果和下一次的进一步交谈。交谈的分寸感还表现在治疗师与来访者间通过交谈所表达的关系的亲密程度。众所周知，移情现象是在心理治疗交谈中经常发生的。心理治疗师为了成功地治疗和维护自己人格，必须注意保持交谈中的分寸感。

治疗师言语表达必须有艺术性，表述手段灵活多样，解释问题深入浅出，语言生动、语调柔和、态度诚恳、含蓄幽默，针对不同的对象，讲不同风格的话。

第九节　其他心理治疗方法

一、森田疗法

森田疗法是由日本慈惠医科大学森田正马教授创造并逐渐发展起来的一种治疗神经症的方法。这种治疗方法是在禅宗的影响下形成的，其理论来自森田本身的神经症体验和多年的临床实践。

森田认为，神经症患者所有不适均为一种自我感受而不是"病"。只有"保持原状，听其自然"，即来之，则安之，不为其所扰，各种症状才会自消自灭。森田认为神经症的发生基础是疑病素质，这种素质表现为性格内向、孤僻、敏感、多疑，内省力强，有强烈的自我意识，过度地追求十全十美，过分地担心自身的健康，对自己的心身活动状态特别敏感。生活环境稍加改变、轻微的精神挫折就会产生自卑感。神经症之所以发展，自卑感是先决条件。当出现诱发因素时，具有疑病素质的人就将注意力指向自我，集中注意于焦虑，并竭力回避它。事实上，越是集中注意于自身的焦虑，就会变得越加敏感、越发感到焦虑，从而形成恶性循环。森田将这一动力过程称之为精神交互作用。在心理冲突的影响下，患者的焦虑将以躯体的症状表现出来。这种心理冲突并非一种无意识的心理过程，而是有意识的。

森田疗法不重视患者的症状，而是注重解决患者主观与客观之间的矛盾，将其注意力转向外界事物，破坏精神交互作用，摆脱内心冲突，从而使症状消失。治疗原则是“顺其自然”，对已有的不适及情绪变化概不拒绝、不否认、全面接受。因为森田认为，症状与情绪无论如何也无法用意志的力量加以控制和调节，不能随意去改变的；只有不将其当回事，顺其自然，以正常的生活目的去行动，以自己的力量像健康人那样地去生活工作，才能达到治疗的目的。

森田疗法的适用年龄是 15 ~ 40 岁，住院与门诊治疗皆可。住院环境设计成家庭式单人房间而有别于普通住院病房。患者住院时可发现许多患者有与自己类似的症状，就不会感到孤立。理想的住院人数是 15 ~ 20 人。住院前先有个准备过程，让患者阅读森田疗法小册子，对森田疗法有一个了解，消除患者疑虑，增强治疗信心，以积极态度参加治疗。其次，与患者进行晤谈，使其对自己所患的病症有一个本质上的认识；签订行为协议使患者能够遵从医嘱，坚持全疗程的治疗。

住院疗法可分为四期：

第一期：绝对卧床期。4 ~ 7 天，除了吃饭、大小便外不允许参加任何活动。治疗人员为了解病情，每天仅简短地与患者会面一次。患者一切分心刺激全被剥夺，直接面对焦虑。治疗人员应注意观察患者进食情况和体重变化。少数患者在这个时期症状缓解，多数人改变不大。

第二期：轻工作期。3～7天，让患者带着病状白天到室外干轻体力活，晚上卧床休息7～8小时，仍禁止读书、交往、娱乐。

第三期：重工作期。6～8天，根据患者的具体情况安排一些较为繁重的劳动，其间可以读书。但患者之间不可以互相谈论病情，只教导患者热衷于当前的工作活动。通过这些实践与感受，一般患者能够接受自己的症状而转变对待已有症状的态度。

第四期：出院准备期。1～2周，允许患者外出参加一些实际生活，晚上必须回院住宿即所谓生活训练。

从绝对卧床起要求患者写日记，治疗人员要认真读，并写出指导意见，次日归还患者。开始患者会反复地向治疗人员谈自己的症状及询问治疗意见和欲采取的措施等。治疗人员可采取“无回答疗法”，患者就会渐渐减轻了对症状的注意，逐渐面对现实。通过治疗，80%以上的人尽管焦虑症状尚存，但能够进行日常生活和工作。在住院的前约40天里不允许与亲友交往，一般情况下可住院60～120天，也可短至45天。

门诊治疗要求患者理解森田疗法的治疗原则即“顺其自然”；同时，坚持写日记，记述自己病情变化与体会。治疗人员要定期审阅、指导，以消除患者以前对病的臆断和误解，使患者彻底放弃对症状的错误抗拒。患者家属要像对待健康人一样对待患者，亦不要向他们询问病情，鼓励他们正常地去生活和工作。

二、家庭治疗

家庭治疗（family therapy）是处理家庭问题，获得更好的家庭功能的心理治疗和心理咨询的方法。不同的心理治疗流派对家庭治疗方法的解释和在治疗中的重点不完全相同。Nathan Ackerman是其创始人，所创立的系统家庭治疗是一种特定的家庭治疗方法，注重家庭成员之间的互动，把整个家庭看作是一个系统；咨询的要点是理解和改变整个家庭的结构，而不是个人的症状；治疗模式是代际的系统家庭治疗，用于检验父母在原来的家庭中的相互交往方式对他们和孩子的交往的影响。结构的系统家庭治疗关注治疗时和在家庭中家庭成员的相互关系。策略的系统家庭治疗，强调家庭改变的必要性，针对需要改变的症状。经验的系统家庭治疗，强调家庭和治疗师无意识的和情感的过程。多家庭治疗和网状治疗是家庭治疗中的大群体治疗。前者指同时针对几个家庭进行治疗；后者指治疗虽然针对一个家庭，但把可以起帮助作用的亲朋、好友、邻居等都请来参与到治疗活动中。

在会谈时，治疗师要努力营造一种气氛，使所有家庭成员都感到受重视，能表达自己的态度和感受，都愿意参加。系统家庭治疗中应非常注意谈话的技巧，可以采用循环性提问的方法使家人从各自的表达中理解每一个家庭成员对问题的看法，要适当地指出问题成员对自身行为的责任，及时将新的观点和方法引入家庭。家庭治疗中更多的工作应该是针对当前情况及对将来的预期，唤起每个成员配合治疗的动机。治疗师应把“换位思考”的思路渗透给每一位家庭成员，帮助他们从不同的角度去观察和说明问题；尽量以“正面”的想法来表达和接受，鼓励他们针对问题提出建设性的建议，避免家庭成员之间互相指责和推卸责任。家庭作业在家庭治疗中的作用很大。一般地，家庭作业都是根据会谈时采取的干预措施，为巩固效果，促进家庭内关系的改进而设置的。例如，如果问题成员与其父亲交流不好，可布置作业要求其每天与父亲交谈 15 分钟，内容不限，并将在下一次的会谈时检查。

家庭治疗和其他心理治疗一样，都遵循一个基本过程。在准备阶段，治疗师应根据诊断性评价得出的对家庭的印象及存在的问题，将家庭治疗的性质及要求向每一个成员作一简单介绍，以取得良好的配合。治疗师要融洽自己与该家庭成员的关系，在治疗中，要以“自己人”和“旁观者”的双重眼光来观察和了解情况，与家人共同寻找问题的所在以及改进的对策。在处理具体问题阶段，要运用各种具体心理治疗方法实现治疗目标。结束治疗时治疗师应把家庭的“领导权”归还家人，以恢复家庭的自然秩序，使治疗结束后，家庭仍能维持良好的功能。

其实，当某个个体以患者身份出现在治疗者面前时，往往背后都隐藏着一个病态的家庭，对整个家庭的帮助有时是治疗该患者的关键；有时一个家庭中并没有明确的患者，但是家庭功能失调，这个时候需要把整个家庭作为治疗对象或利用家庭来达到治疗某个个体的目的。

比如，青少年适应障碍，多与家庭问题有着密切关系。另外，对于有些精神疾病患者，除了首先要积极治疗患者外，也应该通过家庭治疗来解决诸如如何正确对待患者、做出有利于患者康复的家庭调整、减轻家庭其他成员的心理压力及苦恼等问题。

家庭治疗的时间视具体情况而定，一般每次需要 1～1.5 小时，间隔 1～2 周，整个疗程通常包括 2～10 次会谈。

三、婚姻治疗

婚姻治疗（marital therapy）或称夫妻治疗（couple therapy），是指针对夫妻就他们的夫妻关系及婚姻问题为焦点进行的治疗方法。

婚姻疗法的观念始于 19 世纪初期，当时的社会变化影响到了家庭结构及夫妻关系，有了婚姻咨询的要求。20 世纪 20 年代，欧洲医学家开始从夫妻关系的角度来了解性问题的真相。英国的 Mittieman 著书特别阐述了家庭婚姻关系问题对于已婚神经症患者的影响。1970 年美国婚姻咨询协会更名为美国婚姻和家庭咨询协会，标志着婚姻与家庭治疗有重叠；婚姻是一个小的系统，家庭治疗方法可以应用于婚姻治疗。

在实施婚姻治疗时，治疗者应清楚地了解和辨认功能性与非功能性的夫妻关系，体会导致夫妻问题的根源，以便制定治疗措施，消除病态的夫妻关系，建立健康的婚姻生活方式。

首先要理解婚姻的目的，它是以家庭为形式的基本社会生活单位，在其中一男一女建立亲密感情、相伴生活，维持合法的性关系，共同养育下一代并遵守自己特定的角色。结婚以后还需要不断适应已建立婚姻关系。尽量去了解合理解相互的感情，包括感情的内容、强度、表现等几方面的内容。认可夫妻关系是一种亲密而特殊的私人、长久、进展、契约性的人际关系，是在所有家庭成员的关系之中对婚姻质量影响最大的因素。学会既形成稳固的夫妻联盟又适当地保留个人生活空间。在不同的情况下，夫妻的角色及相互关系是不同的，成熟的夫妻知道在何时何地扮演何种角色，以适应社会生活需要。夫妻之间的沟通非常重要，在沟通上常见的问题是一方误认为另一方不用言语表达就能知道、体会自己的想法；另一种是认为生活时间长了，彼此已经非常了解，无须沟通；还有就是互相隐瞒观点造成隔阂。性关系是影响夫妻关系的重要因素，一般而言夫妻间性生活有问题，常是夫妻感情有问题的表现；如果能适当地享受性关系的话，也能促进和增加夫妻感情。

一般婚姻发展都会经历如下阶段：婚前阶段，婚姻初期阶段，生育子女阶段，养育子女阶段，子女分离阶段，婚姻后期及婚姻的终尾阶段等。现在出现了一些丁克家庭，虽然不会经历生养子女及子女分离阶段，但并不意味着问题就相应减少，其他阶段的调适更加重要。子女既是家庭问题滋生的温床，也是解决其问题的调和剂。婚姻发展的不同阶段所表现出的重点问题不同。多数问题来自于不健全的婚姻动机，夫妻性格不协调或一方、双方有性格问题，夫妻间角色问题，与子女关系及管教问题，随婚姻制度带来的问题，原有家庭对现有家庭的影响，来自父母的影响或干涉，最后还有婚外关系的发生。

由于不同家庭的特殊性，在进行婚姻治疗时应该具体问题具体分析，但在总体方向上要把握以下原则：积极主动认真接待；

重视平衡兼顾双方；把握立场保持中立，注意平衡配偶之间的权利；淡化“异常”强调“适应”；掌握原则协调为主。家庭治疗的目标在于通过分析各阶段的具体问题，增加夫妻间的沟通，矫正夫妻间的角色关系，促进夫妻产生认同感及夫妻联盟的建立和互相适应，鼓励培养感情，最终建立适当的婚姻生活方式。可以采取以下一些干预方法促进配偶间交流和平衡，促使夫妻联盟及夫妻认同的形成。

通过鼓励换位思考、现场示范，替配偶向对方说些好话、赞赏或表扬对方，达到转负为正、改变气氛与取向的效果。鼓励夫妻提出可行的合理的愿望或要求，尽量提自己要改什么、能做什么，减少要求对方改什么；使可能促使关系改善的要求具体化、可操作，并付诸行动。注意观察，及时发现、纠正婚姻关系中存在的问题，促进或改善沟通，改善相互扮演的角色，促进彼此相让，协调解决争端。

第九章　更年期精神病常用躯体治疗

第一节　概述

精神障碍的躯体治疗主要包括药物治疗、物理治疗和功能外科手术治疗。药物治疗是临床最常用的治疗方法；物理治疗目前主要是电抽搐治疗，用于严重抑郁、木僵和兴奋躁动的控制；功能外科手术治疗用于一些难治性精神障碍的治疗，同时符合功能外科手术治疗的适应证。

第二节　药物治疗

精神药物是指主要作用于中枢神经系统以影响精神活动的药物。这类药物在治疗剂量内并不影响意识和智能。

Cade最早提出锂盐可以治疗躁狂，但因当时未能解决其毒性反应，故未引起广泛重视。法国化学家Paul Charpentier合成了一种新的酚噻嗪类衍生物氯丙嗪，当时主要用于辅助麻醉。Jean Dely和Pierre Deniker首先报道，应用氯丙嗪治疗精神患者获得成功，从此翻开了精神疾病治疗学新的一页，首次点燃了人类用药物治疗疾病的希望，使精神病学有了炫目的现代医学的色彩。

随着精神药物品种的增多，就有了分类的必要，一般分为四类：

1. 抗精神病药

主要用于治疗精神分裂症，对幻觉、妄想及行为紊乱等精神病性症状疗效较佳。

2. 抗抑郁药

主要用于治疗各种抑郁。

3. 抗焦虑药

主要用于治疗焦虑症状，也可作为催眠药用。

4. 抗躁狂药和情感稳定剂

主要用于躁狂和双相情感障碍。

第三节 抗精神病药

抗精神病药是一组主要用于治疗精神分裂症及其他精神病性精神障碍的药物。曾被赋予许多不同的术语，如精神松弛剂、安适剂、强安定剂、神经阻滞剂等，这些名词目前已被废弃，作为简单描述性术语——抗精神病药，正逐步被广泛接受。

一、第一代抗精神病药物

第一代抗精神病药物亦被称为传统抗精神病药或经典抗精神病药，以氯丙嗪、氟哌啶醇等为代表。其共同特点有：主要阻断中枢多巴胺受体，对阳性症状有效，对阴性症状、认知损害基本无效，锥体外系反应严重，引起血浆催乳素增高。

（一）化学结构

R_1位上基团决定药物的效价，一般规律为 $F > C_1 > H$；R_2基团的不同，决定酚噻嗪类亚型的划分。化学结构中含氯者，对心脏、肝功能、血象影响较大，含氟者，具有振奋激活作用，适用于淡漠、退缩的患者。有人按抗精神病药效价简单分为强效和低效两大类，强效抗精神病药有效剂量低，镇静作用弱，较少自主神经功能副作用，对心脏、肝脏、血象影响小，但锥体外系副作用较重。代表性药物有三氟拉嗪、氟哌啶醇、五氟利多等。低效抗精神病药，治疗剂量高，有较强的镇静作用和自主神经系统反应，对心脏、肝脏、血象影响较大，锥体外系反应轻。代表性的药物有氯丙嗪、氯普噻吨、甲硫哒嗪、氯氮平等。

（二）药理作用

1. 对中枢神经系统的影响

（1）镇静作用：引起感觉阈的轻度增高，兴奋性降低，不引起皮层明显抑制，遇到刺激仍有完善的觉醒反应，其镇静机制是阻断脑干网状结构上行激活系统外侧部的 α 受体。

（2）抑制条件反射：能使凶猛的动物驯服，不能抑制非条件反射。

（3）镇吐作用：小剂量氯丙嗪能抑制延脑第四脑室底部极后区催吐化学感受器，大剂量直接抑制呕吐中枢。小剂量氯丙嗪即可对抗阿扑吗啡（兴奋延脑第四脑室极后区催吐化学感受器）引起的呕吐，不能对抗硫酸铜的催吐作用，硫酸铜的催吐作用是由于刺激胃黏膜，反射性引起呕吐中枢兴奋所致，大剂量氯丙嗪才能对抗。

（4）降温作用：抑制下丘脑体温调节中枢，使体温调节功能减低，导致体温随外界温度而变化。人工冬眠与物理降温同时应用，降温作用明显。但在炎热天气，则可使体温升高，导致中暑。

（5）对脑电的影响：引起脑电频率的改变，出现大量 θ 波，δ 波稍增多，β 波减少，可出现爆发活动及峰形波，同步增加伴电压增高。有人观察抗精神病药治疗精神分裂症无效时，脑电图一般无变化，极快波减少越多，疗效越佳。出现异常大幅波，预示患者对药物不能耐受。

（6）精神病作用：中枢神经系统目前已知存在四条多巴胺神经通路，黑质－纹状体、结节－漏斗、中脑－边缘系统、中脑－大脑皮层，氯丙嗪抗精神病的作用机制可能是阻断中脑－边缘系统、中脑－大脑皮层通路的多巴胺受体有关。

2. 对自主神经系统的影响

(1) 降压作用：氯丙嗪可阻断血管上α受体，扩张血管，降低血压，故可导致体位性低血压。血压下降可反射性地引起心动过速。降压作用由于连续用药而产生耐受，不适合高血压的治疗。当氯丙嗪过量引起血压下降时，不能用肾上腺素纠正。这是因为血管上同时存在α、β受体，α受体兴奋，血管收缩，血压升高；β受体兴奋，血管扩张，血压下降。肾上腺素既能兴奋α受体，又能兴奋β受体，在正常情况下表现出α受体兴奋的作用。当氯丙嗪过量中毒时，阻断了血管上α受体，使得肾上腺素不能与α受体结合，只能作用于β受体，导致血管进一步扩张，血压进一步下降。因此氯丙嗪过量引起的血压下降不能用肾上腺素纠正，只能用仅兴奋α受体对β受体无作用的去甲肾上腺素或间羟胺。

(2) 缩瞳作用：氯丙嗪阻断虹膜辐射肌上的d受体，辐射肌松弛，瞳孔缩小。

(3) 抗胆碱能作用：氯丙嗪具有微弱的抗胆碱能作用，可引起口干、便秘、视物模糊等。

3. 对内分泌的影响

结节－漏斗通路中的多巴胺可促使下丘脑分泌多种激素，从而间接促进多种激素的分泌。氯丙嗪阻断该通路的多巴胺受体，减少下丘脑释放催乳素抑制因子，从而引起持续性催乳素增高，乳房肿大及泌乳，抑制促性腺激素的释放而使排卵延迟、月经紊乱，抑制ACTH的释放而使糖皮质激素分泌减少。

(三) 药代动力学

氯丙嗪口服、肌注均易吸收，约有90%与血浆蛋白结合，口服后2～4小时血药浓度达高峰，能够分布到脑、肺、肝、肾等器官，脑内浓度是血浆浓度的4～5倍。半衰期的个体差异较大，为8～35小时，体内可以积蓄，主要在肝脏中代谢，代谢产物复杂。

（四）临床应用

（1）治疗精神分裂症和其他精神病性障碍，不应滥用于神经症或作催眠药应用。

（2）人工冬眠用于创伤性休克、中毒性休克、高烧、甲亢危象的辅助治疗，增加肌体对有害刺激的耐受力。

（3）用于多种药物和疾病引起的呕吐，如洋地黄、吗啡、尿毒症及癌症引起的呕吐，也可用于顽固性呃逆。

（五）副反应

1. 精神方面

（1）过度镇静：患者表现无力、嗜睡。

（2）药源性精神病：①精神运动性兴奋：在治疗过程中出现明显的兴奋躁动或使原有精神运动性兴奋加剧，表现为焦虑不安、激动、凶狠、敌意、冲动、攻击行为。以强效药物或有轻度脑器质性损害者较易出现。②意识障碍：有1%～3%患者出现不同程度的意识障碍。多见于用药早期，午后晚间明显；大剂量用药或剧增骤停，联合用药，特别是与三环类抗抑郁药或抗胆碱能药物联用，老年人或有器质性病变者易出现。③药源性抑郁：患者表现为焦虑、烦躁、消极悲观、情绪不稳、自责自罪、自残自伤等，以利血平、氟哌啶醇、氯丙嗪、奋乃静、三氟拉嗪较易发生。④紧张症候群：主要表现缄默、木僵、违拗、蜡样屈曲，重者吞咽困难，生活不能自理。

2. 神经系统方面

（1）惊厥：可诱发癫痫，以低效价药物为多。

（2）锥体外系反应：锥体外系反应的发生率与药物的种类、剂量、疗程及个体因素有关，发生时间最早可在服药后0.5～48小时出现，多数在用药后2～5周内发生。①药源性类帕金森综合征：表现为肌肉强劲、震颤、运动不能、自主神经功能紊乱。

②静坐不能：表现不可控制的烦躁不安、不能安定、反复走动或原地踏步。③急性肌张力障碍：表现个别肌群持续痉挛，表现为各种奇怪动作或姿势，如下颌不能闭合，面肌、颈肌痉挛、口眼歪斜、角弓反张、扭转性痉挛。静坐不能多见于中年女性，急性肌张力障碍多见于男性青少年。处理：减药、停药或使用拮抗剂。产生的机制是氯丙嗪阻断了黑质短横线纹状体通路的多巴胺受体，使得纹状体中多巴胺功能减弱，乙酰胆碱功能增强而引起。④迟发性运动障碍：多发生于长期大剂量用药的患者，发生率为5%～20%，老年、女性、伴脑器质性疾病者发生率较高。临床表现为不自主的、有节律的刻板式运动，其特点为肌张力低下。这些症状在睡眠时消失，情绪紧张、激动时加重，可以与药源性帕金森综合征同时存在，且症状往往被掩盖，在减药或停药后迅速暴露。处理：减药、停药或换用锥体外系反应小的药物，停用一切抗胆碱药物，对症处理，给予异丙嗪、安定、神经营养剂等。目前认为发病机制是由于多巴胺受体去神经增敏所致。

3. 自主神经系统副作用

（1）抗胆碱能作用：表现为口干、视物模糊、心动过速、便秘、肠麻痹、尿潴留、眼压升高等。

（2）抗肾上腺素能作用：头昏、头晕、体位性低血压等。

（3）抑制体温调节中枢：在炎热夏季、皮肤散热功能降低，可导致高热、中暑。

（4）性功能障碍：偶可引起勃起困难、射精不能、性欲减退。

（5）心电图改变：常见T波改变、ST段压低、QRS波增宽、QT延长、心律改变或传导阻滞。

4. 内分泌方面的影响

女性患者排卵延迟、月经周期紊乱、溢乳、性欲改变，常可出现体重增加。

5. 肝脏副作用

20% ~30%的患者在服药1个月内有一过性谷丙转氨酶升高，少数患者出现肝细胞内微胆管阻塞性黄疸，多数在用药后2~4周内发生，目前认为这是一种变态反应。

6. 血液系统副作用

氯丙嗪对骨髓有毒性作用，抑制骨髓造血功能，导致粒细胞减少或再生障碍性贫血。

7. 皮肤方面副作用

可出现药疹、接触性皮炎、光敏性皮炎、皮肤色素沉着。

8. 恶性综合征

这是一种少见而危险的副反应，表现为持续高热，锥体外系症状加剧，全身肌张力增高，自主神经功能紊乱，碱性磷酸酶增高。

（六）给药方法

1. 剂量

以达到理想治疗效果的最低有效量和最小的副作用为标准，不应千篇一律，力求剂量个别化。有时中小剂量患者病情无进步，大剂量有明显进步；有时则相反，中小剂量反应好，大剂量病情反而恶化。常用剂量范围为300~600mg/d。

2. 显效时间

恰当的剂量兴奋躁动在一周左右控制，幻觉妄想需要1~2个月，若仍不见效，可能剂量不足或对此药不敏感。恰当的剂量必然会出现疗效或锥体外系反应，若两者均不出现，可能是剂量不足。

（七）硫杂蒽类

以氯普噻吨为代表，抗兴奋躁动、幻觉妄想作用不如氯丙嗪，镇静作用较强，具有较弱的抗抑郁、焦虑作用，适用于带有焦虑抑郁情绪的精神分裂症，其抗肾上腺素和抗胆碱能作用较弱，锥体外系反应也较轻，易引起癫痫发作，常用剂量为100~

600mg/d，另外还有三氟噻登、氯噻登。

（八）丁酰苯类

以氟哌啶醇为代表，主要用于控制兴奋躁动、躁狂状态、幻觉妄想为主的精神障碍，对慢性精神分裂症有一定的振奋激活作用，对儿童行为障碍如活动过度、多发性抽动秽语综合征疗效较佳。抗肾上腺素与抗胆碱能作用弱，阻断多巴胺作用强，镇静作用弱，镇吐作用强。副作用为锥体外系反应重，对肝肾功能、血象、心血管影响小，少数可导致失眠、药源性抑郁，常用剂量为8～40mg/d。另外还有氟哌利多、五氟利多等。

三、第二代抗精神病药

亦被称为新型抗精神病药或非典型抗精神病药，以氯氮平为代表，其共同特点为，对中枢多种受体有亲和力，锥体外系副反应小或无，作用广泛，对阳性、阴性和认知缺陷症状均有效，基本不影响催乳素水平或影响很小。

（一）氯氮平

氯氮平化学结构与丙咪嗪相似，最初作为抗抑郁药使用，不久发现具有抗精神病作用，而基本无抗抑郁作用，很快就得到广泛应用。由于芬兰出现8例因使用此药导致粒细胞缺乏，且部分患者死亡，之后又有陆续报道，此药的应用明显减少。美国Kane发现此药对难治性患者有效，才开始此药的新纪元。氯氮平被认为可能是目前最有效的抗精神病药，且只要常规监测白细胞，此药具有较好的安全性。氯氮平与第一代抗精神病药区别在于其与D_2受体的亲和力很低，可与其他广泛的不同类型受体结合，在多巴胺系统中，可与D_1、D_2、D_3、D_4受体结合，且与D_4亲和力较高；与5－羟色胺受体也有较高的亲和力，特别是5－HT_{2A}、5－HT_{2c}、5－HT_6、5－HT_7，另外还与α_1和α_2、H_1、M受体结合。氯氮平控制精神运动性兴奋奏效快，控制幻觉妄想与氯丙嗪相似，对慢性退缩症患者也有一定疗效，对经典抗精神病药物治疗无效的患者，改用氯氮平治疗大约有1/3的患者仍可获得显效。常见副作用有流涎、便秘、低血压、心动过速、心电图改变、诱发癫痫，偶可引起粒细胞减少或缺乏，无锥体外系反应。常用剂量为200～600mg/d。

（二）奥兰杂平（奥氮平）

奥氮平是一种噻吩苯二氮草类衍生物，其结构和药理特性与氯氮平相似，与多种神经递质受体有亲和力。口服后5小时达峰浓度，健康年轻人清除半衰期为27～38.6小时，主要经肝脏代谢，其代谢产物无活性。主要不良反应为过度镇静、口干、便秘、肝脏转氨酶增高和体重增加。常用剂量为5～15mg/d。

（三）利培酮（维思通）

维思通对中枢多巴胺D_2受体和5－HT_2受体均有较强的拮抗作用，有人认为维思通拮抗边缘系统多巴胺受体，缓解阳性症状；拮抗5－羟色胺受体，缓解阴性症状；对黑质纹状体通路中5－羟色胺受体的拮抗，可促进多巴胺的释放，降低锥体外系的副作用。口服易吸收，服药后1小时达峰浓度，主要在肝脏中代谢，其代谢产物9－羟利培酮仍具活性，快代谢型者消除半衰期利培酮为3小时，9－羟利培酮为20小时，慢代谢型者消除半衰期利培酮为20小时，9－羟利培酮为20～29小时。主要不良反应为锥体外系反应，与剂量有明显的相关性，超过6mg/d，锥体外系发生率显著增加，低于6mg/d，锥体外系发生率明显减少。该药无明显得镇静作用。常用剂量为2～6mg/d。

（四）喹硫平

喹硫平是一种二苯硫西平类药物，与5－羟色胺受体的亲和力远高于多巴胺D_2受体亲和力，与组胺受体和α肾上腺素能受体也有较高的亲和力，与胆碱受体几乎没有亲和力。口服迅速吸收，在1~1.5小时后达峰浓度，主要由细胞色素$P_{450}3A_4$系统在肝脏代谢，代谢产物无活性。喹硫平总体耐受性较好，0.5%患者出现心电图QTc间期延长。常用剂量150~750mg/d。

（五）阿立哌唑

阿立哌唑是一种喹诺酮衍生物，为多巴胺部分激动剂和部分激动5-HT_{1A}和拮抗5-HT_{2A}受体的作用，因此被称为多巴胺-5-羟色胺系统稳定剂。吸收良好，生物利用度为87%。总体耐受性较好，少部分患者有锥体外系反应，其主要表现为静坐不能。常用剂量为10~30mg/d。

四、用药原则

1. 个体化原则

每个患者对精神药物的耐受性、疗效，存在明显的个体差异，药物的选择和剂量要个体化，不能千篇一律，参考患者的年龄、性别、躯体情况，是否初次治疗等因素来决定药物的剂量。

2. 剂量原则

最小剂量达到最佳疗效。剂量过低达不到疗效，剂量过大有时不但不能进一步提高疗效，反而导致许多副作用。恰当的剂量治疗一段时间，必然会出现疗效或副作用，如两种效应都不出现，要高度怀疑患者未服或少服药，其次考虑剂量不足。

3. 药物选择

①根据靶症状：各种精神药物均有各自的靶症状，依据患者的症状选择药物。②患者既往用药经验：如果过去同样症状用某药有效，这次仍可能有效；同样上次无效，这次仍可能无效。但也有例外。③借鉴家族史：如家族中有同样的患者对某药有效，则可能对此患者也有效。

4. 疗程

一般从达到治疗剂量之日开始计算，急性患者观察4~6周，病情无效可考虑换药。慢性患者要延长观察时间，有人认为需2～3个月，甚至半年，无效方可考虑换药。

五、联合用药

支持此观点的理由：①单一用药疗效，同类药物联用疗效可能相加，副作用因各种药物的剂量不大而可能减少。②各种精神药物作用的靶症状不相同，合用可兼顾、全面。③各种精神药物的作用机制不尽相同，疗效可互补。反对此观点的理由：①合并用药并没有减少剂量，相反按效价折算，总量大为超过单一用药的有效剂量，而每种药物因合并用药而剂量不足，反而达不到治疗量，结果疗效没有增加，副作用却增加。②按照突触药理学的观点，药物联用是协同或拮抗作用，难以确定，因而疗效的增加或减弱也难以确定，但副作用增加。③临床研究亦证明联合用药不能提高疗效，但副作用增加。

目前国内的观点：尽可能地单一用药，不主张联合用药，只有当单一用药无效时方可考虑联合用药，且不超过两个。

1. 抗精神病药与抗抑郁药的联用

对伴有抑郁症状的精神分裂症，采取合用可收到较好的效果，对分裂情感性精神病和带有精神病性症状的抑郁症亦可。但对精神分裂症无抑郁症状的患者没有单用抗精神病药治疗效果好，相反还可能恶化精神分裂症症状。对无精神病性症状的抑郁症，联用没有单用抗抑郁药治疗效果好。有人报道新型抗精神病药联用SSRIs治疗慢性精神分裂症比单一用药效果好。

2. 抗精神病药与锂盐的联用

锂盐虽为躁狂治疗的首选药物，但由于起效时间慢，若与抗精神病药联用可较快地控制症状。Cohen报道54例锂盐合并氟哌啶醇治疗的患者，有4例出现不可逆的脑损害，这一情况是由于血清锂浓度过高，长期合用所致。目前认为两者短期合用是有益的。

3. 抗精神病药物与镇静催眠药的联用

抗精神病药可加强麻醉药、催眠药等的作用，联用时注意过度镇静。氯丙嗪与巴比妥类药联用时，巴比妥类药可诱导肝细胞微粒体酶的活性，加速氯丙嗪的代谢。

4. 抗精神病药物与抗震颤药的联用

目前国内的观点为，除非出现锥体外系症状，尽可能不用或少用抗震颤药，不能作为抗精神病药锥体外系反应的常规、预防用药。理由是：①不是所有的患者均出现锥体外系反应，约有61.1%的患者并不出现锥体外系症状。②抗震颤药物本身有副作用。③增加迟发性运动障碍的发生率。④降低氯丙嗪的血浓度，从而影响疗效。

5. 抗精神病药与中枢兴奋剂的合用

抗精神病药可降低大脑的惊厥阈，两者合用容易诱发抽搐，应避免使用。

六、影响药物作用的因素

同样的药物，同时同量给患同一种病的一批患者服用或同一患者不同时间服用，都常会发生不相同的效果。这是因为除了药物的品种和剂量外，尚存在许多其他因素影响药物的作用。

（一）药物方面的因素

药物剂量不同，产生的药效不同；不同厂家生产的同一药物，因其制造工艺不同而影响药物在体内的崩解、溶解、吸收，导致生物利用度不同而影响药效；给药途径不同，可因影响药物吸收量和速度不同，而影响药物作用的强度和速度，甚至可改变药物的性质，如硫酸镁肌注可止惊，口服则导泻。

（二）肌体方面的因素

1. 年龄

儿童处在生长发育期，器官功能尚未成熟，老人则处在衰退期，器官功能下降，影响药物的代谢、排泄，因而老人与儿童剂量应减低。

2. 性别

女性患者在月经、怀孕、分娩、哺乳等期间，用药应特别注意。妊娠前3个月避免使用精神药物和其他药物，哺乳妇女服精神药物有部分从乳汁中分泌，因此维持治疗的妇女应避免哺乳。

3. 营养代谢

营养不良的患者由于体重轻，血浆蛋白含量低，肝药酶活性低，脂肪组织储存量较少，导致血药浓度增高，易产生毒性反应。

4. 心理因素

患者对医务人员或药物的信任程度可以影响疗效，对神经症更为明显。

5. 遗传因素

有的患者小剂量则可显效，有的患者大剂量才显效。遗传还可能影响药物的效应，有的患者出现疗效或副反应，有的则无。

第四节 抗抑郁药物

抗抑郁药物是用于治疗各种抑郁状态的药物，但它与兴奋剂不同，不会使正常人的情绪得到提高，相当一部分抗抑郁药物特别是一些新型的抗抑郁药物，在治疗患者抑郁情绪的同时，对强迫、惊恐和焦虑情绪有治疗效果。而且对心境障碍的双相患者，在治疗抑郁情况下，可诱发躁狂的发作。

抗抑郁药物也是在20世纪50年代初开始应用于临床，最初发现的是单胺氧化酶抑制剂，当时曾广泛应用，并且取得一定效果。但由于它的毒副作用和在临床使用中对患者的选择上要求高，故随着50年代末，三环类抗抑郁药（TCAs）的研制成功，逐渐取代了前者，而广泛用于临床。至80年代，新的可选择性可逆性的单胺氧化酶抑制剂问世。在抑郁症的治疗中取得明显疗效，而且毒副作用明显下降。至90年代，选择性5-羟色胺再摄取抑制剂（SSRIs），及其他类的抗抑郁药问世，在抑郁症的治疗中得到了广泛的应用，这一类药也称为新一代抗抑郁药。此外一些新型抗精神病药具有抑制5-羟色胺再摄取作用，而达到治疗抑郁症的效果。

一、分类

抗抑郁药物的分类主要依据它的作用机制或化学结构等来分类，根据目前临床使用的药物，大致可以分为四类：①单胺氧化酶抑制剂（MAOIs）；②三环类抗抑郁剂（TCAs）；③选择性5-羟色胺再摄取抑制剂（SSRIs）；④其他递质机制的抗抑郁药。根据作用机制和研发的时间和临床的应用，前两类也称之谓传统的抗抑郁药物，而后两类为新型抗抑郁药物。

二、作用机制

三环类抗抑郁药物和选择性5-羟色胺再摄取抑制剂的主要作用机制为：通过抑制细胞膜上的相关的回吸收去甲肾上腺素和/或5-HT的回吸收而提高突触间隙内的去甲肾上腺素和/或5-HT的浓度，以提高它们的活性，从而达到治疗作用。而MAOIs则是抑制单胺氧化酶的活性，使突触间隙内的去甲肾上腺素和/或5-HT降鳃作用减缓，而提高它们的活性。这些作用在治疗开始后的几个小时内就能观察到。但在临床显示治疗效果仍需几周后才能显示。具体的机制仍不太清楚，故在对抗抑郁药的疗效评价一般应该在用药后的6周做出。在某种程度上有些研究表明，治疗作用的延迟是由于药代动力的原因，例如大多数的三环类抗抑制剂的半衰期为24小时，一般在到达血象稳定、血药浓度水平是在用药5~7天后，这也不能完全解释抗抑郁药的延迟作用。

抗抑郁药物对去甲肾上腺素和5－HT等的作用，也是它们抗抑郁的作用。此外，还有阻断胆碱能受体、α受体和组织胺受体，因此在临床上会产生一系列的不良副反应，而影响在临床上的使用，这一类主要以传统的抗抑郁药为主。而新型的抗抑郁药，已大大减少了这方面的副作用。

在动物试验中，抗抑郁药物在促进NE和5－HT神经传递的急性效应之后，随后而来的是NE和5－HT通路出现继发性生化改变。饶有趣味的是，这些适应性改变于数天之后出现，由此与药物治疗的抗抑郁临床效应延迟相平行。另外，许多不同种类的抗抑郁治疗会造成某些神经递质受体出现同样的改变，尽管我们还不知道这些改变中究竟哪一种与抗抑郁作用有关。

NE和5－HT通路共有的一个重要特征就是中脑部位细胞体含有抑制性自受体，这种自受体兴奋时会减少细胞的点燃效应。能够迅速增加突触间隙NE和5－HT神经递质水平的药物（如三环类和MAOIs），可以通过末梢释放NE和5－HT间接激活这些自受体，从而减少细胞体点燃并反馈性地降低抗抑郁药导致地神经传递增强。生化和行为研究发现，抗抑郁治疗持续数天之后，NE和5－HT细胞体上地自受体就会变得不太敏感（Greenetal）。这一结果使NE和5－HT神经元得以摆脱抑制性反馈调节的控制，在突触间隙NE和5－HT神经递质浓度增加的情况下仍能使细胞体点燃率恢复至正常水平。另外还可以使抗抑郁药促进NE和5－HT活动的能力得到进一步提高。因此抗抑郁药治疗的临床效应可能来自于随时间推移而日益增强的NE和5－HT功能。

近来美国的系列临床调查为这一观点提供了部分支持。通过饮食控制减少大脑5－HT氨基酸前体色氨酸的摄取，可暂时性地迅速减弱大脑5－HT功能活动。在近期地抑郁性疾病康复患者中，相当一部分患者在接受这种饮食控制后出现急性临床复发。这种复发在那些接受主要药理作用是通过5－HT机制的药物治疗，例如 SSRIs 治疗的患者中尤为突出（Delgadoetal）相反，如果所接受的药物其主要效应在于抑制 NE 再摄取，如三环类抗抑郁药中的地昔帕明，当 NE 神经传递被 NE 合成抑制剂 α 甲基－酪氨酸阻断时，患者即倾向临床复发（Salomonetal）。这些发现均支持这样一种说法，即抗抑郁药物的治疗效应乃是基于 NE 和/或 5－HT 神经传递的持续增加。

三、单胺氧化酶抑制剂

单胺氧化酶抑制剂（MAOIs）是最早用于临床治疗抑郁症的抗抑郁剂。在 20 世纪 50 年代被发现有抗抑郁作用后，广泛用于临床。但由于它对肝脏的毒性作用和出现不可逆的致死性的高血压危象，而又大大限制了它们的使用，很快为三环类抗抑郁药所取代这类药的代表有苯乙肼、异卡波肼等。至 80 年代，随着生化科学技术的发展，对单胺氧化酶有了新的认识和发展，而研制了新的一代可选择性可逆性抑制单胺氧化酶的抗抑郁剂，如吗氯贝胺。它大大降低了原有的毒副作用，并且被临床所接受，作为一类抗抑郁药而存在。

（一）作用机制

单胺氧化酶（MAO）主要是对具有重要生理功能的单胺 NE、5－HT、DA 等降解作用，使其相应的产物失去活性。抑郁症的发病机制研究提示，可能与突触间隙的单胺类递质浓度不足有关。故 MAOIs 可以抑制 MAO 活性，使单胺类递质在突触间隙内的降解减少，相应提高了在突触间隙内单胺类递质的浓度，而起到治疗作用。生化方面的研究进一步发现 MAO 具有两种形式存在，即 MAO－A 和 MAO－B。而前者主要是选择性使 NE、5－HT 脱胺，而后者优先使苯乙胺脱胺，故提示如果能抑制 MAO－A 的作用，即可以提高 NE、5－HT 的浓度，而起到治疗抑郁的作用，同时也发现大多数严重的副作用可能与 MAO－B 的被抑制有关。

目前在我国临床广泛使用的吗氯贝胺即是一个可选择的可逆性的氧胺氧化酶A的抑制剂。它可以提高突触间隙的NE、5-HT的浓度，而达到抗抑郁的作用，并且减少可能出现的严重的副作用。

（二）临床应用

1. 适应证、禁忌证和注意事项

MAOIs适用于各种抑郁症，特别对不典型、重症和难治性抑郁有效，同时对伴有焦虑、惊恐和恐惧症状的抑郁同样有效。此外可以用于惊恐发作、恐惧症、神经性厌食和神经性贪食和创伤后应激障碍等的治疗。

本品禁与TCAs、SSRIs和交感胺联用，防止出现5-HT综合征；第一代MAOIs应用时禁食含丰富酪氨酸的食物，如啤酒、奶酪等，因可能引起高血压危相，当单氨氧化酶活性受药物抑制，酪氨酸的生成大量儿茶酚胺，引起高血压危象，新一代MAOIs也不宜大量进食含酪氨酸的食物。目前最早在临床使用的不可逆性MAOIs，即肼类化合物及反苯环丙胺，因副作用大，禁忌较多，已不用。

2. 剂量和用法

新一代的MAOIs吗氯贝胺已在国内外推广使用，疗效确切，一般开始剂量300～450mg/d，分两次服用，最大可加至600mg/d。因为是选择性的MAO抑制剂，副作用明显减少，特别是高血压危象。但在服用该药时，对一般饮食无特别限制，但避免一次大量进食含有色氨酸的食物。

（三）不良反应及其处理

副作用有头痛、头晕、恶性、口干、便秘、失眠、低血压等，一般症状比较轻，不需特别处理。

四、三环类抗抑郁剂

三环类抗抑郁剂（TCA）是由一个三环结构，附有一个侧链

所组成，中心环或侧链发生改变，可以产生具有不同药理特征的衍生物。这是一类继单胺氧化酶抑制剂不久后用于治疗抑郁症的药物。在20世纪60~80年代，使用最为广泛，至90年代，新型的抗抑郁药的出现，由于它的副作用明显在使用上已受到一定限制，但目前仍是临床上常用的抗抑郁药之一。

（一）药理作用及机制

TCAs主要的作用机制是抑制单胺类递质的摄取，使突触间隙的单胺类递质浓度增加而达到治疗作用。而TCAs作用于NE比5-HT强。TCAs在抑制NE和5-HT过程中，它们也有拮抗其他各种神经递质受体的作用。一般说来，引起的副作用也由于这些受体的被阻断，TCAs有奎尼丁样膜稳定作用。这可以解释，在过度剂量时会出现损害心脏传导和引起高的毒性反应，如可以阻断M_1、α_1和H_1等受体，而出现相应的副作用。

（二）临床应用

1. 适应证和禁忌证

适用于各类以抑郁症状为主的精神障碍的治疗，主要适用于各种内源性抑郁症、心因性抑郁以及器质性抑郁，对精神分裂症后的抑郁也有治疗作用，同时需用抗精神病药物。此外相应的一些药物对焦虑症、强迫症、神经性贪食或神经性厌食症，以及遗尿症有效。癫痫患者需用时，必须在有效的抗癫痫的基础上使用，因TCAs可致脑波的异常而诱发癫痫发作。应用剂量不宜过大，目前已少用。对老年患者慎用，在初始剂量可以减半开始，总量也不宜太大。严重的肝、肾、心脏疾病，青光眼、前列腺肥大、妊娠前和头3个月禁用。

2. 药物的选择

三环类和四环类抗抑郁药对各种内源性抑郁均有效，但一般初始剂量为25~50mg/d，一般1~2周内加至治疗量，如多虑平、阿米替林、氯丙咪嗪，最大量可至250mg/d，分2次服用，而丙咪嗪、马普替林最大量在200mg，同时分2次服用。如抑郁伴有明显焦虑，睡眠不好的，可以选用多虑平和阿米替林等镇静作用较强的药。如伴有强迫症状可以选用氯丙咪嗪，它们之间可以互相替换。一般抗抑郁的疗效要在2～4周才出现，一种药物的有效治疗至少6周，如无效，才考虑换药。可以通过监测血药浓度而调控治疗剂量。

在抑郁症急性治疗结束后，即疾病得到缓解后，仍需维持治疗，这是大家公认的，但需维持多长时间，有待进一步探讨。因为在下面谈到的新型抗抑郁药物，一般来说治疗量就是维持量。人工三环类抗抑郁剂由于副作用大，而且服用的剂量也大，在维持期需减少剂量，减量应缓慢，防止太快出现撤药反应。一般来说在症状完全缓解1～2个月后，可以考虑减量，具体的维持量只能因人而异。通常第一次发病维持在1年左右，如多次发作，维持时间需更长，或许将终身服药。

（三）不良反应及其处理

三环类引起的副作用比较多见，主要有以下几种：

1. 心血管作用

最常见的为心动过速，此外可以出现体位性低血压，使患者出现头昏和跌倒，故在体位改变时要缓慢。最严重的为奎尼丁样的作用，出现传导阻滞，但如果发现及时，经对症处理，可以很快缓解，故需定期给予心电图的检查。

2. 抗胆碱能副作用

主要是抗毒蕈碱作用引起的，早期可以表现口干、便秘、视物模糊等，大多数患者能耐受而适应。严重的可以出现尿潴留和肠麻痹，出现这种情况需减少剂量或换药，必要时加拟胆碱能药物对抗副作用，如尿潴留可以肌注新斯的明1mg。

3. 中枢神经系统的副作用

常见的为过度镇静作用，这与阻断组织胺受体有关，大多数人能耐受或适应。严重的可以出现癫痫样发作，特别在剂量较大时，故对这类患者应减少剂量和加用抗癫痫药，以苯二氮草类为主，可以有效预防。此外对一些老年患者或躯体状况较差的患者，易引起药源性意识模糊或谵妄，对这类患者应缓慢加药，剂量也应适当减少。

4. 体重增加

这也是较常见的副作用，这与阻断组织胺受体有关，大多数人一般较轻微，而且体重增加到一定范围会自限，可以适当控制饮食，加强锻炼。此外极少数患者可以出现皮疹，偶有粒细胞缺乏的发生，这时需停用原药物，给予对症处理，少数患者可以出现性功能障碍。

5. 过量中毒

由于有些患者因病情的原因，过量服用或误服，可能发生严重的毒副反应，严重的可以危及生命，一般来说超过常规剂量10倍以上，可能会导致死亡。最常见和严重的毒副反应主要对心脏，其次为惊厥和中枢神经系统抑制，这些也是致死的主要原因。在处置上关键需及时发现，给予洗胃，支持疗法，保持呼吸道通畅，及时给予拮抗药，如毒扁豆碱，以及并发症的及时处理。

五、选择性5－羟色胺再摄取抑制剂

选择性5－羟色胺再摄取抑制剂时新型的抗抑郁剂，它的疗效确切，不良反应轻，安全性好，而且使用方便，在临床上已得到广泛使用，并且已成为一线的抗抑郁药。

（一）药理机制

SSRIs首先主要通过抑制5－HT的回吸收，而使突触间隙的5－HT浓度增高，起到治疗作用，继后对突触前胞体膜上的5－HT，A受体有下调作用，减少对突触前胞体的反馈抑制，而促使突触前胞体的树突末梢释放 5－HT，最终达到治疗抑郁的目的，这也提示抗抑郁药的滞后作用。

（二）临床应用

1. 适应证和禁忌证

适用于各种原因引起的抑郁障碍，包括内源性抑郁、应激性抑郁、器质性抑郁、精神分裂症后的抑郁，以及躯体疾病伴发的抑郁或并发的抑郁等。此外可用于治疗焦虑症、强迫症和贪食症及厌食症等。因为该类药物是新型的抗抑郁药，在临床使用的时间不是太长，至今没有明确的禁忌证。

2. 药物的选择

氟西汀：半衰期最长，治疗抑郁症大部分患者，初始剂量为20mg/d，有少部分重症抑郁患者可能需加到 40mg/d，最大量可达 80mg/d，对强迫症和贪食症的治疗需加大剂量。帕罗西汀：在治疗抑郁症时，治疗剂量一般为 20mg/d，少部分用到 40mg/d，最高量为 50mg/d，对伴有焦虑的老年抑郁患者效果较好，也可以用于治疗强迫症，以上两种药因无镇静作用，一般均在早晨服用。舍曲林：用于治疗抑郁症，初始剂量为 50mg/d，根据病情可加到 150mg/d，可以早晨服用，也可以晚上服用，根据患者的具体情况而定。氟伏沙明：在治疗抑郁症时，初始剂量为 50mg/d，可酌情加量，最高量为 300mg/d，可以分 2 次服用，如顿服应在晚上，因为它有轻度的镇静、催眠作用，可以用于治疗强迫症，量需较大。西酞普兰：初始剂量为 10～20mg/d，治疗剂量在20～40mg/d，主要用于治疗抑郁症，此外对焦虑障碍、酒精依赖、经前心境恶劣等有效。由于它对肝脏细胞色素 P450 酶的影响较小，故药物的配伍禁忌也较小，可以与其他药物联合应用。

3. 艾司西酞普兰

与上述选择性 5－羟色胺再摄取抑制剂有所不同，通过结合 5－HT 能神经突触前膜 5－HT 转运体蛋白而发挥再摄取的功能。

5-HT转运体蛋白至少存在2个结合位点：一个基本位点，亲和力高，调节5-HT再摄取而达到抗抑郁作用；另一个为异构位点，亲和力弱，但可以强化它与基本位点的结合，而增强疗效。本品对5-HT转运体选择性更好；对5-HT受体、多巴胺受体、肾上腺素能受体α_1、α_2和β，组胺受体$H_{1\sim3}$、毒蕈碱受体$M_{1\sim5}$和BZ受体没有或仅有极低的亲和力；且对Na^+、K^+、Cl^-和Ca^{2+}离子通道也无亲和力。本品通过CYP_3A_4、$CYP0_2C_{19}$和CYP_2D_6代谢成S-DCT；且对$CYPIA_2$、CYP_2C_9、CYP_2C_{19}、CYP_2D_6、CYP_2E_1和CYP_3A_4的活性无影响或影响甚小，因此不会导致有临床意义的药物相互作用。用于治疗抑郁症和焦虑症，治疗剂量10～20mg/d，初始剂量为5～10mg/d，临床表明起效比较快。

（三）不良反应及处理

1. 胃肠道的副作用

可以引起恶心、腹泻等症状，一般症状比较轻，患者能耐受，不需作特殊处理，少部分患者症状可能较重，可以首先减少用药剂量，严重时需换药，这是由于肠道神经系统的5-羟色胺神经元较丰富的原因。

2. 中枢神经系统的影响

可以引起激惹、焦虑、失眠、头痛和影响性功能等，一般患者能耐受，也可以进行对症处理。

3. 撤药综合征

该类药物如果在长期应用过程中给予突然停用，患者会出现恶心、呕吐、激越、头晕、疲乏、头痛和睡眠障碍，所以不能突然停用，而应缓慢减量。此外可以出现较少见的5-羟色胺综合征，主要发生在与MAOIs或其他5-HT强化剂协同作用时，如在MAOIs换用SSRIs药物时，清除期不够就可能出现腹痛、腹泻、发热、出汗、血压升高、谵妄、激惹、肌阵挛等表现，严重时可导致高热、昏迷，甚至死亡。所以在换药过程中需足够的清洗期（一般在2周左右），禁与MAOIs合用。

（四）其他新型的抗抑郁药

1. 米氮平

是近年来开发的具有去甲肾上腺素和5－羟色胺双重作用机制的新型抗抑郁药，被称为NE和特异性5－HT抗抑郁药（NaSSA），它的机制主要是对NE和5－HT具有双重再摄取抑制作用，增加突触间隙内的NE和5－HT的浓度，而起到抗抑郁作用。此外有抗焦虑作用，它对组织胺（H_1）的受体亲和力高，而对M_1受体亲和力低，故有镇静作用，小剂量时可用于改善睡眠。部分患者可以出现体重增加，但对性功能的影响和胃肠道的影响较小。该药由于有镇静和抗焦虑作用，故对抑郁伴有焦虑和睡眠障碍的患者效果较好，初始剂量为15～30mg/d，治疗剂量一般在15～45mg/d。

2. 文拉法新

也是一个NE和5－HT再摄取双重抑制剂，但根据其剂量的不同作用特点不同，低剂量主要以抑制5－HT再摄取为主，而中至高剂量时具有NE和5－HT双重抑制再摄取作用，在极高剂量时，同时还增强了对DA再摄取阻滞作用，故用于治疗抑郁症的剂量为低剂量至高剂量范围，初始剂量为25～75mg/d，根据病情渐增大剂量，最大量可达375mg/d。副作用主要有失眠、恶心、激越、头痛、性功能障碍等。此外可有撤药反应，如胃肠反应、头晕、出汗等。

3. 度洛西汀

它的化学名称为（S）－（+）－N－甲基－3－（1－萘氧基）－3－（2－噻吩）－丙胺盐酸盐，是一种5－HT与NE再摄取的强效、高度特异性双重抑制剂。临床前研究表明，度洛西汀（≥60mg/d）能平衡地抑制5－HT和NE再摄取，显著提高大脑额叶皮层和下丘脑细胞外5－HT和NE水平；与其他抗抑郁症药物相比，度洛西汀平衡抑制放射性配体结合至5－HT和NE再摄取转运体，NE/5－HT比值为9，是目前该领域内最平衡的双通道抑制剂。口服剂量大约1%以原型经尿液排泄、70%以代谢产物形式经尿液排泄、20%以代谢产物形式经粪便排泄。肝、肾功能不全可影响药物排泄，不推荐在肝、肾功能不全患者中使用度洛西汀。主要用于抑郁症治疗，特别伴有躯体不适症状效果更好。起始剂量为40mg/d，治疗剂量可至60mg/d。常见的副作用有失眠、镇静作用、恶心、腹泻、食欲减退、性功能障碍、出汗和轻微血压升高等，也可以出现撤药反应，如胃肠反应、头晕、出汗等。在未控制的狭窄的闭角型青光眼和需服用MAOIs或硫利达嗪时应禁用该药。

4. 噻奈普汀

它与其他抗抑郁药有着不同的作用机制，其主要是通过增强5－HT在突触间隙的重吸收和拮抗HPA轴（下丘脑－垂体－肾上腺轴）在抑郁状态中的兴奋以及修复海马神经元在抑郁症状中的结构萎缩而达到抗抑郁作用，同时对焦虑也有一定作用，初始剂量12.5mg/d，渐加大至37.5mg/d分三次服用，可能的副作用为疲倦、失眠、食欲不振等，也可能会出现撤药反应，故停药时应缓慢减量，妊娠或哺乳，15岁以下儿童禁用，不能与MAOIs合用。

5. 瑞波西汀

属选择性去甲肾上腺素再摄取抑制剂，主要用于治疗抑郁症，与传统的TCAs比较副作用较小，常见的不良反应为口干、便秘、过度出汗、头痛、失眠、恶心、眩晕及心动过速等，常用剂量为8mg/d分两次服用，最高为12mg/d。

6. 曲唑酮和奈法唑酮

作用机制为阻滞5－HT受体同时又选择性抑制5－HT再摄

取。主要适应证：伴有焦虑、激越、睡眠障碍的抑郁症，5－HT阻滞的作用会出现思睡（少见）和乏力等副作用，当CYP2D6缺乏或抑制时，其代谢产物M－氯苯哌嗪（MCPP）生成增多，可以引起头晕、激越、失眠、恶心等症状，故缺CYP2D6酶者需慎用，少数患者还可引起阴茎异常勃起。

7. 安非他酮

又称布普品。它的抗抑郁机制目前还不十分清楚，一般认为与它的抑制多巴胺及去甲肾上腺素的摄取有关，对迟滞性抑郁、睡眠过多的抑郁，效果较好，对中、重度抑郁有效，起始剂量为200mg/d，分两次服用；推荐剂量300mg/d，分3次服用；最大量为450mg/d。它的转躁率比较低，故更适合双相情感障碍抑郁发作的患者。它的常见副作用为焦虑不安、口干、便秘、运动失调、恶心、头痛、失眠等症状，极少数患者在治疗过程中会出现精神病性症状，停药后消失，也可用于戒烟和兴奋剂的戒断症状。

8. 圣・约翰草提取物片（路优泰）

圣・约翰草提取物片具有多重抗抑郁作用，可同时抑制突触前膜对去甲肾上腺素（NE）、5－羟色胺（5－HT）和多巴胺（DA）的重吸收，使突触间隙内三种神经递质的浓度增加。同时还有轻度抑制单胺氧化酶（MAO）和儿茶酚氧位甲基转移酶（COMT）的作用，从而抑制神经递质的过多破坏。主要用于抑郁症、焦虑或烦躁不安的治疗；一般治疗剂量为一次1片，一日2～3次。主要副作用是可能引起皮肤对光的敏感性增加，故暴露在强阳光下可能出现类似晒伤的反应。特别是皮肤有过敏素质者较为明显。

六、药物的相互作用

抗抑郁药物有着广泛的药理作用，经肝酶代谢，在与其他药物共同使用时，可能会产生相互作用或影响其代谢过程，会对治疗作用和毒副作用产生明显的影响，故在临床使用时要注意。

MAOIs 不宜与拟交感药物合用，也不与其他抗抑郁药物联合应用，传统的 MAOIs 在换用其他抗抑郁药时，应间隔 2 周左右，新型的吗氯贝胺要求已没有这么严格，其他抗抑郁药物换用 MAOIs，特别是 SSRIs 类药物，也应间隔 2 周左右。

TCAs 的代谢可以受多种药物的影响，如可以诱导药物代谢酶作用的药物（如卡马西平、酒精、苯妥英钠、苯巴比妥等），增加 TCAs 代谢，影响其疗效；而可以抑制药物代谢酶作用的药物（如氯丙嗪、氟哌啶醇、甲状腺素、雌激素、奎宁、利他林等），可使 TCAs 血浆浓度增高，增加其毒副作用，因此在和以上药物必须联用时，应以血浓度的监测来指导临床用药。此外，TCAs 对心脏的影响，具有奎宁丁样作用，加重酒精、安眠药等的中枢抑制。

大多数 SSRIs 类药物对肝脏 P_{450} 酶系的同工酶有抑制作用，故对经该酶系代谢的药物，均会产生影响，故在使用上应注意药物的配伍禁忌。

第五节　心境稳定剂

心境稳定剂主要是指用于治疗患者的情绪障碍的一类药物，主要用于治疗躁狂，也可以用于预防躁狂或抑郁发作，故临床也称之谓抗躁狂药物。目前心境稳定剂包括以下几类：首先为碳酸锂（锂盐）是最常用的药物；其次，抗癫痫药物如卡马西平、丙戊酸盐、托吡酯等；再次为抗精神病药物，包括传统的抗精神病药物（如氯丙嗪、奋乃静、氟哌啶醇等）和新型抗精神病药物（奥氮平、利培酮、思瑞康等），特别在躁狂的急性期或伴有明显的精神病性症状以及对于一些反复发作躁狂的维持期治疗，均可以联合或单独使用抗精神病药物。目前新型的抗精神病药物，由于相对副作用比较小，使用也比较广泛；最后是苯二氮䓬类，如氯西泮、劳西泮等，利用较强的镇静催眠作用，帮助控制兴奋症状和改善睡眠，作为联合用药，对躁狂发作有一定的效果。因为后两类药物在相关章节已详细介绍，在本节不再介绍。

一、碳酸锂

碳酸锂是锂盐的一种口服制剂，用于治疗躁狂疗效确切，相对比较安全，为最常用的抗躁狂药。

（一）作用机制

锂盐的作用机制就像躁狂发病原因一样仍不太清楚，可能的作用与以下几个方面有关：首先，锂盐通过置换细胞内 Na^{+}，降低细胞的兴奋性，此外与 K^{+}、Ca^{2+}、Mg^{2+} 相互作用，改变细胞内外离子分布，降低生理波动或纠正内部生理的节律失调，而起到治疗作用；其次，动物研究显示，锂盐对细胞间信号分子或“第二信使”有重要作用。当神经递质或拮抗剂与特定的受体结合时，第二信使即被激活，临床治疗剂量的锂盐可以抑制腺苷酸环化酶（cAMP）形成，也可减少各种肌醇类脂衍生介质的形成影响，这些神经通路中有许多是采用上述信使系统的。有人提出，当第二信使的逆转或再生增加时，锂盐的效应尤其显著，由此可见锂盐可能更倾向于抑制过于兴奋的神经递质系统，从更高的层面看，锂盐使大脑 5 - HT 功能的某些方面大为增强，这一作用被认为与锂盐的抗抑郁和抗攻击行为有关。

（二）临床应用

1. 适应证和禁忌证

主要适用于躁狂症的治疗和维持治疗，此外对双相情感障碍的躁狂或抑郁发作有治疗和预防作用。对分裂情感性精神病、精神分裂症的情绪障碍和兴奋躁动，可以和抗精神病药联合应用。此外对人格障碍具有攻击行为的也能应用，对有些难治性抑郁症作为增效剂与抗抑郁药联合应用，能起到一定的效果。严重心肾疾病、低钠血症、重症肌无力和孕妇应禁用，对儿童、老年人、躯体状况不良者应减量使用，在哺乳期妇女也不宜使用，在做无抽搐电休克治疗时应停用，甲状腺功能低下、癫痫、糖尿病等应慎用。

2. 用法和剂量

初始剂量500～750mg/d，分2～3次服用，如服用时消化道刺激作用明显，可改为饭后服用，一般患者不超过1500mg/d，少数患者可达2000mg/d。锂盐的有效治疗血浓度与中毒浓度非常接近，一般有效治疗的血锂浓度在0.8～1.2mmol/L，而当血锂浓度超过1.4mmol/L时可能会出现中毒反应。故在治疗过程中，要注意血药浓度的监测，特别在最初。

3. 维持治疗

对预防双相情感性障碍和躁狂症的复发有一定效果，可以减少发作次数，降低发作的严重程度，一般维持剂量为500～750mg/d，有效血药浓度为0.4～0.8mmol/L，具体应做到个体化。

4. 副作用及处理

最初的副作用可能由于锂盐对消化道的直接刺激作用，如出现恶心、呕吐、厌食、上腹部不适、腹泻等症状，一般采用饭后服用，大多数患者均能缓解，随着服用时间延续，血锂浓度的增高，可能会出现无力、思睡、手指震颤、多尿、口干，一般患者能耐受，如症状明显，可减少剂量或给予静脉给药，生理盐水等补液，加快锂盐的排泄。明显的副作用可能引起甲状腺肿大、甲状腺功能下降、黏液性水肿，还可以出现类似低钾血症的心电图改变，如对症处理有效，可继续使用，如无效，要考虑停用。

5. 锂中毒及处理

一般血锂浓度超过1.4mmol/L就可能出现中毒症状，表现粗大震颤、抽动、呆滞、困倦、构言不清和意识障碍，严重者出现共济失调、肌肉抽动、言语不清、癫痫样发作、高热、昏迷，如不及时抢救，可能会死亡。在处理上要及早发现，有效地监测血锂浓度，及时停用锂盐，大量给予生理盐水或高渗钠盐加速锂的排泄，病情相应的对症处理，抢救成功率还是比较高的。引起锂中毒的原因有严重的肾脏疾病。过量的服用，年老体弱，以及病情控制后未及时减量等。

二、具有心境稳定作用的抗癫痫药物

一些抗癫痫药物由于临床治疗躁狂症和双相情感性障碍已有将近 20 年的时间，大量研究证明，它们是有效的，而且起效比锂盐来的更快些。此外对一些难治的抑郁症有增效作用，对不能耐受锂盐副作用的患者也适用，目前在精神科临床使用比较广泛。常用的有卡马西平、丙戊酸盐等，以及一些新型的抗癫痫药如托吡酯、加巴喷丁、拉夫三嗪等，也开始在应用。

1. 卡马西平

是较早用于治疗躁狂的抗癫痫药物之一，它具有阻断神经钠通道，但是否作为稳定剂机制仍不清楚。此外在人类有促进脑内 5 - HT 功能的作用，对它的抗躁狂作用机制仍不清楚。对急性躁狂和预防复发有效，对双相情感障碍躁狂相和快速循环者有效，可以与锂盐合用于急性期治疗和预防复发，也可用于其他精神障碍的患者，如人格障碍等。初始剂量为 400mg/d，分 2 ~ 3 次服用，根据病情渐加大剂量，治疗剂量范围在 400 ~ 1600mg/d，加量太快，老年人易致眩晕和共济失调。有效血药浓度为 4 ~ 15mg/ml，肝功不全、孕妇应慎用。常见的副作用有：转氨酶升高、过度镇静、共济失调、过敏、震颤；少见的和严重的副作用：中毒性肝炎、粒细胞缺乏、剥脱性皮炎等。由于其副作用比较明显，临床使用已受到一定限制。此外它还是一种很强的肝酶诱导剂，会影响其他药物的血药浓度，在和其他药物联合使用时，要注意相互作用。

2. 丙戊酸盐

临床常用的有丙戊酸钠和丙戊酸镁，由于它的副作用相对较小，在临床上使用较广泛。它的作用机制仍不清楚，有些研究表明，它可以缓慢地破坏抑制性神经递质7-氨基丁酸（GABA）的作用，这与抗癫痫有关，但是否与抗躁狂有关不清楚。对急性躁狂症的疗效与锂盐相当，对混合型躁狂、快速循环型疗效较好，锂盐无效的它可能会有效。成人初始剂量400~600mg/d，分2~3次服用，治疗剂量范围在800~1200mg/d，孕妇禁用。它的副作用较少，常见的副作用为：厌食、恶心、腹泻等胃肠道症状，肝转氨酶轻度增高，也可出现震颤和过度镇静，这与剂量有关，一般能耐受，随时间推移可以减轻或消失。少见的副作用：血小板功能受损，一过性的脱发。严重的副作用：是与个体的特异性有关，与剂量无关，如不可逆性肝功能衰竭、出血性胰腺炎和粒细胞缺乏症。对年幼、伴有明显的躯体和神经系统疾病以及用其他抗癫痫药的患者，尽量避免使用。

3. 托吡酯（TPM）

也称为妥泰，是一种新型抗癫痫药物，它是一种氨喷基单糖，其作用机制不明，有研究表明能增强脑内主要抑制神经递质7-氨基丁酸（GABA）的活动，并能阻断谷氨酸对非氮甲基右旋天门冬氨酸（NMDA）受体的作用。此外TPM可能对神经元状态依赖性钠通道起阻断作用。目前已有许多报道该药用于躁狂患者的治疗，或作为增效剂用于双相情感障碍的躁狂治疗，但具体的用量、疗效，目前还无客观的评价，需继续研究。

第六节 抗焦虑药

抗焦虑药物是一类主要用于减轻焦虑、紧张、恐惧，稳定情绪，部分药物兼有镇静催眠作用的药物。20 世纪中叶以前，治疗焦虑主要用溴剂、巴比妥类药物，这些药物疗效不明显、副作用较大而遭淘汰。20 世纪 50 年代后期合成了苯二氮䓬类新型抗焦虑剂，它安全、高效、方便为社会公认，成为当代消耗量最大的药品之一。80 年代推向市场的丁螺环酮，是与苯二氮䓬类结构不一样的新的抗焦虑药，被认为有很多的优越性，是苯二氮䓬类的强力竞争者。抗焦虑药的治疗作用只是对症的，并不能消除引起焦虑的病因，应积极治疗其原发疾病。即使对以焦虑为主要症状的神经症，抗焦虑药也不能完全取代心理治疗，它只能减轻症状，而不能使患者真正摆脱精神上的痛苦。目前临床用于治疗焦虑的药物主要有以下几类：①苯二氮䓬类；②丁螺环酮；③β 受体阻滞剂；④抗抑郁药；⑤部分抗精神病药。

一、苯二氮䓬类

苯二氮䓬类目前有 2000 多种衍生物，国内常用的只有 10 余种。

（一）药理作用

研究发现人脑中存在 BZ 受体，且苯二氮䓬类药物抗焦虑作用与 BZ 受体亲和力呈平行关系。

1. BZ－R－GABA－R－Cl channel 复合学说

GABA－R 调节单位由 GABA－R、GABA－Modulin、BZ－R、Chloride channel 组成。在正常情况下，GABA－R 被 GM 掩盖，阻止 GABA－R 的暴露和激活，使 GABA－R 处于低亲和力状态。GM 受 PK（蛋白激酶）活性的影响。当 BZ 与 BZ－R 结合时，可激活 PK，能解除 GM 对 GABA－R 的掩盖，使 GABA 易与 GABA－R 结合，当 GABA 与 GABA－R 结合后，引起 Cl^- 通道开放，Cl^- 由膜外大量内流，引起超极化，降低神经细胞的兴奋性，而发挥抑制效应。细胞处于静息状态时，GABA－R 处于低亲和力状态，需突触前膜释放足够的GABA方能与GABA－R结合，发挥生理效应。当给予外源性的BZ时，BZ与BZ－R结合，激活PK，解除GM对GABA－R的掩盖，使GABA－R处于高亲和力状态，只要突触前膜释放小量的GABA即可激活GA－BA－R，使Cl通道开放，而发挥抑制效应。

2. 肌松作用

BZ抑制网状结构对脊髓Y－运动神经元的易化作用，减少肌梭传入的冲动，加强脊髓突触前抑制，阻断脊髓的多突触反射，从而产生肌松作用。

3. 镇静作用

抑制脑干网状上行激动系统，产生镇静催眠作用。

（二）药代动力学

这类药口服吸收完全，迅速分布到机体脂肪组织中，血浆中大部分与血浆蛋白结合，根据半衰期可分为短效、中效、长效三类，短效类有三唑仑、舒宁、氯硝西泮；中效类有阿普唑仑、安定、硝西泮；长效类有氟西泮、二钾氯氮䓬。主要在肝脏中代谢。

（三）临床应用

1. 抗焦虑

适用于治疗焦虑性神经症和其他各原因引起的焦虑状态。此药仅是对症治疗，需注意治疗原发疾病。

2. 抗抑郁

阿普唑仑有一定的抗抑郁作用，比TCA副作用小，治疗作用也较小，可试用于轻型抑郁

3. 抗癫痫

安定对各类型的癫痫均有疗效，安定静脉注射可控制癫痫的持续状态。

4. 镇静催眠

目前常用的有氟西泮、硝基西泮、三唑仑等。对早醒者，选

长效药如氟西泮；对睡眠较浅者，选中效药如硝西泮；对入睡困难者，选短效药如三唑仑、咪达唑仑。

（四）副作用

1. 过度镇静

表现疲惫、困倦、无力、共济失调、构音障碍。这些副反应与剂量过大有关。较易发生于老年和血浆蛋白浓度低的患者。

2. 攻击行为

有人报道可出现敌对、愤怒、狂暴、破坏行为，但非常少见，认为是原先人格问题的脱抑制。

3. 滥用与成瘾

大量应用此类药物可形成滥用或成瘾，其戒断症状出现较慢较轻。

二、非苯二氮䓬类

（一）丁螺环酮

1. 药理作用与药代动力学

丁螺环酮对突触前膜DA受体有阻断作用，它作用于中缝核5-HT_1受体，使5-HT神经元的功能下调，对GABA有拮抗作用。此药口服吸收良好，95%以上与血浆蛋白结合，半衰期为1~14小时，大部分在肝内代谢，部分代谢产物仍有活性作用。

2. 临床应用与副反应

主要适用于广泛性焦虑症，对惊恐发作的疗效不肯定，有一定的抗抑郁作用。副反应较轻，此药无成瘾性及对驾驶功能的影响大大低于苯二氮䓬类。此药的主要禁忌证为过敏，严重肝肾疾病。治疗广泛性焦虑，使用剂量为20~30mg/d，治疗抑郁症使用剂量为40~60mg/d。此药起效较慢，急性焦虑宜联用其他药。

（二）β受体阻滞剂

β受体阻滞剂中的普萘洛尔已被用于治疗广泛焦虑症，特别是心血管症状明显者。对考试前、上台讲演或表演前的焦虑特别有效，对于因性格或心因引起的慢性焦虑无明显作用。

（三）抗抑郁剂

几乎所有的抗抑郁药物均有一定抗焦虑作用。

第七节 电抽搐治疗

一、概述

电抽搐治疗（ECT）又称电休克治疗。自20世纪30年代国外开始把电抽搐治疗用于精神科的临床治疗。我国自40年代后期，南京脑科医院引进了第一台电休克治疗仪，开创了治疗精神病的新纪元，特别在五六十年代，由于抗精神病药物的缺乏，电休克治疗在精神科临床起到非常重要的作用，直至现在电抽搐治疗仍然是精神科的重要治疗手段之一。研究表明对精神病的治疗疗效明确，对脑结构无损害（DewanandD. P）。ECT的作用机制还未明确，国内外这方面报道比较少，国内外有些这方面的研究，但仍未明确。如Dewanand等否认了以往的报道，认为ECT的中枢作用机制与加压素和催产素无直接关系。而Mann等报道，ECT能影响脑内的许多神经递质系统，如增强去甲肾上腺系统、5－HT系统、γ－氨基丁酸和多巴胺系统的神经递质的传递。另一方面降低了胆碱系统的递质传递，这可能解释对治疗抑郁症的机制。对神经递质和一些激素的影响国内也有一些研究报道，但对精神分裂症和躁狂症的治疗机制就不清楚。故就目前来讲ECT的治疗机制仍未明确，需要我们进一步去研究。近年来国内在临床从疗效和机制及副作用等方面开展了全方位的研究，特别对难治性精神病有明确的疗效，而且可以作为维持治疗的方法，在副作用方面，如常见的对认知功能的影响，通过电生理的研究表明，发现该治疗可以改善因精神障碍而导致认知功能的损害，在认知心理研究中表明对认知功能的影响是短暂的，这些研究表明电休克治疗对认知功能的影响是比较小的，基本都能恢复。20 世纪 90 年代初，美国 Abrams 和 Swartz 教授集几十年 ECT 治疗的经验和研究，结合计算机技术，发明了醒脉通（thymatron）ECT 多功能监测系统治疗仪（目前国内大部分医疗机构使用的该仪器），具备了电休克治疗的客观生理指标功能，即从过去的经验性转变为可以观察客观指标的治疗，保证了治疗成功率。

二、醒脉通治疗仪抽搐质量指标

醒脉通有三个独立的计算机自动计算装置来确定抽搐质量指标：抽搐能量指数、发作后抑制指数和抽搐一致性指数，这些指标为 ECT 提供了更多生理质量的特定依据。

1. 抽搐能量指数

求出整个抽搐过程中 EEG 波幅的总数并将这一数值（总的平均波幅 × 抽搐时间）作为抽搐能量指数打印在治疗后的报告上，低于 550 的抽搐能量指数提示需要用较高的电量重新刺激。低于 13 的平均总波幅提示需要用较高的电量全新刺激。平均 EEG 波幅 = 抽搐能量指数/计算机测得的 EEG 时间

2. 抽搐后抑制指数

指示抽搐末 EEG 波幅下降（“平台”）的速度和程度。它是在抽搐结束 0.5 秒后开始计算 3 秒内平均波幅以它除以抽搐过程中平均 3 秒峰波幅，并用百分数形式打印在报告上（从 0 到 100%），低于 80% 的发作后抑制指数提示需用更大的电量重新刺激。

3. 其他指标

最大持续功率：是指整个抽搐期间平均功率最大的脑电图片段（时间为 10 秒）；最大功率时间：指从电刺激结束到最大脑电

图功率时点的时间。

三、治疗方法、适应证和禁忌证

目前国内主要为两种治疗方式。第一种为抽搐性电治疗（ECT），即给予一定量的电流通过大脑，引起患者意识丧失，而出现类癫痫样的痉挛发作，而达到治疗目的；第二种为无抽搐性电治疗（NECT），即在通电前，在麻醉师的配合下，给予麻醉剂和肌肉松弛剂，治疗过程中患者不发生抽搐，而取得同样的疗效，这项治疗技术近几年来在国内开展越来越广泛，特别在一些大型精神病专业机构中已普遍开展，这也是今后发展的趋势。

（一）无抽搐电治疗（NECT）

1. 治疗前准备

①获取知情同意书。②详细的病史、体格检查和必要的实验室检查，如心电图、胸片、血常规和血生化等；有条件的可查头颅 CT。③停止服用抗癫痫药（癫痫患者除外）和抗焦虑药及锂盐。④禁食禁水 6 小时以上，治疗前测体温、脉搏和血压，体温一般在 38℃以上和血压过高应暂停，当控制在正常范围后再恢复治疗。⑤排空大小便，取出假牙，解开衣带和领口，取下发卡等。⑥需要固定的治疗室和醒复观察室及完整一套抢救设施（包括设备和药物）；治疗设备准备，接通电源，打开治疗仪和监护仪的电源，检查是否在正常工作状态，检查氧气面罩是否完好，根据年龄设置能量百分比。⑦药物准备。

2. 操作方法

患者仰卧治疗台上，用 25% 葡萄糖液开通静脉缓慢维持注射，同时在前额两侧固定好电极和其他相关电极，接通氧气，戴好氧气面罩，静脉推注阿托品 0.5mg，然后根据患者体重缓慢静脉推注麻醉剂，同时观察至睫毛发射消失，最后根据体重快速静脉推注肌松药，把牙托放入口腔牙齿之间，并托住下颌，在推注肌松药后3分钟内完成通电治疗。

3. 治疗后处理

给予气囊人工呼吸，观察血氧饱和度和自主呼吸及呼吸道是否通畅，一旦自主呼吸恢复，可停止人工呼吸，如分泌物过多要及时清除，在观察室观察30分钟，然后回病房继续卧床休息1～2小时，待患者完全清楚后，起床活动进食。

4. 治疗次数

一般每周3次，病情严重需要快速控制的，可以每天1次，连续3天后，改为每周3次，疗程一般为6～10次。对极少数患者在药物控制不佳时，在疗程完后，可以每周1次，用于维持治疗。

5. 副作用的处理

少部分患者治疗后出现头痛，一般不要处理，会自然缓解，极少数患者治疗后出现呕吐，不严重的一般不要处理，极个别需要停止治疗，有一部分患者出现短暂、可逆性的记忆障碍，一般在2～3周后恢复。在治疗中可能会出现麻醉意外和呼吸心跳异常，需要做好应急抢救准备工作。及少部分患者连续治疗后可能出现短暂的谵妄状态，一般无须特别处理或可以对症处理，如可以给20%甘露醇250ml静脉滴注每天一次，一般使用2～3天，主要是加强生活护理。

6. 适应证

严重的抑郁、自伤、自杀和拒食患者，极度兴奋、冲动伤人和毁物的躁狂患者，精神分裂症的木僵、紧张性兴奋、由于在严重的精神症状支配下出现的异常行为（如自伤、冲动毁物、拒食和治疗的患者），此外难治性的抑郁症和精神分裂症以及暂时不适合药物治疗患者，一些难治性的强迫症。该项治疗对老年患者尤其适合，有时比药物更安全，特别在伴有一些躯体疾病时。此外还有恶性综合征在控制恶性高热后的患者等。

7. 注意事项和禁忌证

心血管系统伴发症（如急性心肌梗死、心室纤颤、心跳停止、动脉瘤破裂）是ECT致死的最主要原因。颅内压升高被认为是绝对禁忌证，高血压不是ECT的禁忌证，在控制血压后行治疗。未经治疗的大脑动脉瘤在出血之后即有再出血的倾向，因此行ECT将有明显的危险。妊娠和16岁以下儿童要慎重，继发于ECT的骨折危险性已被大大减少。

8. 与药物之间的相互作用

利舍平及其衍生物的化合物应避免在ECT时使用。与抗精神病药合用，应用高效价的量不要大，合并三环类是安全的，但必须减小剂量，单胺氧化酶抑制剂应减至最小量，因能缩短抽搐时间。而在行ECT时应停用锂盐，锂盐会使患者抽搐后意识混乱的时间延长，程度加重，锂盐还能增加琥珀酰胆碱的神经肌肉阻断作用。癫痫患者在行ECT期间应持续服用抗癫痫药，以预防无法控制的或延长性抽搐，而用于抗精神病时应停用。氨茶碱能延长抽搐时间。

9. NECT的优点

（1）安全、有效。

（2）治疗范围扩大，特别对老年患者的治疗是安全的。

（3）避免传统的电休克的副反应，如骨折等。

（4）对认知功能的损害影响小。

（二）抽搐性电治疗（ECT）

1. 治疗前准备

基本与无抽搐电治疗相似，此外通常于治疗前30分钟皮下注射阿托品0.5～1.0mg，以便减少分泌物，如呼吸恢复不好，同样在治疗前30分钟皮下注射洛贝林3.0～6.0mg。

2. 电极放置

一般安置于患者的头顶部和非优势侧颞部或两侧额部。

3. 电量的调节

依据不同类型的电抽搐仪选择电量，一般以引起痉挛发作的最小量为准，通电一般 2～3 秒，可以根据每次治疗后患者的反应情况，来调节电量和通电时间。

4. 治疗次数

一般为 6～10 次。

5. 治疗时应注意事项

首先患者平卧在硬板床上，用牙垫放置两侧上下臼齿间，用手紧托下颁，另有助手保护患者的肩肘和髋膝关节及四肢。治疗结束后的处理见无抽搐电治疗。

6. 适应证和禁忌证

适应证：除老年患者外，见无抽搐电治疗。禁忌证：包括脑器质性疾病、心血管疾病、骨关节疾病、出血或不稳定的动脉瘤畸形、青光眼、急性的全身感染、发热、严重肝肾疾病和呼吸系统疾病、利舍平治疗者、老年人、儿童及孕妇。

四、机制和展望

ECT 的作用机制还未明确，虽然已有了一些这方面的研究报道，但是仍然不是很清楚，还需在多方位开展研究工作，特别在功能影像学方面的研究，了解电休克治疗在脑部功能影像学的变化与疗效和副反应之间的关系以及对认知功能的影响，为临床作为长期治疗提供科学的依据，更好为患者服务。

第八节　重复经颅磁刺激

一、概述

经颅磁刺激（TMS）是一种在体外刺激脑特定部位的技术。它是由 Barker 等首先开创，后在欧美地区迅速研发和临床应用，对一些疾病具有良好的疗效。其操作原理是：把一绝缘线圈放在特定部位的头皮上，当线圈中有强烈的电流通过时，就会有磁场产生，后者无衰减地透过头皮和颅骨，进入皮质表层数毫米处并产生感应电流，从而抑制或促进神经细胞的功能。当重复给予刺激时，即称为重复经颅磁刺激（rTMS），刺激频率在1Hz（每秒1次）或以下为低频 rTMS，1Hz 以上称作高频 rTMS。有研究发现，不同频率的 rTMS 对皮质有不同的调节作用，高频刺激增加大脑皮质的兴奋性，低频刺激使皮质的兴奋性下降。具有安全、无创伤性特点。

关于 rTMS 的作用机制：研究表明，rTMS 治疗后，额叶皮质多巴胺功能降低，纹状体和海马处多巴胺功能升高，并引起与抗抑郁剂作用类似的受体结合改变，包括调节皮质去甲肾上腺素 β 受体，降低额叶皮质 5 - 羟色胺（5 - HT）受体，增加额叶和扣带回皮质的 $5-HT_{1A}$受体。功能影像学研究表明，rTMS 治疗后，抑郁症患者左额叶的局部脑血流灌注较前增加。rTMS 还可改变即刻早期基因表达，尤其是丘脑 PVT 核及其他调节昼夜节律脑区的基因表达。

二、临床应用

1. 适应证与疗效

rTMS 对抑郁发作有肯定的疗效，已被一些国家批准应用于临床。rTMS 对精神分裂症是否具有治疗作用，目前是国内外研究的一个热点。Nahas 等发现，rTMS 作用于精神分裂症患者的左背侧前额叶皮质，患者的阴性症状、注意力得到改善。Hoffman 等使用 1Hz rTMS 治疗伴有幻听的 12 例精神分裂症患者，4 天后大多数患者幻听的频率或强度降低。最近的研究发现，低频 rTMS 可改善精神分裂症的幻听症状，20Hz 的高频刺激对精神分裂症的阴性症状有改善作用。随访表明，这种改善在部分患者中可持续 2 个月以上。虽然以上发现尚需进一步验证，不同的刺激频率、不同的刺激位点等对不同的症状是否具有相同的作用也还需要确定，但目前的初步结果令人鼓舞，提示 rTMS 有希望成为治疗精神分裂症的一种新方法。

在我国，一些精神专科医疗机构也开始将该治疗应用于临床，特别对临床表现为抑郁、焦虑、紧张、失眠等症状的患者开展治疗，取得较好的疗效，并且开展对精神分裂症研究性治疗，也已经取得一定疗效，需要继续扩大临床应用，以便获得更多有益的资料，更好地为临床服务。

主要的适应证：精神分裂症（阴性症状）、抑郁症、强迫症、焦虑症、创伤后应激障碍（PTSD）等疾病。

2. 疗程和副作用

该治疗 1 个疗程需要 4 周的时间，每日 1 次，每周 5 次，每次治疗需 20～30 分钟。RTMS 治疗精神障碍的研究多使用 80%～110% 的运动阈值，最大不超过 120%。刺激的频率范围为 0.3～20Hz。治疗前、治疗期间及治疗后需要进行一些检查，如认知功能检查、心电图、生化检查。

因为 rTMS 是一种干预性治疗措施，治疗期间有可能出现短暂的头痛、失眠等，但很快即可恢复，并且治疗时有相应的保护措施，以保证患者的安全。治疗仪的使用和注意事项详见使用说明书。

第十章　更年期精神病常用音乐治疗

第一节　音乐治疗的发生与发展

很久以前，人类就把音乐当成一种自然的药物加以利用。我国最早进行系统论述者，可见《礼记》一书。如《礼记·乐记》的记载：“乐者天地之和也，乐者天之序也”“乐者音之所由生也，基本在人心之感于物也”。由此可见，我国古代就很重视音乐与心身关系的研究。

在日常生活中，我们很多人都有这样的情绪体验，当听到雄壮激昂的进行曲时，心情就受到激励和鼓舞，往往因之而热情奔放，斗志昂扬。而当听到雄浑悲壮的哀乐时，悲哀、悼念之情就会涌上心头。

音乐疗法用于治病，早在公元前1世纪Aselepiades时代就已开始了。据报道，悦耳的音乐对神经系统是良性刺激，由于音乐的速度、旋律、音调和音色的不同，就能对人体产生镇痛、降压、安神、调节情绪等不同效应。研究表明音乐能够显著地提高人体痛阈，这证明音乐确有镇痛作用。一些古埃及流传下来的名著中的音乐乐著就是音乐治疗的处方。大卫的竖琴曾安抚过所罗门王忧郁不安的情绪；巴赫的戈德堡变奏曲治愈了凯瑟林伯爵王的失眠症。

在18世纪，西方就开始对音乐治疗进行研究。20世纪初，美国开始用音乐疗法针对性地治疗某些疾病。因此，美国音乐治疗的发展已有近100年的历史，现在美国有70所大学开设音乐治疗专业，有3000多位音乐师从事这一职业。继美国之后，英国、法国、德国、澳大利亚、丹麦、芬兰、挪威和日本等国也相继开展了音乐治疗。至20世纪50年代音乐疗法在发达国家已得到广泛应用。国际卫生组织创立了“国际音乐疗法协会”，使音乐治疗发展成一种专门疗法，并逐渐被广大精神疾病患者接受，且经过大量的临床实践证明，该疗法确实有显著的疗效。

我国正处在不断变化、高速发展的阶段，旧的思维模式、生活方式受到严峻挑战，工业化进程不断加速，生活节奏越来越快，社会每个成员不可避免地要接受紧张刺激，因应激而引起的心理障碍以及进而引起的疾病发生率日益上升。而音乐治疗对这类疾病具有良好的治疗效果。我国现代音乐治疗起步较晚，始于20世纪60年代，最初采取音乐物理电流疗法，主要用于治疗一些躯体疾病，如用于治疗软组织挫伤、骨质增生、慢性头痛、神经衰弱等症。其主要的原理是运用音乐物理电流疗法的电流刺激所产生的镇痛、活血化瘀、生肌等功能来进行治疗。在20世纪80年代初，湖南省建立了我国第一所音乐心理治疗室，为我国音乐治疗的发展开创了新的途径。目前，在全国已有近300所综合医院、精神病院开展了音乐治疗。

第二节　音乐治疗的机制

一、对心理及生理的影响

音乐是一种与人的语言及其他声音既相似而又不同的特殊信息，它具有一种物理能量，主要是通过心理及生理两条途径对人体产生影响。

1. 音乐对人体具有的心理作用

音乐具有良好的镇静作用，许多音乐可以消除精神紧张，缓解烦躁不安和焦虑，舒张血管，改善脑供血及心肌缺氧的作用。

2. 音乐对人体具有的生理作用

据国外资料报道，一曲动听悦耳的小提琴协奏曲可以使人的血压降低1.99kPa（15mmHg）左右。此外，音乐还可以使人的呼吸道平滑肌松弛，减少呼吸道阻力，起到解痉的作用。音乐对腺体的分泌功能、消化功能、肌肉紧张程度都有良好的调节作用。有学者应用仪器来测定正在欣赏音乐的人，发现他们的脑和心脏的生物电、肌肉弹性及各项生命指征都会随着乐曲的改变而改变。

二、作用机制

1. 通过物理作用而产生疗效

音乐具有一定的物理特性，它是一种非常有规律的声音，能产生振动，当这种具有一定规律的声波振动作用于人体各部位时，各器官（如胃收缩，心脏跳动、肌肉收缩）也随之产生共振，这种共振对人体是有益的，它能使各器官的运动节奏趋于协调一致，从而改变器官工作的紊乱状态，使之缓解疾病，达到迅速康复。

2. 通过化学作用而产生疗效

音乐的声波作用于大脑后，可以提高大脑的兴奋性，并且通过神经和体液的调节，促进人体分泌有利于健康的激素、酶、神经递质（如乙酰胆碱），从而调节血液循环，加强人体的新陈代谢。这样可以使人精力充沛，消除疲劳，激发起生命的活力，对抗抑郁及其他精神疾病的发生，使精神及心理疾病减轻直至缓解。

3. 通过色光而起作用

许多音乐治疗，往往配一些色光，随着音乐节奏的不断变化，来治疗各种心身疾病。许多生理学家和心理学家研究发现，从视锥细胞到大脑皮质视觉中枢的整个色觉感受系统，与大脑的其他部分及神经、体液系统均有密切联系，并且各种颜色均可以影响人的心理及生理。如红色可以使人心率加快，浅蓝色可以使人心率减慢，黄色和橙色可以影响睡眠，蓝色和绿色可以缓解人的焦虑，使人镇静，橙色可以治疗健忘症。此外，各种不同颜色的组合可以影响人的血压、脉搏、呼吸，影响人体的生物钟节律及肾上腺素的分泌。色光治疗时可采用各种色灯，使其颜色丰富多彩，使室内灯光能根据患者的病情需要不断地变化，从而不断地调节患者的情绪与情感，加强正性情绪，减少负性情绪，促使疾病康复。

4. 通过心理作用而起治疗作用

音乐可以使患者进入一种空灵、神圣、庄严的境界，它可以排除恐惧及各种负性情绪，缓解各种精神应激，加强其生的欲望及战胜疾病的勇气。有时通过一些患者非常熟悉的音乐，回忆起自己曾经拥有的幸福岁月，使其更加热爱人生，热爱生命，建立起战胜疾病的信心，并不断地与疾病抗争。

音乐心理治疗学派的创始人 Pontwick 提出了音乐治疗的心理共鸣理论，认为音乐通过音响和声系统反映了某些原始形式的精神生活，和缓而平稳的音乐可以使人安慰，而洪亮与欢快的音乐则使人激励并振奋。因此在音乐治疗中，音乐的调式与速度在心理治疗中起着主要的作用。

音乐疗法的作用机制，众说不一，多数人认为音乐对人情绪的影响是音乐疗法的重要依据之一。因为人的情绪与大脑皮质、下丘脑、边缘系统有密切联系，而边缘系统对调节人体内脏生理功能有着重要作用。因此，能引起人们愉快与舒适情绪的音乐，都能够改善与调整大脑器官的生理功能，即降低兴奋水平，增进机体内部稳定状态，解除应激对人所引起的心身反应，调节失衡的心理，使人恢复正常功能。这就是音乐所具有的治疗作用。

音乐心理治疗的任务便是既要消除患者的不良体验，也要扩大其能享受到的感觉和体验的领域，并形成正确的认知评价，使患者在感受音乐的过程中，思维结构得以提高。总之，音乐可以使人的情感得到疏泄，能够陶冶性情，调整心境，可以唤起患者未表现出来的潜力，使其获得自信，进一步了解和接受自己，增强对他人的理解，矫正不良行为、态度和性格，增强其适应能力。有研究表明：不同乐曲的节奏、旋律、音调和音色对人体能起到兴奋、抑制、镇痛等不同的作用。如加速愉快的旋律，可加强肌肉的张力，振奋精神；音调柔和、节律徐缓的乐曲，可产生镇静作用，使呼吸平稳；优美的曲子，使人感到轻松愉快，并能减轻疲劳。

第三节　音乐治疗的形式

一、音乐形象冥想心理治疗

它是在音乐治疗的基础上发展起来的一种治疗方法，通过音乐对患者的听觉及视觉形象方面的心态产生良好的影响，使患者在相应的沉思过程中，达到一种较高的心理境界。在这种过度松弛的状态下，机体内部的防御力量被唤醒，一方面机体自身在言词与音乐的相互作用指导下起特殊的治疗作用，另一方面形成了经治疗而得以痊愈的价值观。这种音乐治疗可以是指导性的，也可以是非指导性的。

二、感受性音乐心理治疗

这种音乐心理治疗主要是依靠声音感受器、听觉感受器去欣赏及感受音乐所产生的各种效应，从而使患者达到心理上自我调节的目的。这种音乐的感受往往从音乐的节奏、旋律、布局、谐声及音色五方面来获得。感受的来源越多，引起的快感越强烈。

三、主动性音乐心理治疗

这种音乐心理治疗主要是要求患者参加一些创见性的音乐活动，如让患者单独或集体同治疗人员一起进行演唱或演奏，也可以把音乐与体操、舞蹈动作结合起来，让患者尽情创造、发挥、沉醉在音乐的快感中，从而达到治病的目的。

四、其他

有学者认为音乐治疗还可以分为以下 5 种方法。①情景性音乐治疗：在医疗环境中播放适当的音乐，造成一个音乐的情景，以使人精神焕发、肌肉松弛、情绪安定。②聆听性音乐治疗：根据患者的病情特点及个性特征播放特定的音乐。如对忧郁的患者选择听节奏强、明快、振奋的音乐；对兴奋过度的患者选择听旋律优美、节奏较慢的音乐；对安全感缺失的患者选择听古典音乐。③联合性音乐治疗：音乐疗法与放松疗法、按摩疗法、气功疗法结合使用。④表演性音乐治疗：通过让患者学习演奏器乐、演唱歌曲，使患者思想开朗、情绪活跃。⑤创造性音乐治疗：通过训练患者作曲达到治疗的目的。

一些心理学家是以音乐作为主要形式来创造一种背景，以便进行催眠治疗或放松训练时，让患者的肌肉更加松弛。当患者在音乐的影响下，各种痛苦的回忆汹涌而至时，常运用疏泄松弛的疗法将患者自身的感觉转移到音乐作品中的那些形象中去，通过音乐治疗，使患者勇敢、奋发，充满精力、性格刚毅。

第四节　音乐治疗的适应证

人类的情绪活动可以分为两大类，即愉快或积极的情绪、不愉快或消极的情绪。愉快和积极的情绪非常有利于人的生命活动，它能调动和充分发挥机体潜在的能力，提高脑力和体力劳动的效率和耐受性。而音乐治疗往往能控制精神症状，提高正性情绪，改正负性情绪，消除疾病。

适当的音乐治疗能对精神病患者产生良好的影响。如为了改变病态人格者的行为，去听与抑郁症患者个性相符的音乐，这样的乐曲能在柴可夫斯基、肖邦、舒伯特的徐缓而忧伤的乐曲中找到。患精神分裂症而伴有木僵的患者，应借助充满生气的音乐交流来进行训练，这样的音乐可从莫扎特与海顿的古典交响乐终曲、罗西尼的序曲、肖斯塔柯维奇的早期芭蕾舞曲荒诞怪异的节目中找到。神经衰弱伴有疑病的患者，在对同一客体的关系上体验到矛盾情感者，可应用世界观进步而完整的巴洛克时代的音乐，如巴赫的布兰登堡协奏曲终曲、韩德尔的大协奏曲、威尔第和柯勒里的作品。

音乐治疗的适应证主要有以下几种。

（1）高血压：临床实践证明，高血压患者听一首喜爱的音乐后，可使血压下降 10～20mmHg（1.33～2.67/kPa）。

（2）严重头痛、神经痛：通过音乐治疗，可明显减少止痛药与镇静药的使用；能代替药物麻醉，成功地进行拔牙手术。

（3）有利于分娩：播放轻松的音乐，可使肌肉放松，消除紧张焦虑的情绪，使外科患者很好地配合手术，临产的产妇顺利地分娩。

（4）防衰老：老年人接受音乐治疗，可以推迟大脑的衰老。

（5）防脱发：脱发的患者，通过音乐治疗，可使秃顶长出头发，焕发青春。

（6）抑郁症：对其敏感的患者缓解较明显，对悲观自杀者，能唤起对生活的乐趣。

（7）孤独症：可使孤独不合群的行为变得活跃。

（8）有利于康复患者的治疗：康复期的精神疾病患者，可使其巩固疗效，增进生活情趣，正确对待客观现实，克服自卑心理，敢于面对社会对精神病的偏见。音乐治疗是极为重要的康复措施之一。

音乐的适应证是十分广泛的，从症状学的角度可以消除精神紧张、改善睡眠、增进食欲、松弛肌肉、止痛，所以还可以用于各种类型的神经官能症、应激反应、心身疾病、躁狂症、抑郁症。由于音乐也是智育和德育的一部分，所以音乐治疗对精神发育迟滞、吸毒、酗酒者，违纪青少年也具有良好的治疗作用。有资料表明，音乐治疗可以使患者的心率平均减慢 6.06/min，心电图 T 波普遍提高，血压明显下降，其中收缩压的下降幅度大于舒张压，而使白细胞总数在一定范围内提高。

有学者研究显示，音乐治疗可以使患者的一些躯体症状明显改变，如对头晕、失眠、多梦、胸闷、眩晕、食欲不振、腹胀、心悸、肌震颤等症状均有疗效，并且在治疗过程中未见任何副作用。许多临床实践表明，音乐治疗对各种神经症、高血压病、冠心病、肥胖症、消化性溃疡、支气管哮喘、糖尿病、甲状腺功能亢进、口腔疾病、某些妇科疾病等均有疗效。

第五节　各种精神疾病的音乐处方

音乐治疗在专设音乐治疗室进行，规模可容纳 20 人，室内陈设静雅，要有一定的音疗设备，如音乐躺椅、音乐枕头等。国内有用计算机控制大型心理音乐机进行音乐治疗的，它可集音乐感受、音乐光、音乐气氛、音乐电流等多种功能于一体，可同时闭路传递四种立体音乐，自动控制治疗室的灯光色彩，能更适应患者的心理需求。

音乐治疗虽然没有副作用，但为避免不良刺激，要根据患者的特点和治疗目的选择适应的乐章。音量不易过大或过小，一般以 60dB 为宜。应根据治疗需要选曲，同时还要结合患者的疾病种类、民族、地区、兴趣爱好、文化程度、欣赏领悟水平、音乐爱好程度及个性心理特点等诸多因素。不宜长时间选用一曲，应选择情调、旋律、节奏等方面和谐一致，功效不同的多支乐曲，不能千篇一律，应根据病情对症下“乐”。音乐治疗的选曲对治疗效果非常重要。因为音乐的曲调、节奏、旋律、音响强度不同，可以使人体产生不同程度的兴奋、镇静、止痛和降压作用。对神经衰弱、情绪低沉者，应选择曲调欢悦兴奋、节奏明快、旋律流畅而音色优美的乐曲。对情绪不安、焦虑烦闷及高血压、冠心病、心悸者，应选曲调悠扬、节奏徐缓、旋律清逸高雅的古乐曲。对兴奋不安患者，则应选择镇静低沉的音乐，以求达到抑制兴奋的目的。总之，各种乐曲要相互搭配，慎重选择，才能取得良好的效果。如祖国最古老的打击乐曲，节奏感极强，其发声使肌肉兴奋而活动起来，因此有人把节奏看成是能力的发源者，它起到了音乐所具有的内驱力的作用，患者可从节奏中感到音乐的力量。有的乐曲中表达了潺潺流水声或风和日丽的境界，可产生欣赏反应，出现美感的幻想，如肖邦的《摇篮曲》可产生催眠作用等。

治疗开始，先让患者就位，静坐5min，然后播放音乐，一般每次40min，治疗后听患者谈体会，让患者对刚才的音乐作出评价，以便了解病情。在聆听乐曲之前，最好先向患者介绍一下乐曲创作的背景、内容大意、曲调风格、表现的意境及寓意。

音乐处方：

1. 镇静

“塞上曲”“春江花月夜”“平沙落雁”“仙女牧羊”“大海一样的深情”“醉夜”“梦幻”。

2. 催眠

“二泉映月”“平湖秋月”“烛影摇江”“军港之夜”“杨翠喜”“出水莲”“思春”“银河会”、门德尔松的“仲夏夜之梦”。

3. 治疗抑郁

放松、明朗、轻快的曲子，如施特劳斯的“蓝色的多瑙河圆舞曲”“花好月圆”“喜洋洋”“春天来了”“啊！莫愁”“春风杨柳”“同舟共济”。

4. 消除疲劳

“假日的海滩”“锦上花”“骄傲的步伐”“海顿组曲”“水上

音乐”。

5. 振奋精神

“娱乐声平”“步步高”“狂欢”“金蛇狂舞”“祝您幸福”“祝您快乐”“卡门”“义勇军进行曲”。

6. 促进食欲

“花好月圆”“欢乐舞曲”“北国之春”“花谣”。

7. 降血压

“梁祝”“良宵”。

8. 舒心理气

“春风得意”“江南好”。

第六节 音乐治疗的实施、程序及要求

一、音乐治疗的实施

(1) 用轻快活泼的音乐可鼓舞振奋精神力量，能治疗精神呆滞症、老年性退化麻痹症、消极自我封闭症等。

(2) 用柔和、优美的音乐安抚烦躁不安或受压抑的精神现象，可用以治疗失眠症、抑郁症、挫折感等。

(3) 用不同性质的音乐先后演奏，释放患者的精神压抑，转变人们的心理状态。对躁狂、兴奋为主要症状的精神疾病先播放强烈的音乐，使其产生共鸣，然后逐渐转换为平静的音乐，使其安静下来。

(4) 通过患者演奏乐器（或参加合唱）使其恢复自信和平衡感，再通过合奏训练使其逐步恢复集体意识，乐于参加集体活动等。

(5) 将音乐作为一种背景，在公共场所如医院、工厂、旅店、酒楼播放，以提高工作效率，改善环境气氛。这种应用也逐步进入音乐治疗学的研究范围。

二、音乐治疗的程序

(1) 由病区医生开出音乐治疗医嘱，做好病程记录，然后由专业培训的音乐康复治疗师执行治疗。

(2) 治疗结束后，评估治疗效果。

(3) 6~8周为1个疗程，每日1次，每次治疗1h。1个疗程结束后，如需要重复治疗要在病程中注明原因。

(4) 治疗期间，如有患者表现出明显不悦或精神症状加重，应停止治疗。

(5) 集体式音乐治疗，每组以30~50人为宜。

三、音乐治疗的要求

1. 第1期

也称适应期，需1周左右，组织开展各类启发式音乐活动，观察患者的心理特征及音乐活动的兴趣、反应和要求，并进行针对性分组。

2. 第2期

也称被动接受期，需要2~3周，以音乐联想、音乐回忆、音乐游戏、音乐放松等内容为主，通过音乐活动来激发患者的情绪，振奋精神，转移病态注意力，克服逃避心理，改善淡漠、退缩等症状。

3. 第3期

也称主动参与期，2~3周，以教唱与表演、音乐创作、音乐舞蹈、音乐游戏、音乐与运动等内容为主，通过音乐活动来增强患者的活力，提高兴趣，提高自控能力，改善攻击行为，改善人际关系、环境适应等社会功能

4. 第4期

也称交流期，1~2周，以座谈交流、汇报演出、自我分析等内容为主，通过音乐活动来促进患者了解自我，体验健康情感，增强自信心，提高自知力。

第十一章 更年期精神病常见症状治疗

第一节 失眠的治疗

失眠是一种持续相当长时间的睡眠的质和（或）量令人不满意的状况。如果有持续1个月以上的每周有3次睡眠不满意，并造成患者明显的痛苦体验，影响正常的工作及社会功能，在排除其他疾病造成的原因，就可以诊断为失眠。表现为入睡困难、多梦、早醒、疲乏、睡眠不深等。导致失眠的原因很多，主要以环境因素、心理因素、个性特征及各种躯体疾病等因素为主。一般人群患病率在10%～20%，男女无明显差异。

导致失眠的原因主要有：①精神疾病及神经症。多在疾病早期出现，是失眠最常见的原因之一。②躯体疾病。失眠继发于疼痛、瘙痒、腹胀、呼吸不畅等疾病。③使用兴奋剂、饮酒、不合理地使用安眠药物，药物依赖或药物戒断反应等均可致失眠。④心理因素。生活或工作中的困难和矛盾，产生焦虑紧张情绪，躁动、思虑增多。⑤生理因素，如过饱、饥饿或性兴奋。⑥失眠周期节律的破坏，夜班和白班工作频繁变动，长时间长途旅行的时差变化等，导致生物钟节律变化，引起失眠。⑦环境因素，如吵闹环境、灯光太强、空气污浊潮湿、室温太冷或太热，不舒适的床或床上拥挤等均可导致失眠。

一、一般治疗

治疗失眠之前，首先要了解失眠的原因、特点、规律，针对不同的原发因素处理，反对盲目使用镇静催眠药，尤其是苯二氮䓬类药物。

1. 进行睡眠卫生教育

睡眠卫生教育包括睡眠行为的咨询和教育、改变不良的睡眠行为等。指导失眠者建立良好的睡眠习惯，睡眠量适度，睡眠有规律。

2. 刺激控制训练

这是一套帮助失眠者减少与睡眠无关的行为以及建立规律性睡眠—觉醒模式的程序。这些程序包括：①只在有睡眠时才上床。②床及卧室只用于睡眠，不能在床上阅读、游戏、看电视、工作等。③若上床一刻钟仍不能入睡，则应起床去另外的房间，当又有睡意时才可回到床上。④无论夜间睡多久，清晨应准时起床。⑤白天不打瞌睡。

3. 睡眠约束

睡眠约束是教导失眠者减少花在床上的非睡眠时间。例如，一个人每晚卧床 8 ~9h 只睡着 5h，睡眠即为 5h，计算睡眠效率，是用睡眠时间除以卧床时间。其睡眠效率为 55% ~60%。当睡眠效率超过 90% 时允许增加 15 ~20min 卧床时间，睡眠效率低于 80% 时应减少 15 ~20min 卧床时间，睡眠效率在 80% ~90% 时则保持卧床时间不变。最终，通过周期性调整卧床时间达到适当的睡眠时间。

4. 光疗

一定强度的光和适当时间的光照可以改变睡眠—觉醒节律。对治疗睡眠—觉醒节律障碍，如睡眠时间延迟或提前综合征特别有效。

5. 时间疗法

适用于睡眠时相延迟综合征的患者。嘱患者每日将睡眠时间提前 3h。直到睡眠觉醒周期符合一般社会习俗。一般治疗 1 周左右。

6. 治疗注意事项

（1）入睡前不从事激烈活动，以防大脑过度兴奋造成失眠。

（2）晚上入睡前应避免饮咖啡、浓茶，晚饭避免吃的过饱。

（3）睡眠环境要避免噪声，室内空气新鲜、光线暗淡，温度湿度适宜。

（4）睡前应保持一种情绪轻松的状态，如散步、聊天、听听音乐及戏曲、看消遣的画报或杂志等。

二、药物治疗

失眠药物可作为辅助治疗手段，但应注意避免药物依赖的形成。理想的治疗失眠的药物具有安全有效、吸收快、白天无残留作用、无成瘾和依赖的特点。目前，用于治疗失眠的药物有苯二氮䓬类、抗抑郁药、抗组胺类、巴比妥及非巴比妥类、抗精神病药物及其他镇静药。其中应用最广的是苯二氮䓬类药物。临床运用一般选择半衰期短、副作用较小的抗焦虑药和镇静安眠药睡前服用，疗程以 1～2 周为宜。

以往应用的安眠药多为巴比妥类，如甲喹酮和苯巴比妥等，也有用非巴比妥类的，如水合氯醛等，由于它们副作用多、容易成瘾，目前已经被苯二氮䓬类药物替代，此药对入睡困难、睡眠维持困难、早醒等症状改善明显。苯二氮䓬类药物种类很多，应根据具体情况选择。对暂时性失眠，催眠药物的选择可以不很严格，而对神经症的失眠，由于患者用药时间过久，应慎重挑选，用量不宜超过 1 个月。对重性精神病患者的失眠，则应选用抗精神病药物或抗躁狂、抗抑郁药物，而不宜用苯二氮䓬类药物，以防发生药物依赖。

1. 安眠药的选择标准

一般安眠药的选择标准可按失眠原因、失眠现象（如入睡困难、早醒、易醒等）、临床症状予以选择。

（1）入睡困难者选用半衰期短的药物如三唑仑、艾司唑仑等，晚间入睡前口服即可。

（2）早醒及醒后不能入睡者选用半衰期长的药物如氟西泮，

此药与艾司唑仑诱导睡眠，患者醒后不适感较其他药物轻。

（3）老年人的失眠一般以半衰期短的药物为宜，临床上由于劳拉西泮代谢单纯，瑞马泽酮的肌肉松弛作用较弱，故可应用此药；青年人失眠时一般不主张用药，仅在严重失眠时考虑短期服用安定类药物，以缓解心理上的紧张情绪，打断害怕失眠的恶性循环。伴有抑郁或焦虑的失眠，中、长效药物在改善睡眠的同时，白天可发挥抗焦虑作用；若白天服用苯二氮䓬类抗焦虑药的患者，同时有入睡困难，宜选用短效合并治疗。

临床中不主张长期单纯使用安眠药，否则容易使患者引起对催眠药物的依赖，服用催眠药的量越来越大，疗效越来越差。使用苯二氮䓬类药物时应注意患者的躯体情况，特别注意治疗中的副作用，如行为失控、戒断反应、个性改变、意志减退、思维缓慢、记忆障碍等。长时间应用有反跳性失眠的可能，应注意及时更换其他药物治疗，但不论哪种苯二氮䓬类药物，应用时间均不宜过长。

2. 安眠药的使用时间及停药方法

一般说来，躯体疾患引起的失眠，当失眠改善后可终止治疗；而精神障碍引起的失眠视病程而定；对原发的或神经症性的失眠，睡眠充分改善后药物维持至少 4 周。长时间服用安眠药的患者，突然停药可致反跳性失眠或戒断反应，另外加之药物依赖的危险性，减药需慎重，撤药也采用渐减法、隔日法、置换法进行减药。停安眠药后可继续用卡马西平、普萘洛尔、抗抑郁药治疗，以防出现戒断反应。其渐减法应每周递减 10% ~20% 。

三、心理治疗

患者对失眠产生越来越多的恐惧和对失眠所致后果的过分担心，使其常常陷入一种恶性循环，就寝时表现的紧张、焦虑、忧郁更加明显。心理治疗首先要解除患者对失眠的焦虑及恐惧情绪，使患者建立治疗信心，妥善处理好生活和工作中的矛盾。帮助患者处理应激反应、改善情感表达、促进人际关系和建立适宜的生活方式，使其理解，睡眠是一种自然的生理过程，不能人为地进行控制。事实上失眠对人的影响并不大，重要的是，由于失眠引起的焦虑、紧张情绪对身体的影响。只要心理治疗细致，解除了患者焦虑、疑病和长期的思想负担，就能使其睡眠得到改善。精神支持同样也能帮助患者提高自己对现实的认知能力，改善主观上的焦虑、抑郁、不满情绪，改变不合理的思维方式，从而消除患者的情绪及行为障碍，最终改善睡眠。

四、行为治疗及其他

其疗法主要在于对患者进行松弛训练，以改善睡眠前的紧张状态。临床常用生物反馈治疗仪进行。逆转意图疗法是让失眠患者躺在床上，极力保持清醒，坚持整夜不睡，白天也要坚持正常工作和社会活动，不准睡觉，直到患者抵制不住睡眠的需要，经过补偿性睡眠后恢复正常睡眠。催眠疗法是患者躺在安静、舒适的床上，闭上眼睛，放松意念，肌肉松弛，然后做放松练习，最终达到入睡的目的。森田疗法就是将患者完全隔离起来，限制其与外界的联系，治疗时让患者绝对卧床 1 周，并自然对待存在的情绪；之后 1 周为轻体力劳动期，患者可以到户外接触阳光、写日记、唱歌散步、从事轻体力劳动，如扫地、打扫房间等，使其产生一种全新的感觉。重体力劳动一般需 1 周至 1 个月，社会康复期没有明确的时间界限。经过治疗后患者的睡眠改善明显，能够接受症状、正常的工作与生活。

五、中医治疗

中药治疗失眠具有毒性反应少、无成瘾性的特点，受到人们的欢迎。其主要作用是调整人的气血阴阳、脏腑功能。起到安神、补脑、益气等功效。根据辨证论治，肾阴虚者常用交泰丸、补心丹、六味地黄丸；肾阳虚者常用金遥丸、右归饮；阴虚阳亢者常用杞菊地黄丸、酸枣仁汤、朱砂安神丸；心脾两虚者常用归脾汤、养心汤。合欢皮、夜交藤、茯神、远志、半夏等对失眠也有帮助。此外，还可应用针灸、药浴等传统医学方法治疗失眠症。但由于显效缓慢，多数人不能坚持。

第二节 兴奋状态治疗

兴奋状态又称为精神运动性兴奋，是指整个精神活动的增强。由于患者缺乏自我保护，常常出现外伤，伴发感染。长期处于兴奋状态者，体力高度消耗，加之饮食、睡眠减少导致机体出现脱水、电解质紊乱。不同的疾病性质临床表现也各异，处于兴奋状态的患者，常会危及他人或自身的安全，因此适宜的处理很重要。

一、病因治疗

青春型精神分裂症、紧张型精神分裂症和偏执型精神分裂症、情感性精神障碍、癔症、应激障碍、人格障碍、癫痫以及躯体疾病、中毒或脑器质性疾病均可出现兴奋状态。由于兴奋状态发病较急，对患者本身及社会危害较大，应先给予对症处理，一旦症状有所稳定，应及时诊断并针对病因进行有效的治疗。

二、安全管理

（1）患者应加以隔离，以免患者间互相干扰，加重其兴奋性。隔离病室需安静，光线柔和，减少不必要的人员走动。面对患者，医务人员首先要保持镇静，此时患者往往反应强烈，拒绝检查与治疗，易冲动伤人。

（2）病室设备完好固定，无不利物品，如可用于伤人的玻璃杯、剪刀、刀子等。

（3）有明显攻击行为或行为紊乱者，避免患者在兴奋状态下伤害他人或自伤，更好地保护患者，可采取保护性约束。保护约束一般需4个人同时进行，人员应训练有素，约束时动作要尽可能敏捷且勿伤及患者，每个人负责固定一个肢体，约束时注意手法，约束部位的松紧度，患者肢体活动度要适中。患者约束后要有专人看护，隔2～3h定期松开约束带，避免以固定姿势长时间的约束，检查约束部位血液循环情况，防止淤血坏死。约束期间要了解患者的病态体验，及时进行心理治疗，以帮助患者克服激动情绪、减少冲动性。约束应在患者表现安静合作之后解除。处置中应避免惩罚的约束，要向患者讲明约束的目的，约束期间应喂饭、喂水，做好生活护理。

（4）接触此类患者时，言语劝慰应耐心，言语灵活机动，可口头满足患者提出的某些合理要求或利用此机会求援。通过对话安慰使患者稳定情绪，放弃过激行为，安慰过程中工作人员注意所处地的环境与布局，根据实际情况做好随时制服患者或撤离的路线。对手持不利物品的患者，劝慰时随时注意安全，谨慎处理。

（5）给患者进行治疗护理时，应先耐心地做好解释工作，以取得患者合作，对注射给药控制兴奋躁动的患者，要严密观察药物反应。兴奋躁动患者突然安静入睡时必须查明原因。

（6）兴奋躁动控制后，在确保安全的前提下，可引导患者进行工娱疗法，以转移注意力，弄清引起兴奋躁动的诱因，及时处理并加以解释劝慰。

三、应用抗精神病药物

1. 抗精神病药物的应用

常用氯丙嗪、氟哌啶醇、氯氮平等药物。

（1）氯丙嗪是酚噻嗪类抗精神病药物，镇静作用强，首次剂量可给予75mg，以后隔4～6h再重复应用，剂量视效果而定，每次最高量可用至200mg，每日用2～3次。如患者兴奋症状严重，为较快控制兴奋冲动，一般肌内注射氯丙嗪、异丙嗪各25～50mg。若反应不明显，1h后可重复上述注射1次，每天可用2～6次，但氯丙嗪注射剂日量最好不超过150～200mg，主要副作用是直立性低血压，大剂量可致迷睡状态。

（2）氟哌啶醇是第一个合成的丁酰苯类抗精神病药物，有较好的抗幻觉妄想和抗躁狂作用，急性兴奋患者可每次肌内注射氟哌啶醇5～10mg，每日2～3次，以达到快速镇静的作用，主要副作用是锥体外系反应较重、肌张力增高等，可给予东莨菪碱每次0.3mg皮下注射，或给予盐酸苯海索每次2mg口服。氯氮平镇静作用强大，但由于副作用较多，目前不作为一线抗精神病药物使用。新近趋向于用中等剂量非典型抗精神病药物合并苯二氮䓬类药物，往往比大剂量非典型抗精神病药物能更快、更安全地产生镇静作用。

2. 情感稳定剂

（1）*锂盐治疗*：本药是治疗躁狂状态的理想药物，在排除禁忌证的情况下，可给予小剂量的碳酸锂治疗，剂量为每次0.25～0.5g，每日3次口服。由于碳酸锂治疗约1周才能见效，因此早期合并运用抗精神病药物或苯二氮䓬类药物，以期快速控制急性兴奋状态。碳酸锂的治疗量和中毒量接近，治疗指数低，应定期进行血锂浓度检测，以便及早调整剂量和发现中毒。

（2）*丙戊酸钠治疗*：此药常与抗精神病药物和苯二氮䓬类药联合运用，具有耐受性好、副作用发生率低的特点，目前已广泛运用于临床。

3. 苯二氮䓬类药物

此类药物具有良好的抗焦虑、抗惊厥、镇静催眠和抗躁狂作用，见效快、镇静作用强，对活动过多和言语增多者效果较好。常用的有氯硝西泮、地西泮、劳拉西泮等。

四、支持性治疗

（1）由于患者体力消耗大，有的患者因病症因素出现不主动进食或生活不能自理现象，有的患者出现脱水、酸碱电解质紊乱甚至机体衰竭的情况，应密切观察，及时处理。注意营养摄入与水分补充。有感染者，给予抗生素治疗。对低血压患者，要注意其心功能情况，注意并发症的治疗。有外伤者应及时处理。

（2）当原发疾病好转而幻觉妄想状态尚未完全缓解时，在用抗精神病药物治疗的同时，给予患者心理治疗与护理，对消除心因，争取患者的配合治疗和症状缓解有一定作用。

五、电抽搐治疗

对极度兴奋躁动、行为紊乱或有冲动伤人者，可使用电抽搐治疗，治疗前应掌握严格的指征及禁忌证。每日或隔日治疗1次，症状好转后可每周1次，直至症状控制。疗程一般为6～12次，依据患者病情酌情增减。

1. 治疗前的准备工作

（1）严格把握好治疗的适应证及禁忌证。

（2）征得患者家属同意，并签订治疗同意书。

（3）做好治疗环境与药品、器械的准备。①环境要安静、整洁，温度适宜，减少不必要的人员流动。②治疗室宽敞，便于操作。③备好急救器械，如舌垫、压舌板、开口器、体温计、血压计、简易人工呼吸器、舌钳子、给氧设备、注射器等。④备好急救药物。

（4）患者需要做好如下准备：①治疗前完成各项辅助检查，如肝功能、血常规、尿常规、胸透、心电图等检查。②停服治疗前1次的抗精神病药物，禁食、水8h。③治疗前1h测量1次生命体征，并记录在治疗单中，发现异常及时处置。④患者在做治疗前排空大小便，取下义齿、首饰、眼镜等金属类物品。

2. 治疗中的准备与处置

（1）患者仰卧于治疗床上，取下义齿，松解衣领和裤带，四肢自然伸直，清除口鼻分泌物。

（2）建立静脉通路，确认穿刺成功后，按顺序依次静脉注射硫酸阿托品、硫喷妥钠、氯化琥珀胆碱等药物。

（3）麻醉师观察患者的麻醉意识、呼吸、肌肉松弛状态，判断麻醉程度。

（4）治疗医师根据患者的体重、年龄、精神症状等因素设定电流量、发作时间等参数，准备治疗。

（5）经静脉给药，即通电治疗，继之立即将患者颈下垫起后仰，清理呼吸道，行气囊人工呼吸、氧气吸入等处理。患者自主呼吸恢复后撤除静脉留置针，将患者抬入观察室，由指定护士继续监护。

（6）患者抽搐发作时，要注意做好防护，防止出现坠床等意外；观察发作的时间并记录。发作停止后，应使患者头偏向一侧，防止口腔分泌物阻塞呼吸道。

3. 治疗后的处置

（1）患者在意识障碍过程中容易坠床致伤；使用肌肉松弛可致患者肌无力，过早的下床活动容易摔伤。应重点看护，必要时给予暂时约束性保护措施，防止发生意外。

（2）患者在医护人员搀扶下返回病房后，继续卧床休息，不宜过早离床活动。个别患者可再度出现嗜睡、烦躁不安等现象，甚至抽搐。病区护士应重点看护，严密观察生命体征、意识变化。如抽搐应及时通知医生给予吸氧及静脉注射安定10~20mg。

（3）患者意识完全恢复或下床活动自如后，可给予备好的食物和水。

（4）观察并鼓励患者说出治疗后的反应，如有头痛、恶心呕吐、记忆障碍等现象，应及时给予心理干预，消除恐惧心理。

第三节　谵妄状态的治疗

谵妄状态，又称急性脑病综合征，是一组由于脑部广泛性代谢失调所引起的急性器质性精神病性反应。谵妄状态是由于脑内神经递质的平衡失调，乙酰胆碱的合成减少，肾上腺素能活动增加，影响到中枢上行网状激活系统和中脑弥散的投射系统而出现。其临床表现复杂多样，临床特征包括睡眠障碍和意识清晰度降低，最初表现为白天沉睡而夜间失眠，伴精神运动兴奋性增高甚至出现精神错乱，随着病情的加重，患者出现定向力障碍及注意力不集中。其中，最明显的临床特征是它的波动性病程，症状一直在变化，患者的精神状态也随时在改变，认知功能缺陷发生得快也消失得快。患者可能在一段时间内出现情感淡漠，短时间后又变得烦躁不安、易激惹，有的患者也可出现激越或幻觉。该类精神症状的治疗是尽可能寻找病因，给予相应的病因治疗，针对急性患者的兴奋躁动等急性症状给予对症处理。

一、病因治疗

寻找引起谵妄状态的原发疾病，及时对因治疗，往往祛除病因后，患者意识即可恢复。有时为了能更好地让患者接受病因治疗，需要对患者出现的兴奋躁动或幻觉以及片断的妄想给予适当的非典型抗精神病药物，暂时控制患者的症状。

二、药物治疗

谵妄状态多在夜间加重，兴奋失眠可根据患者的年龄、体重及伴有的不同躯体疾病而选用不同的镇静药及不同的药物剂量。临床常用氟哌啶醇，轻症者口服，重症者肌内注射，肌内注射氟哌啶醇 5～10mg，隔 1～2h 可再注射 1 次，直到患者安静下来为止，24h 内肌内注射的总量不宜超过 40mg。口服剂量一般是肌内注射剂量的1.5~2倍。苯二氮䓬类也可采用，常用去甲劳拉西泮0.5~2mg口服或奥沙西泮15~30mg口服。对抑郁的患者选用艾司唑仑；抽搐并有兴奋症状的患者，选用氯硝西泮。为控制激越患者而使用化学安定剂，首选氟哌啶醇。氟哌利多和其他高效价神经松弛药较低效价药更少出现副作用，紧急情况下为快速可靠地发挥作用，常静脉注射氟哌啶醇，大约11min起，可30min调整1次剂量，直到患者状态稳定。临床上巴比妥类药物可加重意识障碍，使观察带来困难，应避免使用。谵妄状态的患者，体内解毒过程减弱，药物在体内的吸收代谢与分布的改变，使其对药物的敏感性增高，用药视患者躯体状况而定，一般先从最小剂量开始，缓慢递增，症状好转时即宜减量。初始用量为一般剂量的1/3~1/2开始，并选用锥体外系副作用小的药物，如氟哌啶醇每次肌内注射5~10mg，必要时每日3~4次；或用氯丙嗪、异丙嗪各25mg肌内注射，症状控制后，则改用口服小剂量奋乃静，日量10~20mg，以控制兴奋。如果患者躯体病严重，并有身体虚弱、脱水等情况，氟哌啶醇的使用往往会造成恶性综合征，因此应慎用，可考虑用镇静作用强的非典型抗精神病药物，如草乐定、奥氮平等。

三、安全管理

当谵妄患者出现激越时，除出现不配合治疗外，其外在行为威胁着患者本人与医护人员的安全，临床上通常给予机械性的约束。但目前有学者主张医务人员必须保护患者的权利，尽量少用受限的干预措施，以降低患者的死亡率。但是为了保护患者的安全，必须对其进行必要的密切监护。

（1）医生应熟悉患者以前的治疗情况，并停用不必要的药物。

（2）对谵妄患者的安全管理极为重要，需专人照看、重点防护。

（3）此类患者安置在单独隔离室内，屋内安静、光线充足、墙上置时钟和日历作定向指导。病室内的设施、用物如有损坏，应及时维修。维修使用的工具，应清点后带出病室并清扫现场，以杜绝隐患。加强巡视，进入隔离室工作时，应两人同时进入，以防意外。

（4）严格执行危险品管理制度，随时收捡杂物，严防患者用绳索、小刀、剪刀、碎玻璃等作伤人凶器。对患者进行护理时，应随时发现不利物品随时清理收捡。

（5）医护人员应移开病室内所有的危险物品，向熟悉患者的人了解情况，由于谵妄多在夜间出现或加重，故主张房间设备简单，固定完好，防止因认知障碍、幻觉、错觉及行为紊乱而导致危险。

（6）当患者突然冲动，手持不利物品伤人时，工作人员应多人先后同时逼近，要有一定的防护措施，面对患者的工作人员与患者交谈，转移其注意力，其他人员趁其不备迅速夺下凶器。

四、对症处理

（1）维护营养及水、电解质平衡应给予营养丰富易消化的流质或半流质饮食，保证足够的食物摄入，满足机体每日必需的营养物质。鼓励患者进食，不能进食或患者拒食时，给予鼻饲补充营养，以增加机体抵抗力和补充分解代谢的消耗，改善患者的营养状态。由于患者大量水分丧失（呼吸加快，皮肤出汗增多，丢失更多水分），因此，要鼓励患者多饮水，必要时静脉滴注补充。根据血液中的生化指标情况，纠正电解质及酸碱平衡紊乱。

（2）有效地维持呼吸及循环及时解除其心力衰竭和呼吸系统感染等因素，减轻脑缺氧，常能使急性脑综合征得到改善。

（3）密切观察尿量及便秘情况发现问题积极处理，以免因这些情况增加患者的不适感，使精神错乱加重。

（4）做好口腔、皮肤、个人卫生护理谵妄患者极易引起口腔炎和黏膜溃疡；卧床休息导致皮肤出汗受压，容易产生褥疮，因此应做好患者的口腔、皮肤护理工作。

第四节　抑郁状态治疗

抑郁状态又称情绪低落，是负性情绪增强的一种表现。此类患者表现为情绪低落，终日忧心忡忡，自感一无是处，兴趣索然，患者对自己持否定态度，严重者出现自杀观念或自杀行为，并在情绪低落的基础上出现思维缓慢、意识减退、孤僻少语等症状，伴有早醒、食欲缺乏、体重减轻等躯体反应，属于临床常见疾患。

一、药物治疗

1. 三环抗抑郁药

临床上有如阿米替林、氯米帕明、多塞平、马普替林等。对各类抑郁状态，抗抑郁药均可收到治疗效果，使用后可改善情绪，迟钝和抑制现象也将改善。剂量均为 50～300mg，分 3 次口服。

2. 单胺氧化酶抑制药

对三环抗药治疗效果不佳者，可选用苯乙肼 60～90mg/d，分 3 次口服，或应用吗氯贝胺，该药对迟滞性抑郁效果好。一般在停用三环抗抑郁药 2 周后运用，以防引起严重副作用。

3. 选择性 5－HT 再摄取抑制药

主要有氟西汀、帕罗西汀、左洛复、西酞普兰等，适用于不耐受三环抑郁药或治疗依从性差的患者，具有心血管毒性反应小、镇静作用轻、患者耐受性高的特点。

4. 5－HT 与 NE 再摄取抑制药

主要有文拉法辛，因其具有 5－HT 与 NE 双重影响作用，可用于难治性抑郁症的治疗。

5. 苯二氮䓬类药物

焦虑症状较重，对三环抗抑郁药副作用不能耐受者，可选用此类药物，如阿普唑仑，0.4～0.8mg，每日3次。有睡眠障碍者可于睡前服用三唑仑0.25～0.5mg或氯硝西泮2～4mg。

6. 抗抑郁药合并增效剂

与碳酸锂合用，通常剂量在750～1000mg/d。与甲状腺素联用，服用碘塞罗宁，1～2周显效，1～2个月为1个疗程。与丁螺环酮或坦度螺酮联用，此药剂量逐渐加到10～30mg/d，分3次口服。与苯二氮䓬类药物联用可增加抗抑郁药的作用。与非典型抗精神病药物联用，如奥氮平等治疗难治性抑郁。与抗癫痫药联用，如卡马西平、丙戊酸钠等。由于抗抑郁药的疗效和副作用存在个体差异，在选择抗抑郁药时应考虑既往用药史、药物间的相互作用、获益及价格等因素。治疗严重抑郁状态时，一般药物治疗2～4周开始见效，不要过早地认为无效而停药，只有当患者用药治疗6～8周无效时，才考虑改用其他作用机制不同的药物。在精神症状缓解后，应继续治疗6～8个月，以防止因症状反复而带来的风险。关于疾病痊愈后的维持治疗，现在多数人认为，有2次以上复发病史的患者应继续维持2～3年，多次复发者应长期维持治疗。

二、电休克治疗

电休克对原发性抑郁症、心因性抑郁症等均有效。特别是对严重抑郁而有自杀危险者，收效较快，可予以考虑。一般隔日1次，症状好转，可将治疗间隔期延长，每周2次。一般1个疗程8～12次，可重复疗程。行电休克前应进行详细的体检，有禁忌证者禁用。

三、心理治疗

目前认为，抑郁状态的心理治疗可起到减轻和缓解抑郁症状，恢复患者正常心理社会和工作能力，改善患者服药依从性的效果。抑郁状态患者，往往存在认识范围的狭窄，对待事物的感知是“非此即彼”的逻辑思维，看不到解决问题的多种途径，对外界的压力缺乏足够的应对资源，而使得自己持否定态度，长期的负性情绪体验推动患者境遇的内部感知向越来越消极的方向发展，最终使患者彻底否定自己，丧失对生活的信心而出现自杀。事实上，抑郁患者具有对外界十分敏感的心理反应，适时的干预措施、及时有效的心理治疗可以减轻患者的情感症状、改善行为应对能力、纠正不良的认知偏见。常用的心理治疗方法有：人际交往心理治疗、认知行为治疗、婚姻治疗和家庭治疗等。

四、对症及支持治疗

对躯体性和脑器质性抑郁状态，还需对症及支持疗法，着重于原发疾病的治疗。

五、自杀的预防与处置

1. 严防消极自杀是首要任务

在抓紧治疗，改善症状的同时要积极做好防御工作。住院患者有下列异常改变时应及时改为一级护理，集中管理，列入重点护理病例，严加防范。

（1）有严重情绪低落或坐卧不宁、频繁入厕、自责妄想的患者。

（2）无特殊原因，患者突然表现过分合作，并有指使他人离开的举动。

（3）喜欢向僻静处观察，有收藏绳索或利器和储藏药物等行为。

（4）病史中提及有自杀企图和行为的患者。

2. 严格的防范措施是预防自杀行为发生的关键

工作中要做到以下几点：

（1）关心患者，经常主动与其接触，认真观察并了解患者的思想动态，心理活动及生活规律的变化，耐心细致地做好患者的心理工作，分散其病态注意力，消除悲观情绪，鼓励其积极配合治疗。

（2）严格执行安全制度，定期或不定期的清查患者的床铺、室内墙壁和暖气片有无其集藏不利物品。

（3）随时收检病室内的杂物，严防患者将绳索、刀子、剪子、玻璃及碎铁片等物品带入病区，患者外出归来或家属探视后返回病室前要认真清查不利物品。

（4）工作人员的办公室、治疗室、急救室、更衣室、餐厅等门户随时关锁，以防给患者可乘之机，入内窃取物品而自杀。

（5）病室内的设施设备，如有损坏应及时维修，维修使用的工具及维修现场应及时清理，以杜绝隐患。

（6）有自杀倾向的患者，应重点交班，严加看护，除加强治疗外，管理上要求以不离工作人员视线为原则。

（7）保证患者遵医嘱服药，服药时要严格检查口腔、手掌、水杯等处，防止患者储集大量药品一次服下而自杀。

（8）加强科普宣教，讲解精神疾病的基础知识，疾病的症状表现、治疗、康复训练等内容，鼓励并组织患者参加病区活动，做到活动多样化、生活规律化，以使患者增强信心，达到巩固疗效、防止复发的目的。

（9）掌握自杀发生的规律，增强工作人员的防范意识，同时打破规律性查房与巡视，以免患者掌握工作人员的工作习惯而乘机自杀。

3. 常见自杀方式与处置

（1）自缢：①发现患者自缢，应立即将其身体托起，将缢绳松弛，减轻缢绳对颈部血管的压迫，迅速切断或解除缢绳，将患者就地平卧或放在平板床上，松解衣扣和腰带，立即施行人工呼吸，做心脏胸外按压，然后根据患者的呼吸、心率和血压情况制定抢救措施。②喉头水肿阻塞呼吸道时，考虑做气管切管。③吸氧和给予呼吸中枢兴奋药。④根据病情给予脱水治疗，预防脑水肿。⑤患者呼吸和心跳恢复后，处于昏迷状态时按昏迷常规处置，若出现兴奋或意识模糊状态时，按兴奋躁动处置。⑥在患者完全苏醒后，使其卧床休息，做好心理工作，使之稳定情绪，加强管理，以防再度自缢。

（2）急性药物中毒：一旦发现中毒患者，应迅速报告医生并协助患者离开现场，立即进行紧急抢救并做好以下工作。①洗胃：用1∶15000的高锰酸钾溶液反复洗胃，直至胃液颜色已无变化为止。②吸附与导泻：用50～100g活性炭溶于水中洗胃，最后将20g活性炭留置在胃中，洗胃结束时将20～30g硫酸钠从胃管注入以便导泻。③利尿：用20%甘露醇或呋塞米等利尿药，加速毒素从肾脏排出。④解毒保肝：因抗精神病药物中毒无特殊解毒药，氯丙嗪在体内分解主要是通过葡萄糖醛化过程，故可使用葡萄糖醛酸内脂解毒，每日200～600mg和维生素C 2～3g，放入葡萄糖液中静脉滴注。⑤中枢兴奋药的应用：一般以尼可刹米0.375g每1～2h1次肌内注射。⑥吸氧和给予大量能量合剂，改善脑细胞代谢，促进恢复。⑦严重中毒者，可采用腹膜透析或血液透析。⑧防止继发感染和维持水电解质平衡。⑨低血压者首先选用扩血管药物改善微循环；在血容量充足的情况下，如血压仍不回升可选用升压药处理，但临床上禁止使用肾上腺素。⑩密切观察病情变化，定时测量生命体征，防止少尿或尿潴留等异常情况出现。观察患者的意识状态。患者意识清醒后，有再度出现昏迷状态的可能，如有神志不清或惊厥者，应有防护措施，防止意外发生。对不配合抢救或仍有自杀倾向的患者，应重点防护，必要时专人看管。⑩抢救成功后，及时安慰患者，做好心理干预工作，防止再次发生意外。

（3）吞食异物：①发现患者有吞食异物的行为，首先要劝慰患者，稳定情绪，争取患者合作，积极急救。②连续评估异物的危险性，及早确立异物形状、位置等。若是金属物要立即进行X线检查，非金属类要详细了解物体类型、大小等性状，以便采取快速有效的处理措施。③患者可因异物对胃肠道的伤害或刺激而出现疼痛、恐慌、紧张等内心体验，此时应关心患者，积极进行心理干预，提供希望。④为避免异物对胃肠道黏膜的损害，根据病情给予患者多纤维饮食，如韭菜、芹菜等，多数异物如刀片、铁钉等可被食物中的粗纤维层层包裹，随着粪便排出体外。也可给予鸡蛋清或牛奶等食物。⑤给予缓泻药物，以利于异物排出，并将每次排便留在盆内，检查便内是否有异物排出，直至全部发现为止，并保留异物的标本。⑥密切观察患者的情况，有无痛苦表情或主诉异常感觉，如果必须手术取出者，应尽快送外科处理。⑦与患者保持密切接触，耐心倾听患者的述说，了解患者的感受，给予心理支持。同时严密观察患者的生命体征变化，保护及支持应维持到患者异物全部排出并无生命危险为止。⑧吞食异物是患者自杀行为的表现形式之一，因此危机解除后应积极治疗原发病症，并教会患者良好的应对技巧。

第五节 木僵状态的治疗

木僵状态是指患者在意识清晰度相对完整时出现的普遍的精神运动性抑制。一般木僵状态持续24h以上具有诊断意义。可分为轻度和重度，轻度木僵状态的患者表现为言语减少与动作减缓，临床上称之为亚木僵状态；严重者表现为全身肌肉紧张、不语不动、长时间保持一种姿势，对刺激毫无反应。临床中常见于器质性疾病、紧张型精神分裂症、抑郁发作、急性应激障碍、癔症性缄默症、药源性木僵等疾病。此类患者无意识障碍，木僵解除后患者能回忆木僵期间的事情。

一、查明原因

尽快确定原因，以便掌握治疗方向，根据不同病因采取不同措施。

1. 器质性木僵

主要是对因治疗，应积极治疗原发躯体或脑部疾病，可小剂量使用抗精神病药物对症处理。

2. 紧张性木僵

首选电休克治疗，一般可使症状迅速缓解；无电休克适应证者可运用舒必利治疗。

3. 抑郁性木僵

首选电休克治疗，同时给予口服抗抑郁药治疗。

4. 反应性木僵

也称心因性木僵，一般发作时间短暂者可自行缓解，无需特殊治疗；当木僵持续时间较长时，采用电休克治疗，也可给予苯二氮䓬类药物或小剂量抗精神病药物治疗。

5. 药源性木僵

将患者服用的药物减量或停用，必要时换用其他药物，患者此类症状会减轻或消失。

二、木僵状态的药物治疗

临床上可试用舒必利 100～300mg 加入补液中静点。或采用氟奋乃静葵酸酯 25mg 隔日肌注 1 次，1 周内共用 75mg，隔 1 周肌注 100mg，以后每 2 周肌注 100mg，大多数患者可获得缓解。

三、支持疗法

（1）木僵患者失去防御能力，要防止其他患者的干扰和伤害，一般安置在隔离病室和护士易于观察的床位。

（2）木僵患者，不吃不动，在得不到及时治疗时，常出现脱水、电解质紊乱、代谢性酸中毒，出现明显躯体变化。治疗主要是纠正躯体代谢异常，保证机体水分和营养物质的需求，长期拒食的患者，可予以鼻饲或静脉补充液体和营养等。

（3）木僵患者对周围的人和事物能正确感知，木僵解除后能回忆木僵期间的表现，因此医护人员在治疗处置时不宜在患者面前谈论病情，态度要和蔼并做好解释工作，操作中动作柔和，切忌用力过猛或动作过大。

（4）木僵患者丧失生活自理能力，医护人员须帮助患者完成日常生活（如个人卫生、饮食、大小便等）工作，以提高患者生活质量。

四、其他处置

（1）紧张型精神分裂症患者可有突然冲动行为，呈短暂性紧张性兴奋状态，必须提高警惕，防止自伤、伤人。

（2）木僵患者通常注视检查者或追视移动物体，可有拒绝检查和饮食，出现行为违拗等。处置中应避免语言刺激，病室环境要求安静，最好让患者独处一房间，并把水、食物放在患者身边，这样在周围没人时患者可自行进食水。对有违拗行为的患者，在处置中可以说反话，如想让患者张嘴以检查口腔，医护人员可让其把嘴闭上，此时患者往往会把嘴张开。

（3）严重木僵患者出现刻板动作、大小便潴留、蜡样屈曲或空气枕等，要严密观察。

（4）心因性木僵、抑郁性木僵同时加强心理治疗。脑器质性木僵如散发性脑炎应加强抢救措施。

（5）木僵患者长期保持一种姿势不动，局部皮肤长期受压可发生褥疮，应做好皮肤护理，经常清洁并按摩受压部位。

（6）由于患者常有大小便潴留情况，处置中注意大小便排空情况，必要时给予导尿或灌肠。

（7）对木僵的解除，一般以电休克奏效为快。每日或隔日1次，有时3～5次可缓解，器质性木僵及有其他禁忌证者不宜采用。

第六节 激动和焦虑状态的治疗

焦虑状态是指处于无端的紧张和恐惧状态下，是患者在缺乏明显客观因素或充分根据的情况下，担心发生对自身危害和其他不良后果的一种心境。是一种常见的情绪症状，患者表现为忧虑不安、紧张烦躁、坐立不安、唉声叹气等，有的可出现心悸、气短、出汗、四肢发冷等自主神经功能紊乱。本病常见于各种神经症、抑郁症、药物滥用所致精神障碍、更年期精神病以及其他躯体疾病、各种感染性疾病、内分泌疾病等。该病的产生可能与神经内分泌和神经递质代谢障碍有关。

一、病因治疗

积极治疗各种原发疾病，焦虑状态常随各种原发疾病的好转而减轻。

二、药物治疗

1. 抗抑郁药

目前常用于治疗焦虑状态的抗抑郁药有选择性 5 - HT 再摄取抑制药，如氟西汀、帕罗西汀、左洛复、西酞普兰等；其他非典型抗抑郁药，如文拉法辛；三环抗抑郁药物，如多塞平、阿米替林；四环抗抑郁药，马普替林等。而非典型抗抑郁药在治疗焦虑状态方面呈现出更多的优势，国外首推帕罗西汀、文拉法辛缓释剂等药物。抑郁症患者所伴有的激动和焦虑，一般在应用抗抑郁药尤其是阿米替林治疗后能自行缓解，所以对焦虑患者，除了极为严重的病例，一般不进行对症治疗。

2. 单胺氧化酶抑制药

苯乙肼效果较好，在三环抗抑郁药物治疗效果不佳时选用，剂量 10mg/d，每日 3 次口服，缓慢加药，每日剂量不能超过 90mg。

3. 苯二氮䓬类药物

以阿普唑仑抗焦虑和激动发作效果较好，剂量0.4～0.8mg，每日3次。氯硝西泮、艾司唑仑等也有较好的效果。如果激动和焦虑状态较为严重，可选用地西泮3～30mg/d，依症状是否改善从小量逐渐加大剂量；或用劳拉西泮，剂量减半。一些人格相当稳定的成年人，在应激状态下，也可出现明显的激动和焦虑，以致无法适应日常生活。这时可给其氯氮平每次10～30mg，或地西泮每次5～10mg，或甲羟基安定每次15～30mg，3/d。苯二氮䓬类药物对急性发作的焦虑状态及激动状态效果非常好，但不宜长期应用，最多应用7～10d，否则易发生成瘾。

4. β肾上腺素能受体阻滞药

普萘洛尔用于减轻焦虑状态时的自主神经系统症状，如心悸、多汗、震颤等，有一定效果，剂量为10～20mg，每日3次，可配合其他药物应用。

三、心理治疗

（1）做好心理咨询和支持性心理工作，促使患者对医务人员的信赖，树立起与疾病做斗争的信心。

（2）事实上，抗抑郁药治疗激动、焦虑状态获得显效反应通常需要6～8周，要想获得痊愈一般需6～8个月，治疗期间要向患者说明疾病的性质、持续治疗的意义等，减轻患者的心理负担，积极配合，坚持治疗。

（3）做好科普宣传工作，采用集体听课、交谈、讨论等方式，帮助患者了解病情，有助于接受暗示、鼓励、相互支持，克服消极情绪，培养社会生活方面的心理适应能力。

四、其他处置

（1）目前常用的治疗激动、焦虑状态的手段还有生物反馈治疗、催眠疗法、音乐疗法、静气功、瑜伽等，以通过改善患者的睡眠、减轻焦虑等达到治疗目的。

（2）鼓励患者积极参加工娱疗活动和劳动，分散注意力，达到缓解和消除抑郁心境及自主神经功能紊乱的一系列症状。

五、做好安全管理

由于此类患者情绪低落或烦躁、坐立不安，时有自责自罪心理和自杀意念，所以应重点做好以下几个方面的管理工作。

（1）此类患者重点管理，集中安排病室，便于观察，不宜住单间。

（2）加强巡视，密切观察患者的病情和情绪变化，做好防自杀工作。

（3）加强安全检查，在患者外出检查、探视、参加集体活动时要严格管理，防止危险品带入或患者趁机逃跑；定期或不定期清查不利物品。

（4）病区内带有危险性的设备设施要加强管理，定期检查维护，发现不安全因素应及时通报并清除。

（5）患者剪指甲和理发、病区内维修人员维修时，工作人员必须在场，加强管理并及时清除不利物品，防止意外。

第七节　拒食患者的治疗

拒食是指患者有意识的拒绝进食，属于本能行为障碍，也可出现于多种精神障碍，如精神分裂症、抑郁症、谵妄等。

一、药物治疗

（1）针对不同的病因给予相应的药物处置，包括抗精神病药物、抗抑郁药、抗癫痫药等；谵妄状态患者应做对因治疗。

（2）可采用小剂量胰岛素加糖类疗法，每日 1～2 次，每次肌内注射 6U 胰岛素，注射后 1h 可给予进食，必需时鼻饲流质饮食。同时加强观察，防止低血糖症状产生。

二、电休克治疗

电休克治疗对拒食是最佳治疗之一，可以迅速见效。初期隔日1次，1周后每周2次，以后每周1次，共进行8～12次。

三、支持疗法

（1）防止脱水、虚脱，严重拒食劝说无效者应给予鼻饲流质，改善患者的营养状态，必要时静脉滴注补充。根据血液中生化指标情况，纠正电解质及酸碱平衡紊乱。

（2）严密观察生命体征的变化，做好口腔、皮肤、个人卫生护理。

四、心理治疗

1. 首先，细致了解拒食病因，向患者宣传生理卫生知识，讲解拒食对身体造成的损害，树立正确的饮食观念，鼓励进食。

2. 饮食处置

（1）避免环境因素对进食的影响，如极度兴奋躁动的患者，应单独进餐，督促其饮食；木僵患者，可将饭菜放在患者身边，患者可在无人时自行进食；抑郁症患者，工作人员积极劝慰，鼓励饮食，必要时给予喂饭或鼻饲。

（2）给患者喂饭时，要耐心细致、动作轻柔、态度和蔼，以免引起患者反感，加重拒食行为。

（3）因精神症状因素导致患者拒食的，可根据不同情况分别处理。如因妄想引起患者拒食，可根据不同的妄想内容加以诱导。对怕饭中有毒的患者，可有意识地安排他参加配餐工作，或在集体餐厅中进餐，以打消其顾虑；对自责自罪的患者，可将饭菜混在一起后让其食用。

（4）消除就餐环境、饭菜的色香味、患者的就餐规律、饮食习惯等因素对食欲的影响。

第十二章　更年期精神病常用康复治疗

康复精神医学随着精神医学的逐步发展及精神卫生服务的不断改善而逐渐地发展起来，并由于康复医学自20世纪70年代在世界范围内的蓬勃兴起，使这门分支学科进一步走上比较成熟且初具规模的发展道路。

第一节　精神康复简史

回顾精神医学的早期历史，当时普遍认为许多精神疾病和精神残疾在医疗处理上无能为力，因此，许多精神病患者被处以终身监禁。18世纪后期以Pinel为代表开始为精神病患者解除约束，为他们施以更人道的处置。19世纪的改革者们提出尽可能地为精神病患者创造条件，开发他们存有的能力，为他们创造一个尽可能舒适的环境（Bockoveil），即所谓的“道义的治疗（moraltherapy）”。道义治疗着重于对精神残疾的评估，研究其工作、娱乐及社会活动。同时，在精神病院推行作业疗法等，并且认识到这种定式活动具有治疗价值，这一点与目前的康复精神医学实践相一致。职业康复服务的重点也从对躯体残疾转向精神残疾。美国修订了职业康复法，在经济上和社会福利上对精神残疾人士提供合法的支持。20世纪50年代末至60年代初，世界上不少国家开始大力发展社区精神卫生运动，也同时引入了一种新的思想，即应该帮助精神病患者在社区中尽可能像正常人那样维持他们自己。西方国家的非住院化运动更推动了社区精神康复服务工作的进展。各国各地区至今仍在不断探索适合自己国情的最佳工作模式。近30年来精神康复医学有了不少阶段性和开创性的进展，如70年代西方国家在精神病院普遍实施开放式管理，并逐步发展过渡性社区精神康复服务设施（中途宿舍、日间看护中心、庇护工厂等）；70年代后期开始风行各种家庭干预与心理教育措施的研究；80年代以后开始注重较广泛地推行各种技能训练、社区病案管理以及某些职业康复方案（辅助就业措施、各种求职俱乐部）等。

我国的精神病社区康复工作（以往称“精神病防治康复工作”或“精神病防治工作”）在20世纪50年代后期已经起步。经过30多年来的摸索和实践，从70年后期起至90年代初，国内大部分省、市的精神病社区康复工作明显地有所发展。自80年代后期开始，上海、沙市、长沙等地陆续开展家庭干预（或家庭治疗）研究，90年代初上海、杭州等地开展了集体家庭心理教育研究。

国内精神康复事业的另一重要方面为精神病院内的康复工作。自20世纪50年代起，国内各地精神病院都不同程度地开展具有“康复”性质的工疗、娱疗；还有较系统地开展以工作技能为中心的综合性训练，如“培训治疗”“教育再教育治疗”“劳动疗法”“行为疗法”等，在上海、南京、北京、延边、沙市等地逐步地试行和实践。70年代起部分精神病院已摸索试行开放式管理，但往往短期实施后终止试验或停滞不前。80年代后受到康复医学总体进展的带动，精神病院内逐渐发展了一些康复性质的技能训练，如音乐疗法、社交技能训练、绘画与书法训练、行为矫正训练、就业技能训练等，主要在北京、上海、沈阳等地积累了一定的实践经验。

中国残疾人联合会大力推行“社会化、综合性、开放式”精神病防治康复工作模式，覆盖全国4亿多人口。这种模式是指建立以政府为主导，有关部门各尽其责，社会各界广泛参与的组织管理体系；形成以医疗机构为骨干、社区为基础、家庭为依托的精神病防治康复工作系统；宣传普及精神卫生知识，采取药物治疗、心理疏导、康复训练和社会服务等综合防治措施，推行有利于患者参与社会生活的开放式管理，促进精神病患者康复、回归社会。在这一精神的倡导下，社区精神科医生深入患者家庭做康复指导，并建立起一批精神康复机构。

第二节　精神康复的概念和原则

康复从其原文的字意来看，是指“复原”“恢复原来的良好状态”“重新获得能力”等。就现代医学科学的认识而言，康复主要是指躯体功能、心理功能和社会生活能力（包括职业能力）的恢复。

世界卫生组织提出的“健康”新概念：“指在躯体上、心理上、社会生活上处于一个完全良好的状态，而不仅仅是没有患病或衰弱”，也就是说，一个人的躯体功能、心理功能、社会功能都能达到完好的水平方能称为健康，这也是康复原则的一个基本出发点。

根据世界卫生组织和著名学者们的有关论述，康复的概念已较全面地归纳为：综合协调地运用医学的、教育的、职业的、社会的和其他一切可能的措施，进行训练和再训练，调整周围的环境和社会条件，使伤、病者和残疾人尽早和最大限度地改善已经丧失或削弱的躯体功能、心理功能和社会功能，促使其重返社会和提高生活质量，完成应担负的社会职能；并要求康复对象本人、家庭及所在社区，均参与康复服务计划的制订和实施。

有关精神康复的概念要点，著名学者 Anthony 曾下定义为：精神康复的总任务是帮助精神残疾者适宜地重返社区和（或）保持精神残疾者原有的能力，以便继续在社区中起作用。换言之，康复工作者要竭尽全力减少康复对象对精神卫生服务系统的依赖性，或尽力保持康复对象现存的独立生活水平。Anthony 和 Liberman 较全面地阐述了此概念。他们认为：精神康复是通过学习（训练）措施和环境支持，以尽可能使社会性及职能（职业）性角色功能恢复到最大限度；当恢复功能受到持续性缺陷与症状的限制时，应致力于帮助此个体获得补偿性生活、学习和工作环境（如：庇护工厂、中途宿舍等），以及将其功能调整或训练到实际可达到的水平。他们还指出，精神康复应在精神病急性发病或加重后立即开始；而专业人员的目标是：维持长时间症状改善，建立或再建立人际关系与独立生活技能，以及帮助个体达到满意的生活质量。在注重提高患者生活质量的同时，强调不能忽视患者生活环境中的自然照顾者，如家庭成员、亲友及寄宿处工作人员等。近年来，家庭干预技术被广泛用于精神病的康复过程中，它通过改变患者的家庭环境可显著地降低精神分裂症的复发率和再住院率。世界卫生组织（WHO）和世界精神康复学会（WAPR）都强调贯彻实施精神病的康复任务必须由家庭承担一部分方能取得较好效果，也是不可缺少的一个环节；这些国际组织还特别重视在社会上将精神病患者亲属组织起来，称为精神病患者的“亲友会”或“联谊会”，尽可能使患者的亲友们在社会上发挥应有的作用。

一、提高生活质量

提高生活质量（QOL）是精神康复的另一目的。所谓生活质量是指患者对生活状况、处境的满意程度的评价。国内学者杨德森指出：各种疾病包括精神病患者的生活质量都会有所改变。因此，须对他们的生活质量进行评估，他所提出的评估内容分以下两个方面，共 12 条：

1. 物质生活质量评估的有关方面

①社会角色、社会地位、社会贡献与社会报酬；②经济收入与支出分配比例；③住房条件与生活环境；④家庭人员组成与婚

姻状况；⑤家庭与个人生活方式；⑥躯体健康状况与家族病史；⑦疾病角色及其影响。

2. 精神生活质量评估的有关内容

①个人理想、愿望，职业满意程度，职业应激因素；②家庭观念、婚姻满意程度、家庭内应激因素；③个性特征、心理健康状况自评；④有害心身健康的行为与生活方式；⑤社会适应能力与社会支持。

二、有效发挥社会角色功能

社会角色是指导精神康复的有用概念。精神康复的目的在于帮助患者发挥其现有的才干，通过成功的社会角色以获得自信心并发挥或保持其社会角色。实际上，有些精神病如慢性精神分裂症，所遇到的最困难的问题就是难以在社会中保持其应有的社会角色。有的医务工作者或患者家属，常常把“患者角色”固定于患者身上，要求他们服从医务人员和家人的照顾，让其无条件地接受各种治疗。其后果是在不同程度上免除了患者的社会责任感，使他们变得更加被动、懒散和不合群，加重了残疾程度。从精神康复的角色出发，应努力将“患者角色”改变成为社会角色，以减轻其精神残疾的严重程度。

康复是针对残疾而言的。精神康复的主要任务是采取一切手段，尽量减轻精神残疾对患者的影响。有关残疾的定义，世界卫生组织编写的《国际残疾分类》一书中指出，残疾是疾病的后果，即：（内在环境）疾病或紊乱→（外向性）损伤→（客观性）障碍→（社会性）残障。精神疾病所致的残疾亦应合乎上述规律，按 Liberman 的观点，精神病理学的损伤导致功能缺陷或障碍，表现为社会技能的缺乏，并可能表现为求职技能的减退而难于在社会中独立生存，从而导致患者不能完成应有的社会角色，称之为残障。

社会缺陷的概念主要是指社会功能缺乏或限制，是部分或全部损伤引起扮演各种社会角色能力的困难。由于缺陷带来的社会功能残疾在精神疾患中尤以慢性精神分裂症罹患更多，所以对精神分裂症患者残疾评估尤为重要。

三、精神残疾的评估

迄今为止，国际上还没有具体明确的通用的精神残疾标准。全国残疾人抽样调查办公室和卫生部医政司召集12个地区精神疾病流行病学调查协作组的专家学者讨论制定了精神残疾的定义和分级标准，经研究确定精神残疾的程序为：第一步是按照精神疾病诊断标准确定为精神患者；第二步是对确诊的精神患者，凡“病程持续1年以上未痊愈，从而影响其社交能力及家庭、社会应尽职责上出现不同程度的紊乱和障碍”者才定为精神残疾。为便于与国际资料比较，参照世界卫生组织提供的《社会功能缺陷筛选表》（SDSS）所列出的10个问题的评分来划分精神残疾等级。然而不同社会的社交标准都是相对的，没有能适合各种年龄、性别以及各种社交和文化背景的唯一标准。因此，也还未能找到一个客观可靠地和灵活地适用于每个病例的标准。张维熙、张培炎受中国残疾人联合会修订各类残疾评分标准课题研究组委托参与精神病残疾评定标准的修订，按照统一的要求，将精神病残疾改称为精神残疾，残疾等级由原来的四个等级改为三个等级（即轻、中、重）。修订后的残疾分级标准的划分将SDSS的10个问题综合改为5个问题，即：①个人生活处理能力；②家庭生活职能表现；③对家人的关系与责任心；④职业劳动能力；⑤社交活动能力。对以上每一问题均使用整体能力评价的评分标准划分残疾等级，新修订的标准容易掌握，评分一致性较高，评分省时、省工，较适合我国国情。根据这个筛选表的评定可将精神残疾评定为三级：

一级（重度）：五项评定中有三项或多于三项被评为“2分”者。

二级（中度）：五项评定中有一项或两项被评为“2 分”者。

三级（轻度）：五项评定中有两项或多于两项被评为“1 分”者。

无精神残疾：五项总分为 0 或 1 分者。

据全国残疾人调查显示，北京地区精神疾病现残率为 3.08‰，其中 15 岁及以上人口中精神分裂症的现残率为 3.07‰。北京市精神卫生保健所在 16 个区县 15 岁以上调查样本中发现，精神分裂症总患病率 7.21‰，现患病率 6.19‰，现残率为 5.62‰。两次调查评残比例分别为 0.72 : 0.78 : 1。如此高的残疾比例提示了该病易导致慢性化或精神残疾。如何减轻残疾的影响，使众多的精神残疾人走上康复之路，是摆在广大的精神卫生工作者面前的艰巨课题。

各种各类慢性精神患者是精神残疾者的主要来源，因此也是康复工作的主要对象。Liberman 提出慢性精神患者应包括精神分裂症、器质性精神病、重性复发性情感障碍、长期精神残疾、严重依赖综合征、高敏感性应激障碍以及难于应付日常生活要求的患者。Watts 和 Bennett 提出除了精神分裂症外，还要考虑非精神分裂症组，如将某些神经症、情感性障碍、行为问题、酒中毒所致精神障碍等患者也作为康复对象。对慢性精神病的概念有不同的理解和偏重。有人强调，慢性精神病必须符合两项指标。第一，必须有精神分裂症或重性情感障碍的诊断；第二，充分依赖于家庭的经济支持和（或）社会的安全防卫和福利保障。美国精神病学会（APA）用三个维度来划分慢性精神病：①用诊断来判定哪些是严重精神病；②用社会和职业功能水平评估哪些是心理社会残疾；③用症状、残疾及住院发病的持续时间来评价哪些是慢性残疾。这三个维度（诊断、功能水平、持续时间）足以对社会中慢性精神患者群提供正确划分的根据。由于社会上对这类慢性精神病所致残疾缺乏功能补偿措施，使这些患者长期处于社会隔离状态，缺乏日常生活技能，不被雇用，家境贫困，以及“旋转门式”住院，还导致犯罪生涯和无家可归。因此说，对慢性精神患者的康复和社会安排问题，是一个公共卫生问题，应得到社会的普遍关注。

四、精神康复的基本原则

主要有以下三个方面：

（一）功能训练

康复工作的现实目标是人体的功能活动。精神残疾人会出现种种心理功能缺陷，如情感交流障碍、社会交往障碍、认知障碍等，表现在生活、学习、工作等方面的功能障碍。必须通过有效的功能训练使他们重新获得或恢复失去的功能。例如目前比较盛行的独立社会技能训练，采用程式化的训练方法，临床证明非常有效，值得推广。

（二）全面康复

指在心理上（精神上）、生理上（躯体上）及社会生活上实现全面的、整体的康复，又称为整体康复或综合康复。全面康复也同样是指在康复的四大领域（医疗康复、教育康复、职业康复、社会康复）中全面地获得康复。由此看来，康复不仅仅是针对功能障碍，更重要的是面向整个人。

（三）重返社会

康复最重要的一项目标是通过功能改善及环境改造而促进患者重返社会。这样才能促使康复对象力争成为独立自主和实现自身价值的人，达到平等参与社会生活的目的。尽可能地创造条件在社区建立过渡性的康复设施（如日间康复中心、工疗站、中途宿舍等），以促进逐步地、较理想地回归社会，同时尽量争取社会支持以解决这类患者和残疾者的就业和职业康复问题。

第三节 精神康复的程序和步骤

综上所述，精神康复的目的是使精神病患者或精神残疾者减少疾病对其个人生活和社会生活的限制，使用技能训练的手段开发或恢复其潜能，再加上社会环境的支持，使精神康复者最终提高生活质量，恢复社会功能，走上回归社会之路。从罹患精神疾病开始，精神康复的过程也开始进行。这一过程包括以下几个步骤：

一、康复前的检查和评定

由于每一位精神残疾者的社会功能缺损是不同的，因此，有效的康复措施应是针对个体的、具体而实际的功能缺损情况来进行。通过检查，确定精神残疾者的社会功能缺陷具体表现在哪些方面，是康复前的检查和评定由于每一位精神残疾者的社会功能缺损是不同的，因此，有效的康复措施应是针对个体的、具体而实际的功能缺损情况来进行。通过检查，确定精神残疾者的社会功能缺陷具体表现在哪些方面，是职业技能的缺损还是自我照料方面的问题。通过检查和评估，可以确定残疾的等级，也为日后评定康复效果提供有用的数据。

（一）始动性的评定

患者需要在督促或命令下才能被动地完成某些行为。实际上患者有能力完成，但不主动去做，这种情况称为始动性缺乏。这种缺损既与疾病性质有关，也与环境有关。

始动性可分为两类。第一类称为自我服务性行为始动性，及个人生活行为方面的始动性，包括日常起床、洗漱、穿衣、整理床铺及进餐等行为，可以用“每日始动性评定表”进行评定。第二类代表的是较高水平行为的始动性，包括交友、书信往来、与亲友联系、求职活动、外出购物及运用各种设施等。评定始动性的目的是为了给患者制定一个切实可行的康复计划，并针对评定中发现的问题，在康复训练中给予矫正，特别是对慢性衰退患者要注意设置实际的生活技能训练内容，以增强患者的主动性和自觉性，使他们不仅能在自我服务性行为方面获得改善，而且能注意加强社交活动始动性的训练，防止精神衰退的加重。

（二）社交技能的评定

社交技能是指为了达到人际交流的目的，而采取的有助于表达自己情绪及需求的所有行为。可采用“社会交际量表”（SIS）对患者的谈话技巧作定量评定及对人际交往行为进行评估。经过一段时间的社交技能训练后可采用“社交技能训练进展记录表”对社交活动和独立生活技能状况及训练后的收效情况进行总结比较。

（三）职业技能评定

精神残疾康复的目的是为了恢复其原有的职业能力或学习和掌握新的谋生技能，使其能达到自食其力或部分自食其力，做到残而不废，最终能够重返社会。职业技能评定可分为两个层次。第一，基本职业技能评定，包括是否遵守劳动纪律、个人卫生及衣着、工休时间的利用、对批评或表扬的态度、能否听从指挥、忠于职守、帮助同事、与别人交谈、主动提出要求等。第二，是专业技能的评定，一般由专业技术人员评定。

（四）康复观察表或评定量表的使用

工作人员按要求填写进程表或调查表是为了系统地、有目的地收集研究资料，便于今后总结和评价康复效果，这需要靠观察患者完成特定的任务情况来完成。根据不同的研究目的，可采用现有的量表如“社会功能缺陷筛选表（SDSS）”“morningside 康复状态量表（MRSS）”“社交技能训练进展记录表”“住院精神患者康复疗效评定量表（IPRDS）” “生活质量综合评定问卷（QOL）”等有关量表。这些表格的操作一般由精神卫生专业人员来完成，需定期讨论患者的评价问题，这将有助于提高评价的技巧，避免个体之间的误差。

二、制订康复计划应注意的问题

1. 确定康复目标

根据康复诊断及患者、家属、社会对患者的要求及患者的实际能力，来确定康复目标。如家庭要求患者能自理个人生活，那么，能够积极主动地照料个人生活就是康复目标之一；如家庭要求一个家庭主妇能为家庭做饭，那么，能为家庭做饭就是康复目标之一。

2. 确定康复疗程

根据功能缺损的严重程度和康复目标的难度大小、所需人力、物力情况，来确定康复疗程，短至数周至数月，长至数年。

3. 明确康复措施

确定使用行为矫正法还是功能训练等。

4. 确定康复治疗师的工作程序，和患者商定治疗时间。

5. 康复疗程中阶段性的康复疗效的评估。

三、精神康复的基本内容和方法

精神药物能够有效控制精神分裂症的症状，但很难改变精神残疾的现状。因此，在社会功能缺损与精神残疾的康复过程中，始终需要恰当的精神药物与心理社会康复措施巧妙地结合起来，才能最大限度地显示精神康复的效果。近年来广为推崇的技能训练，起到了很好的康复效果。常用的技能训练措施有：

（一）药物自我管理技能训练

精神病患者要想独立生活，必须掌握一项技能即药物自我管理能力。其原则是：要为患者选择一种适合的药物及合适的维持量，使精神状态处于最佳状态。同时尽可能使药物不良反应最小。本技能训练包括以下四个内容：

1. 掌握有关抗精神病药物作用的知识。
2. 学会正确管理和评价自己所服药物的作用。
3. 识别并处置药物的副作用。
4. 学习与医务人员取得联系和取得帮助的能力。

（二）症状自我监控技能训练

教会康复者自我认识精神病复发的早期症状，做到尽早采取措施防止复发。也包括以下四个内容：

1. 识别病情复发的先兆症状。
2. 如何监控先兆症状。
3. 怎样处置持续症状。
4. 学习拒绝饮酒和拒绝吸毒的技能。

（三）重返社会技能训练

为出院后回到社区做准备。教会精神病患者能够很好地在社区中生活。技能训练包括以下内容：

1. 独立制定重返社区的计划。
2. 社会联系的技能训练。
3. 正确处理在社区生活中遇到压力的能力。
4. 学会制定每日活动计划的能力。
5. 学会制定约会和赴约的能力。

（四）集中注意过程的训练

许多慢性精神分裂症患者，常常具有严重注意障碍。康复者难以进行机体的康复训练，而需要采用多种的、短时间的训练方式。采用阳性强化的方法，如果康复者在一段时间内集中了注意，训练师应予以表扬并给予奖品。训练时应设法吸引患者的注意力，如发现患者有不当的言行，可让另一位患者来演示，让他模仿，直至出现正确的反应。

（五）个人仪表的训练

有些慢性精神患者的装束奇特，化妆也不恰当。这些仪表不整的问题最容易引起公众对精神病患者的歧视，造成与社会的隔阂。训练内容包括给患者讲述个人仪表的重要性，在不同的身份、场合下应怎样修饰自己。在对镜训练中，让他们对自己的仪表进行评判和修正，让他们看到经过自己修正后的整洁、恰当的仪表，从而提高自信心，掌握自我修饰的方法。

（六）职业康复职业康复（OT）

指以目的明确地从事某种职业训练为基础，旨在恢复动机、信心和特殊技能，用以治疗躯体或心理缺陷的方法。职业康复的宗旨在于使残疾者最充分地发挥潜能，实现人的价值和尊严，取得独立的经济能力并贡献于社会。残疾往往使残疾者产生自卑和失去价值的心态，产生依赖于人的强烈感觉从这种心态和感觉中解脱出来的最有效的办法，是能够恢复职业或就业。国内又称“工疗”或“作业治疗”。香港称为“职业治疗”，台湾称为“职能康复”。

传统的职业康复方法主要包括日间治疗、庇护性就业、俱乐部形式、过渡性就业等。传统职业康复采取的是“培训－就业”的思路，即先给予精神病患者足够的培训，然后再帮助其逐步就业，最终达到完全独立的工作状态。

日间治疗指给予那些无法参加庇护性就业或者竞争性工作的出院后精神病患者提供日间照顾和训练活动。主要训练内容包括：日常生活技能训练、心理教育和咨询、职前技能训练。具体训练项目包括很多手工装配活动、群体活动、娱乐休闲活动等。在日间治疗项目中，给精神病患者提供基本技能训练和日间照顾是首要目标，而帮助精神患者就业是次要目标。

庇护性就业指由政府、医院或者非政府组织提供工作场所，帮助出院后但暂时无法就业的精神病患者在此工作，提供实际工作培训，帮助患者逐渐适应工作，培养工作技能。

俱乐部形式在美国纽约州发展起来，给每个参加俱乐部的患者提供模拟的工作。出院后患者可以通过他人引荐或者直接联系的方式自愿参加俱乐部，并且选择他们愿意尝试的工作。俱乐部的成员没有时间限制，可以享受永久的服务。职业俱乐部的主要目标是帮助出院的患者逐步接受教育、常规技能培训和工作训练。如果俱乐部的成员认为自己已经具有足够的能力，俱乐部则帮助他们参加其他的就业计划，比如过渡性就业。在职业俱乐部中，帮助出院的精神病患者就业是重要的目标，但不是唯一目标。

过渡性就业是职业俱乐部的一种特殊形式，指康复工作者通过和雇主协商，帮助出院后精神病患者在真实的工作场所找到短期的工作机会。患者薪水逐步提高，但往往低于最低工资水平。

支持性就业是最新发展的康复技术，在帮助患者获取竞争性工作方面有较好的成效。支持性就业帮助出院后的精神病患者尽可能地在竞争性市场中找到并从事他们喜欢的工作，从专业工作者那里得到所需技能的培训，和正常人一起工作并获得经济收入，并且得到长期的持续支持。

职业康复不仅是一种治疗方法，也是一种残疾人就业系统。职业康复可分为传统职业康复和支持性就业两类。众多研究发现，支持性就业在帮助患者获取工作方面具有明显的优势。但是支持性就业在维持工作和改善非工作症状方面不存在显著优势。因此最新的职业康复研究着眼于将支持性就业方法和不同的心理社会治疗方法结合起来，形成综合性的支持性就业模式。

（七）家庭治疗

情感表达（EE）一般指用 CFI 询问患者亲属，评价亲属对患者情感表露倾向的一个描述性术语。情感表达是对照顾者与患者之间的人际关系的测量，它反映的是亲属与患者之间的一种特定的情感、态度和行为。调整亲属间的情感表达是家庭治疗的重要内容之一。对精神疾病亲属的情感表达是从英国起始的。Brown等提出了情感表达概念。坎伯威尔家庭问卷（CFI）问世以来，国外学者用CFI对情感表达进行了大量研究；费立鹏在原设计的基础上，制定了CFI中文版（CFI－CV），经过临床使用，具有良好的信度和效度。

由Brown等设计，Vaughn和Left发展的CFI是一个标准化的半定式家庭问卷。该问卷旨在测量亲属对患者的EE，包括指责，敌视、情感过分介入、热情和赞扬五大项目。使用CFI需要经过专门的学习和训练，通常在精神病的发病期用CFI评价亲属的EE，评定者通过询问和录音分析，按一定标准把家庭划为高情感表达（HEE）和低情感表达（LEE）两类。

高情感表达（HEE）的情感过分参入总分及其各项因子如过激情感、过分奉献/牺牲、过分保护及缺乏客观性评分均得分较高。这些一是表明患者的家属当谈到有关患者福利等情况时产生不恰当或过分情绪紧张、焦虑而影响自身的正常活动，或引起频繁的心理或生理问题；二是极端或不恰当地牺牲其自身的社会生活以便照顾患者，视患者的需要优于自我的需要，为患者而非为自己而活着，出现共生性依赖；三是以不恰当的方式处理患者的独立性和自主性，在患者和外部世界之间充当不恰当的调和者，武断地干预患者各方面的生活；四是极不情愿患者在其力所能及的范围内独立解决自己的事情；五是不能客观而现实地评价患者的能力和将来。显然，亲属情感的过分介入，容易刺激疾病的复发。然而，亲属完全不介入，或家庭认识的模棱两可，甚至出现交流偏差，又必然会损害家庭的整合功能。这里确实有一个“适度”的问题。不过，有一点是不言自明的，那就是给家庭提供支持性心理教育，调整亲属适度的EE，能使我们对精神疾病患者的家庭干预和治疗收效更好。

一般认为EE与精神分裂症的进展存在着相关关系（不是因果关系），亲属的EE水平可影响精神分裂症的病程和复发。多项研究表明，HEE家庭精神分裂症复发率高，LEE家庭精神分裂症复发率低。EE研究也被扩展到对其他精神疾病及躯体疾病的研究中。

目前国内已有人对CFI进行引进修改，也有人尝试在家庭治疗中，调整亲属的EE进行精神分裂症的家庭干预。但是，对于EE国外一直有不同意见和结论相反的研究报道，如认为将家庭划为HEE和LEE本身就有不合理的成分，EE对精神分裂症患者复发的预测价值可疑等。因此，值得进一步研究探讨。

第四节　医院内和社区中康复的衔接

从罹患精神疾病开始，精神康复的过程即同时开始。有部分患者，在疾病的初发阶段或急性期需住院治疗。在我国城市中，还有大量慢性精神病患者因为种种原因长期住在医院里，由于医院多重视药物治疗，大多数患者的精神症状得以控制，但由于长期与社会隔绝，对医院过分依赖，产生“住院综合征”，出现严重的社会功能缺损及精神残疾，以致无法走出医院、走向社会。因为他们的功能缺损与精神残疾无法被社会容纳，从而形成恶性循环。要改变这种状态，精神康复必须实施院内与社区并重，建立院内与社区中康复的良性循环。

一、院内精神康复的主要内容及任务

提倡医院内康复，对精神科临床起到了积极的促进作用。其主要作用在于加强了住院的精神病患者（尤其是长期住院的患者）与现实社会接触的机会，从而改善了他们的精神面貌和心理状态，使其心理与社会功能得到了明显的进步，更减轻了患者的

精神症状，防止或减慢了各种功能的衰退，促进了疾病的全面康复。主要有以下几方面内容：

（一）改善住院环境

应把精神康复的理念贯彻到病房管理的每一个细节。应为精神病患者创造一个尽量宽松、舒适的住院环境，减少患病后进一步的心理损伤。精神病房要具备患者生活所必需的各种设施；根据病情开展分级护理；对于病情较轻、没有危险性的患者进行“开放式管理”；建立平等的医患关系，工作人员可以不穿工作服等；有条件的医院还可以建立“家庭化病房”“过渡性病房”等，有利于患者出院后顺利回归家庭。

（二）避免长期住院

我国的精神康复事业处于起步阶段，各地的水平极不平衡。据作者掌握的情况，目前各地仍有不少精神病院仍沿用封闭式的管理模式，将精神患者长期置于与世隔绝的环境中，在失去自主生活的状况下过着单调刻板的生活。久而久之，就出现所谓的“住院综合征”。

住院综合征的主要表现有：①情感淡漠；②始动性缺乏；③兴趣丧失；④过分顺从；⑤不能表达感受，对工作人员的苛刻或不公平命令也不会表示愤慨；⑥丧失个人的人格；⑦个人的习惯、修饰及一般生活标准的退化。

Barton 提出了八项产生住院综合征的因素：①丧失与外界世界的接触；②强加的懒散；③暴行、恐吓和戏弄；④工作人员的专横跋扈；⑤丧失个人的朋友、财产和个人的事件（例如生日）；⑥药物作用；⑦病室的不良气氛；③丧失出院的指望。

（三）改变传统护理方式

除必要的医疗操作外，护理上要注意不要对精神病患者“过分保护”。有些传统的护理模式，强调了对患者的无微不至的照顾，无形中在不断地强化患者的“患者角色”，免除了患者的“社会角色”，使他们长期过着饭来张口、衣来伸手的生活，加重了患者的社会功能衰退。根据精神康复的观点，应积极鼓励患者自己的事情自己做，如让他们自己铺床、洗衣、做饭等。

（四）适时进行康复训练

在精神症状得到有效控制后，根据各项社会功能评估的结果，制定出个体化的康复计划后，康复训练即可开始。

1. 始动性缺乏的康复训练

病期较长的慢性或衰退的精神障碍患者，多以自我服务始动性缺乏为典型特征。他们往往缺乏自我照顾的技巧、身心健康技巧、家居技巧，不能独立管理财务、不能进行自我调整及自觉遵守社会公德，患者行为退缩、情感淡漠、生活懒散、仪表不整、甚至完全不能自理个人生活。此类患者的康复训练，首先应从独立生活技能的训练开始。

2. 学习技能的训练

学习技能的康复主要是训练患者关于处理和应变各种实际问题的社会交往技能，这对于长期不能回归社区的患者尤为重要。训练的内容大致可分为文化知识教育及一般技能学习等。因此，也可称为“教育疗法”。通过开展丰富多彩的集体活动，如做操、唱歌、读报等；还可组织小组活动的形式，鼓励患者发展自己的兴趣，促进患者之间的相互学习。如组织烹调小组、园艺小组等。

3. 职业技能训练

是指以实际劳动作业方面的技能训练为手段，使患者能恢复或明显提高职业技能，以达到重返社会恢复工作的目的。职业技能训练包括两方面主要内容：

（1）工作的基本技能训练：“基本技能”是指所有工作岗位都需具有的技能，具体包括：①准时上班；②个人卫生及仪容整洁，并与身份、环境相协调；③能正确利用工间休息时间；④能够接受与工作有关的表扬或批评；⑤能听从具体的指令；⑥具有完成工作任务的责任感；⑦具有帮助同事及求助于同事的能力；⑧能遵守工作中的规则、纪律；⑨对交谈有正常的反应，并有主动与同事交谈的能力。

（2）职业特殊技能的训练：为适应某一种职业、工种所必须具备的特殊技能训练。在选择此项技能训练之前，要了解患者就业和原有工作的性质、工种及具体需要的技能是什么，同时与患者的家属、单位领导取得联系。在我国，精神病院内的职业技能康复主要应用工疗的手段进行，农村地区采用农疗的方式进行。有条件的地区应积极建立庇护工厂或庇护农场，为职业训练提供场地。

二、院外精神康复的主要内容和任务

患者出院回到所在社区后，在社区精神科医生、护士、心理工作者、社会工作者和职业治疗师（即所谓多学科团队的服务形式）和政府各部门的关怀下，继续进行各种康复，以最终达到回归社会为目的。主要内容和形式有：

1. 继续住院期间的康复内容

如独立社会技能训练，出院后重返社区的技能训练等。

2. 家庭干预

调整家庭成员之间的关系，改变不适合患者生活的家庭气氛，共同提高生活质量，减少疾病复发，用家庭联谊会和个别家庭干预的方法以达到上述目的。

3. 出院后家庭照料

出院后的患者暂时不能重返社区，在家庭成员的监护下进行上述康复活动。精神疾病患者需要一个稳定和谐的家庭环境，以利于早日康复。一个功能良好的家庭应该是：轻松愉快的氛围、直截了当的交流，家庭成员间互相尊重体贴，能够应付各种生活事件、有凝聚力。患者的大部分时间是在家庭中度过的。家庭是患者活动最多的场所、家属是他们接触最多、关系最亲密的亲人，因此，在促进患者精神康复的过程中，家庭处于一种特殊的地位。

4. 调整亲属的情感表达方式

国外有过研究，发现有的家属经常责怪或训斥患者，有一点事情便大惊小怪，甚至埋怨患者生病，这种情况称为“高情感表达（HEE）方式”。统计表明在这种家庭里的患者疾病复发率比较高。相反，有的家属很有耐心。能够容忍患者的一些病态表现，能够心平气和地帮助患者克服自己懒散的习惯，鼓励他们走向康复，称为“低情感表达（LEE）”方式。统计表明在这种家庭里的患者疾病复发率比较低：我们希望家属采取“低情感表达”方式来对待自己患病的亲人，因为这样有利于精神康复。

5. 应该参加精神患者家属自己的组织

残联系统的“精神患者亲友会”等是精神残疾人亲属自己的组织。患者亲属可以从中得到有益的培训和大量的支持，以改善精神患者及其家属在社区生活的处境。“帮助自己的亲人早日康复”。

6. 开展各种职业康复

日间住院暂时没有家庭监护条件的患者，由监护人或专业人员接送到日间医院接受康复治疗，在精神功能恢复到一定程度后可以到庇护工厂或庇护农场进一步进行康复。

（1）*庇护工厂和庇护农场*：在我国称为工疗站或农疗站，对出院后的患者进行职业技能训练，通过训练进入市场就业。

（2）*市场就业*：这是康复的最终目标，使精神残疾者有平等机会融入社会。以上是精神康复的社区循环连接，如果在任何一个环节中康复者出现病情波动，当康复者失去自我控制能力时，精神病院或社区精神病康复中心的医生予以治疗，根据病情决定患者继续留在社区康复或住院治疗。

第十三章　更年期精神病的常用护理

第一节　概述

一、精神科护理学

精神科护理学是建立在护理学基础上，研究对精神病患者实施护理的一门专科护理学，它是精神医学的一个重要组成部分，又是护理学的一个分支。它的主要任务包括以下几个方面：

（1）研究和实施护患沟通技巧，建立良好的护患关系，开展心理护理。

（2）研究和实施对精神病患者科学管理的方法和制度，确保患者安全。

（3）研究和实施对精神病患者进行观察的有效途径和护理记录的方法，防止意外事件的发生。

（4）研究和实施对各种精神病患者开展以患者为中心的整体护理。

（5）研究和实施对精神病患者执行各种治疗的护理，确保医疗任务完成。

（6）研究和实施对患者、家属的健康教育，促进患者早日康复。

（7）研究和实施对社区人群进行心理卫生教育，防止精神疾病的发生。

（8）研究和实施对患者的康复护理，促进患者回归家庭、回归社会。

二、精神科护理的发展趋势

（1）病房管理由封闭式管理向开放式管理转变，科学的管理模式有利于精神病患者的康复。

（2）临床护理由功能制护理向整体护理转变，使患者得到全身心的护理。

（3）重视健康教育，普及精神卫生知识，做到有效的防治结合。

（4）加强对慢性精神病患者的康复护理，促进回归家庭和社会。

（5）加强社区精神病患者的护理，充分利用护理资源。

第二节 精神科护理的基本内容、基本要求与基本技能

一、精神科护理的基本内容

（一）对异常精神活动的认识

一般人对精神疾病都有一些错误的观念，认为精神病患者是可怕的、危险的、可耻的、不可治愈的，因此对精神病患者敬而远之。其实，精神病患者在日常生活中表现出来的异常精神活动，完全是病态反应，从患病的角度来看，精神病患者是受害者。所以，精神科护士对患者的精神活动异常应有正确认识。

首先，精神病患者行为异常的表现是在特定的致病因素影响下，只是一部分行为偏离正常，而不是全部。行为的正常与不正常只是程度上的不同，而非种类的差异。精神科护士应利用患者行为正常的部分，理解他们，尝试与其沟通，帮助他们走出疾病的困扰，逐步恢复正常行为。

其次，精神患者的行为是有目的、有意义的，是为满足其某

种需要而表现出的行为。这种行为偏离正常人行为规范，但并非与正常人完全不同。因此，精神科护士应了解患者的真实需要、欲望的缘由，不制止，也不掩盖，密切观察患者的行为，采取适当的措施，帮助和保护患者，并指导其学习解决实际问题的有效方法。

第三，精神病患者也是人，他们也有各种情绪反应，只是表现形式不同。因此，精神科护士必须了解患者情绪反应的原因，尊重患者，无条件地接纳这个“人”。

第四，精神疾病在生理和心理上存在特殊性，疾病是生理、心理和社会因素互相作用的结果。因此，精神科护士应注重全面的护理，鼓励患者坚持长期而有效的治疗，改善疾病的治疗护理效果。

（二）精神科护理的特殊内容

1. 心理护理

心理护理对精神病患者来说十分重要。患者的各种异常活动往往不会引起别人的同情和理解，甚至还会遭到亲人或其他人的误解和指责，这些都会加重患者的心理负担。精神病患者在不同的疾病阶段会有不同的心理反应，采取针对性的心理护理，帮助患者解决心理问题，有利于疾病的康复。同时心理护理在不同的疾病阶段有着各自的侧重点。良好的护患关系是心理护理的基础，护士的专业知识、服务态度和工作技巧是心理护理成败的关键。

2. 安全护理

精神病患者由于精神症状的影响，某些行为往往具有危险性，如自伤、自杀、攻击行为、出走行为等。因此，精神病患者的安全护理是精神科护理的重要工作。

3. 饮食护理

精神病患者由于各种原因的影响会出现拒食、抢食、暴饮暴食、进食困难及吞食异物等表现，护理人员要按时按量，根据病情给予适宜的饮食，保证营养供应。

4. 睡眠护理

睡眠障碍几乎见于各种精神病患者。睡眠的好坏与病情、服药的情况密切相关，因此做好睡眠护理，保证患者适当的睡眠，对巩固治疗效果、稳定情绪有重要作用。

5. 个人卫生护理

意志减退、生活懒散和行为紊乱的患者不知道料理个人卫生；有的还整天沉湎于自己的世界，不主动自理生活。因此护士要协助或督促患者做好个人卫生，保持全身清洁。

6. 保证医嘱的执行

与内、外科患者不同，大多数精神病患者缺乏对疾病的认识，不认为自己有病，因此，往往无主动求治的欲望，有的甚至强烈反对接受治疗。所以，保证准确地执行医嘱，让患者得到及时必要的治疗在精神科护理工作中显得尤为重要。

二、精神科护理的基本要求

（一）对精神科护理人员的要求

精神科护理对象的复杂性、特殊性，给精神科的护理工作增加了难度，因而对精神科护理人员提出了较高的要求，精神科护理人员应具备一定的职业道德、心理素质和专业知识。具体表现在以下方面：

（1）有良好的职业道德，树立全心全意为患者服务的思想。

（2）有强烈的敬业精神，热爱自己的本职工作。

（3）有同情心，维护患者的利益，尊重患者的人格和权利，替患者保守秘密。

（4）有健康的心理和良好的情绪，适应工作任务和工作性质的需要。

(5) 有敏锐的观察能力和分析能力，善于发现问题和解决问题。

(6) 有慎独精神，严格执行各项操作规程和规章制度。

(7) 有丰富的生物医学、心理学和社会学知识，成为一个合格的护理人员。

(8) 有开展精神科护理教育与护理科研的能力，胜任精神科护理工作。

(二) 精神科护士的角色作用

社会角色是人们的社会地位决定的，为社会所期望的行为模式。每个人都承担着不同的社会角色，每个角色都要表现其角色的特征，使自己的行为与所承担的责任、义务一致。由于精神科护理的特殊性，护士应充当以下角色：护理的角色（这是最主要的角色）、管理的角色、教师的角色、协调者的角色、顾问的角色、安全员的角色、科研的角色。

三、精神科护理的基本技能

(一) 精神疾病护患沟通

护患沟通是了解病情的重要途径，也是精神科护理中最基本的工作之一。精神病患者由于精神障碍失去了与周围环境的正常联系，表现出许多异常的、难以理解的行为、思想和情感。护理人员要恰当地处理这些变化多端的情形，很好地与患者沟通，诱导患者保持正常的生活的，确是一件细致而复杂的工作。在接触患者时，不但要求护理人员具备一定的职业道德与业务技术水平，还要求对精神病患者有正确的认识，树立全心全意为患者的观点，并在实际工作中做到以下几点：

1. 尊重病患者的人格，同情、关心和爱护患者

精神病患者心理状态比正常人更敏感，比健康人更渴望被尊重、被重视、被关怀，因此，在接触中，要特别注意尊重患者。

不论患者的症状表现如何，都应像对待正常人一样，按其不同年龄、性别、习惯等给予恰当的称呼，不可轻视或戏弄患者，或任意给患者取绰号。对患者的态度应温和、亲切、耐心、严肃。对患者的不正常行为，不可嘲笑和愚弄。对患者提出的问题要注意倾听。对患者的合理要求，应尽量满足，不可哄骗或轻易答应一些办不到的事情。对不合理要求要耐心解释说明。关心患者的疾苦，处处体贴照顾患者，与患者建立良好的护患关系，以取得患者的信任和合作。

2. 要熟悉病情

护理人员不但要认识每个患者，同时要阅读、熟悉每个患者的病历，了解患者的发病有关因素、发病过程、症状、诊断、治疗、特殊注意事项等，以便使自己更有把握地接触患者及恰当地处理患者的询问和要求。接触患者时，可以从患者的兴趣、爱好以及生活、工作等为话题，进行交谈，启发患者叙述要了解的内容。当患者叙述病情时，应耐心倾听，不要随便打断患者的谈话或贸然对其所谈的内容进行批评，以便掌握病情，做好护理工作。

3. 与患者保持正常的护患关系

接触患者要普遍，避免只接触少数患者而忽视了大多数患者，除非是病情特别严重需要特别护理的患者。在接触异性患者时，要特别注意，一定要有第三者在场，接触时态度要自然、谨慎。有的患者由于病态的思想感情，可能会对医务人员产生不正常的情感，应加以注意。与患者接触时不应该谈及有关工作人员的私事，所有工作人员的名字、履历和住所及其他患者的病情等均应加以保密。

4. 要提高自身素质，提升护士的影响力

注意自己的仪表，护士帽、工作服要穿戴整齐，工作时要精神饱满，给患者以愉快振作的印象。工作人员之间要团结、一致，互相配合，以提高患者对护理人员的信任感。避免在患者面前讨论其他护理人员的技术能力。

5. 运用护患沟通的技巧

克服影响护患交流的不利因素，做到与患者有效地沟通。在沟通过程中要注意以下几点：眼神要正视对方，表情要自然，姿态要稳重，语态有修养，善于倾听患者诉说，善于引导患者话题，善于察言观色，适当运用沉默技巧，适时运用触摸法。尤其注意对于不同精神症状的患者需采取不同的接触技巧。

（二）精神疾病的观察与记录

1. 精神疾病的观察

严密观察病情，及时掌握病情变化，是精神疾病护理的重要环节，也是提高护理质量的重要标志之一，在精神科临床中有着特别重要的意义。

（1）观察的内容：①一般情况：个人卫生情况；生活自理程度；睡眠、进食、排泄、月经等情况；接触主动或被动，对人的态度热情或冷淡、粗暴或抗拒、合群或孤僻等；参加各种活动时的情况；对住院和治疗护理及检查的态度。②精神症状：有无感知、思维、情感、意志、行为、注意、记忆、意识智能障碍；有无自杀、自伤、伤人、毁物及出走等企图；有无愚蠢、离奇、刻板、模仿等动作行为；精神状态有无周期性变化；有无自知力。③心理状况：心理问题和心理需要；心理护理的效果。④躯体情况：一般健康状况（体温、脉搏、呼吸、血压）；有无躯体各系统疾病；全身有无外伤。⑤治疗情况：患者对治疗的合作程度；治疗的效果及不良反应；其他明显的不适感。⑥社会功能：包括学习、工作、社会交往的能力。

（2）观察的方法：①直接观察：是指护士与患者面对面进行交谈时，或患者独处、与其他人交往、参加集体活动时，护士直接观察患者的语言、表情及行为，从而获悉患者的精神症状、心理状态与躯体等方面的情况。②间接观察：是指护士通过患者的家属、朋友、同事了解其情况，或从患者的书信、日记、绘画及手工作品等了解患者的情况。

（3）观察的要求：①针对患者的具体情况，分别掌握要点。如新入院患者及未确诊的患者，要全面观察。开始治疗的患者，要着重观察患者接受治疗的态度、治疗效果及不良反应。一般患者要观察病情动态变化以及病情好转、波动的先兆。疾病发展期患者要重点观察其精神症状和心理状态。缓解期患者要重点观察病情稳定程度及对疾病的认识程度。恢复期患者要重点观察症状消失的情况、自知力恢复的程度及对出院的态度。②从患者异常的言语、表情、动作、行为中分析可能发生的问题。若发现患者一反常态，如抑郁症患者情绪突然豁然开朗，恢复期患者突然情绪低沉、闷闷不乐，都应严格注意患者的变化动向，认真地交班，预防意外事件的发生。③要善于识别精神症状或躯体疾患的主诉。不可将患者的疑病症状误认为躯体疾病，也不可将患者的躯体主诉误认为精神症状，延误治疗。对患者的反映，应给予足够的重视，切不可看成“胡言乱语”而不予理睬。④在患者不知不觉中进行观察。护士通过与患者交谈来观察时，要使患者感到是在轻松地谈心、聊天，此时患者所表达或表现的情况较为真实。

2. 护理记录

护理记录是护士将观察到的结果及进行的护理过程用文字描述记录。书写好护理记录，可供医师参考，协助医师做出准确诊断，使患者得到恰当的治疗与处理。护理记录还是病案及法律的资料，可作为科研的资料或司法鉴定的材料，同时也是反映护理质量的重要标志之一。

（1）记录的要求：①保持客观性，尽可能将患者的原话记录下来，尽量少用医学术语。②及时、准确、具体、简明扼要地记录所见所闻的事实。③书写项目齐全，字迹端正、清晰，一目了然。④记录不可涂改，如有错误，避免使用修正液、橡皮擦或剪贴，可用笔划掉，签上全名。⑤记录完成后签全名及时间。⑥新入院患者要日夜三班连续三天记录。重点患者（如精神症状严重或伴有躯体疾病严重者）日夜三班写护理记录，但躯体情况或特殊情况的记录不能代替责任护士的包干记录。病危护理患者每天日夜三班各记录1次。一级护理患者每周记录2次；二级护理及三级护理患者每周记录1次；病情波动的患者要随时记录。出院、请假离院、返院、转院、转科（病区）的患者要随时记录。

（2）记录的内容：护理记录内容必须丰富具体、有系统、有重点、有连续性，包括患者各种精神症状的变化（如知觉、思维、行为、情感等表现，特别是有无消极、冲动、逃跑等情况）；躯体状况异常的变化及处理；一般生活情况（如饮食、睡眠、大小便、月经等）；参加康复治疗活动的情况；接受治疗、服药后的反应情况。

对新入院患者，要记录入院时间、伴送者、住院次数、入室方式；入院前的主要异常表现；入院时的仪态、精神状态、躯体情况；患者对住院的态度；主要医嘱及注意事项；护理要点。病情波动的患者，要记录精神症状的动态变化。危重患者，要记录病情变化及抢救、护理过程。死亡患者，要记录病情变化；抢救时间和整个抢救过程；呼吸、心跳停止的时间；尸体料理情况。请假离院患者，要记录目前病情，请假离院时间及伴同者，带药情况和阐明的注意事项。请假离院返院患者，要记录返院时间及伴送者，请假离院期间的表现，返院后的精神状态及其他情况。出院患者，应记录出院时精神状况，有无自知力，治疗效果，出院时间以及接患者出院的家属。转出患者，要记录转出的原因、去向及时间。转入患者记录同入院时记录。特殊标本的留取情况及重点治疗，如各种穿刺、输血、输液、中药、针灸、电休克等治疗过程中出现的问题、治疗效果及不良反应。

（三）精神科患者的基础护理

1. 个人卫生护理

（1）重视卫生宣教，经常向患者宣传个人卫生，帮助患者养成卫生习惯。

（2）督促和协助患者养成早晚刷牙、漱口的卫生习惯，生活不能自理的患者，进行口腔护理。

（3）皮肤、毛发卫生：①新患者入院做好卫生处置，检查有无外伤、皮肤病、头虱、体虱等，及时对症处理。②督促患者饭前便后洗手，每日按时洗脸、洗脚，女性患者清洗会阴。定期给患者洗澡、洗发、理发、剃须、修剪指甲。生活自理困难者，由护士帮助、代理。

（4）衣着卫生帮助患者保持衣着整洁，随季节变化关心帮助患者增减衣物。

（5）观察患者的排泄情况，及时处理便秘、排尿困难、尿潴留等情况。对大小便不能自理者，定时督促，保持衣裤、床单的干燥清洁。

2. 饮食护理

（1）采用集体进餐，有助于患者消除对饭菜的疑虑，便于全面观察进食量、速度情况。餐室要光线明快、清洁整齐、宽敞舒适，有利于调动患者的进餐情绪。安排固定的座位，及时查对，不要遗漏。准备清洁消毒的餐具，餐前督促患者洗手。对需要特别管理的患者及特殊饮食的患者应事先安排好。如有家属探视，应在10～15分钟前停止会见，并请家属暂时离开病区。

（2）一般患者给予普食，特殊病情按医嘱给流质、高蛋白、少盐、低脂或无牙饮食等。对吞咽动作迟缓者，酌情为患者剔去鱼肉的骨刺，谨防呛食窒息。

（3）对抢食、暴食的患者应安置单独进餐，适当限制进食量，对症处置，谨防意外。

（4）对食异物的患者要重点观察，外出活动时需专人看护，严防吞服杂物、脏物等。

（5）对不愿进食、拒食的患者，针对不同原因，采取相应的措施，必要时鼻饲或静脉补液，并作进食记录。重点交班。

（6）会客时，向家属宣传饮食卫生知识，要关心家属所带食品是否卫生、适量，预防肠胃道疾病。

3. 睡眠护理

（1）创造良好的睡眠环境：室内整洁，空气流通，光线柔和，温度适宜，环境安静，有利于安定患者情绪，使之易于入睡；床褥要干燥，清洁，平整；兴奋吵闹患者应安置于隔离室，并给予安眠处理，以免影响他人睡眠；工作人员做到“四轻”：说话轻、走路轻、操作轻、关门轻。

（2）安排合理的作息制度：白天除安排午睡外，要组织患者参加各种工、娱、体活动，以利夜间正常睡眠。

（3）做好睡眠时的生活护理：对生活自理能力差的患者应协助做好就寝时的一切生活护理。

（4）促进患者养成良好的睡眠习惯：向患者宣传睡眠与疾病的关系及睡眠的注意点；睡前忌服引起兴奋的药物或饮料；避免参加激情、兴奋的娱乐活动或谈心活动；不过量饮茶水，临睡前要解尿；睡前温水浸泡双脚；采取正确的睡眠姿势。

（5）加强巡视严防意外：要深入病室，勤查房，观察患者睡眠的姿势、呼吸声、是否入睡等。对有消极意念的患者要及时做好安睡处理，以防意外发生。

（6）未入眠患者的护理：分析失眠的原因，对症处理；体谅患者的痛苦与烦恼的心情；指导患者运用放松方法转移注意力帮助入眠，必要时遵医嘱给镇静催眠药。

4. 安全护理

（1）和患者建立良好的护患关系，及时发现危险征兆：同情、关心、理解、尊重患者，及时满足患者的合理要求，使患者主动倾诉内心活动，做好心理护理，可避免意外事件发生。

（2）掌握病情，针对性做好防范：重视患者主诉，密切观察患者病情动态，对重症患者要安置在重病室内，24 小时重点监护，以便及时发现不良预兆，严防意外发生，谨防意外。病情波动，及时记录与交班。

（3）严格执行护理常规与工作制度：护士应严格执行各项护理常规和工作制度、给药的护理、测体温护理、约束带护理、外出活动护理、交接班制度、岗位职责制度。

（4）加强巡视，严防意外：每 10 ~ 15 分钟巡视患者一次，仔细观察病情变化，定时查对患者人数，确保安全，在夜间、凌晨、午睡、开饭前、交接班等时段，病房工作人员较少的情况下，护士应特别加强巡视。厕所、走廊尽头、暗角、僻静处都应仔细察看。

（5）加强安全管理：病房设施要安全，门窗应随手关锁；病室内危险物品要严加管理，如药品、器械、玻璃制品、绳带，易燃物、锐利物品等，交接班时均要清点实物，一旦缺少及时追查。每日整理床铺时查看有无暗藏药品、绳带、锐利物品等加强安全检查，凡患者入院、会客、请假离院返回，外出活动返回均需做好安全检查，严防危险品带进病室。每周 1 次对全病房的环境、床单位、患者个体做安全检查；凡是有患者活动的场所都应有护士看护，请假离院、出院时必须有家属陪伴。

（6）宣传和教育：重视对患者及其家属进行安全常识的宣传和教育。

（四）精神科患者的组织管理

精神病患者的组织管理是精神科临床护理工作中的重要环节，是现代精神科病房科学管理的重要组成部分。做好患者的组织管理，能够调动患者的积极因素，改善护患关系，能维持病区良好秩序，有利于医疗护理工作的开展，促进患者康复。

1. 坚持开放管理

（1）坚持开放管理，尽可能地让患者过正常化生活。精神病患者虽然有异常精神活动，但并不是完全丧失理智和难以管理，他们有正常的言行和心理需要，因此通过开放管理，发挥患者的特长和爱好，充分调动患者的主观能动性，组织患者学习和劳动，使患者摆脱疾病的困扰，促进恢复正常交往，有益于回归社会。

（2）坚持开放管理，尽可能使患者不脱离社会生活。鼓励患者关心国家大事，组织患者看书、读报、收听广播节目、收看电视新闻，组织患者参加适当的工娱疗活动，使患者与社会生活保持密切联系。

2. 患者的组织管理

（1）患者的组织：在病区护士长领导下，由专职护理人员具体负责，帮助患者建立病室休养委员会和休养组织。通过委员会组织在患者中开展各项活动，充分调动患者的积极因素。

（2）患者的制度管理：制定患者作息制度、住院休养制度、探视制度、工休座谈会制度等，并宣传这些制度，使患者能够尽量自觉遵守。合理安排患者的作息制度，使其养成良好的生活习惯和行为；有计划地安排室内外工娱、体育活动与学习，丰富患者的住院生活。

（3）分级护理管理：住院患者实行三级护理制度。分级护理管理是根据患者病情的轻重缓急及其对自身、他人、病室安全的影响程度而采取不同的护理措施与管理方法。护理管理分为一级、二级、三级。

（4）患者的活动管理：根据患者病情及康复情况，实行三级开放制度。一级开放：患者活动范围局限于病区范围内；二级开放：患者可在医院范围内有组织地进行活动；三级开放：患者可自由出入病区。

第三节　意外事件的防范与护理

精神病患者由于精神症状的影响或严重的精神刺激等原因而出现各种意外事件，如暴力行为、自杀自伤行为、出走行为等。这些事件不仅对患者本身的健康和安全具有危害性，同时也会危及他人的安全和社会秩序，因此在精神科护理中占有十分重要的地位。

一、暴力行为的护理

暴力行为是精神科最为常见的意外事件，可能发生在家中、社区、医院等，会给患者、家人及社会带来危害及严重后果。暴力行为是基于愤怒、敌意、憎恨或不满等情绪，对他人、自身和其他目标所采取的破坏性攻击行为，可造成严重伤害或危及生命。表现为突然发生的冲动，可有自伤、伤人、毁物，以攻击性行为最突出。因此，需要对患者的暴力行为及时预测、严加预防和及时处理。

（一）暴力行为的预测因素

1. 人口学特征

年龄：年轻患者更容易发生暴力行为；性别：男性比女性更容易发生暴力行为；婚姻：单身患者发生暴力行为的可能性大；工作：失业使患者脾气不佳，容易产生暴力行为。

2. 心理学特征

心理发展：早期的心理发展和生活经历，即长期经历过严重的情感剥夺、性格形成期暴露于暴力环境中的患者更易发生暴力行为；个性特征：多疑、固执、缺乏同情心和社会责任感；情绪不稳、易紧张、易产生挫折感；缺乏自尊与自信、应对现实及人际交往能力差。上述的性格特征可能与暴力行为有关，这类人的暴力行为发生率相当高。

3. 精神疾病特征

精神分裂症患者，幻觉、被害妄想、敌意、不友善的态度，引起暴力行为；躁狂症患者，急性期时冲动、暴躁、缺乏耐性产生暴力行为；人格障碍患者，因人格处在极不稳定的状况，在病房中影响其他病患的情绪或想法，引起暴力行为产生；智障患者可能因智能不足引发情绪上的反应而出现暴力行为。

4. 生物学特征

脑损伤因素、雄性激素水平升高、中枢5－HT功能低下等情况均能引起暴力行为的增加。

5. 暴力行为史

个体受到挫折或受到精神症状控制时，是采取暴力行为还是退缩、压抑等方式来应对，与个体的应对方式有关。许多研究表明，既往暴力行为史是预测是否发生暴力行为的最重要预测因素。因此，习惯用暴力行为来应对挫折的个体最可能再次发生暴力行为。

（二）暴力行为的原因分析

1. 患者因素

患者受幻觉、妄想的支配，认为有人会对自身造成伤害而先发制人；不安心住院的患者强烈要求出院，不能满足时而出现暴力行为；有意识障碍患者出现无目的的暴力行为；患者之间因一些生活小节发生争吵，互不相让，易发生暴力行为；病房是个团体生活场所，若遇到病友的煽动或挑衅行为，容易互相影响情绪，或进一步触发暴力行为的产生。

2. 患者家属因素

患者家属对患者的态度生硬，甚至指责谩骂患者；探视时将家里发生的不愉快的事情告诉患者，使患者情绪波动而出现暴力行为。

3. 医护人员因素

医护人员在接触患者时由于语言不当、动作粗暴、嘲笑或虐待患者、对患者的正当要求不予满足，造成患者的反感，亦可诱发暴力行为；医护人员的个人特质，对暴力行为的期待或态度，及处理暴力行为的团队经验，均能影响工作人员面对暴力时的行为。

4. 环境因素

患者生活在相对封闭的空间，认为医院铁门铁窗类似监狱，没有自由，因此心情烦躁而发生暴力行为；居住环境差、过分拥挤、缺乏隐私等易诱发暴力行为。

（三）暴力行为的预防

1. 评估患者细致

全面准确评估患者情况是防止暴力行为的基础。首先是入院评估内容，包括既往攻击行为史、精神症状、发病诱因、个性特征、自知力等。住院期间注重暴力行为的征兆评估。包括：先兆行为：踱步、不能静坐、握拳或用拳击物、下颚紧绷、呼吸增快、突然停止正在进行的动作；语言方面：威胁真实或想象的对象、强迫他人注意、大声喧哗、妄想性语言；情感方面：愤怒、敌意、异常焦虑、易激惹、异常欣快、情感不稳定。如出现上述情况，应高度警惕，严防暴力行为的发生。

2. 安全制度落实

安全管理是防范暴力行为的保证。工作人员要充分认识到暴力行为的危害性，加强危险物品的管理，定期检查危险物品，严禁危险物品带入病房，消除安全隐患。值班时要坚守岗位，重点患者重点防范，加强巡视，注意巡视技巧。

3. 掌握病情全面

全面掌握患者的病情，实施以实证护理为框架的护理。护士应全面了解患者病情变化的特点以及思想动态，对具有幻听、被害妄想、不协调性兴奋、易激惹、既往攻击行为史等预测暴力行为发生的高危因素的患者实施重点监护、重点观察、重点防范。

4. 护患沟通有效

建立良好的护患关系，进行有效的护患沟通。要熟练掌握接触患者的技巧，尊重患者的人格，对患者要做到耐心、细心、温心，尽量满足患者的合理要求，把医源性暴力减少到最低程度。融洽的护患关系有利于处理各种矛盾，将暴力行为消灭在萌芽状态。

5. 心理护理合适

心理护理是防止暴力行为发生的有效手段，尤其对敌对、猜疑、易激惹精神运动性兴奋症状突出的患者效果更为显著。运用启发、诱导、暗示等方式，耐心地解释、说服和安慰，创造良好的住院环境和氛围。

6. 加强健康教育

对患者进行健康教育，让患者了解疾病的原因、症状、治疗、预后及预防，使患者认识疾病、安心住院、配合治疗；让患者学会控制情绪，分散注意力，转移暴力行为的方法，用正确的方式、方法来宣泄自己的情绪。

7. 给予行为干预

要重视引导患者多参加集体活动、工娱疗活动，如下棋、打扑克、整理卫生等，既能丰富住院生活，又能分散注意力，消耗旺盛的精力，从而减少或避免暴力行为的发生。

（四）暴力行为的处理

1. 寻求帮助

当患者发生暴力行为时，首要且关键的一步要迅速呼叫其他工作人员的帮助，集体行动。

2. 控制局面

一方面，转移被攻击的对象，疏散其他围观病友离开现场；

另一方面，用简单、明确、直接的言语提醒患者暴力行为可能导致的后果，制止患者的行为，同时好言劝慰患者，答应患者的合理要求，尽可能说服患者停止暴力行为。

3. 解除危险品

工作人员以坚定、冷静的语气告诉患者，将危险物品放下，并迅速将其移开。如果语言制止无效，一组人员转移患者的注意力，另一组人员乘其不备快速夺下危险物品。

4. 隔离

在其他非限制性措施都无效时，需要将患者与其他病友分开，隔离在一个相对安全、安静的环境中，让其暂时脱离使其不安的人际关系，减轻其感官负荷，以防止其伤害自己和病友。

5. 保护性约束

如果上述措施均无法控制患者的行为，则需要采取保护性约束。在接近患者前，要保证有足够的工作人员，每人应该负责患者身体的一部分，接触患者身体要果断迅速，多人行动要协调。约束时效率要高，注意不要伤害患者。

二、自杀行为的护理

自杀在精神科急诊常见，抑郁症、精神分裂症、脑器质性精神障碍及病态人格等都易出现自杀观念和行为。自杀的原因复杂，表现形式多种多样，绝大多数患者自杀前会暴露出一些自杀迹象，因此应严格观察病情，识别出有自杀企图、自杀意念的患者，采取适当措施防止患者自杀成功。

（一）精神科自杀的常见原因

1. 抑郁症患者自杀率最高

严重的抑郁情绪、顽固而持续的睡眠障碍、有自罪妄想和严重的自责、情绪紧张或激越、有抑郁和自杀家族史的患者，感到度日如年、生不如死，导致自杀以求解脱。

2. 精神分裂症患者自杀常发生在疾病的早期

患者体验到自己的人格变化，引起内心的焦虑，受到幻觉、妄想的支配而出现自杀行为。由于思维内容障碍出现各种妄想，许多妄想可导致患者出现自杀企图和行为，如罪恶妄想、被害妄想、自责妄想等。幻觉，如命令性幻听，患者听到要他死的指令，他就执行这一命令而自杀。患者在意识模糊或错乱状态下，出现大量错、幻觉，而引起冲动性自杀行为。

3. 精神分裂症患者大多发生在刚出院的缓解期

恢复期精神病患者感到病后行为能力有较大的破坏；知道自己是精神分裂症患者，或者害怕成为这种患者时，希望回避这种命中注定的结果；对疾病缺乏正确认识，认为病情给自己带来极大损失，看不到前途和生活的希望；出院后就突然断药，且得不到社会尤其是家庭的支持；不能正确面对自身的疾病，不能承受社会、家庭对他们的压力，不能承受得病后造成的学习、事业和经济上的重大损失，家庭离散、生活失去了目标等，因此产生自杀观念和行为。

4. 神经症或主观失眠

神经症或主观失眠的患者感到十分痛苦而焦虑，坐卧不安，无法摆脱而自杀。

5. 做态性自杀

多为神经官能症患者，以自杀手段减轻其心理上的压力，吸引他人注意，一旦失手便假戏真做。

6. 严重药物反应和药源性抑郁

由于药物反应严重而难以忍受，或出现药源性抑郁状态，表现为焦虑、烦躁、消极悲观、自责自罪、自伤自杀等。

（二）精神科自杀的预防

1. 提供安全住院环境

患者生活的环境中应杜绝自杀工具，如刀、绳、玻璃、药物、有毒物品等。生活设施应安全，所有通向阳台或室外的门应随时关门上锁。办公室不得让患者随便出入，以防意外。室内电源、电路要设在墙壁内或较高处，并经常检查是否安全。教育探视者不要带给患者任何危险物品。

2. 加强对患者的管理

对有自杀危险和自杀先兆表现的患者要置于护士易觉察的范围，加强巡视，且巡视病房的时间不能刻板固定，防止患者掌握规律，有机可乘。对高度自杀危险者进行一对一的守护。对新入院及请假离院返回的患者要认真检查，防止各种危险品带入病房，并严格交接班。注意观察患者的睡眠情况，对蒙头睡觉的患者应劝其将头露在被外以便于观察。对于睡眠差的患者要注意其行动。护士应密切观察患者情绪的变化。及时识破假象。

3. 积极有效的心理干预

护士要耐心倾听患者的诉说，关心、同情、理解、尊重患者，了解其感受，给予支持性心理护理，并为其提供希望；医护密切配合，加强对患者的心理治疗，通过谈心做深入细致的思想工作，告知患者现在的痛苦是暂时的，通过治疗可获得好转，使之感到医务人员能够了解和分担他的痛苦，使之消除其悲观消极情绪；充分动员和利用社会支持系统，帮助患者战胜痛苦，增加对抗自杀的内在和外在动力；鼓励患者参加各种文娱活动，使其保持乐观愉快的情绪；鼓励患者正确对待各种矛盾，树立崇高的人生观，增强战胜疾病的信心。

4. 了解患者病情变化

观察和记录患者心理活动、精神变化，予以适当的处理。严重自杀企图者应专人监护，形影不离，严禁单独活动，必要时予以保护性约束。

5. 掌握自杀发生规律

自杀发生频率最高的时间是午夜之后，清晨起床后、中午休息时间和就餐时也是患者常自杀的时间。因为在这些时间段工作人员往往较少，或易麻痹松懈，所以应提高警惕，严加防范。

6. 保证各种治疗及时

患者遵守医嘱服药，发药时要及时检查口腔，使之能够保证服下药物，严防藏药后一次服用；对可能导致意外的危险症状进行积极有效的治疗，如自杀意念严重，可以建议医生给予电休克治疗，以尽快消除自杀意念和自杀行为。

（三）常见自杀方式的紧急处理

1. 自缢

自缢是精神科常见的自杀手段，即使严加防范，有时患者仍会付诸行动。一旦发生自缢，不要离开现场，要抓紧时机；立即抱住患者身体向上抬举，解除颈部受压迫状态。如患者在低处勒缢，应立即剪断绳索，脱开缢套；将患者就地平放，松解衣扣和腰带，立即进行口对口人工呼吸和胸外心脏按压术，直至自主呼吸恢复后再搬移患者。做进一步的复苏治疗处理。

2. 触电

一旦发现患者触电，要迅速切断电源，救护者不可直接用手接触带电人体。当找不到总电源时，可穿上胶鞋，用绝缘物体如被服类套住触电人体，牵拉患者脱离电源；意识清醒者，就地平卧休息，解松衣服，抬起下颌，保持呼吸道通畅；心跳呼吸停止者，立即进行口对口人工呼吸和胸外心脏按压，直至复苏有效指征出现，进一步治疗。

3. 溺水

精神病患者在强烈的自杀欲望支配下，可将头或上半身没入洗手池，或寻觅机会跳入水池、浴池、水湾等处，以求自杀死亡。一旦发现患者溺水，应立即将患者搬离水面，解开领口腰带，摘除假牙，清除口鼻中的污物，保持呼吸道通畅，迅速清除呼吸道和上消化道的积水；如患者仍窒息，立即将其放平，同时进行口对口人工呼吸及胸外心脏按压，并酌情注射中枢兴奋药，给予吸氧等措施；注意保暖，去除患者身上的湿衣，裹以棉被等，促进血液循环和体温回升。

4. 服毒

患者匿藏大量精神科药物或镇静安眠药，集中吞服，蓄意自杀。一经发现首先评估患者的意识、瞳孔、肤色、分泌物、呕吐物等；初步判断所服毒物的性质及种类；应迅速排除毒物，可采取催吐、洗胃导泻等方法，根据毒物性质采取不同的解毒措施；配合进一步的治疗抢救。

5. 吞服异物

首先安慰吞服异物者，并检查有无口腔外伤、腹痛、内出血、柏油样便等。其次根据异物性质和大小，采取不同的措施。如系较小的异物多可从肠道排出；如为锐利物品，表面比较光滑，可让患者服用大量高纤维食物，使蔬菜纤维缠绕异物，迅速随粪便排出，不损伤胃肠黏膜；如系金属异物，应进行 X 线检查，确定异物所在位置，判断异物能否自行排出，如异物较大，不可能从肠道排出，应采用外科手术取出异物。最后，严密观察异物排出情况，患者大便应排在便盆内，仔细查找异物排出情况，直至异物全部排出，并详细记录交班。

三、出走行为的护理

出走行为是指患者私自突然离开家庭、单位或医院。这里所讨论的仅指患者在住院期间，未经医务人员批准，私自离开医院的行为。患者在住院期间可利用各种机会出走，如尾随工作人员或乘工作人员开门之机夺门而走，骗取工作人员信任乘外出活动之机出走。患者走出医院后，可能发生事故或影响社会治安，因此必须严格防止。

（一）出走的原因

1. 自知力缺乏

否认有病，对住院反感，千方百计想逃离医院。

2. 受幻觉妄想支配

最常见的是有迫害性内容的幻觉和妄想，患者为了躲避迫害而离院出走。

3. 对住院环境不适应

感到住院烦闷、不自由、受到限制，或住院时间较长而想念家庭和亲人，或对电休克等治疗方法感到恐惧等。

（二）出走的临床表现和方式

出走患者在病史中可能有漫游、出走的情况。患者在出走前，多数会有异常表现，有的焦虑不安、徘徊不止、东张西望，经常站在大门口；有的表现为不眠或少眠；有的换穿自己的衣服在外出活动时乘机出走。

出走的方式多为隐蔽，常寻找不牢固的门窗而出走，或故意在病室门口附近活动，乘工作人员或患者家属出入时，从门口溜走；乘外出活动或检查时伺机出走；也有部分患者由于精神错乱明显，出走无计划、无目的，不讲方式，想走就走，这样的患者出走成功机会较少，但一旦成功，后果较严重，危害性大。

（三）出走的预防和护理

（1）详细了解病史资料，严密观察病情变化，对病史中有出走倾向的患者要重点观察和接触。

（2）了解出走的想法和原因，开展心理疏导，帮助解决问题，如请家属来院探视。

（3）做好病房安全管理工作，及时清除不安全因素，如及时修理损坏的门窗等。大门设专人监护，保管好病室的钥匙，发现丢失，应立即追查。

（4）工作人员要加强巡视病房，对出走欲望强烈的患者，应安排在工作人员的视线范围内，避免患者在门口、窗口活动，同时做好严格的交接班工作。

（5）安排患者外出活动和检查时，要加强观察，注意每个患者的动向，安排好护送管理人员，有组织地进行。

（6）改善服务态度，加强心理护理，满足患者的合理要求，避免刺激性的言语，使患者能安心住院。

（四）出走后的护理

（1）一旦发生出走，要沉着、冷静，立即通知其他人员，并与家属联系，同时，分析与判断患者出走的时间、方式、去向，组织人力外出寻找。

（2）当找到患者时，应婉言劝其返院，如患者拒绝可进行保护性约束送返回院。

（3）出走患者返院后，应安排适当休息，加强心理护理，让患者讲述出走的原因和经过，以便进一步制定防范措施。

第四节　精神异常状态的护理

同样的精神异常状态可见于不同类型精神障碍的临床表现，如幻觉、妄想、意识障碍等。因此，精神异常状态护理有共同特征，可适用于相应的精神障碍护理，作为整体护理的组成部分。

一、躁狂状态患者的护理

躁狂状态的患者表现心境高涨，思维奔逸，动作增多。这种兴奋状态属于协调性兴奋，患者的举止言谈富有感染力，语量增多，滔滔不绝，随境转移，难以安静，在病房里易滋生事端。主要的护理措施如下：

（1）提供安静的病室环境，室内陈设简单，光线柔和，避免噪音以减少刺激，减低患者的兴奋性。对急性期患者应限制活动范围，置于工作人员视线范围内，以保证安全。

（2）护理人员要尊重患者，耐心倾听其叙述，建立良好的护患关系，稳定患者情绪。

（3）密切观察患者的病情变化动态，注意突发的激情冲动和攻击性行为。对此，护理人员要沉着冷静地处理，用温和的语言进行劝阻，保证患者和其他人的安全。设法转移患者的注意力，缓和情绪。

（4）对忙碌不休、难以安静的患者，可引导他们在室内进行简单可行的工娱活动，如手工叠纸等，分散其注意力，缓和其兴奋状态。

（5）及时隔离兴奋患者，将其安置于重症室，加强巡视和看护，必要时给予保护性约束。

二、抑郁状态患者的护理

抑郁状态的患者主要表现为心境抑郁，在此基础上。可出现焦虑、易激动、激惹，对生活悲观失望，无信心，自卑感，能力下降。患者的精神运动性抑制，表现为思维迟滞，行动缓慢，言语少，声调低，严重者不语不动，卧床不起，拒食，常可发生躯体并发症，甚至出现强烈的消极观念和自杀行为。主要护理措施如下：

（1）将患者安置在重症监护室，有严重自杀倾向者应安排专人看护。做好各项安全检查工作，排除一切危险物品。

（2）建立良好的护患关系，接触患者时态度和蔼，要关心体贴患者，主动接触患者。交流时要注意技巧，言语恰当，加强理解患者的内心情感体验，帮助患者消除自卑和无能的心理状态，化解内心矛盾。鼓励患者树立对生活的信心和勇气。

（3）严密观察患者的言语、动作和行为表现，以及非言语的情感反应，早期发现病情动态先兆。抑郁状态有昼重夜轻的变化规律，尤其在清晨或工作忙碌的时候应密切注意、加强护理，不给患者可乘之机，严防自杀行为。

（4）洞察患者反常的情感变化，如果抑郁患者一反常态，情绪突然开朗，积极主动地与他人交往，在病室里表现活跃，这种突变可能是患者企图蒙骗他人的伎俩，实现其自杀的目的。

（5）在病情缓解期要加强心理护理，使患者宣泄内心积郁，并指引积极的行为。询问患者自杀的目的、动机等，淡化患者的自杀意念，从而引导其建立正确的社会行为，化消极因素为积极因素。

三、妄想状态患者的护理

妄想状态患者的意识清晰，基本上能自理生活，但无自知力，对其妄想内容坚信不疑。妄想内容因人而异、种类多样，临床上多见于精神分裂症。主要护理措施如下：

1. 入院时的护理接触

妄想状态患者入院时，尤其要注意服务态度和质量，因为此类患者在病态思维的支配下，常认为住院是“受迫害”，对医务人员怀有敌意。因此，护理人员的态度要和蔼、亲切，言语恰当，服务周到，关心照顾生活，以满足心身需求，缓和其情绪，使其安心住院。

2. 与患者的交流技巧

患者对其妄想内容十分敏感，不愿暴露。护理人员与患者交流时，要掌握病情，注意技巧，不可贸然触及其妄想内容。如患者主动叙述，要注意倾听，不可与其争辩，也不能表示同意。如患者回避不谈，则不必追问，以免引起反感，要建立相互信赖的护患关系。

3. 有被害妄想患者的护理

如患者有被害妄想而拒食，应鼓励患者集体进餐，与病友吃同样的饭菜，以减轻患者的疑虑。经常关心患者，站在患者身旁，使其有安全感。

4. 有自罪妄想患者的护理

有自罪妄想的患者，常在病房里无休止地参加劳动，自称借以赎罪；或认为自己有罪不配吃饭，专拣食剩饭剩菜，或食脏物。对此，护理人员应主动监护、关心照顾其生活，耐心劝阻他们。保证患者正常进食，预防感染，并防止过度的体力消耗，影响健康，不利于治疗。

5. 有关系妄想患者的护理

对有关系妄想的患者，切忌在他们面前低声与他人耳语，以免引起怀疑，影响护患关系和病友间的关系。

四、幻觉状态患者的护理

幻觉常出现于精神疾病的急性期，在幻觉症状的支配下，患者常可发生意外行为，这种情况是护理的重点。主要护理措施如下：

1. 观察幻觉征兆的技巧

护理人员要掌握观察患者出现幻觉征兆的技巧，才能及时发现病情变化，如幻觉的内容、发生的频率和时间，采取护理干预。患者言语的和非言语的动作、姿势和情感反应，如某患者全神贯注，端坐侧耳倾听，面部表情时而欣快，时而愤怒、焦虑不安，时而自语，时而大声谩骂等行为表现，均提示幻觉的出现。

2. 幻觉状态患者的护理

与患者建立相互信任的关系，鼓励其说出幻觉的内容。如某女患者对护士说：“我听见我孩子在窗外哭喊找妈妈啊！”护士平静地回答：“院内非常安静，我没有听见哭喊声音”。护士如此回答，目的是诱导患者理解幻听是病态声音，而实际并无人声。此时，护士可陪同患者去院内散步，查寻真相，以缓解患者的情绪。在适当时机，对其病态体验提出合理解释，并教会患者在出现幻觉时的应对方法或主动找医护人员帮助。

第五节　抗精神病药物不良反应的护理

抗精神病药物的不良反应常可发生，其轻重程度因人而异。为了保证治疗效果，护理人员要掌握抗精神病药物的基本知识和护理。其主要不良反应的护理干预如下：

1. 吞咽困难的护理

精神药物引起咽喉肌群失调，发生吞咽困难，导致咳呛或噎食，是危及患者生命的原因之一。要加强饮食护理，小心缓慢喂食，给予半流质饮食，必要时进行鼻饲或输液。

2. 便秘和尿潴留的护理

虽是一般的不良反应，但患者极为痛苦，老年患者尤应注意。有的患者缺乏主诉，常因躯体不适、烦躁不安，加重病情。护理人员要加强观察，及时发现问题，给予处理，保持大小便通畅，解除患者的痛苦。

3. 直立性低血压的护理

这是服酚噻嗪类药物或三环抗抑郁药物常见的不良反应。患者行走或体位改变时，突然直立摔倒，血压下降，不省人事。服用此类药物时，应嘱患者服药后休息片刻再活动，改变体位或起床时动作要缓慢，夜间尤应注意。患者如有眩晕、心悸、乏力等不适感，要立即坐下或卧床，并告知医生或护理人员。患者发生直立性低血压时，突然直立摔倒，面色苍白，出冷汗，测血压低于80/65mmHg（10.6/8.7kPa），甚至测不到。应立即将患者就地平卧，不可挪动，取头低脚高位，立即进行护理抢救工作，检测生命体征变化，准备好抢救药品和器械。

4. 皮炎的护理

药物性皮炎是精神药物引起的变态反应所致，严重者可发展为剥脱性皮炎。服用酚噻嗪类药物的患者，如在阳光下暴晒可引起日光性皮炎。药物性皮炎多发生在治疗初期，多为点状红色斑丘疹。发生的部位最初以面部和背部为主，以后波及四肢和全身。在临床上注意早期发现异常情况，及时处理，以防病情发展。

5. 恶性综合征的护理

使用高效价抗精神病药或多种药物联合使用时，可引起此种罕见的严重不良反应。护理人员应掌握病情特征，早期识别症状。善于观察症状是做好本病护理的关键，如严重的锥体外系症状、发热、心动过速、尿潴留等。严重时体温可骤升至40℃以上，高热持续不退，大汗淋漓，脱水，意识障碍，呼吸循环衰减，血压下降等，应按重症患者进行对症护理。

6. 粒细胞缺乏症的护理

以服用氯氮平类药物为多见。应注意发现早期临床症状，如起病急骤，高热畏寒，咽痛乏力等，同时要密切关注白细胞化验结果。对严重粒细胞缺乏症患者，要实行保护性隔离措施，加强对症护理，严防继发感染。

7. 锂盐中毒的护理

在患者服用锂盐初期，应注意早期发生的不良反应，如恶心、呕吐、腹泻、口渴、尿多、细颤等。要加强饮食护理，保证人量。如有严重的呕吐、腹泻、脱水现象，应予补充食盐量，每日摄入量不得少于3g。同时要关注血锂浓度的化验结果（正常值为1.6mmol/L）。锂盐的治疗量与中毒量极为相近，因此，如发现早期中毒症状，如细颤变为粗颤、眩晕、共济失调等，要及早处理，才能保证疗效。

第十四章　更年期精神病的性激素治疗

第一节　概述

一、性激素治疗的概念

性激素疗法（hormone therapy，HT）/性激素补充治疗（hormone replaceiment therapy，HRT）是一种医疗措施，当妇女卵巢功能衰退机体因缺乏性激素，并由此发生或将要发生健康问题时，需要外源性的补充具有性激素活性的药物，以纠正或预防与性激素缺乏有关的健康问题。目前专家达成共识 HT/HRT 是缓解绝经症状的最有效治疗。

妇女卵巢功能的衰退即可造成体内雌、孕激素水平的下降或失衡，继而导致部分妇女身心功能失调，严重时可出现病理改变，此时便需要 HT。外源性给予补充所缺乏的雌、孕激素是针对相应的健康问题，故可显示出明确的疗效。但是任何一项医疗措施都有一定的副作用，既有适应证也有禁忌证，所以应用时应根据个体化特点，采用个体化治疗，以确保个体获得最大的利益，而承受最小的风险。HT 必须遵守这一原则，尽量使这一医疗措施完善化。这一治疗方法已在数十年的临床应用及利弊研讨中进步、发展，作为缓解中到重度绝经相关症状的治疗方法，其疗效已得到充分肯定，无其他治疗方法可取代。

随着社会的进步和人类寿命的延长，妇女一生约有 1/3 在绝经后期度过的，所以提高该年龄段妇女的生活质量，使他们能健康快乐的生活是十分必要的，HT 正是在这种需求中发展的。

二、雌孕激素的生理作用

雌激素的生理作用包括

(1) 生殖系统：①子宫：肌层增厚，刺激内膜修复与增殖；②卵巢：与 LH 及 FSH 协同，促进卵泡发育；③下丘脑、垂体：通过正、负反馈调节控制，垂体促性腺激素的分泌；④泌尿系统：维持泌尿生殖道上皮；⑤乳腺：刺激乳腺腺管生长发育；⑥骨骼：平衡骨转换，保持骨量；⑦其他：脑、皮肤。

(2) 代谢：刺激肝脏合成性激素结合球蛋白（SHBG）降低雄激素活性；水钠潴留；降低血糖，减轻胰岛素抵抗。

(3) 血管：促进血管舒张，抑制血管收缩；抗动脉粥样硬化作用。

(4) 血脂代谢：增加高密度脂蛋白（HDL）合成；减少低密度脂蛋白（LDL）及胆固醇合成，抑制 LDL 的氧化，从而减轻血管内膜损伤。

孕激素的生理作用包括：

(1) 生殖系统：使增殖期子宫内膜转化为分泌期；维持妊娠；通过对下丘脑的负反馈调节，影响垂体促性腺激素的分泌。

(2) 乳腺：促进腺泡发育。

(3) 其他作用：体温调节；水钠调节。

三、性激素治疗的适应证及禁忌证

应严格掌握 HT 的适应证，杜绝滥用，但不必怕用；采用合理的个体化治疗，低剂量方案；注意监测，恰当风险/受益评估，及时调整治疗；适时使用 HT。

同时必须强调任何时候使用 HT 都应有明确的适应证，而且无禁忌证。

(1) 适应证：①自然或人工绝经引起的血管舒缩症状，如潮热、盗汗及由此引起的睡眠障碍，乏力、易怒、紧张和情绪低落，轻度抑郁，及其他绝经期相关症状和体征；②泌尿生殖道萎缩及由此引起的阴道干涩、疼痛、排尿困难、反复性阴道炎和细菌引起的膀胱炎、性交后膀胱炎、夜尿尿频和尿急等生活质量问题；③绝经后骨丢失及骨质疏松症，表现为低骨量，骨质疏松症，或多次骨折。骨质疏松的高危人群为：消瘦、吸烟、酗酒、钙摄不足、缺乏锻炼、早绝经、有骨质疏松症家族史等。

（2）禁忌证：①雌激素依赖性肿瘤；②原因不明的阴道出血；③近6个月内有血栓栓塞性疾病；④严重肝肾疾病；⑤红斑狼疮、耳硬化；⑥血卟啉症等；⑦孕激素禁忌证及脑膜瘤。

（3）相对禁忌证慎用情况：①子宫肌瘤：多数学者认为子宫肌组织对性激素的敏感性不如子宫内膜，故子宫肌瘤患者，若肌瘤直径小于3cm，且月经不多，出现围绝经期症状时，使用小剂量HT不会明显促进子宫肌瘤增长，孕激素在子宫肌瘤的发生中起非常重要的作用，不容忽视，所以HT必须使用小剂量有效的孕激素；②子宫内膜异位症：已切除子宫及双附件的子宫内膜异位症患者，尤其是Ⅰ、Ⅱ期者可使用HT，并且比较安全，保持血清E的水平在110～220pmol/L，此水平恰好能改善围绝期症状，而又可以限制异位内膜生长；③糖尿病及高甘油三酯等：糖尿病患者可采用单纯的雌激素治疗，适量的雌激素可以提高胰岛素的敏感性，但是，大剂量的雌激素作用相反，会加重胰岛素抵抗，所以绝经后的糖尿病妇女可使用小剂量ERT，高甘油三酯患者不适宜口服HT，因口服HT可使其进一步升高，所以宜经皮使用，从而可避免肝脏的首过效应，减少甘油三酯的不良作用；④血栓栓塞史、血栓形成倾向者及严重的下肢静脉曲张等：该类患者如同时伴有严重的围绝经期症状，应在严密监测凝血功能的同时，使用HT；⑤胆囊疾病、偏头痛、癫痫、哮喘、垂体PRL瘤等；⑥严重的乳腺增生性疾患；⑦乳癌家族史。

上述患者同时合并有严重的围绝经期症状时，应恰当做风险和受益的评估，如采用HT的利大于弊，让患者和家属知情的条件下，使用合适的个体化HT，以提高患者的生活质量。

第二节 性激素治疗的原则和方法

一、性激素治疗开始时间

为达到预防和治疗目的，以往多主张HT在绝经后尽早开始。但与卵巢功能衰退有关的健康问题从绝经过渡期便开始困扰妇女，如骨密度降低及骨质疏松、潮热、睡眠障碍、乏力、易怒、紧张和情绪低落等，因此多数人主张在卵巢功能开始减退及出现相关症状时即可使用HT，即从绝经过渡期开始可以使用HT。多数妇女在绝经早期及绝经后开始使用。绝经后进入老年期的妇女是否启用HT，则需权衡利弊后决定。

二、性激素治疗的使用时间

没有必要限制HT的期限。应用HT应至少于每年进行1次个体化危险/受益评估，应根据评估情况决定疗程的长短，并决定是否继续或长期应用。

2003年国际绝经协会执行委员会关于绝经过渡期与绝经后妇女的激素治疗指南指出：没有新的理由对HT期限做强行限制，每位HT使用者必须就现有的资料，告知其风险和受益，以便就有关继续或停用HT做出恰当的和知情的个体化决定。

一般用于缓解症状，可短期随意使用，通常为1~4年。绝经症状持续时间：中位数2~4年（1~10+年）。20% HT治疗4年后停药，仍会出现绝经相关症状。目前尚无证据表明HT期限<4年风险增加。

需要长期使用时，应随时评估利弊。

用于预防绝经相关退化性疾病：如骨质疏松，通常较长期使用（>5年），但应随时评估利弊（未出现禁忌证）。有资料显示，如要减少骨质疏松性髋部骨折危险性50%，则HT至少需要6年以上，停用HT后骨丢失将再次发生。因此有学者建议若随诊中仍有HT适应证，且无禁忌证者，可继续使用。理想的HT应符合4个要求：①血中E_2达到滤泡早期水平，$E_2/E_1>1$；②血中E_2水平恒定，接近于卵巢的分泌模式；③剂量为临床效应的最低有效剂量；④应用方便，无明显副作用。

三、性激素治疗的用药原则

（1）原则上应选用天然性激素，用最小有效剂量。全身用药时，所用天然雌激素类药物的剂量以血E_2达卵泡早、中期水平50pg/ml左右为宜。若>150pg/ml不增加疗效，反而会引起副作用。

（2）根据患者不同情况，制定个体化用药方案。

（3）不限制应用HT期限。

（4）定期受益/风险评估。

（5）优先考虑局部用药或经皮用药。

（6）患者知情选择。

（7）植物雌激素不能用作为雌激素治疗（ET）的替代物。

四、性激素种类的选择

（1）绝经过渡期以补充孕激素为主，近绝经时，可用周期性序贯雌孕激素方案。

（2）绝经后期以雌激素为中心，有子宫者可采用联合雌、孕激素方案。

（3）子宫切除者可单用雌激素。

（4）乏力、性欲低下者可适量加用雄激素。

五、性激素治疗的给药模式

（1）单用雌激素：适用于已切除子宫，不需要保护子宫内膜者。

(2) 单用孕激素：绝经过渡期妇女为改善卵巢功能衰退过程中伴随问题如黄体功能不全等，可周期性使用孕激素，以调整月经周期，常在月经周期后半期开始加用孕激素，具体开始时间应结合月经周期的长短，确保应用12天。孕激素连续使用多短期用于绝经后症状重，需要HT又存在对雌激素禁忌证者，一般在月经周期的第14天起开始加用孕激素，一直持续使用至症状改善。

(3) 合用雌、孕激素：适用于有完整子宫的妇女。使用孕激素的目的在于对抗抗雌激素促进子宫内膜过度生长的作用。

此外，有研究表明雌孕激素合用对增进骨健康可能有协同作用。分为序贯合用和连续联合两种。

1) 序贯合用：模拟生理周期，在使用雌激素的基础上，每月加用孕激素10～14天。

2) 连续联合：每日合并应用雌、孕激素。

二者又分别分为周期性和连续性两种方案，周期性即每月停用4～6日，连续性即每日都用，不间断。

3) 序贯方案：适用围绝经期，绝经早期及要求有月经样出血的妇女。

4) 连续联合方案：适用于绝经时间较长，又不愿有阴道周期性出血者。但是在使用的早期，可能有难以预料的非计划性出血，常常发生在用药的6个月内。

(4) 合用雌、雄激素：多用于无子宫的妇女。加用雄激素的目的主要是促进蛋白质合成，增强肌肉力量，增加骨密度及提高性欲。

(5) 用雌、孕、雄激素：适用于有完整子宫，同时需要加用雄激素者。

六、性激素治疗的主要药物及剂量

推荐尽量使用天然激素，因其对肝脏代谢影响较弱，副作用较少，符合生理要求，并可用现行较简便的方法测得体内激素水平，便于监测。

使用方法及剂型为：①口服：一般以片剂为主，口服方便，可长期坚持；②经皮吸收：直接从皮肤吸收进入血循环，无肝脏首过效应。皮贴、皮埋片、凝胶、阴道霜（片、栓）；③经阴道吸收：阴道黏膜局部的直接作用，适用于萎缩性阴道炎。

（1）雌激素：

1）天然雌激素：主要包括雌二醇、雌酮、雌三醇和结合雌激素。

雌二醇：经皮：爱斯妥凝胶，得美素，欧适可，松奇，康美华，更乐。口服：诺坤复（每片含 17B 雌二醇 1mg），雌酮：目前不作 HT。

雌三醇：欧维婷软膏和伊特乐栓。

结合雌激素：倍美力（0.625mg/片、0.3mg/片）：由怀孕的马尿中提取的多种雌激素混合物，含有水溶性的雌酮、马烯雌酮、马奈雌酮。17α－二氢马烯雌酮等成分。作用与雌二醇相似，水溶性，口服有效，能被胃肠道充分吸收，不易被肝脏灭活，副作用较小。倍美力软膏可以阴道给药。

2）半人工合成雌激素：以酯化取代脂溶性基团，可口服和注射增强疗效。

补佳乐（含戊酸雌二醇 1mg）：具有雌二醇的药理作用，常用于较年轻的需 HT 者（如卵巢早衰、卵巢不敏感综合征、原发性闭经等）。

协坤（含戊酸雌二醇 0.5mg）。

3）人工合成雌激素

维尼安（尼尔雌醇）乙炔雌三醇环戊醚：长效制剂。口服后吸收储存于脂肪，缓慢释放。特点是选择性作用于阴道和子宫颈管，对子宫内膜作用较小，使用方便，每月服用 1 ~2 次。应每 3 ~6 个月给予孕激素 10 ~14 天，对抗雌激素使子宫内膜增生的作用。

4）复合雌孕激素类药物：

诺康律（17B 一雌二醇 2mg，醋酸炔诺酮 1mg）：三相片蓝色片剂含 17B 雌二醇 2mg，红色片剂含 1713 雌二醇 1mg，白色片剂含 17B 雌二醇 2mg 和醋酸炔诺酮 1mg。

蓝色和白色片剂适用于周期性序贯补充疗法；红色片剂适用于连续联合补充疗法。

七、性激素治疗用法（雌激素以结合雌激素为例，孕激素以甲羟孕酮为例）

（1）周期序贯：结合雌激素 0.625mg/d，28 天，后 12 ~14 天加用甲羟孕酮 4mg/d；

（2）连续序贯疗法：结合雌激素 0.625mg/d，不间断，隔 2 周服用 2 周甲羟孕酮 4mg/d；

（3）连续联合：结合雌激素（0.3mg ~0.625mg）/d + 甲羟孕酮 2mg/d。

单用雌激素（ET）：

结合雌激素（0.3mg ~0.625mg）/d，连续应用，适用于子宫切除者。

单用孕激素定期撤退：每周期 10 ~14 天。

八、性激素治疗的用药途径

避免肝脏首过效应的途径可能对静脉血栓高危人群更适合，需等待非口服药物的长期研究证据。

（1）口服：大多数 HT 药物为口服。药物口服后经肠肝循环后进入血循环，再作用于靶器官，所以血液中的雌激素水平容易波动。性激素对肝脏的碳水化合物、脂代谢均有影响，对胆汁的分泌和排泄液也有影响。

（2）非肠道用药：有皮贴、皮埋片和涂抹胶。此外，有注射用的油剂及鼻喷剂，还有经阴道使用的霜、片、栓、硅胶环及带孕激素的 IUD。

优点：不需肠肝循环，药物可直接进入血循环。适用于有胃、肠、肝、胆、胰腺疾病的妇女。

皮贴常贴于下腹部或臀部等脂肪较多的部位。

涂抹部位应避开乳房和外阴。

阴道用药剂量小，局部生效快，适用于泌尿生殖道萎缩症状为主且不适宜全身用药的妇女。

九、性激素治疗的副作用

短期使用 HT 者，通常无明显副作用。部分妇女偶见体重增加、血压变化、胃肠道不适、皮疹、偏头痛、头晕、全身肿胀、乳房胀痛、白带增加、阴道出血等。

长期使用的副作用与年龄、体重、性激素的种类、剂量、使用时间、个体反应有关。常见的有：

（1）与性激素有关的肿瘤：子宫内膜癌，乳腺癌等。

（2）胆囊疾病：雌激素对胆囊结石的形成有促进作用，可使胆汁中胆固醇饱和度增高，提高了胆结石发生的危险。

（3）血栓性疾病：HT 可能增加凝血与血栓，故可使静脉血栓（VTE）发病增加，所以有 VTE 危险因素的妇女使用 HT 应权衡利弊。VTE 的危险因素有：肥胖、VTE 病史、长期卧床、年龄大且运动少。

第十五章 更年期精神病中医治疗

随着医学模式的转变，生存质量日益受到人们的重视。在注重用生物学指征评估器官功能的同时，也开始用心理、社会学指标来全面评价与研究具有心理、社会特征的“整个患者”，获得更为全面的疗效评估数据，提高有限医药资源的投入效益。据统计，2030 年我国 50 岁以上妇女将达 2.8 亿，所以，随着人民生活水平的提高和社会的老龄化，妇女更年期保健已日益受到大家的关注，提高更年期妇女生活质量已被列入 21 世纪健康的三大主要课题之一。

妇女更年期综合征中医治疗：更年期综合征为妇科常见病，其发病与心理因素密切相关。治疗此病，用药物治疗外，心理疗法也很重要。由于妇女阳常不足、阴常有余的特点，在治疗上以补肺气滋肾精、益阴敛阳，调理气机之方法，使阴阳在新的基础上达到平衡，从而消除或缓解患者的症状。

第一节 更年期精神病的中医病因病机

《内经》“女子七七，任脉虚，太冲脉衰少，天癸竭，地道不通，故形坏而无子也”。渐近更年期的妇女，由于五脏六腑已缺乏阴血补充，血海不足，女性的生理功能也开始减退，出现月经错后、量少、闭经、形态苍老。因为妇女经历了妊娠生育和几十年月经之阴血损耗，原本阴血不足，年届更年，肾气渐衰，天癸将竭，肾之阴液不足，不能涵养肝木和上济心火，使机体处于阴血不足而阳气有余的病理状态。正如《灵枢·五音五味篇》云：“今妇人之生，有余于气，不足于血，以其数脱血也。”

更年期综合征临床除躯体症状外，多有不同程度的精神，神经症状，症见炽热、汗出、头晕、不寐、易怒、易悲泣以及浮肿等，大便干或秘结，舌嫩暗或肥淡，苔黄白干，脉细滑，均为肝肾不足和心肾不交所致。

“七情”，即喜、怒、忧、思、悲、恐、惊七种变化的情志。“七情”分属五脏，以喜、怒、忧、悲、恐为代表，中医称为“五志”。正如高士宗在《医学真传》中指出：“喜、怒、忧、思、悲、恐、惊谓之七情，七情通于五脏：喜通心，怒通肝，忧通肺，悲、思通脾，恐通肾，惊通心与肝。而内经《素问·阴阳应象大论篇》云：心在志为喜，肝在志为怒，脾在志为思，肺在志为忧，肾在志为恐。中医学认为，五脏藏精化气生神，神接受外界刺激而生情，神活动于内，情表现于外，这便是情志活动产生的全过程。故七情、五志是生命活动的正常现象，是人体心理活动的正常外在表现，一般不会使人致病。受外界环境影响、应激刺激，七情、五志具有两极性，又可以相互转化，相互滋生；如“乐极生悲”等即是一种印证。虽七情、五志恒在变，但其变处于“常”则可，太“过”不及都可为病。

中医认为情志久蓄或反应太过，超过了正常的生理活动范围，会导致机体阴阳失调、气血不和、经络阻塞，进而造成脏腑功能协调性紊乱，百病由是丛生。这时，七情、五志就蕴藏了致病因素，谓之“情志障碍”。情志障碍作为致病因素，有别于六淫之邪从口鼻皮肤或其他部位侵入人体，其直接影响到相关的脏腑而得病，是内伤疾病的主要因素。反之，五脏有病也能引起情志方面的变化。情志障碍不仅可以直接导致多种内伤疾病的发生，而且还对所有疾病的转归起着重要作用。情志致病，初病在气，久病及血，且情志内伤，疗之不易，须认识何脏独伤，观其色，查其脉，验其形神，详其太过与不及，而后调剂之。如《素问·阴阳应象大论篇》：“怒伤肝”“喜伤心”“思伤脾”“忧伤肺”“恐伤肾”。

情志障碍，是中医病因学理论体系中的重要组成部分。“三因学说”中的“七情病因学”、《内经》中的“五脏情志论”等等的论述以及明代的《名医类案》《续名医类案》《古今医鉴》等的例证，都是对情志障碍致病的有力举证。

七情五志是正常生理现象，其转变为情志障碍这一致病因素，常常需要达到以下条件：一是情绪起于突然，反应过于强烈，或曰激情暴发。二是消极的情感活动持续过久，超过正常耐受程度。三是与情绪反应的正、负性有关，愉快、欣喜、乐观、恬静、满足、幽默感、欢乐等情绪反应，一般有益于身心健康，称为正性或良性情志；痛苦、焦虑、不愉快、愤怒、压抑、烦恼、悲愤、沮丧、不满、敌对、挫折感等，一般认为有害于人类身心健康，称为负性或不良情绪。

第二节　更年期精神病的临床表现

更年期是卵巢功能逐渐衰退到最后消失的一个过渡阶段，妇女一般在45~55岁之间进入更年期在这段时期内分泌功能失调及植物神经系统功能紊乱，加上心理及社会诸多因素的影响，可出现一系列症状，如月经紊乱、烘热汗出、心悸心慌、胸闷憋气、头晕耳鸣、失眠多梦、心烦易怒、精神抑郁、记忆力减退、食欲不振、腹胀腹泻、便秘、浮肿、血压忽高忽低等等，这一系列症状统称为更年期综合征。

中医认为，更年期这一系列症状主要是人体内阴阳失调、气血失和所引起。肾为诸阴诸阳之根本，肾阴亏耗，肾阳不足，治应调阴阳，补气血，使阴阳平衡，气血调和，脏腑功能恢复，更年期的症状才能得以改善。更年期综合征患者三大心理状态

1. 衰老心理

(1) 月经紊乱，月经原一直较为规则，突然发生月经周期延

长或间歇闭经，月经量减少及行经时间逐渐变短；或是月经周期缩短、提前，以后逐渐减少为绝经。

（2）阴道上皮萎缩变薄，弹性消失，分泌物减少，引起性交疼痛及困难，还有可能阴道黏膜变薄，糖原减少，因而不能维持阴道的正常酸性，易导致细菌感染，引起老年性阴道炎，白带增多，变黄、有臭味，甚至带血，自觉阴道烧灼疼痛等。

（3）皮肤变薄，失去弹性，出现皱纹；皮肤色素沉着于手背、面部，常见褐色老年斑。所有这些，患者觉得自己一天天在变衰老，在社会上自觉青春魅力减弱，亲人朋友同事对自己冷落，这种感觉随着时间的推移而演变成失落感与自卑感。

2. 忧郁心理

妇女进入更年期，由于肾气渐衰，天癸将竭，冲任二脉虚衰，故肾阴阳失调，肾亏既久，水不涵木，致肝阳不足，肝失柔养，疏泄失常，情志内郁，常出现忧虑，闷闷不乐，欲哭寡言，记忆力减退，注意力不集中，夜间多梦或极易烦躁，或多疑多虑，甚至喜怒无常，或胸乳胀痛，或行经不畅等，尤其在过去精神不稳定、性格多变女性表现更为明显。

3. 恐癌心理

进入更年期后，绝大多数患者出现月经紊乱，表现为月经期缩短或经期延长，甚至出现不规则淋漓出血，这是由于内外源性雌激素变化所引起的出血。绝经后女性由于雌激素水平降低，阴道黏膜变薄，血管过于表浅，因此极易发生细菌感染，使黏膜血管受损而引起出血。息肉及黏膜下肌瘤则亦发生炎症或合并子宫内膜增生等而引起出血。患者一般对更年期绝经后阴道出血认识不足，一知半解，凡认为治疗不理想，就怀疑自己得了妇科癌症。因而忧心忡忡，思想包袱严重，甚至整天萎靡不振，忧思郁闷，脾气受伤，造成纳谷不馨，对工作、生活丧失信心，悲观失望。

第三节　更年期精神病主要中医分型

更年期精神病主要表现为情绪焦虑、忧郁、妄想或自主神经症状和躯体不适。一般无智力障碍和人格衰退。根据不同症状分为更年期综合征、更年期忧郁症、更年期偏执状态三种情况。中医诊断为“郁证”“脏躁”“经断前后诸症”。总的病机为元阳不足，阴精亏损。故治疗大法是壮肾阳，益肾阴。笔者根据多年基层医院中医内科门诊多例该类患者因症治方体会，进行小结如下。

1. 肾虚火旺

待到更年期，人体代谢机能改变，内分泌、性腺（女性月经停止、性器官萎缩）功能减退，肾气逐渐衰少，阴精匮乏，故容老发枯，思维迟钝，喜忘前事，性功能减退；肝肾阴亏，虚热扰乱心神则心悸、烦躁、少寐；冲任亏损，则女性月经不调或闭止。多见该病初期的更年期综合征，伴潮热、多汗、心悸、忧虑、恐惧、易激惹或腰酸、腹痛、乳胀、肢麻浮肿等躯体不适。

2. 脾虚痰滞

更年期是人一生操劳最盛之时，忧思伤脾，脾运不健，妨碍胃肠机能，食欲减少，腹胀便溏；或思虑太过，所求不得，耗伤心气，心神失养则精神恍惚，无故悲伤哭泣，喜独坐不愿见人；气郁生痰，所求不得，阻蔽心神，则头晕沉重，焦虑不安，自卑自责，惊悸迷惘，多见该病中期。更年期忧郁症起病缓慢，数周或数月后逐渐明显，情绪低落，食欲不振，体重减轻，多愁善感，惶惶不可终日，或有脑动脉硬化和智能衰退。

3. 肝郁血瘀

肝喜调达而恶抑郁，全赖肾水滋养，肝失柔润，气郁久化热，上扰神明，则神志逆乱，情绪不稳，喜怒无常；或胸胁胀痛，周身刺痛，头晕失眠；肝主谋虑，肝失涵养则敏感多疑，嫉妒妄想或伴有幻觉。多见于更年期偏执症，紧张、冲动、焦虑、拒食、自伤，或幻觉内容固定，甚至有自杀倾向。常主动倾诉内心体验，但不影响患者与环境接触和做家务。

第四节　更年期精神病的中医治疗原则

中医认为更年期综合征的发生主要由于肾气衰退、肾阴亏虚、阴阳平衡失调所致，若心肾不交，肝肾不调，心肝气火上炎，则神魂失宁，故出现一系列临床症状，烘热出汗、心悸失眠等。若肾阴虚日久则耗伤阳气、肾阳不足、脾阳失熙、运化失司、水湿停滞、痰脂凝聚，则出现纳呆脘痞、腹胀、便溏、面肢浮肿、形体肥胖等。

若病久不愈、情怀不畅、气机阻滞，则瘀血内停、瘀阻于下、积久成症，瘀阻于上，可成胸痹，故治疗原则，为滋水清火、调理阴阳，以治肾为本，兼调心肝脾等脏腑。根据临床症状，进行辨证施治，处方用药。

在历史上，中医的“情志治病”开创了心理治疗之先河，西方直到十九世纪才开始试用像催眠术等心理治疗的方法，并逐渐明白：精神与心理确实可以作用于躯体器质性疾病及躯体功能性障碍，而暗示可以治疗包括神经症和心理症在内的精神性疾病。中医心理治疗包括诉说疏泄法、劝慰开导法、情志相胜法、暗示转移法来治疗。

其中以情志相胜疗法运用最为广泛，最为频繁，且行之有效。

以情胜情：又称情志相胜疗法，它是用五行相克理论来表述情绪之间相互制约关系的经典提法。其基本原理是脏腑情志论和五行相克论的结合，将人体归纳为 5 个体系并按五行配五脏五志，然后利用情志之间这种相互制约的关系来进行治疗的心理疗法，即用一种正常的情志活动，去调整另一种不正常的情志活动，使其恢复正常变化的心理治疗方法。具体如下：脏象五志论将人体归纳为五个体系，即是肝木、心火、脾土、肺金、肾水，创门是依次相生的关系，同时以金、木、土、水、火的顺序依次相胜，或者说相克，即依次制约的关系。这五个系统也包括情志心理因素在内，悲忧属肺金、怒属肝木、思属脾土、惊恐属肾水、喜属心火，情志相胜治疗就是根据五行这种相互制约关系，用一种情志去纠正相应所胜的情志，有效地调节由这种情绪产生的疾病，从而达到治疗的目的，这就是情志相胜治疗传统的原理。从传统五行的理论出发，认为这是一个最佳的制约要点、调节关键。它可分为喜疗、怒疗、恐疗、悲疗、思疗、意疗诸种。

“以情胜情”治疗情志障碍，渊远而流长，是中医较为典型、较为系统、极为突出的一类心理治疗方法，具有东方传统文化的特点。早在战国文挚治疗齐闵王时就用过此法，而在《内经》已提出了较系统的理论，到唐代王冰已全面地对《内经》情志相胜条文进行了阐述，金代张子和在《儒门事亲》中对“九气感疾更相为治术”从理论上进行深化，元代朱丹溪又作了发挥，更重要的是他俩均有大量的临床实践。除了这两大家外，元代还有庄先生、贾思诚，明代有卢复、张景岳，清代有徐洞溪、程杏轩、李建昂等，他们对以情胜情治疗的临床运用都有自己的体会，并有医案留传至今。

“以情胜情”思想由于当时的理论知识及治疗实施方法具有一定的局限性，没有形成系统的一门学科，但其对现代心理学的产生发展则意义深远。特别是近一个世纪以来，在“生物一心理一社会”医学模式的转变下，尽管医学心理学的诞生与发展为心理治疗奠定了完整的科学理论基础。然而中国人的人格特点，、心理状态等，与西方人差别很明显，不能简单、机械地套用。以

“以情胜情”为代表的中医心理治疗方法更适于中国国情，且为临床心理治疗学增加了新的内容。另外，有些现代心理治疗的方法就是在以情胜情的具体方法的基础上演化而来的。如现代“解除心因疗法”就与“思虑疗法”基本相同，即根据患者存在的心理特点，弄清病因的环境与事件，从“病根”上解除心理障碍，让患者消除疑虑，恢复正常情绪；现代“发泄法”与“喜乐疗法”及“悲哀疗法”机理相同，就是让患者表达被压抑的情绪，通过发泄达到治疗的目的等等。

“以情胜情”疗法基于中医五行理论，但人的情感是十分复杂的，并不限于《内经》所认为的喜、怒、忧、思、恐这五种简单形式。因而，在临床运用“以情胜情”疗法时，不能简单、机械地照搬悲胜怒、恐胜喜、怒胜思、喜胜忧、思胜恐五行制胜图，而应以生理、病理作为基础，借鉴心理学、心理治疗的相关理论、技术，灵活而巧妙地进行设计应用。正如《灵枢》曰：“人之情，莫不要死而乐生，告之以其败，语之以其善，导之以其便，升之以所苦，虽是无道之人，恶有不听者乎。”

第五节 更年期精神病的中医治疗

一、辨证治疗

1. 肾阴虚损证

证候：绝经前后出现烘热汗出，烦躁不宁，面赤升火，腰膝酸痛，五心烦热，口干便结，月经先期，或崩或漏，色红或紫，舌红少苔，脉沉细或细数。

治法：滋肾育阴潜阳。

方药举例：大补阴丸加减。生地黄12g，龟甲10g，知母6g，黄柏6g，女贞子10g，天冬10g，麦冬10g，牡丹皮6g，牛膝10g，白芍12g。

加减：烦躁易怒加龙骨（先煎）15g，牡蛎（先煎）15g；头痛头晕加白菊花6g，羚羊角粉（吞服）0.3g。

2. 肾阳虚损证

证候：绝经前后，腰背冷痛，形寒肢冷，精神萎靡，小便清长，夜尿频数，带下量多，经行量多或淋沥不净，经色黯淡，舌淡苔薄，脉沉细弱。

治法：温肾扶阳。

方药举例：右归丸加减。熟地黄15g，山药15g，山茱萸10g，枸杞子15g，杜仲10g，菟丝子12g，仙灵脾12g，仙茅10g，附子（先煎）10g，肉桂（后下）6g，当归10g，鹿角胶（烊化）10g。

加减：尿频加覆盆子10g，益智仁10g；便溏加肉豆蔻3g，炒扁豆12g；面浮肢肿加猪苓10g。

3. 肾阴阳两虚证

证候：绝经前后，头晕耳鸣，健忘，乍寒乍热，汗出恶风，腰背冷痛，舌淡苔薄，脉沉细。

治法：滋肾扶阳。

方药举例：二仙汤合二至丸加减。仙茅10g，仙灵脾15g，当归10g，巴戟天10g，黄柏6g，知母6g，女贞子10g，旱莲草15g，何首乌10g，龙骨30g，牡蛎30g。

加减：便溏去当归加茯苓12g，白术10g；腰背冷痛加桑寄生12g，续断12g，杜仲10g。

4. 脾肾阳虚证

证候：月经或崩或漏，色黯淡，质稀薄，带下清稀，潮热自汗，面色㿠白，头晕面浮，神疲畏寒，足软欠温，纳谷不香，便溏或五更泄泻，舌质淡而胖，或边有齿印，苔薄，脉沉细。

治法：温肾健脾。

方药举例：右归丸合四君子汤加减。熟地黄10g，山药10g，枸杞子10g，山茱萸10g，仙灵脾12g，菟丝子10g，鹿角胶（烊化）10g，熟附子10g，肉桂（后下）3g，党参12g，白术10g，茯苓12g，陈皮6g。

加减：阴道流血，淋沥不止，去肉桂，加补骨脂10g，赤石脂10g；小便清长加益智仁12g，覆盆子12g；腹泻不止加伏龙肝60g煎汤代水。

5. 肝肾阴虚证

证候：经断前后，烦躁易怒，情志忧郁，头晕目眩，视物昏花，耳鸣失聪，健忘多梦，五心烦热，潮热盗汗，腰膝酸软，舌红少苔，脉弦或细数。

治法：滋养肝肾。

方药举例：杞菊地黄丸加减。枸杞子15g，菊花10g，熟地黄12g，山茱萸10g，山药12g，牡丹皮10g，茯苓12g，白芍12g，石决明15g，炙鳖甲（先煎）10g，生龙骨（先煎）30g，生牡蛎（先煎）30g。

加减：头痛眩晕加天麻10g，钩藤15g；五心烦热加地骨皮15g，白薇10；阴损及阳加仙灵脾12g，巴戟天10g。

6. 心肾不交证

证候：经断前后，心悸怔忡、心烦不宁、失眠多梦，腰膝酸软，健忘易惊，甚至情志异常，舌质红，苔薄，脉沉细或细数。

治法：滋水益肾，清心降火。

方药举例：坎离既济方加减。生地黄12g，川连3g，柏子仁10g，朱茯苓12g，远志5g，九节菖蒲5g，青龙齿（先煎）12g，天冬10g，麦冬10g，淮小麦30g，五味子3g。

加减：失眠多梦加朱灯芯3束，合欢皮10g；潮热盗汗加酸枣仁10g，地骨皮10g，炙鳖甲10g；眩晕耳鸣加枸杞子10g，桑葚子10g，泽泻10g。

7. 肝郁气滞证

证候：绝经前后精神抑郁，胸闷叹息，胸胁胀痛，多愁易怒，烘热汗出，悲伤欲哭，月经紊乱，舌质淡红或稍红，苔薄白或薄黄，脉细弦。

治法：疏肝理气。

方药举例：逍遥散合甘麦大枣汤加减。柴胡6g，当归10g，白芍10g，白术10g，茯苓10g，薄荷3g，甘草10g，淮小麦30g，大枣10枚。

加减：胸闷不快加广郁金10g，合欢皮10g；便秘加全瓜蒌12g；情绪激动不能自控加九节菖蒲5g，青龙齿（先煎）12g，磁石（充煎）30g。

8. 瘀血阻滞证

证候：绝经前后情志不畅，烦躁易怒，胸胁刺痛，胸闷不舒，关节活动不便，皮肤作痒，筋脉拘挛，心悸失眠，头痛且胀，苔薄，舌质紫黯或有瘀斑，脉细弦。

治法：活血化瘀。

方药举例：血府逐瘀汤加减。当归10g，川芎6g，赤芍10g，丹参12g，生地黄12g，牛膝10g，柴胡6g，枳壳10g，郁金10g，桔梗6g，红花10g，桃仁10g，甘草3g。

加减：胸胁痛加五灵脂（包煎）10g；胸闷加檀香3g，砂仁3g；关节疼痛加威灵仙10g，片姜黄10g；皮肤瘙痒加荆芥10g，僵蚕10g；偏阳虚者加附子6g，桂枝6g。

9. 心脾两虚证

证候：绝经前后心悸气短，健忘失眠，面色萎黄，面浮疲倦，纳少便溏，经行量多或漏下，舌淡苔薄，脉细弱。

治法：补益心脾。

方药举例：归脾汤加减。党参15g，白术10g，茯神12g，黄芪15g，龙眼肉10g，酸枣仁10g，远志6g，木香6g，当归10g，甘草3g，大枣10枚，生姜3片。

加减：月经量多加炒荆芥10g，阿胶（烊化）10g；脘闷纳呆加陈皮10g，姜半夏10g。

10. 痰湿内阻证

证候：绝经前后胸闷烦躁，头晕目眩，烘热汗出，夜寐不安，面浮神疲，苔腻，脉细滑。

治法：燥湿化痰，健脾和中。

方药举例：半夏白术天麻汤加减。姜半夏10g，白术12g，天麻10g，陈皮6g，茯苓10g，泽泻10g，黄连3g，远志6g，甘草3g，大枣10枚。

加减：大便溏薄加藿香6g，神曲10g，砂仁（后下）3g；面浮肢肿加黄芪12g，党参10g，防己10g，车前子（包煎）10g。

二、其他中医疗法

1. 中成药

（1）六味地黄丸：每次8粒，每日3次，口服。适用于肾阴不足之围绝经期综合征。若阴虚内热可用知柏地黄丸，剂量与服法同上；阴虚肝旺可用杞菊地黄丸，剂量与服法同上。

（2）二至丸：每次4.5g，每日2～3次，平时可常服。适用于肝肾阴虚之围绝经期综合征。

（3）左归丸：每次6g，每日2次，口服。适用于肾阴虚损之围绝经期综合征。

（4）右归丸：每次6g，每日2次，口服。适用于肾阳虚损之围绝经期综合征。

（5）大补阴丸：每次6g，每日2次，口服。适用于肾阴虚损，虚阳上越者。

（6）交泰丸：每次5g，每日2次，口服。适用于心肾不交之围绝经期综合征。

（7）归脾丸：每次10粒，每日3次，口服。适用于心脾两虚之围绝经期综合征。

2. 单方验方

（1）甘地汤：熟地黄12g，淮小麦30g，茯神10g，百合10g，龙骨15g，仙灵脾12g，肉苁蓉10g，远志5g，甘草6g，大枣10枚。治疗围绝经期心肾不交之证。

（2）补阴更年方：何首乌10g，石斛10g，仙灵脾12g，菟丝子10g，知母6g，黄柏6g，白芍10g，百合10g，酸枣仁10g，香附10g。治疗围绝经期肾阴虚之证。

（3）坤宝汤：生地黄12g，白芍12g，女贞子12g，菊花10g，黄芩10g，炒酸枣仁10g，生龙齿（先煎）30g。治疗肝肾阴虚型围绝经期综合征。

（4）更年乐：柴胡10g，党参15g，姜半夏10g，炙甘草6g，黄芩10g，淮小麦30g，大枣6枚，黑山栀10g，珍珠母（先煎）30g，仙灵脾12g。治疗围绝经期妇女肝肾不足之潮热、汗出等症。

（5）更年饮：生地黄15g，紫草15g，仙灵脾10g，桑寄生15g，当归10g，钩藤15g，制香附10g，生麦芽15g。治疗围绝经期妇女乍寒乍热、自汗盗汗之症。

3. 外治法

泉浴疗法：选用温泉或矿泉进行泉浴疗法。

4. 针灸疗法

（1）体针：①取合谷（双）、太冲（双）、三阴交（双）穴，补泻兼施，每日1次，10次为1疗程。②取神门、内关、三阴交或大陵、关元、足三里穴，交替使用，补泻兼施，隔日1次，10次为1疗程。

（2）耳针：取内分泌、神门、交感、皮质下、心、肝、脾、肾穴。每次选3~4个穴，隔日针刺1次，或耳穴埋针。

（3）耳穴贴压法：取内分泌、子宫、卵巢、心、肝、脾、肾、三焦穴。每次选3~4穴，用王不留行籽1粒放在黄豆粒大小胶布中，贴到上述3～4个耳穴上。每穴按压1～2分钟，每日3～4次，3天换药籽1次。

（4）拔罐：取大椎、心俞、肝俞以及身柱、心俞、脾俞穴，每日或隔日1次，每次1组，均用刺络留罐法。

5. 推拿疗法

（1）患者取俯卧位、仰卧位和坐位，先后在背部、腹部和头部相关穴位进行推拿，每次治疗20～30分钟。

（2）刮痧：刮风池、心俞、脾俞、肾俞、次髎、合谷、足三里、三阴交、太溪、太冲穴；点揉中脘、气海、关元穴。

6. 饮食疗法

（1）龙眼肉粥：龙眼肉20g，红枣6枚，糯米适量，煮粥食用。有补血养血之功能。

（2）核桃仁粥：核桃仁20g，芡实15g，莲子肉15g，大米适量，煮粥食用。有补肾健脾功能。

（3）甲鱼枸杞汤：甲鱼1只，枸杞子30g，葱、姜、黄酒、盐适量煮汤，喝汤食肉。有养阴滋补作用。

第六节　更年期精神病的中医保健调养

一、女性更年期综合征的家庭护理

随着医学模式的转变和患者对护理工作需求的趋势，护理工作强调整体护理，家庭护理则是整体护理中的重要组成部分，这对更年期综合征妇女极为重要。

更年期是妇女卵巢功能逐渐消退至完全消失的一个过渡时期，一般发生于45～55岁之间。部分妇女在此期间可出现一系列性激素减少所致的症状，包括自主神经功能失调的综合征，必须通过不同方面进行针对性的家庭护理。

1. 从心理卫生方面予以指导：普及更年期生理卫生知识，正确对待更年期，保持乐观情绪，加强锻炼，积极参加集体活动，保持外阴清洁，定期进行体检。

2. 使用性激素：按时、定量服用性激素药物，用药时间长短因人而异，病情缓解后即可逐渐减量或停药，避免发生撤退性出血情况。雌激素口服药应在临睡前使用，以免发生恶心、呕吐、头昏、乏力等反应，为提高其安全性一般合用孕激素。患有肝病、静脉栓塞、肾病或乳房肿瘤等患者，不宜用雌激素。需要较长时间服药者，应加强随访监护、观察。

3. 性生活方面：使家属了解更年期的生理特点及可能出现的症状，性生活要适度。为妇女提供理解，安慰和鼓励。

二、更年期妇女心理保健要点

1. 面对更年期的生理与心理的变化有心理准备，认识到这些失调是暂时的。

2. 要提高自我控制能力，在日常生活中应保持乐观的心态，要克制不快的心情，以开放的心境对待一切事物，安排好工作和生活。精神乐观、情绪稳定是顺利渡过更年期的最重要的条件。

3. 适当进行户外活动和体育锻炼，根据自己的身体状况、兴趣爱好及季节、气候等条件，进行一些有益于调节情绪、强身健体的活动，并多接触一些新鲜事物，充实和丰富自己的生活。

4. 要加强医药保健，有条件的要定期做妇科检查。

5. 不要过于苛求他人，避免紧张的人际关系。

三、更年期妇女注意饮食原则

补充蛋白质：最好采用生理价值高的动物性蛋白质，如牛奶、鸡蛋、动物内脏和瘦的牛、羊、猪肉等，因为这些食物不仅含有人体所必需的氨基酸，还含有维生素 A、B_1、B_2 等，特别是猪肝，含有丰富的铁及维生素 A、B_{12}、叶酸等，是治疗贫血的重要食物。木耳加红糖炖服可治疗妇女月经过多。

多吃新鲜水果和绿叶菜：如苹果、梨、香蕉、橘子、山楂、鲜枣以及菠菜、油菜、甘蓝、太古菜、西红柿、胡萝卜等。这些食物不仅含有丰富的铁和铜，还含有叶酸、抗坏血酸和胡萝卜素，对防治贫血有较好的作用，维生素 C 还能促进铁的吸收利用。摄取足够的 B 族维生素：粗粮（小米、玉米、麦片等）、蕈类（蘑菇、香菇）、动物的肝肾、瘦肉、牛奶、绿叶蔬菜和水果等，均含有丰富的 B 族维生素。特别是维生素 B_1，对神经系统的健康、增加食欲及帮助消化有一定的作用。减少食盐量：可吃低盐饮食，每天用 3～5g，对利尿消肿降压均有好处，禁吃刺激性食物，如酒、可可、咖啡、浓茶以及各种辛辣调味品如葱、姜、蒜、辣椒、胡椒粉等，以保护神经系统。有条件时吃些安神降压食品，如猪心、芹菜叶、红枣汤、红果制品、酸枣、桑葚等。

第七节　更年期精神病的中医调理

一、依病症特点治疗调理更年期综合征

中医认为更年期综合征是肾气不足，天癸衰少，以至阴阳平衡失调造成。因此在治疗时，以补肾气，调阴阳为主要方法。用药时要注意，清热不宜过于苦寒，祛寒不宜过于辛热，更不要随便用攻伐的药物。

治疗妇女更年期综合征，必须抓住阴虚之根本。45 岁以上的妇女不宜应用温肾壮阳，及过用重镇潜阳及活血通利之品，应以滋阴养血敛阳为主，以达到调和阴阳延缓衰老的目的。如果是脾肾阳虚的患者，也不用附子、巴戟天、仙茅等温肾壮阳之品，以免耗伤肾精。即使用温补之法，也要配养血滋阴之品。

治疗更年期综合征，舌脉为辨证的主要依据，并要了解患者出血史、生育史，以判断该病的程度，如见脉细滑，说明以往有出血史和多产，阴血损伤较重。药用沙参、白芍、熟地、寄生、

女贞子、仙灵脾、莲子心、远志等为主，以补肺益肾；烦躁、烘热、汗出以百合、浮小麦、莲子心、黄连、生牡蛎等补肺敛汗、清心安神；如头晕高血压以菊花、钩藤、杞子补肾阴清肝；大便干者以瓜蒌、枳壳、荷叶通腑泻热；失眠者加首乌、阿胶、远志等交通心肾、养血安神，同时加川贝、桔梗等调理气机，嘱患者忌食辛辣之品以免更耗伤阴液。

临床上主要分为肾阴虚型及肾阳虚型。头晕耳鸣，潮热出汗，烦躁激动，腰酸失眠，月经紊乱，经色鲜红，或伴有皮肤干燥，瘙痒，口干，便干，溲黄，舌质红少苔，脉细数，属于肾阴虚型。此型的治疗方法是滋肾养阴，方选左归饮加味，药用生熟地、山药、山萸肉、枸杞子、茯苓、炙甘草、制首乌、龟板、白芍、桑葚等。精神萎靡，浮肿疲乏，腰酸背痛，怕冷，腹胀，便溏，夜尿频，月经量多，经色淡暗，舌体胖，舌质淡，舌苔白，脉沉细无力，属于肾阳虚型。治疗当温肾扶阳，方选右归饮加减，药用熟地、山萸肉、枸杞子、制附子、肉桂、鹿角胶、菟丝子、山药，党参、白术等。如果寒热之症并见，属于肾之阴阳俱虚，平衡失调，治疗时可选用二仙汤，方用仙茅、仙灵脾、当归、巴戟天、知母、黄柏等。此外，灵活选用一些药膳，可起到很好的辅助治疗作用。

二、中医方剂白虎汤治疗更年期综合征

我们用取象比类的方法把人的一生分为四季，即春、夏、秋、冬，以配人的生、长、壮、老、已。围绝经期是生命过程的一个重要阶段，是人生从中年向老年过渡的时期，正值人生的“夏秋之交”，是女性生命的转折点。如果机体能够适应这种改变，在新的条件下达到阴阳平衡，则不会发生围绝经期综合征；相反，如果机体各个组织器官不能适应这一改变，或对这一改变适应不良，机体则出现一系列症状，即出现围绝经期综合征。因此，围绝经期综合征的发生与人生由“夏季”向“秋季”转换时

对内环境改变的适应性及自身调节性有关。“白虎”是西方之神，代表了五行中的金行，有肃降、凉燥之性。白虎汤是古人法象西方燥金之气而设，可清除夏季余热，使人体内秋气当权，故白虎汤可用于围绝经期综合征的治疗，作为时空调控，协助围绝经期妇女尽快适应人体的这一生理性稳态改变过程。

“白虎”一词同“青龙”“朱雀”“玄武”等一起被纳入五行理论中，于是成了五行中金行的形象代表。“白虎”可代表金行的性质，如西方、人体右侧、人生的“秋季”、四时的秋季、申酉时、燥、凉及肃杀等。“白虎”代表了金行的性质后被广泛地应用于中国传统文化的各个领域，应用于中医领域的“白虎”尤为鲜明。东汉张仲景的《伤寒论》中有一方“白虎汤”模仿了秋季白虎清凉之气，治疗阳明气分热证，千年来应用于临床，功效显著，古今医案叙其神效者俯拾皆是。

围绝经期综合征是妇女由生育期向老年期过渡时期的常见病、多发病，是指妇女在绝经前后由于卵巢功能衰退、雌激素水平波动或下降引起的一系列以自主神经系统功能紊乱为主，伴有神经心理症状的一组症候群。主要症状有额面潮红，头面颈部阵阵发热、出汗，伴有心悸、头晕、头痛、情绪不稳、性情急躁、易于激动、失眠多梦、耳鸣、记忆力减退及注意力不集中等。《素问·上古天真论篇》记载：“女子……七七任脉虚，太冲脉衰少，天癸竭，地道不通，故形坏而无子也。”指出妇女在49岁前后年龄阶段的生理变化。

从人的生命历程角度看，人的一生可分为生、长、壮、老、已5个阶段。人的一生好比一年的春、夏、秋、冬，长对应春，是生发之机；壮对应夏，是阳气最盛时；老对应秋，是阳气收藏的过程；已对应冬，阳气闭藏，此时又是“生”的起点。围绝经期正值人生的“夏秋之交”，在这个阶段收藏、稳敛是正常生理。当人体“夏季”没有顺利地过渡到“秋季”时，“夏季余热”就留滞不去，加上“秋气”失职，不能稳敛，便会出现围绝经期综合征潮热汗出、情绪不稳、性情急躁、易于激动、失眠多梦、心悸、头晕及头痛等阴阳失衡、阴不敛阳的一系列症候。基于上述机制，应用白虎汤能助使人体夏季余热收藏，顺利进入人生秋季，实现这一生理时期的顺利转换，帮助人体调动自身的稳态系统，从而使人体在这一时期达到阴阳平和，阴平阳秘。

1. 总体调节。围绝经期综合征为一生的“夏秋之交”，在“夏秋转换”出现问题时，可从时空的角度予以调控，用“白虎”之气使“夏季”余热消退，秋气当权。

2. 注意化机。夏秋之转化重要之处在于化机。《素问·太阴阳明论篇》谓：“帝曰：脾不主时何也？岐伯曰：脾者土也，治中央，常以四时长四脏，各十八日寄治，不得独主于时也。”脾土的化机在“季节交换”时有“季节过渡”的作用，因此临证治疗时要注意调节脾土的功能。

3. 注意补肾阴。补养肾阴的治疗方法在临床治疗该疾患的文献中随处可见，疗效肯定，众多医家皆认为滋补肾阴为治疗该病的第一大法。

第八节 更年期精神病并发症的保健预防

一、更年期妇女要注意哪些问题

1. 心理方面

首先要认识本病，要学习和了解有关围绝经期的知识，正确认识到更年期人人必过，但并非人皆得病，这是暂时的过渡阶段要调整心态，稳定情绪，树立信心，建立和谐的家庭和人际关系。

2. 饮食方面

提倡合理营养，食物品种多样化，以谷类为主，多吃新鲜蔬菜、水果，少吃辛辣、煎炸、香燥油腻之品，禁烟酒，尽量避免过食补品，尤其是温阳动火之品，如桂圆、核桃、红枣、红参等，以及蜂王浆冻干粉、蛋白粉等多种营养品，宜食用滋阴清补之品、如苦丁茶、白菊花、枸杞子、银耳、莲子等，切忌暴饮暴食，食后要适当运动，保持适宜体重。

3. 生活方面

生活要有规律，劳逸结合，起居有常，保证足够的睡眠时间，坚持锻炼身体，适当的运动能保持骨骼和韧带的弹性和力量，提高心肺呼吸功能，改善神经系统的调节功能，促进消化吸收，改善血液循环，有利于身心健康，延年益寿。

二、更年期妇女的保健措施

1. 加强更年期妇女的健康教育

妇女保健医师应主动为更年期妇女提供各种有效的社区医疗和保健服务，引导更年期妇女形成积极的态度和健康的行为。更年期妇女自身应该通过心理咨询门诊或书报杂志、专题讲座、电视广播等媒体了解一些更年期生理卫生知识，明白这是每一个妇女都必须经历的生理过渡时期，要以乐观的态度树立克服不适症状的信心，在保健医师的正确指导下顺利渡过更年期。

2. 更年期、老年期妇女的运动疗法

运动不仅能增加热能消耗，促进机体代谢，增强体质，且能降低血胆固醇和三酰甘油，提高血液中高密度脂蛋白的含量，从而增强机体防御动脉粥样硬化的能力。此外，还能刺激成骨细胞，使骨组织增加，防止骨质疏松。步行、慢跑被认为是最为适合中老年的一种运动方式，每周运动 3 ~ 5 次，每次活动持续 30 ~ 60min 可获得运动的最大效果。

3. 更年期的饮食养生、营养调节

（1）保持热能摄取的平衡

由于基础代谢率随着年龄上升而下降，停经后代谢下降的速率会更快，加之更年期后妇女活动量大大减少，因此人到更年期后容易出现热能摄入过剩而影响健康问题。摄入热能过多，势必导致肥胖和高血脂而诱发冠心病。

(2) 保证营养素摄入的平衡

一方面，更年期妇女要多吃富含蛋白质及富含钙质和维生素的食品特别是B族维生素和维生素C、维生素E等含量丰富的食品，以补其不足；另一方面，要少吃或不吃含动物脂肪和胆固醇较高的食物。这样可有效预防妇女在绝经后容易出现的缺钙性骨质疏松及由于代谢紊乱而出现脂肪堆积、身体发胖和血液中胆固醇含量增高、血管硬化等现象。

(3) 根据不同症状选择具有不同功效的食物进行调理

对月经频繁、经血量多引起贫血者，可选择含铁和蛋白质丰富的食物；对患有情绪不安、烦躁、失眠者可选择含维生素B族丰富的食物；对身体发胖、胆固醇增高者，应选择食用优质蛋白质和含胆固醇低的食物。

(4) 每日补充适量的大豆制品，减缓女性的更年期症状

研究表明，在大豆及大豆类植物中，存在异黄酮化学成分，其结构与人体雌激素类似，能与人体雌激素受体发生作用而起到类似雌激素样效应，而且没有现行的雌激素疗法造成的副作用。

三、更年期功血治疗原则

更年期功血的病因主要是卵巢功能逐渐减退，雌激素分泌减少，无孕激素分泌，卵泡发育不成熟，故导致不规则阴道出血、贫血甚至休克，以往主要是用止血药、中药、孕激素、三合激素序贯用药，以期待患者进入绝经期。如上述治疗无效时，常需反复诊刮甚至切除子宫。米非司酮作为孕激素的拮抗剂，目前在妇产科领域应用相当广泛。应用米非司酮后可发生子宫肌瘤内膜萎缩，可起到止血和促绝经的作用，符合对更年期功血的治疗原则。

四、补充天然妊马雌酮治疗女性更年期综合征

众所周知，妇女进入围绝经期后卵巢功能逐渐衰退，雌激素合成明显减少，临床上常出现的潮热、多汗、急躁、抑郁、失眠、失控、头晕、头痛、心悸、压抑、疲乏、关节肌痛、阴道干痛和皮肤瘙痒等一系列症状（即更年期综合征），明显降低了妇女生活质量。大量的研究证实，补充天然妊马雌酮（倍美力）有利于减轻更年期综合征症状。

妇女进入更年期后，可因长期缺乏雌激素导致增加心血管疾病和骨折的危险性。补充天然妊马雌酮——倍美力可以用于治疗女性更年期综合征，可以获得改善潮热等更年期症状的良好疗效；并可减缓生殖泌尿道萎缩，减少排钙量，预防绝经后骨质疏松症等疾病；还可降低心血管疾病和老年性痴呆症的发生率。服用小剂量倍美力 1 个月内即能有效降低潮热等更年期综合征症状的发生率和严重程度，如果继续减半量长期使用可持续缓解血管舒缩症状，并可有效地降低绝经妇女髋部骨折的危险度，还能有效治疗因雌激素不足或依赖雌激素治疗而引起的各种妇科疾病和内分泌问题。

五、药物治疗更年期综合征

1. 一般治疗原则

更年期分三个阶段，即绝经前期、绝经期、绝经后期。绝经前期治疗的重点是月经异常，绝经后期主要是神经，特别是自主神经功能紊乱、老年性阴道炎以及骨质疏松、动脉硬化等症的治疗。对一些心血管和内分泌系统的症状及月经改变、阴道异常出血等，不要轻易用更年期综合征来解释，而应当首先进行必要的检查，排除器质性疾患后，再进行心理和对症治疗，以免延误治病。

2. 激素替代疗法

雌激素缺乏是更年期相关问题的核心。激素治疗的关键在于

要根据患者的具体情况进行个体化利弊分析，选择最合适的方案，获得最大利益，并且定期检查随访，以保证有效、安全的用药效果。

六、教育程度与更年期妇女生存质量的影响关系

不同学历的更年期妇女生存质量存在差异的领域有：各生存领域均可看出学历增加生存质量得分增多。生理领域，不同学历的更年期妇女生存质量存在差异。两两结果比较发现：初中及以下与大专或本科学历的更年期妇女生存质量差异显在心理关系领域也有差异，经过两两结果比较发现：初中及以下与大专或本历的更年期妇女生存质量差异显著。学历较高的患者，由于认知较好，心理承受能力较强，能以乐观的心态对付人生道路上出现的挫折，面临困难在较短时间内调整好心态。

环境领域包括经济条件如个人收入水平、经济来源、休闲；社会条件如社会和社会稳定、医疗服务与社会保险；居住环境如住房环境、交通条件和环境条件这些方面体现客观生活条件水平。当今社会低学历者受到的社会压力不断增加，面临被社会的可能性大，由此带来的负面影响较大，而学历较高者在重视人才的社会中得到足感较强，其生存质量也随之提高。说明不同学历对生存质量有影响，高学历者其生存质量也相对较高。

但在社会关系领域方面经统计学分析不同学历生存质量没有差异，可能与低多是从事个体商人较多，其社会关系比较广泛，受教育程度与经济状况不一定呈关。

七、提高自身保健意识

1. 定期体格检查

中医理论讲“不治已病，治未病”，在更年期阶段，随着年龄的增加，机体功能退化，某些肿瘤的发生率也在增高，尤其是围绝经期综合征者，症状比较复杂，常易与这些疾病混淆。如妇

女绝经期前的月经紊乱，可能是由于卵巢功能减退所造成，也可能是患生殖器肿瘤的表现。如不提高警惕，及时检查，就有可能把某些疾病误认为是更年期的表现，而延误治疗。因此，每半年或一年进行一次全面系统的健康检查是必要的。这样，有利于区别：常的生理现象与疾病状态，有病要及早治疗。

2. 注意情志调节

中医学在长期医疗实践的基础上，认识到精神活动和生理活动的内在联系。《素问·天元纪大论》说“人有五脏化五气，以生喜怒思忧恐”。反过来七情内伤，则直接影响相应内脏，使肌腑气机逆乱，气血失调，导致各种脏腑病症的发生，加速衰老的进程。如《素问·阴阳应象大论》：“喜伤心”“怒伤肝”“思伤脾”“悲伤肺”“恐伤肾”。陈无择则认为：“以其尽力谋虑则肝劳，曲运神机则心劳，意外过思则脾劳，预事而忧则肺劳，矜持志节则肾劳”。情志劳伤五脏，久之必致五脏亏虚，导致早衰。《素问·上古天真论》中对女子“五七，阳明脉衰，面始焦，发始堕”到“七七，任脉虚……故形坏而无子也”等的论述说明祖国医学很早就认识到在七七之年即更年期，更当注重情志调节。比如说：道德修养，恬淡虚无、兴趣广泛和知足常乐！

3. 注意运动健身

生命在于运动。我们的祖先很早就认识到人类的生命活动具有运动的特征，因而积极提倡养生运动。运动对健身的作用是多方面的。祖国医学认为适当的运动可以调节心神，使其加强对各脏腑组织功能的协调作用，增强心主血、肺主气的功能以及脾胃的受纳运化，使人体能够充分摄取营养及时排泄体内的废料，从而使生命充满生机，达到健康的目的。现代研究也证实：适当的运动可以使神经系统正常地发挥其调节作用，提高人体的新陈代谢，增强心肺功能，使组织器官充满活力。故更年期妇女要适当参加体育活动：慢跑、倒走路、打太极拳、气功、游泳等，亦可选择整理房间、清洗小件衣服等劳动量较小的事。这些均有增进气血流通、舒筋活络，增强抗病能力的功效，但运动要是适量，做到动静结合。

4. 注意环境调养

地区气候的差异，地理环境和生活环境的不同，在一定程度土，也影响人体的生理活动。现代研究认为，海拔150～2000米之间的山区，阴离子密集，是长寿的理想地理环境。相反，恶劣环境是重要的致病原因。社会环境同样和人的身体状况紧密关联。《黄帝内经》指出："凡欲诊病者，必问饮食居处，暴乐暴苦，始乐后苦，皆伤精气，精气竭绝，形体毁沮"。《备急千金要方》曰："凡人居住之室，必须固密，勿令有细隙，有风雨得入。""积水沉之可生病，沟渠通峻，屋宇清洁无秽气，不生瘟疫病"(《寿亲养老新书》)，明确阐明了诊治疾病要注意地理环境及社会心理因素的影响。更年期妇女结合自身特殊的生理特点，有条件尽量避免喧闹、嘈杂，选择环境优雅、安静的地方居住，或可以常去那些地方旅行，使自己身心放松。通过自然优美、协调平衡的自然环境和居室环境的营造，潜移默化由外在的平衡，影响到人体内在的平衡，达到身心健康的效果。

5. 注意饮食调节

更年期妇女应适当进补，如补充维生素，补钙等。饮食要多样化，不可偏食每日的饮食中要含有一定量的蛋白质、脂肪、纤维素、钙、锌等，可服瘦肉、鸡蛋、牛奶、鱼虾、豆类、大蒜、南瓜、白菜、油菜等食物。菌类如香菇、蘑菇、黑木耳等也要常服用，因这类菌菇含有人体所必须地氨基酸、微量元素及多种酶，它们能提高人体的免疫力，减少疾病的发生。还需常服桑棋子、枸杞子、大枣、莲子、黑芝麻、胡桃肉等。此外，如常用钩藤、金银花，煮水代茶喝可防治心烦内热；用淮小麦、大枣、甘草，煮水代茶喝可治疗情志抑郁：川桑叶、菊花煮水代茶喝可防治头晕眼花；用桑葚子、女贞子煮水代茶喝可防治头晕；用柏子仁、合欢皮煮水代茶喝可防治失眠多梦：常食淮山药、白扁豆可防治大便稀溏等等。

6. 药物调养

中医药养生具有悠久历史。几千年来，不仅有各种各样的保健药物，而且创造出不少行之有效的延年益寿方药。我国现存最早的药物学专著《神农本草经》，在365种药物中，记述有延年、不老耐老、益气、轻身、增寿等药物共165种。《本草纲目》所记载的1892种药物中，具有抗衰老延年作用的药物有253种，并选录延寿力剂89首。祖国医学认为，妇女绝经期，脏腑的功能逐渐衰退，出现肝肾阴虚，肝失所养，肝阳上亢，脾肾不足等病理变化，更年期妇女应根据脏腑的气血阴阳辨证用药。其他还可用中成药：肾气丸、人参归脾丸、六味地黄丸、天王补心丹、逍遥丸等根据症状辨证选用。更年期是妇女必经的一个生理过程，要以科学的态度认识它，通过以上各种方式来预防或缓解围绝经期综合征，提高更年期妇女的生存质量，使其能平安渡过这个时期。

八、更年期妇女何时取环好

女性一生不同阶段的生理特征，以生殖系统的变化最为明显。大约45岁以后，由于卵巢功能开始减退，出现少排卵或不排卵，孕激素、雌激素下降。具体表现为月经周期不规律，月经量或多或少，出血淋漓不净，直至绝经。随着绝经的到来，导致机体内环境的变化，出现有关的内分泌、生物学的一系列临床特征，影响是全身性的。比如体力明显下降，常常觉得累，眼睑、手脚肿胀不适，浑身潮热多汗，脸色发黄，浑身酸痛，情绪反常，如敏感多疑、找茬寻事、偏执、唠叨、急躁，甚至不近人情，有时无端心烦意乱，有时又过度兴奋，有时又处于抑郁状态，情绪低落，悲观消沉，严重的表现为更年期抑郁症，还会引起其他系统和器官的疾病，如高血压、心脏病、乳腺和子宫等生殖器官的恶性肿瘤。以上是我们在临床上看到的更年期的种种问题，其中还有一个更容易忽视的问题，就是更年期妇女何时取环好。

目前全世界约有7000万以上妇女采用此法避孕，我国就约有5600万。宫内节育环的作用是阻止卵子和精子相遇，干扰受精卵着床，使子宫内环境不适宜受精卵生长。到了更年期阶段，随着卵巢渐渐萎缩，排卵功能的减退，受孕的概率大大减少或消失，此阶段月经出现紊乱，月经量时多时少，周期或长或短，已失去原有的规律，此时，宫内的节育环会加重月经紊乱，使经量增大，失血过多，严重影响身体健康。因此没有必要在宫内继续保留节育环，采取一些其他的避孕措施即可。那么何时取出呢？取环前后应注意些什么？当出现下列情况之一时应取环：

（1）月经紊乱，子宫不规律出血。

（2）绝经半年以上者。若绝经后长时间保留节育环，会因子宫萎缩增加取环困难，还会出现节育环在宫内嵌顿的情况。

取环前后须注意的问题：

（1）取环应在月经干净后七天内，取环前禁房事一周。

（2）测体温在37.5度以下，检查阴道滴虫、霉菌。如有急性感染，应治疗后再取。

（3）取环后禁房事半月，禁盆浴半个月，必要时服几天抗生素预防宫内感染。

（4）各种疾病的急性期暂不取出，待病情好转后再取。

更年期是女性身体内部的调整阶段，是出现“矛盾和问题”的阶段。这是每个女性都不能回避的一个“坎儿”，也是自然规律。在这个阶段好好地呵护自己，是女性特有的任务。

九、从饮食入手治疗更年期糖尿病

更年期糖尿病的临床表现为多饮、多食、多尿及体重减轻。

但更年期糖尿病病情常隐匿，症状轻微或没有症状，只是在查体时或因其他疾病就诊，或因某些糖尿病的非典型症状被发现。因此对于更年期妇女肥胖者，无明显原因餐前心悸、乏力、自汗，无明显原因的视力下降，视物模糊，并伴有明显的饥饿感和体重下降，反复发生疖肿、外阴瘙痒，肢体溃疡日久不愈，以及有糖尿病家族史者，更应做详细检查。

对于更年期糖尿病无症状或少症状者，适当节制饮食即可有效。肥胖者应使体重缓慢下降到正常标准的以下，宜粗纤维饮食，重者药物治疗。具体方法如下视病情轻重制订节食方案。

轻型患者往往肥胖，适当节制饮食是主要疗法。采取低热量饮食，主食的限制可采取递减或骤减的方法，骤减可及时减轻胰岛细胞的负担，一般效果更好些。如饥饿感强烈，可选食含糖量少的蔬菜充饥。每日用三餐者，膳食热量的分配按早1/5、午2/5、晚2/5的比例安排食物量有条件采用少量多餐制者，更有利于减轻每次进餐的糖负荷。中型和重型患者在药疗的同时，也要注意饮食节制。每日主食和副食的摄入量应按医生的规定，并要相对固定，以免引起血糖波动太大使尿糖不易控制，甚至出现低血糖反应。禁止食用含糖量高的甜食。糖和甜食，应列为不吃之列。水果要视病情而定，病情不稳定时或严重时不吃，控制得较好时，可少量吃，且要观察对尿糖血糖的影响，明显增高时，最好不吃。烟、酒等辛辣刺激之品也应停用。坚持低糖、低脂、正常蛋白质的饮食原则。

饮食控制，应通过合理计算。一般分粗、细两种。细算法适用于医院，粗算法适用于家庭。摸索出进餐与血、尿糖变化的规律。摸索自己进餐与血糖，尤其是尿糖变化之间的规律，对于稳定病情，指导用药，有着十分重要的意义。这一点主要是靠患者在病变过程中自己留心观察。饮食还要与体力活动相适应，与药物治疗相配合。血糖尿糖增多，饮食要适当减少增加活动量，主食可增加半两，休息卧床，适当减量胰岛素用量较大的，两餐间或晚睡前应加餐，以防止低血糖发生。

总之，是以适当的饮食变动，求得病情的稳定，维持和恢复胰岛功能，可促进更年期糖尿病早日痊愈。

十、女性更年期心理护理

掌握更年期妇女心理特点和针对性的心理护理对更年期妇女尽快适应和平稳度过有着至关重要的作用。同时，有效的更年期知识普及，亲情和社会支持系统的建立也是必不可少的条件之一。

更年期是人生从生长发育成熟转向衰退的转折时期。机体经过五十多年来的运用，已经比较“陈旧”，容易发生多病多症现象，这是不以人们意志为转移的自然规律。由于机体开始衰退，必然直接或间接地影响到每个人的心理活动。因此，应该注意到这个时期的心理卫生。

1. 科学地认识更年期

更年期是生活中必然经过的时期，在此期间，每个人反应的现象，只有程度轻重，时间长短的差异，而不可能不存在更年期。对此，将要进入和已经进入更年期的人，要有科学的认识和理解，要从知识上、精神上、思想上有准备地去迎接这一自然的生理变化。

2. 主动地进行医学检查和咨询

机体在更年期中各方面的功能均不如以往年轻时期，这是自然发展的客观规律。但是，这时期的机体功能失调不一定都是疾病。更年期的人无论有无症状出现，都应该主动积极地进行医学检查和咨询。一方面通过医生的检查和治疗，及时帮助机体功能的恢复。另一方面，也可了解到更年期生理变化常识和防护事项。许多病在更年期发生率转高，但不必为此焦急不安，如果确系有病，也要实事求是，早些治疗、调理得当。妄加猜测会导致心理不平衡，精神上的不安定会转而影响正常机体的生理功能，使机体功能失调更趋恶化，逐渐形成恶性循环，对身体健康有极大的影响。因此，应该尽量避免这种情况。

3. 积极地控制不良情绪

更年期时大脑皮层功能有些失调，反映到心理活动时，常表现为情绪不稳定，焦虑，紧张，易激动、忧郁、注意力不集中等症状。要注意控制情绪，不能自认为属于更年期而可以对他人随意发脾气。同时，还要注意消除不良情绪。可适当参加运动，增加生活乐趣，更好地调节情绪。

积极投入到生活和工作中去，保持良好的情绪，这样可以提高和协调大脑皮层和神经系统的兴奋性，充分发挥身体的潜能，可以提高抗病能力，促进健康，对适应更年期的变化大有益处。良好的心态可以使更年期的女性提高自己的修养，能以积极的心态去面对更年期对身体带来的不适，并积极配合医生进行药物和心理调整。使其尽快度过这一特殊时期。

4. 有规律地生活

有规律地生活对保持身体健康是很重要的。更年期是人的“多事之秋”，生活、工作负担均较重，因此，必须注意劳逸适当，生活安排有规律，睡眠充足，饮食得当，情绪乐观愉快，从而顺利地度过更年期。

5. 努力得到社会和家庭理解

向其家庭成员讲解更年期的相关知识，使他们参与其中，给予更年期妇女支持和帮助，特别是生活中给予照顾和体谅，降低生活和社会的压力，陪同其进行适当的体育活动，给予情感上的支持。这些对于缓解焦虑和恐惧心理以及自卑自弃具有积极的意义。同时通过亲情、感情交流可以降低孤独和被遗弃的心理恐慌。

更年期既然是个体生活必经的重要时期，其表现的生理和心理反应也必然会影响到家庭成员。家庭成员对更年期的生理和心理变化也要有所了解和正确对待。如果处于更年期的人出现某些症状，社会和家庭要予以同情和照顾，甚至暂时的忍让。更年期尽管会出现这样和那样的不良反应，但若是更年期男女能勇敢面对现实，心理上有准备，都能顺利度过一生的转折时期。事业上会得到成功，家庭幸福，爱情美满。否则，会引起心理失常，严重的还会导致神经症或神经病。

对一些严重忧郁症和更年期偏执患者，多采取暗示疗法，鼓励患者积极参加集体活动，转移患者的注意力，以增强患者的生活兴趣及战胜疾病的信心；还要指导家属多陪伴、多沟通、多理解，鼓励患者说出自己的忧虑，以减轻心理压力，同时传授自我调节与自我控制不良情绪的方法。夫妻和睦相处是调节心理的好配方，还要做到起居有规律，劳逸结合，避免精神过度紧张和不良刺激。加强身体锻炼，如散步、练太极拳等，增强全身血液循环和神经系统的调节作用。同时营养要均衡，要注意补钙和多种维生素等，使她们在实践中认识到健康不仅是没有疾病或不虚弱，心理、生理、社会的良好适应才是健康人。

第十六章　常见更年期精神病的西医诊疗

第一节　精神分裂症

一、概述

精神分裂症是一组病因未明确，最常见和最重要的精神障碍，多起病于青少年，常有感知、思维、情感和行为多方面的障碍和精神活动不协调，一般没有意识障碍。急性精神分裂症或急性期主要表现为“阳性”症状（幻觉、妄想和思维紊乱），慢性精神分裂症或慢性期主要表现为“阴性”症状（情感淡漠、意志缺乏、动作迟缓和社会退缩）。

精神分裂症病程迁延，有的患者会在急性期后得到康复，有的则向慢性期（综合征）发展。慢性综合征一旦形成，患者难以完全康复，部分患者出现社会性残疾。精神分裂症占精神病院住院患者首位。

精神分裂症的病因迄今未明，现认为其由多种因素共同作用或交织影响下引起疾病的发生，这些因素包括遗传和器质性等生物学因素以及心理和社会因素等。

精神分裂症的终生患病率为6.55‰（1998）。约2/3的患者需住院，但仅一半的患者得到治疗。

二、诊断步骤

（一）病史采集要点

由于精神分裂症的特殊性，故在采集精神分裂症病史时应包含尽可能详尽的信息来源。精神分裂症因其特殊的临床表现，社会功能受损和自知力损害等原因，病史常由家人等知情人提供，必要时还需找旁人补充相关信息予以证实病史的全面性与可靠性。采集精神分裂症病史时要注意病史的全面性、客观性、可靠性，以防止所采集到的病史带有片面性和主观性。

1. 可能的诱发因素

如发病前不良心理社会因素的影响或其他可能的诱发因素。

2. 此次发病的主要情况

含起病的轻、重、缓、急，在精神症状出现时最早出现的精神症状或最突出的精神症状，尤其要注意有无伤人、毁物、自伤和自杀、出走等方面的症状，以及有无言语、行为等方面的异常。睡眠、饮食、体重变化和社会功能等信息也需了解。在了解病史时，还需注意了解症状出现的先后顺序，症状与症状间有否相互影响等信息。一般而言，单纯型精神分裂症（以阴性症状为主要临床表现的精神分裂症）发病较缓慢，而紧张型或青春型精神分裂症的发病较急骤，偏执型精神分裂症的发病介于上述各型之间。

3. 病程特点

如为初次发病，应详细了解或追询最初的症状（如性格改变等）及演变过程，如既往有发作，应了解首次发病时的年龄，每次发作时的主要症状，每次发作的症状特点是否一致，严重程度和发作的持续时间，间歇期或稳定期的持续时间及有无残留精神症状和社会功能恢复情况等。

4. 治疗情况

询问既往的药物治疗情况，含药物治疗的疗效、不良反应、药物的种类、最大剂量及用药时间等。如患者曾使用过多种药物，需了解合并或调换药物的原因。如患者曾使用过非药物治疗，也应了解治疗的方法、疗程、疗效及有无副作用等。

5. 既往病史

有无躯体疾病、脑部器质性疾病和物质依赖等病史，及有否上述疾病诱发精神症状的病史及可能。既往有否药物及食物过敏史。

6. 个人史

包括母亲在孕期或围生期的心身健康状况，有否病毒等感染及用药史，有否不良嗜好等；患者出生时的情况（包括是否顺产、有否缺氧或窒息、低体重等情况）；患者早年心身发育状况，是否有过家庭暴力和受虐待史等；患者个性心理特征，是否孤僻内向、沉默寡言、敏感多疑、消极回避等；患者入学后的学习情况，有否逃学与学习成绩不佳等情况。如为已婚患者，需了解患者的婚后生活状况（含夫妻关系、性生活是否和谐等）。如为女性患者，还需了解月经情况。

7. 家族史

主要了解患者二系三代中有否精神疾病和异常行为病史。如有，还需了解诊断、治疗及不良反应和最终结局等方面的情况。

在询问病史前，在必要时应先了解与患者诊疗有关的医疗档案和其他相关资料。在听取病史提供者介绍病史时，患者一般不应在场。由于几乎任何精神症状均是非特异性的，故在询问病史时应注意患者躯体方面的情况，避免过分强调精神因素，要注意询问阴性症状和早期（或潜伏期）阶段的精神异常情况，尽量避免仅注意了解患者情感变化和行为异常而忽视思维与内心体验的异常。如为老年患者，尤其要了解意识、记忆或智能损害和人格改变等方面的情况，以排除老年患者的精神异常是由脑器质性病变所致。如为儿童患者，尤其应了解患者的身心发育情况和其父母亲的心理状况，必要时可请老师与同学补充有关信息。

（二）检查要点

尽管精神分裂症患者一般不存在躯体与神经系统方面的体

征，精神检查是获取诊断资料的主要手段，但仍需认真全面地进行。精神分裂症患者在患精神病的同时也可能患躯体疾病或出现脑器质性病变，故一般的躯体检查、神经系统检查和必要的实验室检查是不可偏废的。精神分裂症患者精神检查要点：

1. 一般情况

（1）意识：意识的清晰度，对时间、地点和人物的环境定向和对职业、年龄、姓名等的自我定向。

（2）接触：接触是否主动，对检查是否合作。

（3）就诊方式：有否人陪伴。

（4）仪表：穿着是否整洁和符合时令，有否奇装异服或刻意修饰。

2. 认知障碍

（1）感知觉障碍：主要是知觉障碍，包括：①错觉；②幻觉；③感知综合障碍。应注意了解知觉障碍的持续时间、广度和与其他精神症状之间的关系，患者对知觉障碍的态度，知觉障碍对社会功能的影响等。如患者存在幻听，要深入了解幻听是真性的或假性的，言语性的或非言语性的，具体内容，清晰程度，幻听出现的时间和频率，患者对幻听的具体态度和是否有情感反应，对社会功能和思维功能的影响，与其他精神症状（如妄想）的关系和对幻听有否分析、批判能力（自知力）等。

（2）思维障碍：①思维连贯性和形式障碍包括患者回答的语速、语量、流畅性、连贯性、切题性和是否及时等；②思维逻辑性障碍包括逻辑性障碍的类型、性质、广度、频率、出现与持续时间等和思维逻辑性障碍对社会功能的影响及与其他精神症状的关系；③思维内容障碍包括各种观念和妄想的类型、性质、广度、出现与持续时间、频率、对社会功能的影响和与其他精神症状的关系（也包括患者有多种妄想同时存在时，妄想与妄想之间的关系）。如存在妄想，还需进一步了解患者的妄想是原发性抑或是继发性、具体内容和是否系统、荒谬、泛化与坚信程度，妄想出现时患者的态度和情感、行为反应和指向性，患者对妄想的分析、批判能力等。

（3）注意力：包括注意减退、注意涣散或不集中、注意增强等。

（4）记忆力：包括记忆增加、记忆减退和遗忘等。

（5）智能：包括计算、理解、分析综合和想象概括能力和一般常识等内容。

3. 情感障碍

包括情感反应的类型、广度、出现与持续时间、频率、面部表情与内心体验、稳定性、协调性、感染力和情感障碍与其他精神症状之间的关系等。

4. 意志行为

包括意志行为障碍的类型、性质、强度、广度、出现与持续时间、姿势和与其他精神症状之间的关系，对社会功能的影响等。

5. 自知力

对表现出的精神症状是否存在认识、分析和批判能力。如患者为不合作患者，在进行精神检查时的重点应放在意识状态、姿势、一般情况（含饮食、生活自理程度等）、情感反应和面部表情、言语、动作和行为的观察方面。

三、诊断对策

（一）诊断要点

精神分裂症的基本或主要特征性的精神症状是思维、情感和行为分离而互不协调，精神活动脱离现实环境。中华医学会精神科分会制定的“中国精神障碍分类与诊断标准（CCMD－3）”中精神分裂症的诊断标准如下：

1. 症状标准

至少有下列2项，并非继发于意识障碍、智能障碍、情感高涨或低落，单纯型另有规定。

（1）反复出现的言语幻听；

（2）明显的思维松弛、思维破裂、言语不连贯，或思维贫乏或思维内容贫乏；

（3）思维被插入、被撤走、被播散、思维中断，或强制性思维；

（4）被动、被控制，或被洞悉体验；

（5）原发性妄想（包括妄想知觉、妄想心境），或其他荒谬的妄想；

（6）思维逻辑倒错、病理性象征性思维，或语词新作；

（7）情感倒错，或明显的情感淡漠；

（8）紧张综合征、怪异行为，或愚蠢行为；

（9）明显的意志减退或缺乏。

2. 严重程度标准

自知力障碍，并有社会功能严重受损或无法进行有效交谈。

3. 病程标准

（1）符合症状标准和严重程度标准至少已持续1个月，单纯型另有规定。

（2）若同时符合分裂症和情感性精神障碍的症状标准，当情感障碍减轻到不能满足情感性精神障碍症状标准时分裂症症状需继续满足分裂症的症状标准至少2周以上，方可诊断为分裂症。

（二）鉴别诊断要点

1. 脑器质性精神障碍

部分脑器质性疾病（常见的有散发性脑炎、额叶或颞叶的肿瘤、癫痫等）可出现类似精神分裂症症状（如情感淡漠、思维散漫或幻觉、妄想等），尤其在缺乏典型的意识障碍、记忆障碍和智能缺损时更易与精神分裂症混淆。鉴别的重点是去发现产生此类症状的各种脑器质性损害的证据，而不是仅去分析这类症状的特征性。

2. 心境障碍

急性躁狂症的患者，因异常兴奋、激动、联想异常迅速而出现言语不连贯或大量片断的单词，而被误诊。而急骤起病，兴奋多语的精神分裂症也可被误诊。但是躁狂症患者情绪活跃、生动，有感染力，无思维逻辑障碍，情感协调，无怪异行为，幻觉与妄想不多见。而精神分裂症患者虽有言语动作增加，并无情感高涨，情绪反应与思维和环境不协调，兴奋躁动往往带有冲动性和杂乱无章。

精神分裂症木僵时需与抑郁症相鉴别。精神分裂症的情感反应淡漠，面部表情呆板，不存在情感上的共鸣，且幻听内容复杂。抑郁症的精神活动虽也处于抑制状态，但深入接触可获得某种程度上的应答，情感反应存在，思维与情感反应是相互协调配合的，如有幻听则内容简单。

3. 应激相关障碍

精神分裂症可在不良的心理社会因素影响或精神刺激下发病，但精神刺激的时间与发病时间的联系不紧密。随着时间推移，精神症状与精神刺激之间愈来愈缺乏内在联系，且日益脱离现实，思维内容怪异，情感不活跃。而应激相关障碍的情感反应强烈且鲜明，精神症状与精神刺激的内容联系紧密，且精神症状随精神刺激的消除而逐渐消失。

4. 躯体疾病所致精神障碍

伴有躯体疾病的精神分裂症，可出现明显的意识障碍，而躯体疾病所致精神障碍也可出现思维不连贯、幻觉、妄想、情感淡漠、精神运动性兴奋或抑制等类似精神分裂症症状。但是，伴有躯体疾病的精神分裂症虽有意识障碍，持续时间一般不长，意识清晰后，精神分裂症的基本症状日益明显，且在有躯体疾病前已有精神分裂症病史。躯体疾病所致精神障碍的精神症状仅在某一阶段与精神分裂症相似，精神症状的发生、发展和转归与躯体疾病有密切的依存关系，意识障碍有昼轻夜重的特点或有明显波动性，意识障碍消失或减轻时，患者可与环境保持良好的接触。

5. 神经衰弱

在精神分裂症的早期，患者可出现头痛、失眠、记忆下降、乏力等类似神经衰弱症状，但其情感反应平淡，求治要求不迫切，年龄一般较年轻，人格保持欠完整，社会功能也受到损害，精神检查可发现患者显得呆滞、被动，思维离奇难解释，自知力也欠完整。

6. 强迫性神经症

在精神分裂症早期，患者可以强迫状态为主，但其强迫症症状繁复或复杂，荒谬而离奇，对存在的症状缺乏主动克制的欲望，情感反应不鲜明，也不感到痛苦，求治心不迫切，社会功能受损，自知力欠完整。

7. 偏执性精神障碍

偏执性精神障碍以妄想为主要临床表现，其妄想内容固定、系统，与现实生活较为贴切，有一定现实性，情感反应和行为与妄想内容相一致，不出现精神衰退。而妄想型精神分裂症的妄想内容离奇、荒谬、结构松散，与现实环境联系不紧密，具有特征性的思维、情感和行为互不协调的症状，发病年龄较早。

8. 人格障碍

在青少年期起病的精神分裂症，如果病程进展缓慢，人格改变较为明显者易与人格障碍相混淆。人格障碍虽在遭受精神刺激或在不良的心理社会因素影响下可有明显的精神异常，但其思维内容较为接近现实，不荒谬离奇，思维与行为一致，精神症状消除后无残留症状。人格障碍只是人格发展的偏离，非一般疾病的过程。而精神分裂症在病前与病后存在明显的差异，存在精神分裂症的特征性症状，病程多为迁延。

（三）临床表现与临床类型

1. 临床表现

（1）思维联想障碍：联想障碍是精神分裂症的基本症状之一，其特点是患者在意识清晰的情况下出现联想散漫和思维破裂，思维内容缺乏逻辑性以致令人难以或无法理解。患者失去正常的思维结构，混乱而不符合逻辑的讲话使人无法理解，语句之间、概念之间或上下文之间缺乏内在的联系。严重者的言语支离破碎，甚至个别语句也缺乏联系（思维破裂或“词的杂拌”）。有的患者在无任何外界因素的影响下觉得自己的思维活动在进行过程中突然出现停顿或阻塞，脑中顿时空白无物，稍后重新开始新的思维（思维中断）。有的患者突然感到脑中涌现出大量不自主而又无法摆脱的思维（思维涌现或强制性思维）。有的患者会用一些极为普通的词或动作来表示某些特殊的、除其本人外他人无法理解的意义（病理性象征性思维）。有的患者用自己创造的词或短语来描述病态的体验（语词新作），有的患者在脑中同时存在两种相反的概念，因而在行动上犹豫不决（矛盾观念）。也有的患者推理、判断似是而非，或不合逻辑，或自相矛盾。

（2）情感障碍：情感活动变得狭窄，严重者可达到情感淡漠的程度。患者对与其切身利益有关的事物缺乏应有的情感反应，对任何人或事都显得感情平淡。患者的情感反应还可表现为不协调、情感倒错和矛盾情感。部分患者可出现抑郁情绪。

（3）意志与行为障碍：活动减少，缺乏主动性，被动，退缩，孤僻，对前途毫不关心，没有任何打算。患者不主动与人交往，对工作、学习与生活的要求减低，无故旷工与旷课。严重时，患者的行为极为被动，甚至连本能的要求也缺乏，可长期不梳头、不洗澡。有的患者可出现意向倒错，进食一些不能进食的东西（如粪便、泥土等），或伤害自己的身体等。有的患者可出现紧张、呆坐、独处、无故自笑和冲动行为。还有的患者可出现紧张综合征和自杀。

(4) 认知功能障碍：①智能损害：精神分裂症患者的智商虽在正常范围内，但低于病前水平，也低于普通人群。精神分裂症的智能损害在首次发病或发病的最初两年中尤为明显。②注意损害：主动注意和被动注意两者均受损，难以集中注意从事学习与工作，因而接受外界信息的能力受到影响，对外界刺激的敏感性降低，注意转移的速度减慢。③记忆损害：在任何严重程度的患者均可出现记忆损害。严重程度轻的患者的主要记忆损害是短时记忆的损害，损害涉及数字记忆、语词记忆、视觉记忆等。如症状严重程度在中度或中度以上，记忆的损害将涉及记忆的各个方面。由于记忆损害，患者的学习能力受到明显影响。④言语功能损害：主要表现在患者与他人进行言语交流时用词不恰当或不确切，或使用少用或偏的词汇，或在交谈中无法体现谈话的主题或中心。

(5) 运动协调性损害：部分患者有运动的始动性下降，速度减慢和眼球运动的跳跃和不规则，在服用抗精神病药物后更为明显。

(6) 其他症状：其他症状并非见于所有临床类型，但在一定阶段、一些类型中常见且为突出的症状。①幻觉：幻觉是精神分裂症常见的症状之一。临床上以听幻觉最多见，而视幻觉、触幻觉、嗅幻觉和味幻觉等则少见。属于幻听范畴的思维化声、争论性幻听或评论性幻听对精神分裂症的诊断有特殊意义。精神分裂症的幻觉多在意识清晰的情况下出现，患者常不能察觉幻觉的不现实性。尽管幻觉的感受有时很模糊，但患者却能据此做出准确的判断。②妄想：妄想也是精神分裂症的常见症状，妄想的内容和对象易变化和泛化。妄想内容以被害、关系、钟情、疑病和夸大等为多见，结构松散。妄想和幻觉常互相影响，互相加重。内容荒谬的关系妄想、被洞悉感、被控制感等妄想是常见于精神分裂症的特征性症状。

（7）早期表现：在疾病早期虽无肯定的、有助于诊断的症状或表现，但仍有一些症状和表现可供参考。有的患者在疾病早期出现无明显诱因的意志行为减退或适应能力的改变或下降，懒散、孤僻、被动，工作或学习效率下降，或出现不可理解的、突发的残暴行为。有的患者在疾病早期整天沉溺于与学习和工作并无关联的所谓研究或探讨之中；或言语单调重复、刻板，中心内容不突出；或觉得头脑空虚，不能进行思考。有的患者在疾病的早期就出现对周围环境的兴趣减退，对家人疏远，毫无关心和亲切感，甚至对家人和环境充满敌意，情绪波动较大。有的患者在疾病的早期可出现类似神经衰弱、疑病症、强迫症或癔症样表现，失眠、多梦、头痛、全身不适、疲乏无力、注意难集中、记忆下降；或焦虑不安、坐卧不宁、惶惶不可终日，总认为患了某种疾病；反复想或做一些毫无意义的事难以自控；或多次发生伴有精神分裂症基本症状的情感障碍发作、附体发作、意识障碍发作或木僵发作。虽然患者有上述神经症和癔症样表现，但却无迫切的求治欲望或要求，对精神症状也缺乏完整的自知力。

2. 临床类型

（1）传统分型：精神分裂症的临床表现极其复杂，但仍可根据其某一阶段所表现出的主导症状而分为若干类型。①青春型：青春期发病多见。临床上以思维破裂、思维内容离奇古怪与费解，情感不稳或喜怒无常，表情做作、行为幼稚、愚蠢，常有兴奋冲动和本能意向亢进，容易发生衰退为特征，可伴有幻觉、妄想。患者的言语常用词不当，内容荒谬离奇，所用词汇的含义多为过度概括或含义不清，幻觉与妄想的内容多与色情有关。情感反应极不协调，往往在痛哭流涕的同时又无故发笑。行为奇特或古怪、杂乱，给人一种愚不可及的印象。青春型精神分裂症的病程发展较快，部分可呈周期性发作，少数很快进入衰退。青春型精神分裂症预后较差。②紧张型：多起病于青壮年，起病较急，病程多呈发作性。临床上以紧张性兴奋和紧张性木僵（两者可交替出现）为主要表现。患者言语行为受抑制的程度可从运动缓慢、少语少动（亚木僵）到不语不动、表情呆板、大小便潴留，固定于某个姿势（木僵）或表现为蜡样屈曲。急性兴奋的患者往往有冲动性的伤人毁物行为。伴有急性兴奋的患者的病程较短，而仅有木僵的患者的病程可长可短，长者可达数年甚至数十年。目前，紧张型精神分裂症已极为罕见。③偏执型：又称妄想型，在临床上最为常见，发病年龄多在 30 岁左右，起病形式以亚急性和慢性较为多见，主要症状为妄想。在起病初期，患者对环境有一些异样的感觉或敏感多疑，此后渐渐成为妄想，且有泛化趋势。妄想内容以关系、被害、自罪、夸大、嫉妒、钟情、影响或被控制等较为常见。妄想往往与幻觉同时存在。患者的情感反应和行为受妄想幻觉的支配。在妄想幻觉的支配下，患者可出现自伤或伤人等异常行为。由于患者发病年龄较晚，起病又以慢性居多，故在相当长的一段时间内，人格受损的程度轻微，社会交往能力和工作能力可部分保存，在疾病早期往往不易被人们所察觉。经适当治疗，效果较好。④单纯型：多在青少年期发病，起病缓慢潜隐，逐渐进展，常因症状潜隐而不易被识别，临床上以思维贫乏、情感淡漠、行为退缩为主要表现。在疾病早期，患者往往出现类似神经衰弱的症状，疲乏无力、失眠、头痛、注意力不集中、记忆减退等，以后逐渐出现日益明显的被动、孤僻、懒散、脱离集体、日常生活规律紊乱、不关心周围事物和家人、脱离现实生活和不能适应社会的需求。单纯型的病程持续时间应在 2 年以上，治疗效果欠佳，预后不良。⑤未分化型：又称为未定型或混合型，有许多患者的临床表现符合精神分裂症的诊断标准，但又因其临床症状相互交叉混合，很难纳入以上四型的任何一型中，或很难分型，则可纳入本型中。⑥精神分裂症后抑郁：有的患者在经抗精神病药物治疗后，精神分裂症症状得到适当控制时，可出现持续时间较久的抑郁症状。抑郁症状的产生，可能与抗精神病药物的使用有关（药源性抑郁），或可能与患者对病情的担心及考虑今后前途的忧虑有关，也可能是精神分裂症症状的组成部分。抑郁症状的出现可能预示预后不良。⑦残留型：又称为后遗性精神分裂症。有的患者在患病一段时间以后，幻觉、妄想等阳性症状消失，临床上以缺乏主动性、情感反应淡漠、面部表情呆板、活动减少、思维贫乏及人格障碍为主要症状，病程呈慢性化。残留型的治疗效果差，预后欠佳。⑧衰退型：以精神衰退为主要临床表现，意志缺乏或明显减退、情感淡漠衰败、思维贫乏、行为明显退缩、社会功能严重损害，丧失工作或劳动能力。⑨分裂样精神病：患者出现典型的精神分裂症样症状，但病程不足 1 个月。

（2）阳性、阴性症状分型：阳性症状是指精神功能的亢进或异常，包括幻觉、妄想，明显的思维形式障碍，反复的行为紊乱等。阴性症状为精神功能的减退或缺失，包括情感淡漠、言语贫乏、意志缺乏等。①Ⅰ型精神分裂症：临床表现以阳性症状为主，有明显的幻觉、妄想，有明显的思维形式障碍，反复出现离奇古怪的行为，阴性症状不明显，认知功能无明显改变，无智能缺损，对抗精神病药物治疗的反应良好，预后较好。②Ⅱ型精神分裂症：临床表现以阴性症状为主，思维贫乏，情感淡漠，意志缺乏或明显减退，行为退缩，社会功能明显受损，有注意障碍，没有或不存在阳性症状，可能存在认知功能改变，对抗精神病药物治疗的反应差，预后不良。③混合型：临床症状交叉混合，阳性症状和阴性症状兼而有之，不能归于上述两型。

四、治疗对策

（一）治疗原则

①早期发现，早期诊断，及时治疗；②积极进行全病程治疗；③尽可能选用疗效确切，症状作用谱较为广泛，不良反应轻，便于长期治疗的抗精神病药物；④积极进行家庭教育，争取家属重视、配合对患者的全程治疗；⑤定期对患者进行心理治疗，康复和职业训练。

（二）治疗计划

以抗精神病药物治疗为主，辅以心理治疗等治疗方法。

1. 急性期治疗原则

治疗前需进行必要的体格检查、神经系统检查和实验室检查，并进行治疗前、治疗中各项指标的评估、对照，以评定疗效和不良反应。

（1）采取积极的强化性药物治疗，以便及时控制阳性症状、激越冲动、认知功能损害等症状；

（2）争取尽快缓解或控制症状，增加基本痊愈的可能性，预防病情的不稳定性；

（3）药物治疗应尽量按程序进行，急性期的治疗时间至少为4～6周；

（4）根据具体情况，决定住院治疗或门诊治疗；

（5）如存在明显的危害社会安全问题和存在严重的自杀观念和行为、自伤时，应尽早住院治疗；

（6）对家人进行卫生宣传教育和对患者进行心理治疗。

2. 巩固期（恢复期）治疗原则

（1）以药物治疗为主。以原治疗有效的药物，原有效剂量继续巩固治疗至少3～6个月；

（2）根据具体情况，决定住院治疗，门诊治疗或社区治疗；

（3）对家人进行卫生宣传教育和对患者进行心理治疗；

（4）促进患者社会功能的康复。

3. 维持期治疗原则

（1）根据个体差异等具体情况，确定是否减少药物剂量，有效把握预防复发的有效剂量；

（2）疗效稳定，无明显或特殊的不良反应，尽可能仍用原治疗有效的药物治疗，尽可能不换用药物；

（3）维持治疗时间因人而异，一般不少于2~5年；

（4）维持治疗一般应在门诊或社区进行；

（5）加强对家人的卫生宣教和对患者进行心理治疗。

4. 对慢性患者的治疗原则

因慢性精神分裂症患者的病程多迁延，症状并未能有效或完全控制，常残留有阳性症状和情感症状（包括情感低落和自杀观念与行为），而阴性症状和认知功能损害可能是主要的临床表现，故治疗原则有别于以上三期的治疗原则。

（1）为进一步控制症状，可采用增加药物剂量，更换药物或合并治疗的方法，以提高治疗效果；

（2）加强随访（缩短定期随访周期等），以便更好地掌握病情变化规律，调整治疗方案；

（3）治疗可在住院时进行，也可在门诊或社区等进行；

（4）加强家人的卫生宣教和对患者进行心理治疗工作。

5. 对难治性患者的治疗原则

难治性精神分裂症一般指用通用的治疗方法进行治疗后仍未获得理想疗效的精神分裂症，包括：①过去5年对三种剂量和疗程适当的抗精神病药物足量足疗程治疗反应不佳；②或不能耐受抗精神病药物的不良反应；③即使有充分的维持治疗或预防治疗，但病情仍然复发或恶化。

（1）重新审定诊断，进一步了解患者既往用药史，及掌握有关影响因素，着重考虑用药个体化。在必要时监测药物血浆浓度；

（2）重新制定治疗方案，更换合适的药物，足量足疗程治疗；

（3）治疗时间不少于2～5年。

6. 抗精神病药物治疗原则

（1）一旦确立精神分裂症诊断，应立即开始抗精神病药物治疗。根据临床症状群表现，选用一种非典型抗精神病药物或典型抗精神病药物治疗。如治疗6～8周后疗效不佳，可换用另一种化学结构不同的抗精神病药物。以单一用药为原则。急性期患者（包括复发和病情恶化），应根据既往用药情况继续使用原有效药物，如治疗剂量低于有效剂量的患者，应增加剂量至有效治疗剂量。如已达到有效治疗剂量以及够疗程的患者，可酌情加量或换用不同类型的抗精神病药物，但仍以单一用药为主。治疗应个体化，因人而异。

（2）经上述治疗疗效欠佳的患者，可考虑两种药物合并治疗。合并使用的抗精神病药物应以化学结构不同、药理作用不尽相同为宜。达到预期治疗目标后仍应单一用药。

（3）从小剂量起始，逐渐增加至有效推荐剂量。加药的速度应视药物的药理特性和患者的身体状态等而定。维持剂量可酌情减少，并需足疗程治疗。

（4）积极认真定期评定治疗效果，以便及时调整治疗方案。认真观察评定药物的不良反应，并作积极处理。

（5）抗精神病药物的使用，一般采用口服的方式，剂量应从小剂量开始，隔日适当加量，直至治疗量。急性期或起病急的患者加药要快，可在3～7天达到有效治疗量。起病缓慢或潜隐的患者、老年患者、躯体状况欠佳患者，加药要缓慢，一般可在10～14天达到治疗量。对兴奋躁动明显的患者，可考虑以肌注或静脉滴注的方式给药，以求在较短时间内控制病情。老年患者和躯体状况欠佳的患者，药物治疗量不宜过大。

一般而言，非典型抗精神病药物，如利培酮、奥氮平、喹硫平等可作为一线或首选药物使用。典型抗精神病药物，如奋乃静、氯丙嗪、氟哌啶醇、舒必利等和非典型抗精神病药物中的氯氮平，作为第二线或次选药物使用。因氯氮平的毒副作用较大（尤其是可导致粒细胞缺乏症、痉挛发作等不良反应），使用时尤应小心谨慎。

7. 心理治疗

心理治疗作为一种辅助治疗，多在恢复阶段进行。在使用抗精神病药物治疗的同时，给予心理治疗，可使患者正确认识和对待所患疾病，消除顾虑，减少社会生活中的应激，改善患者家庭和环境中的人际关系，减少复发，促进患者心理和社会功能的康复。在不同的疾病时期，心理治疗的目的和方式有所不同。

在对患者进行心理治疗的同时，也应对患者的家庭成员进行有关疾病知识的卫生宣教或心理教育工作，此关系到患者治疗的依从性、社会与家庭支持和预后。

（1）急性期的心理治疗：在急性期，因受丰富的精神症状的影响，患者可出现恐惧、紧张和不安全感等。在理解、同情、尊重患者的基础上，可采用含支持性心理治疗在内的一般性心理治疗。此时，心理治疗的目的是让患者接受、配合治疗。

（2）巩固期的心理治疗：在接受系统、全面的抗精神病药物治疗之后，患者的精神症状基本得到控制，自知力逐渐恢复。此时，心理治疗的目的是让患者能对自己的疾病有较为全面的了解，提高对精神症状的分析、批判能力，掌握一定的有关精神分裂症的治疗知识和预防原则，提高治疗的依从性，加快回归社会的康复进程，提高应对心理社会应激的能力与技巧，提高生活质量等。

（3）慢性期的心理治疗：慢性期精神分裂症，残留有精神症状，对精神症状的分析、批判能力不完整。如患者长期住院，与社会的接触少，生活单调，社会功能会受到一定程度的损害。此时，心理治疗的目的是鼓励患者多参加集体活动或治疗，避免过早地出现精神衰退。此时，可采用集体心理治疗、行为治疗、音乐治疗和支持性心理治疗等方法。

8. 其他治疗

（1）电抽搐治疗适用于：①精神分裂症急性期有极度兴奋躁动、冲动伤人者；②紧张型精神分裂症出现拒食、违拗及木僵者；③精神分裂症伴有严重抑郁者（如有强烈的自伤、自杀企图及行为）；④抗精神病药物治疗无效或对药物治疗不能耐受者。但不适用于伴有脑器质性疾病、心血管疾病、骨关节疾病、急性全身感染、有潜在引起视网膜脱落的疾病、动脉瘤畸形、严重的呼吸系统疾病、严重的肝脏和肾脏疾病、老年人、儿童和孕妇。即使是改良的电抽搐，对老年人、儿童和孕妇也要谨慎使用。

（2）精神外科手术治疗：对少数久治不愈的患者可考虑进行精神外科治疗，但疗效难以肯定。

（3）中医中药治疗：对部分患者有一定的治疗效果，必要时可考虑使用。

（三）治疗程序

1. 合作患者的治疗程序

（1）第一步治疗：口服一种非典型抗精神病药物（如利培酮、奥氮平或喹硫平）或一种典型的抗精神病药物（如氯丙嗪、奋乃静或舒必利等）治疗。小剂量开始，一般 1 ~ 2 周加至治疗剂量，然后持续治疗 6 ~ 8 周。根据疗效和不良反应对药物剂量进行适当调整，进行个体化治疗，有效后可继续治疗。如治疗无效，可换用另一种非典型或典型抗精神病药物，或用氯氮平。

（2）第二步治疗：如第一步治疗无效则进行第二步治疗，采用合并治疗，如用一种非典型抗精神病药物合并一种典型抗精神病药物（含典型抗精神病药物长效制剂，如癸氟哌啶醇），或用氯氮平。

（3）第三步治疗：如第二步治疗无效，可考虑进行电抽搐治疗。

2. 不合作患者的治疗程序

对不合作的精神分裂症患者，可选用典型抗精神病药物氯丙嗪肌内注射或静脉滴注，或氟哌啶醇肌内注射，疗程1～2周，也可口服一种非典型抗精神病药物合并注射氯硝西泮或劳拉西泮等苯二氮䓬类药物，小剂量开始快速加至治疗量，疗程7～10天。如治疗有效，可换口服药物进行治疗（同合作患者）。如患者表现有明显的兴奋躁动、激越，或慢性患者急性恶化，或患者的临床表现以阳性症状为主，可参照上述治疗程序进行。如患者伴有明显的抑郁情绪，可考虑合并使用抗抑郁药物。

（四）常用抗精神病药物的起始剂量与常用治疗剂量

1. 非典型抗精神病药

①利培酮：起始剂量1～2mg/d，治疗剂量4～6mg/d。②奥氮平：起始剂量5～10mg/d，治疗剂量10～20mg/d。③喹硫平：起始剂量50～100mg/d，治疗剂量400～750mg/d。④氯氮平：起始剂量25～50mg/d，治疗剂量200～600mg/d。

2. 典型抗精神病药

①氯丙嗪：起始剂量25～50mg/d，治疗剂量300～600mg/d。注射起始剂量25～50mg/d，治疗剂量150～200mg/d。②奋乃静：起始剂量4～6mg/d，治疗剂量20～60mg/d。③氟哌啶醇：起始剂量2～4mg/d，治疗剂量10～20mg/d。肌内注射，起始剂量5～10mg/d，治疗剂量20mg/d。④舒必利：起始剂量100～200mg/d，治疗剂量600～1400mg/d。注射起始剂量100～200mg/d，治疗剂量100～400mg/d。⑤癸氟哌啶醇：肌内注射，治疗剂量50～

100mg/2w。

一般而言，剂量大小与疗效有关，但非成正比。超过药物的常用治疗剂量，疗效不一定增加，但不良反应却更为明显。

（五）换药指征与换药方法

由于目前使用的各种抗精神病药物均非特效，故尽管在治疗时已按全程治疗的要求进行，但仍有相当部分患者的疗效不理想或欠佳或不能耐受而需要更换药物。

1. 换药指征

（1）治疗效果不理想。

（2）虽然患者遵医嘱用药，但仍复发。

（3）存在明显不良反应（如明显的肝功能损害、锥体外系副作用、粒细胞缺乏症、高催乳素血症等）。

2. 换药方法

（1）因明显或严重的药物不良反应需立刻停止使用原治疗用药，最适宜的方法是住院后换药。如原治疗用药为氯氮平，最好不要突然骤停，以免出现撤药综合征或疗效空档。

（2）因出现较为严重或明显的药物不良反应，需突然停止使用原治疗用药，最好原治疗用药与新换药物有一短时间的重叠。

（3）一般情况下，在换药时应采用逐渐减少原治疗用药，逐渐增加新换药物的方法，以便减少因突然停药而出现的撤药反应。在两种药物合用或在逐渐更换药物过程中，有增加药物不良反应的可能。

3. 换药中存在的问题

（1）疗效不满意如在原治疗用药已足剂量、足疗程治疗后因疗效欠佳确需换药，应不失时机地进行，逐渐减少原治疗用药剂量，逐渐增加新替换药物剂量，直至替换完成。

（2）不能耐受药物的不良反应如在治疗过程中出现不良反应，应根据具体情况酌情进行处理。如因剂量依赖性不良反应，应先减少所用药物的剂量，并进行对症处理，必要时再考虑换药。如出现严重的不良反应或致死性不良反应，应立即停药，及时对症处理，密切观察后再进行换药。在换药过程中，患者可能出现：①撤药反应、症状复燃、情绪焦虑等；②药量使用不足或过多；③疗效空档（因新更换药物尚未起效，而原治疗用药的疗效已消失）；④新换药物的疗效不如原治疗用药；⑤新换药物引发新的不良反应或使原有的不良反应加重。

五、病情观察及处理

（一）病情观察要点

（1）在治疗期间（尤其是住院治疗期间）应密切观察病情变化。住院患者在入院初期应每日查房并记录病情变化、生活自理情况、用药及用药后的不良反应和处理措施，或其他的治疗方法。

（2）定期进行肝肾功能、血糖、血脂、血常规、尿常规、心电图、脑电图等实验室检查。定期测量体重、血压及心率。

（3）定期进行精神症状、药物副反应的评定。

（4）患者初次发病年龄在40岁以上需排除各种器质性原因引起的精神分裂症样精神障碍。

（二）疗效判断与处理

1. 疗效判断

（1）痊愈经治疗后，精神症状得到彻底缓解，社会功能恢复正常或基本恢复正常。

（2）改善经治疗后，精神症状得到部分控制，但残留有部分精神症状，社会功能受到部分损害。

（3）无效虽系统、全面治疗，精神症状未控制甚至病情恶化，出现精神症状残留甚至精神衰退。

2. 处理

（1）有效者急性期治疗有效，按治疗程序，经过至少4～6

周治疗后过渡到巩固期治疗和维持期治疗（详见治疗原则）。

（2）病情反复或急性发作进行包括增加原治疗药物剂量或更换新的药物或合并用药（详见治疗原则与治疗程序）在内的处理。

（3）无变化与病情恶化如按治疗原则进行足够剂量、足够时间的治疗，病情无改善甚至恶化者，应及时调整治疗方案（详见治疗原则与治疗程序）。

六、预后评估

精神分裂症的预后与多种因素有关。

1. 年龄

发病年龄与预后有关，发病年龄越早，预后越差，发生精神衰退和人格损害的概率越大。

2. 病前人格

病前人格相对完好的患者的预后好于病前存在人格缺陷的患者。病前人格为分裂样人格的患者的预后较差。

3. 起病形式

急性起病的患者的预后好于起病缓慢或潜隐的患者。

4. 起病诱因

因受明显的不良心理社会因素或精神刺激而诱发的患者的预后好于无心理社会因素或精神刺激的患者。

5. 症状特点

间断发作的患者预后好于持续病程的患者，临床症状不典型患者的预后好于临床症状典型的患者。

6. 临床类型

偏执型的预后较好，紧张型的近期预后也较好，但易复发，青春型的预后较差，单纯型的预后最差。

7. 情感反应

情感丰富（如抑郁、焦虑明显）的患者的预后好于情感淡漠的患者。

8. 病程

病程较短患者的预后好于病程较长的患者。

9. 治疗

能得到早期全面和系统治疗的患者的预后较好；反之则较差。

10. 依从性

有良好依从性的患者的预后好于依从性差的患者。

11. 家庭因素

家庭关系和睦、经济条件较好、婚姻关系保持良好、能获得良好监护的患者的预后好于家庭关系不良、婚姻破裂、经济条件较差、无人监护的患者。

12. 社会因素

有良好工作记录和人际关系患者的预后好于无固定工作和人际交往不良的患者。

七、预防

由于精神分裂症的病因迄今未明，故精神分裂症的预防体现在下面几个方面：

1. 优生优育

因精神分裂症的发生与遗传有关，故处于生育年龄阶段的患者不宜在精神症状未缓解前生育子女。如配偶双方均为精神分裂症患者，则要避免生育。在寻找配偶时，如一方的家人中已有精神分裂症患者，则不宜与有同样遗传负荷的另一方谈婚论嫁。

2. 早期发现，早期诊断，早期开始全程治疗。

3. 注意预防复发和加强康复工作，尽量保持患者的社会功能，防止精神衰退和精神残疾的发生。

4. 普及教育

在基层单位的医务人员和全社会普及精神卫生知识，建立康复卫生机构，有助于早期发现患者，确立诊断，正确实施全程治疗，预防精神衰退和精神残疾的发生。

八、出院随访

如患者为住院患者，在患者出院时应对患者及其家人交代有关在出院后的注意事项。①出院带药。②交代应注意的问题（如注意起居饮食，按时按量服药等）。③定期门诊复诊及取药。④定期检测药物的不良反应。⑤定期进行心理治疗。⑥注意社会功能恢复问题。

第二节 偏执性精神障碍

一、概述

偏执性精神障碍的历史可以追溯到 19 世纪初，德国医生 Heinroth 首先描述了一类以持久的妄想为特征的病例，他用希腊词语 para noya 为其命名，意思是“自身以外的精神”。1863 年，另一德国医生 Kahlbaum 将这类病例正式命名为 paranoia（偏执狂），他认为这是一类以系统性的被害妄想或夸大妄想为特征的慢性精神疾病，与不良人格特征有关，而在持续的病程中并没有幻觉等其他精神病性症状，而且不会导致精神衰退。

Kraepelin 先是使用 dementia paranoides（偏执性痴呆）来描述只有严密而系统化的妄想症状，不具有幻觉等其他精神病性症状的障碍，并将这类障碍与他定义的早发痴呆（preacox dementia）相区别。其后他又以 paraphrenia 来定义伴有幻觉的偏执性精神障碍，认为这是介于精神分裂症和偏执性痴呆之间的一种类型。Bleuler 则将其命名为 paranoia schizophrenia（偏执狂分裂症），肯定这类患者的症状中也可以有幻觉。现在的观点认为，这类障碍患者即便有幻觉，也历时短暂且在总体临床相中表现并不突出。北欧和东欧的学者常常使用“偏执性精神病性反应”

（paranoid psychotic reaction）来命名这类障碍，他们认为这些患者通常是在各种应激状态下慢性起病的，属于“反应性”或“心因性”精神障碍的范畴。

可以说迄今还没有任何精神障碍有过像偏执性精神障碍这样复杂的概念与病名变迁。在最近几十年里，该障碍就曾有过“偏执性精神病”“偏执性障碍”“妄想障碍”等诸多病名，其诊断亚型或相关问题的名称更是令人眼花缭乱，如“偏执狂”“类偏狂”“偏执状态”“妄想痴呆”“Capgras 综合征”“嫉妒偏执狂（Othello 综合征）”“Clerambault 综合征”“Fregoli 综合征”“敏感关系妄想”“诉讼妄想症”“改革家妄想症”“移民精神病”“监狱精神病”和“文化精神病”等等。

历史上，偏执性精神障碍曾作为精神分裂症和情感性精神病之外的第三大类功能性精神疾病，在分类学上具有非常重要的地位，自 1890 年以后的精神科医生通常都对该病持有如下一些共识。

（1）该障碍以妄想为特征，病程相对稳定。

（2）是一种原发性障碍，而非继发于其他精神疾病。

（3）属于慢性障碍，许多患者的症状可以持续终身。

（4）妄想具有逻辑结构性和内在一致性。

（5）属于单狂性质的障碍，即妄想主题单一而且持续。

（6）除了单一妄想的特质，不同患者的疾病症状具有不同的内容，包括被影响、被迫害、夸大等。

（7）患者常自我夸大，对自身重要性有不切实际的认识。

（8）无智能障碍，且偏执症状并非继发于抑郁，但在病程中可能会出现情感症状。

（9）可以出现幻觉，且幻觉可使某些患者的妄想症状加重。

（10）妄想的存在不会干扰患者的总体逻辑推理，一般也不会导致行为紊乱。

（11）许多患者是在明显的异常人格基础上发展成为该障碍的。

（12）发病率不详，但该障碍由于表现特殊，常令人印象深刻。

（13）致病理论很多，但确切病因仍存在争议。

1950年以后，该障碍在欧美国家的诊断学地位曾一度逐步下降，1970年，Winokur建议将此类障碍更名为“妄想障碍”，但直到1987年美国DSM－Ⅲ－R中才再次将其作为一个独立诊断单元，并以“妄想障碍”命名。其后的ICD－10和DSM－Ⅳ也都采用了这个概念。CCMD－3命名为偏执性精神障碍，其内包括偏执狂和偏执状态。有关偏执性精神障碍有两个误解需要得到澄清：一个误解是认为该病较为罕见，临床医生的确不常见到该症患者，因为患者很少主动求治，实际上，在精神科医生最后见到这类患者之前，他们可能在社会上其他很多地方表现过症状了（比如在信访部门、劳动保障部门等）。另一个误解是，认为该病很难治疗，但实际上，随着现代精神药理学的进展以及心理治疗方法的极大丰富，该病的治疗已经有了很大的改观。

二、流行学、病因、病程

该病的患病率不详，据国外统计，其时点患病率为0.03%，终身患病概率为0.05%～0.1%，但也有人认为该病较为常见，可占精神科患者数的1%～4%。该病男女患病比例总体上相仿，但多数学者认为可以因妄想内容（亚型）的不同而有性别差异，比如国外有统计发现钟情型以女性较为多见、嫉妒型和被害型则以男性较为多见。在起病年龄上，学者们的观点是基本一致的，即这类障碍大多在中年以后起病，起病年龄多在35～55岁。从病前社会功能看，已婚者较其他重性精神疾病患者多，但患者多数出自较低的社会经济阶层。该障碍在特殊人群（如海员、军人、聋哑人、移民等）中较常见。常合并的精神障碍包括抑郁症、强迫症以及偏执性、分裂样或焦虑性人格障碍等。

该病的病因至今未明，研究发现与遗传因素的关系不如其他精神障碍来得密切，有人发现患者的一级亲属中分裂症和人格障碍比例较高；此外，调查发现该病与偏执型人格障碍有一定联系，约40%的中年以后起病的偏执性精神障碍患者的病前人格可以达到偏执性人格障碍的诊断标准。该病与分裂样人格之间的关系则不太密切。心理社会刺激因素可能是该病较为重要的诱发因素。

该病的病程差异较大，从数月到持续终身。但按照CCMD－3的标准，病程至少要持续3个月以上才符合该障碍的诊断。其病程特点可以是缓解与复发交替，但无论怎样，该病预后普遍较差，相对来说，嫉妒型的预后较被害型为佳。此外，研究表明初次发病在6个月以内缓解良好者总体预后显著好于病程6个月以上者。因此在国外通常将6个月作为划分“急性”与“持久性（或慢性）”偏执性精神障碍的分界线。

三、临床表现

偏执性精神障碍的主要临床表现是系统的、占支配地位的、通常不泛化的、非离奇怪异的妄想，而人格特征相对保持完整，长期患病后精神状态不发生衰退。这里，“占支配地位”有两重含义：其一，妄想症状在患者的精神活动中占据支配地位，因而常常会左右其思维活动和行为；其二，妄想症状在患者的精神症状中占支配性地位，很少或几乎没有其他精神病性症状。对于“怪异”或“离奇”的理解，有人认为，妄想症状本身都是荒谬而脱离现实的，但实际上，临床上本病许多患者的妄想如果仅从其内容本身看，可能是现实世界中“能够”发生的事物（尽管作为妄想，它并不真的如患者所坚持的那样“已经”发生），比如患者坚信受到他人迫害（被害妄想）、其配偶有外遇（嫉妒妄想）等。这类妄想虽脱离现实，但并不怪诞。相反，如果患者的妄想内容是在他体内被人安装了窃听器，且安装过程并未通过任何手术方式，或者是有人整天在用电磁波影响其举止行为（物理影响妄想)，这就可以理解为是“怪异”或“离奇”的妄想。这一点在区别偏执性精神障碍和精神分裂症时尤为重要。该障碍的妄想内容通常是单一的，一般不会泛化。美国直到在1990年以前还只把表现为被害和嫉妒妄想的患者诊断为该障碍，如DSM-Ⅲ诊断标准的第一条就是:“持久的被害妄想或嫉妒妄想”；而我国和许多欧洲国家的学者则认为各种非怪异妄想均可见于此障碍。现行的DSM-Ⅳ已经做出了改变，按照妄想内容的不同将此障碍分为被害型（以被害妄想为主)、嫉妒型（嫉妒妄想为主)、夸大型(夸大妄想为主)、疑病型（疑病妄想为主）和钟情型（钟情妄想为主）等主要亚型。

尽管偏执性精神障碍患者人格和适应能力相对保持完好，在不涉及妄想时行为和外表可能完全正常，但其心理社会功能还是可能有很大变化，例如，牵连观念在这类患者中一般较为常见，而妄想信念本身也可能直接导致社会功能的减退（如患者因害怕被“迫害者”暗害而不敢外出工作)。此外，虽然智力和职业功能受损不明显，但社交和婚姻功能可能受损较严重。此外，患者还有时会出现较为明显的情绪或行为问题，如激惹、烦躁以及暴力、诉讼、反复就诊等行为。

四、诊断和鉴别诊断

（一）诊断

本病以系统妄想为主要症状，其他心理活动可保持正常，病程持久而不衰退。典型病例诊断并不困难。过去根据妄想结构的严密程度及有无幻觉存在区别为偏执狂与偏执状态（或类偏狂)。但有时临床上会遇到两者的鉴别困难，并且也无实际价值，因此目前分类倾向已不再加以区分，而总称为偏执性精神障碍，这种方法比较切合实际。

这里需要提一下“偏执状态”的名称使用问题，目前仍存在不同理解，有的医生理解为偏执性精神障碍中的一个亚型；有的医生使用此名称时具有过度诊断的意义，例如某患者存在以妄想为主要症状的精神病，但究竟归入反应性或分裂症等感到困惑时，就暂时使用“偏执状态”名称作为诊断，这种做法虽比较方便，但为了避免诊断概念上的混乱，建议还是按照标准化名称进行诊断。认为属于偏执性精神障碍范畴的不必再区分出此亚型；如果认为疾病鉴别上有困难，根据 CCMD－3，可以诊断为“精神病性障碍”。

妄想是这类疾病最常见、也最典型的症状表现，对临床医生来说，发现或识别偏执性精神障碍者的非怪异奇特的妄想有时也非常困难，一方面可能多少有些现实性因素掺杂其中，另一方面这类患者常有着很强的自我保护，不愿暴露其妄想。近年来人们开发了一批专门用于评估妄想症状的工具，如“妄想体验维度量表（DDE）”“信念固定性评定量表（FBS）”“妄想特征评定量表（CDRS）”“MacArthur－Maudsley 妄想评估表（MMDAS）”等，使用这些工具可以从不同的维度检查患者的妄想信念，如 DDE 可以评估妄想的确信度、压力感受度、泛化度、系统性、怪异离奇度等；MMDAS 可评估确信度、负性情感、行动程度、节制程度、先占观念、泛化度以及易变性等 7 个维度。Kendler、Appalbaum 等通过因子分析将这些维度归纳为 2 因子模型：①妄想卷入（也称强度与广度因子），包括确信度、泛化度、先占观念、系统性与易变性等。②妄想构成（也称情感与行动因子），包括怪异离奇度、压力感受度、负性情感、行动程度与节制程度等。这样，妄想的严重程度与妄想支配下的行为便可以很好地得到解释或预测，例如持被害妄想的患者如果在负性情感和行动程度上得分较高，就很可能会表现出暴力攻击行为；而持物理影响妄想的患者如果负性情感得分低而节制程度得分高，则很可能不会有妄想支配下的行为表现。不过，对于具偏执特征的精神疾病患者来说，一旦明确是妄想，则患者对自身症状的自知力对于诊断、鉴别诊断、治疗和预后判断等意义可能就显得更加重要，目前也有一些工具可用于这方面的评定，如“未察精神障碍评估量表（SAUMD）”“Brown 信念评估量表（BABS）”等。这些工具在鉴别诊断中的作用也已受到重视，如 BABS 不仅用于精神病性障碍的评定，而且也可被用来评估强迫症等非精神病性障碍的病态信念，从而有助于它们之间的鉴别，而且该量表对于评定药物治疗的疗效也有较大的参考价值。

（二）鉴别诊断

最需要进行鉴别的有下列疾病。

1. 偏执性人格障碍

当偏执性人格障碍出现超价观念时，有时与妄想的鉴别甚为困难；而且一旦诊断失误，通常紧跟着就会发生一系列法律纠纷（主要是涉及侵犯人权问题）。由于超价观念与妄想不仅存在理论上差异认识，而且在实践工作中各人对具体情节的掌握和判断可以不相一致，因此各临床医生间出现诊断倾向的见仁见智情况是经常发生的。为此，当遇到这类临床问题时亟须抱着严谨态度，切忌草率。诊断时注意下列几点。

（1）全面调查：包括患者的病前人格特征及成为异常想法起因的客观事件真相等。调查对象包括患者家属、单位领导及同事、知己朋友等，对调查结果要进行客观、全面评价。此外，要尽可能多地把患者的书写材料收集起来，这对于诊断往往具有重要参考价值。

（2）细致检查：关键要让患者充分暴露想法内容，由于不愿暴露真实想法是这类患者的普遍特点，因此检查者要有非常的耐心和精湛的技巧去发现症状，当患者愿意暴露想法时要“一鼓作气”到底，务必让其把想法暴露无遗，而且要了解各细小环节。不要带着框框去进行一问一答式的检查，或者经常转移话题，这常是检查这类患者时的失败原因。患者在暴露想法过程中，切忌去进行解释、说服，始终要掌握多听、多引导的原则。

（3）客观分析：检查者要站在客观立场，用客观态度去进行分析。症状分析的重点是鉴别超价观念与妄想。对于具体病例还可通过分析其想法的合理程度及其所提出解决问题的要求方式等去进行鉴别，例如偏执性人格障碍的想法多环绕现实生活中的事情，如职称晋升、经济待遇、居住条件、工作环境等，所要求解决的限于具体的人和事；而偏执性精神障碍者的想法脱离实际，认为有许多关系人物环绕着此具体事件勾结起来对他进行迫害，因此他要求解决的不限于具体的人和事，而是要“戳穿政府阴谋”“追究集团黑手”等。

（4）完善记录：要把所发现的精神症状客观地、完整地记录下来，不要仅记录症状术语，一定要把患者的原话记录下来，这样才可能在发生诊断异议时经得起考验。

2. 精神分裂症

分裂症妄想型患者，其他心理活动也可相对保持正常，与本病的鉴别主要根据。

（1）妄想的严密性和现实性：分裂症的妄想缺乏严密结构，内容也可以较荒唐、离奇，在旁人听来，不需深入了解，就会感到其想法不切实际；妄想对象也相对广泛。而妄想结构严密系统，对象相对固定是偏执性精神障碍的基本特征。

（2）幻觉的频度和内容：分裂症的妄想可继发于幻觉，尤其是听幻觉；幻觉发生频繁，而且有与妄想缺乏联系的幻觉内容，例如争论性、评论性、命令性幻觉等。偏执性精神障碍可有幻觉，但不占重要地位，内容多与妄想内容有关。

（3）思维形式障碍与被动体验：分裂症患者可有怪异的思维

推理及各种被动体验。偏执性精神障碍者却不存在。

(4) 情感和意志状态：分裂症患者情感相对淡漠，随着时间的推移，其意志状态也会相对减退。偏执性精神障碍者情感保持协调，在妄想影响下意志亢进。

3. 反应性精神障碍

主要是与反应性妄想症的鉴别，因为偏执性精神障碍的起病常有一定的生活事件作为心理诱因，妄想内容又多涉及现实内容，故需与反应性妄想症发生鉴别上的困难。鉴别可根据以下几点。

(1) 生活事件的强烈程度：反应性妄想症的生活事件程度较为强烈，足以引起精神障碍；而偏执性精神障碍的生活事件程度较为一般，充其量不过起到诱因作用。

(2) 妄想特点：反应性妄想症的妄想对象局限，缺乏严密的推理过程，妄想缺乏系统性；偏执性精神障碍的妄想对象经过层层推理后逐渐扩大，包括涉及的相关人员，结构亦愈加严密和系统。

五、治疗

1980 年以前，偏执性精神障碍的药物治疗涉及许多抗精神病药物，而 1980 年后，绝大多数这类患者在西方国家是使用匹莫齐特治疗，而且往往是单一用药治疗。Munro 等通过对 209 例的荟萃分析发现，总计达 80.8% 的患者对治疗有效。其中 90.9% 的患者用匹莫齐特治疗有效，而用其他抗精神病药物治疗仅 67.9% 有效，两组之间有极显著差异。此外也有研究发现洛沙平、氯氮平等药物对于妄想为主的精神病性症状有较好的疗效。

匹莫齐特剂量范围每日 2～40 mg，常用剂量在每日 2～16 mg 之间。研究还发现，躯体化型偏执性精神障碍的药物治疗较其他亚型佳。因此，依从性是该病治疗中一个极其重要的因素。

治疗一般需要先有一个疗程使患者信任医生并答应接受药物

治疗的试验。患者往往会采用各种各样的方式拒绝服药，但医生冷静地坚持劝说往往还是能使一些患者最终配合治疗。匹莫齐特剂量可从每日 1～2 mg 开始并缓慢增加，这样可减少因不良反应而中断治疗的风险，并提高依从性。一般在几天之内可以看到一些微小的变化，如激越性降低、信心有所提高、睡眠改善或对妄想的先占观念减少等。据观察，持续足量治疗 2 周后，妄想会有显著的减轻，少数患者需要 6 周或更长时间。一旦患者对医生产生了信任，则其依从性会非常高，与其之前的拒绝治疗态度一样显著。

此外，国外的观察还发现，一旦这类患者开始康复，则其康复速度会很快而且彻底，患者的社会功能也会恢复得很好，因此有专家甚至认为，某些患者病前存在的偏执性人格特征可能不过是偏执性精神障碍本身长期的前驱期而已。

第三节　急性短暂性精神病性障碍

一、概述

急性短暂性精神病性障碍是指一组起病急剧，以精神病性症状为主的短暂精神障碍，起病急剧、病情迅速发展，通常在 2 周内从非精神病状态变成明显异常的精神病状态，症状鲜明、丰富、多变，缓解迅速。其临床表现与急性发作的精神分裂症相似，幻觉、妄想和其他精神分裂症的阳性症状通常非常突出，可有情绪不稳定。虽然急性应激并不是诊断的基本条件，但发作前往往存在生活事件引起的急性应激。总病程不超过 3 个月。

二、分类及临床表现

急性短暂性精神病性障碍包括分裂样精神病、旅途性精神病、妄想阵发、其他或待分类的急性短暂性精神病。

（一）分裂样精神病

以前曾称为精神分裂样精神病。它符合分裂症的各项诊断标准，但符合症状标准的持续时间不到1个月。

对于此病的诊断，目前仍有争论，有人认为1个月的病程限制仍显不够，会造成临床上对分裂症的诊断扩大化。因分裂样精神病的转归的确较复杂。既往我国限定病程期限为3个月，有人认为时程太长，太过小心了。目前国际上大多采用时限1个月的标准。

临床上，分裂样精神病的病程超过1个月即诊断为分裂症。如确实在1个月内痊愈，间歇期完全如常，以后又有类似的病态表现时，病程不足一个月则仍诊断分裂样精神病。在诊断过程中，尤其注意排除器质性精神疾病与情感性精神病。

（二）旅途性精神病

旅途性精神病指一种病前存在明显的综合性应激因素（如精神刺激、过度疲劳、过分拥挤、慢性缺氧、睡眠缺乏、营养水分缺乏等），在旅途中（铁路、公路、水路，或空中旅行等）急性起病的精神障碍。

患者一般在长途旅行中或刚结束旅行后而急性起病，这是由于在旅行生活中复杂的外部环境和不良刺激影响会使人产生身心疲劳，通过适当的调整和休息，一般人会很快恢复。但如果个体适应环境不良或易感素质就容易产生躯体及精神问题，头晕、恶心或烦躁、坐卧不安等，重者可出现多疑、恐惧；也有的表现兴奋躁动或抑郁。有些患者在发病过程中有轻度的意识障碍。有人总结认为，旅途性精神病既可出现“反应性症状”，也可出现“分裂样症状”，两者只是程度上不同。也有人能报告，该病也可见到两次以上发病的。

该病一般病程短暂，一般情况下，休息后数小时至一周内能自行缓解，或小剂量的安定即可收到很好的疗效，但对于较严重的病例则需接受抗精神病药物治疗。一般预后良好。

对于此病的诊断，国际分类标准中无相应的诊断。《CCMD－3》对此病的诊断规定如下。

1. 症状标准

在旅行途中（铁路、公路、水路，或空中旅行等），急性起病。病前有明显精神应激、过度疲劳、过分拥挤、慢性缺氧、睡眠缺乏、营养水分缺乏等综合因素作用。常可出现意识障碍、片段的妄想、幻觉，或行为紊乱。

2. 严重标准

社会功能严重受损，或给别人造成危险或不良后果。

3. 病程标准

病程短暂，停止旅行与充分休息后，数小时至1周内自行缓解。

4. 排除标准

排除癔症和旅途中发生的其他精神障碍，如分裂症、情感性精神障碍等。

（三）妄想阵发

一般无明显诱因，常突然急性起病，多在1周内症状达到高峰，以短暂妄想为主，可有情感和行为障碍。也称急性妄想阵发。本病最早由Magnan于1886年提出，他认为这一短期的精神障碍具有气质上的脆弱特点，有别于慢性系统性妄想。也有人称此病为“急性偏执狂”“发作性朦胧状态”。多见于青壮年，不发生于儿童，亦罕见于50岁以上者。其临床表现，突出的是妄想体验。

妄想多急剧出现，并快速充分发展，或为本病主要的临床相。妄想内容多样，包括被害、夸大、嫉妒、被控制体验等都可见到。患者深受这些妄想的影响，虽然妄想的结构可松散、不持续，但仍然有时坚信不疑。这些妄想有时可同时存在，有时可以其中的一种妄想为中心，在妄想的背景上，出现各种生动的幻觉，且对患者影响较大。患者往往有明显的精神障碍，情绪多变是本病的特征之一，可随着妄想内容的变化，情绪时高时低，或从恐惧到茫然，也可由焦虑到激越。情绪障碍持续时间一般不长，与妄想相关，不占突出临床相。意识及行为异常也较多见。患者意识障碍往往不严重，有时外貌看来意识清晰，定向力完好，能很好交谈，但患者有时会感到像在梦中一般，迷惑恍惚。此时可以出现错觉、幻觉、人格解体等症状。同时可出现行为异常，活动增多或减少。也可能出现记忆受损，往往使人想到有器质性病变的可能，但常无据可查。

本病一般持续数周，短的几天，长的不过3个月。病情多完全恢复正常，但少数可有反复发作倾向。本病的诊断，症状应具有以下特点：①妄想突发占主导地位，发病前无预兆。②情感障碍虽较常见，但不是主要症状，持续时间短。③意识和注意力未见明显障碍。除以上三种症状外，下列症状可作为诊断的参考：错认或迷惑恍惚，错觉、幻觉或人格解体，活动增多或行为抑制。

《CCMD－3》对本病的诊断规定如下：符合急性短暂性精神病的症状标准；以突然产生多种结构松散，变幻不定的妄想为主，如被害、夸大、嫉妒，或宗教妄想；可伴有恍惚、错觉、短暂幻觉、人格解体，运动增多或减少。病程短暂，但部分病例病程可长达3个月。排除反应性精神病，精神活性物质或非成瘾物质所致的精神障碍，或有持续性幻觉与特征性思维障碍的分裂样精神病。

鉴别诊断时注意，反应性精神病一般诱因明显而强烈，症状内容与诱因密切相关且相对较固定。分裂样精神病，知、情、意三者之间互不协调，症状明显，而非妄想占主要地位。

三、治疗原则

分裂样精神病和妄想阵发的药物选择原则、剂量、疗程等因素基本与精神分裂症急性期的治疗相似，结合个体情况综合考虑。

以抗精神病药物治疗为主，宜选择药物不良反应小的第一、二代抗精神病药物（奋乃静、利培酮、奥氮平、喹硫平、阿立哌唑、齐拉西酮等），且剂量不宜过大，以能控制症状为目标。如果患者出现睡眠障碍可以合并使用苯二氮䓬类镇静催眠药物；如果患者伴情绪低落或焦虑，可以合并使用抗抑郁药和抗焦虑药物。药物治疗的疗程不宜过长，一旦精神症状得到有效控制可逐渐减量直至停药。

因为急性短暂性精神障碍大多在一定的心理应激下起病，因此应该加强心理治疗，帮助患者学会如何更好地处理应激，提高应对技巧。

第四节　心境障碍

心境障碍是以显著而持久的情感或心境改变为主要特征的一组疾病，临床主要表现为躁狂相和抑郁相（躁狂状态和抑郁状态）发作。前者以情绪高涨、夸大、易激怒为主，伴有精神运动性兴奋，自我评价过高。后者以情绪低落，丧失兴趣和乐趣为主，伴有精神运动性迟滞或激越，自我评价过低。心境障碍具有周期发作的特点，间歇期精神状态基本正常，预后一般较好。本章重点介绍心境障碍的概念、病因、临床常见表现、诊断标准和治疗原则。

一、概念

心境障碍是一种以心境紊乱作为原发性决定因素或者成为其

核心表现的病理心理状态，原称情感性精神障碍，现称心境障碍。本病实际上是多源的，常见于精神科和内外科。心境障碍是指悲伤或情绪高涨显得十分强烈且持久，超过了对生活事件应激反应的程度。心境障碍具有周期发作的特点，间歇期精神状态基本正常。自然病程长短不一，发作期平均约为7个月。预后一般较好，部分可有残留症状或转为慢性。心境障碍有双相（抑郁相与躁狂相）心境障碍和单相（只有抑郁相）心境障碍。双相障碍的发病年龄较轻，周期较短，发作频率较高，其发病一般从抑郁开始，而在病程中至少有某一个时期显得情绪高涨。单相心境障碍（重症抑郁障碍）是复发性的抑郁发作，但有1/3病例可能终生只发作一次。以抑郁作为首次发作的病例，约1/5最后证实是双相型。

方华等（2007）对441例符合诊断标准的心境障碍患者进行症状调查，发现躁狂发作者以语量增多、睡眠需要减少、自我感觉良好（精力充沛、不感疲乏）和自我评价过高最多见（>57.0%）。抑郁发作者以兴趣丧失、无愉快感、自我评价低、失眠和早醒、精力减退或疲乏感最多见（>50.0%）。而钟华等（2006）对40例精神发育迟滞伴发心境障碍的患者进行临床分析表明，精神发育迟滞伴发心境障碍的临床症状表现特征为躁狂发作缺乏明显的心境高涨、思维奔逸；抑郁发作缺乏明显的情绪低落。治疗前后智能缺损程度无改变。研究认为，精神发育迟滞对心境障碍的临床表现影响明显，并且心境障碍的症状没有智能正常者典型，治疗效果良好。

有关心境障碍的流行病学研究，国内外资料差异较大。1993年我国国内7个地区城乡各500户精神疾病流行病学抽样调查发现，心境障碍的终身患病率为0.83‰，与1982年的流调资料（0.76%）。相比有所增长。其中城市平均为1.14‰，农村为0.85‰；男性为0.94‰，女性为0.73‰。1999年根据WTO保守估计推算，我国抑郁症患者约为3 600万，其中自杀发生率为5%～15%（中国/世界卫生组织精神卫生高层研讨会资料，1999）。西方国家流行病学调查资料显示，心境障碍的终身患病率为2%～25%，显著高于我国。

二、病因

心境障碍的病因仍不十分清楚，近年来大量的研究资料提示，某些生物学因素和心理社会因素对本病的发生有明显的影响。例如，宜昕等通过对心境障碍患者的分析，认为心境障碍的相关因素主要有家族遗传史、性格特征、生活事件的影响、童年经历、童年家庭关系、成年家庭关系和经济状况。现将心境障碍可能存在的影响因素介绍如下。

（一）生物学因素

1. 遗传因素

通过家系和群体抽样调查发现，心境障碍有明显的家族遗传倾向。心境障碍患者亲属中本病的患病率较一般人群高10～30倍，而且血缘关系越近，患病率越高。双生子调查发现，同卵双生子的患病率（33.3%～92.6%）明显高于异卵双生子的患病率（5.0%～23.6%）。

2. 生物化学研究

大量研究资料表明，中枢单胺神经递质代谢异常和相应受体功能的改变及神经内分泌系统功能失调可能与本病的发生有关。

（1）神经递质代谢紊乱：药理学研究为此提供了理论依据。丙咪嗪为一种有效的抗抑郁剂，其作用是抑制突触前膜对单胺的再摄取，而使突出间隙单胺含量升高；单胺氧化酶抑制剂具有抗抑郁作用，是通过阻断单胺代谢通路而使突触部位单胺递质水平升高。近年来有学者报告，某些药物诱发抑郁是与其增强乙酰胆碱（Ach）的活性有关。而临床所用的三环类抗抑郁药均有抗

Ach 能作用，故推测，抗 Ach 能作用也可能与此类药物的抗抑郁作用有关。

（2）受体功能改变：有关受体假说认为，抑郁症是由脑中 NE/5－HT 受体敏感性增高而引起的，抗抑郁药能通过降低受体的敏感性而起治疗作用。受体超敏可能是抑郁症患者突触部位可利用的单胺减少而引起的一种代偿性反应。研究发现，单相抑郁患者血液中 NE、脑脊液中 NE、MHPG、尿 MHPG 不是降低而是升高。

（3）第二信使平衡失调：正常情绪状态时，NE 由环磷酸腺苷（cAMP）作为第二信使传递信息，Ach 由磷脂酸肌醇（PI）作为第二信使参与神经递质的信息传递，双方平衡才能保持正常情绪。当 cAMP 系统功能减退时抑郁发作，反之躁狂发作。据此，认为 cAMP 和 PI 第二信使系统功能高低与心境障碍的发病有关。

（4）神经内分泌紊乱：下丘脑－垂体－肾上腺轴（HPA）和下丘脑－垂体－甲状腺轴（HPT）的改变与心境障碍的发病有关。地塞米松抑制试验（DST）能反映 HPA 轴的功能是否正常，促甲状腺素释放激素兴奋试验（TRH－ST）可检验 HPT 轴的功能。抑郁症患者 DST 阳性，特异性高达 96%；TRH－ST 特异性不高。

（二）心理社会因素

心理社会因素与心境障碍的发病关系密切。重大负性生活事件，如亲属亡故、重大经济损失、意外灾害等常为抑郁症的致病因素；长期的不良处境，如人际纠纷、家庭破裂、失业、慢性躯体疾病等也能诱发抑郁发作；老年人对精神刺激的承受能力下降，更易患抑郁症。总而言之，心境障碍病因错综复杂，一般认为遗传因素对双相心境障碍影响较大，而环境因素对单相心境障碍更为重要。此外，个体的易感素质也是不可忽视的。

三、临床表现

心境障碍的临床表现一般分为单相心境障碍和双相心境障碍。

（一）单相心境障碍

单相心境障碍中可见抑郁或焦虑，或者是它们的混合表现。然而在隐匿型抑郁症中，却体验不到抑郁心境，取代这种抑郁心境而出现的是躯体不适，甚至会用笑嘻嘻的面貌作为防御性面具（如微笑型抑郁症）。有的可能诉述各种各样的疼痛，害怕发生灾难，或害怕自己发疯。有些病例因为病态感情已经达到“欲哭无泪”的深度，如能重新恢复哭泣能力，即表示病情有所好转。患有这种抑郁症的患者会诉说自己不能体验普通的情绪，包括悲哀、欢乐和愉快，并且感到世界已变得毫无色彩、死气沉沉。病态心境可伴有自咎自责，往自己脸上抹黑的想法，不能集中思想，犹豫不决，对日常活动兴趣减少，社交退缩，无助和失望，以及反复想到死亡和自杀等。

一般来说，心境障碍患者的抑郁状态可具体表现为以下几个方面。

1. 情绪低落

患者常表现愁眉不展、忧心忡忡。患者自感心情不好，痛苦忧伤，高兴不起来，对前途悲观失望，生活索然无味，甚至有强烈的自杀欲望。有时可表现心烦意乱，焦虑不安，惶惶不可终日，或紧张激越。常伴有疲乏无力、精力不足、不思饮食。典型病例的患者其抑郁情绪有昼重夜轻的特点。女性比男性体验到更多的抑郁情绪。

2. 思维障碍

主要表现为思维迟缓、自我评价过低，部分患者可出现被害、疑病、罪恶、贫穷等妄想。患者自感记忆力减退，“脑子变笨了”，反应迟钝，表现为工作、学习能力下降。临床表现主动言语减少，声音低、语速慢、内容简单。患者自责、内疚，把自己说得一无是处，认为自己是家庭和社会的负担，活着毫无意义，甚至出现厌世想法和自杀观念，自知力不完整。

3. 意志活动减退

患者生活被动，主动活动明显减少，行动缓慢，逐渐发展到不去工作、疏远亲友、回避社交。严重者可表现不语不动、不吃不喝，称抑郁性木僵。

4. 自杀企图和行为

自杀企图和行为是抑郁发作最危险的症状，长期追踪抑郁患者自杀死亡率为15%～25%。重度抑郁发作的患者自感极度忧伤、悲观绝望、度日如年，内心十分痛苦，以死求得解脱，因而产生强烈的自杀观念和行为。少数患者不暴露自己的痛苦体会，甚至强颜欢笑以躲避家属和医护人员的注意，隐蔽其自杀的计划和行动。

5. 躯体症状

大多数患者可伴有躯体症状，常见的有心悸、胸闷、食欲减退、体重减轻、胃肠不适、便秘、性功能低下。此外，睡眠障碍也较突出，常为入睡困难，典型的睡眠障碍是早醒。

（二）双相心境障碍

双相心境障碍又称躁狂抑郁症，指既有躁狂或轻躁狂发作，又有抑郁发作的一类心境障碍。临床上单纯的躁狂症极为少见，因此躁狂发作应视为双相情感障碍。20世纪90年代，中国香港地区及台湾地区的流行病学调查资料显示，双相心境障碍的终身患病率为1.6%。双相心境障碍与高血压、糖尿病一样是终身性疾病。由于抑郁相在前文中已有阐述，因此下文主要描述躁狂相的有关特征。

躁狂的典型心境是情绪高涨，但是激惹性较高，具有敌意、脾气暴戾和难以驾驭等现象。患者的整个体验和行为都带上这种病态心境色彩，使他们相信自己正处在最佳精神状态。此时患者显得不耐烦，爱管闲事，频频打搅他人。如果遭到反对，便大吵大闹，从而与他人发生摩擦，可能由此产生继发性的偏执性妄想，认为自己正被人迫害。精神运动功能的加速，使患者体验到思想像在赛跑一样，称意念飘忽。如果很严重的话，很难与精神分裂症的思维散漫相区别。注意力很容易随境转移，患者常常会从一个主题转向另一个主题。思想与活动的境界都很开阔，进而发展成为妄想性夸大。有时在躁狂极期会出现一时性的幻听或幻视，但均与病态心境具有可以理解的联系。睡眠需要明显减少。躁狂症患者各种活动中都显得不会疲倦，活动过度，凭感情冲动行事，并且不顾有无危险。在病情达到极端时，可能显得十分疯狂，以致在情绪与行为之间没有什么可以理解的联系，呈现一种无意义的激越状态，称谵妄性躁狂。

躁狂状态患者一般存在所谓的“三高”症状，即情感高涨、思维奔逸和意志行为增强，另外还伴随一些躯体症状。

1. 情感高涨

患者自我感觉良好，觉得周围的一切都异常得美好，自己感到无比的幸福和愉快。既往经历坎坷的患者，此时感觉“人间无烦恼”。患者表现整日喜气洋洋、兴高采烈，对周围的人有感染力，常引起共鸣。有的患者表现为情绪不稳定、易激怒。患者可因生活琐事或要求未满足而生气、激动，甚至暴跳如雷。此种情绪持续时间短暂，患者又转怒为喜。起病较急的患者，情感高涨的体验和表现不明显，而以易激怒更为突出。

2. 思维障碍

主要表现为思维奔逸、夸大观念或妄想。患者自觉“脑子变聪明了”“舌头和思维赛跑”，说话声调高亢、滔滔不绝。思维联想加速、内容丰富，新概念不断涌现，有的患者出现音联（音韵联想）、意联（词意联想），如“敲木鱼，哚、哚、哚；发大财、财气冲天、才华出众……”注意力不集中，常随境转移。

患者在情感高涨的背景下，自感精力充沛，才思敏捷，常过高评价自己的学识、地位等，可出现夸大观念，严重时发展为夸大妄想，但内容多接近现实。有时可同时伴有关系妄想或被害妄想，持续时间短暂。

3. 意志活动增多

躁狂发作时患者精力异常充沛，且兴趣广泛，活动明显增多，但做事缺乏计划性，虽终日忙碌不停，却常常是虎头蛇尾。患者好热闹，主动与人交往，爱管闲事，好提意见，打抱不平。行为轻率不顾后果，如有时狂购乱买，花钱挥霍。有时患者很注重打扮，举止轻浮且喜与异性交往。病情严重时也可出现攻击或毁物行为，自知力多丧失。

4. 躯体症状

患者自感睡眠需要减少，可整夜不睡或只睡 2～3 小时，而次日精力仍异常旺盛。一般食欲及性欲增强，但因体力过度消耗，患者体重多有减轻。有的患者可有面色红润、双目炯炯有神、心率加快、便秘等交感神经兴奋的症状。

另外，在单相和双相型的抑郁期，都会出现明显的精神运动和自主神经系统体征。患者表现精神运动性迟缓，或思维、语言及一般动作的缓慢，甚至会发展到抑郁性木僵的地步，此时所有自主动作完全消失。约有 15% 的抑郁症可有精神病性症状。

四、发作形式

躁狂发作多为急性或亚急性起病，而抑郁发作多为慢性起病，常先有失眠、躯体不适、食欲减退等现象。若是精神因素诱发的抑郁发作则起病较急。发病尚与季节有关，躁狂发作多为春末夏初，抑郁发作多见于秋冬季节，个别患者无季节性。心境障碍发作可表现单相或双相形式。近年来报道单相发作非属罕见，在双相情感障碍中约占10%。抑郁症的患者仅有抑郁发作。

心境障碍初次发病年龄以16～25岁者居多，占47.5%，躁狂发病年龄通常较抑郁早，女性发病较男性早。病程为发作性且有复发倾向，单相抑郁（或躁狂）发作或躁狂和抑郁交替发作，部分患者每年均有发作，间隙期精神状态基本正常。一般发作次数越多或年龄越大，躁狂或抑郁发作的病期持续时间越长。

五、诊断标准

（一）躁狂状态的诊断

根据CCMD－3，躁狂状态的诊断标准如下。

1. 症状学标准

以情绪高涨或易激怒为主，并至少有下列3项：①注意力不集中或随境转移；②语量增多；③思维奔逸、联想加快；④自我评价过高或夸大；⑤精力充沛、不感疲乏、活动增多、难以安静，或不断改变计划和活动；⑥鲁莽行为；⑦睡眠需要减少；⑧性欲亢进。

2. 严重标准

严重损害社会功能，或给别人造成危险或不良后果。

3. 病程标准

（1）符合症状标准和严重标准至少已持续1周。

（2）可存在某些分裂症症状，但不符合分裂症的诊断标准。

4. 排除标准

排除脑器质性精神障碍、精神活性物质和非成瘾物质所致躁狂。

（二）抑郁状态的诊断标准

根据CCMD－3，抑郁状态的诊断标准如下。

1. 症状学标准

以心境低落为主，并至少有下列4项：①兴趣丧失、无愉快感；②精力减退、疲乏感；③精神运动性迟滞或激越；④自我评价过低、自责，或有内疚感；⑤联想困难或自觉思考能力下降；⑥反复出现想死的念头或有自杀、自伤行为；⑦睡眠障碍，如失眠、早醒或睡眠过多；⑧食欲降低或体重明显减轻；⑨性欲减退。

2. 严重标准

社会功能受损给本人造成痛苦或不良后果。

3. 病程标准

（1）符合症状标准和严重标准至少已持续2周。

（2）可存在某些分裂症症状，但不符合精神分裂症的诊断标准。

4. 排除标准

排除脑器质性精神障碍、精神活性物质和非成瘾物质所致抑郁。

六、鉴别诊断

（一）躁狂发作的鉴别诊断

1. 精神分裂症

急性躁狂发作时的主要临床表现为患者情感高涨而易激怒，言语及行为紊乱，易与精神分裂症混淆，应仔细鉴别。若患者既往有类似发作史而间歇期正常且缓解良好，则应考虑躁狂发作。

2. 躯体疾病

病毒性脑炎、甲状腺功能亢进、尿毒症等疾病可出现类躁狂状态，但患者以情绪不稳、焦虑、紧张、易激怒为主，且多有躯体不适感；体检时有原发疾病症状、体征及实验室检查阳性结果有助于鉴别。

3. 药物

某些药物，如异烟肼、嗅剂、类固醇、鸦片类等药物中毒时可导致类躁狂的表现。这种发作与用药有密切的关系，患者常常伴有程度不等的意识障碍，一般不难鉴别。

（二）抑郁发作的鉴别诊断

1. 躯体疾病

不少躯体疾病可伴发或导致抑郁性障碍。此时抑郁与躯体状况之间的关系如下所述。

（1）躯体疾病是抑郁性障碍的直接原因，如内分泌疾病所致的情感变化。

（2）躯体疾病是抑郁性障碍的诱发因素。

（3）躯体疾病与抑郁性障碍伴发没有直接的因果关系。

（4）抑郁性障碍是躯体情况的直接原因，如抑郁所伴发的躯体症状。

诊断时应注意上述几种情况的鉴别。

2. 神经系统疾病

最常导致抑郁的神经系统疾病包括帕金森病、脑器质性痴呆、癫痫、脑血管病和肿瘤。其中帕金森病患者中抑郁症状出现率达50%～75%。详细的躯体、神经系统检查及颅脑CT阳性结果，结合病史资料不难鉴别。

3. 其他精神障碍

不少精神障碍均伴有抑郁症状，如精神分裂症紧张型木僵，表面上与抑郁性木僵类似，但其表情呆板，被动性服从，常伴有蜡样屈曲、违拗等，精神症状与环境不协调可供鉴别。其他精神障碍，如物质依赖、精神病性障碍、躯体形式障碍、焦虑障碍、神经衰弱等均可伴发抑郁，应注意鉴别。

七、治疗原则

（一）躁狂发作的治疗

1. 药物治疗

（1）锂盐：治疗躁狂发作的首选药，总有效率达80%以上，临床常用的为碳酸锂。碳酸锂治疗的日剂量为600~2 000 mg，每天分2~3次口服，从小剂量逐渐加至治疗剂量，年老及体弱者应适当减小治疗剂量。

应注意的是，碳酸锂的血药浓度治疗量与中毒量接近，故治疗期间除密切观察病情变化和治疗反应外，应定期对血锂浓度进行监测。急性期治疗的血锂浓度应维持在0.6~1.2 mmol/L为宜，有效血锂浓度的上限一般为1.4 mmol/L，若超过此值易出现锂盐中毒。锂盐治疗显效一般需7~10天。

（2）*抗精神病药物*：为尽快而有效地控制躁狂兴奋，于治疗开始时宜先使用抗精神病药，如氯丙嗪、氟哌啶醇、氯氮平等。病情严重者可采用氟哌啶醇快速注射治疗。

（3）*抗痉挛药*：碳酸锂治疗无效果的患者，可使用卡马西平，日剂量为400~1 200 mg，分2~3次口服。此药也可与碳酸锂合并使用，剂量应适当减少。

2. 电休克（电抽搐）治疗

电休克治疗对严重躁狂兴奋有明显的治疗效果，6~12次为1个疗程。患者需在严密监护措施下实施该治疗，若合并药物治疗，应减少给药剂量。

（二）抑郁发作的治疗

1. 药物治疗

（1）*三环类抗抑郁药*（TCA）：如丙咪嗪、氯丙咪嗪、阿米替林、多塞平是临床常用的抗抑郁药，其抗抑郁效果相似。丙咪嗪和氯丙咪嗪有激活作用，对精神运动迟滞症状明显的抑郁症患者疗效好。阿米替林和多塞平的镇静作用强，适用于伴焦虑、激越和睡眠障碍的患者。治疗量为每日100~250 mg，分2~3次口服。用药时应从小剂量开始，并依据患者对药物的反应，逐渐增加剂量，通常1~2周后加至治疗量。

（2）*四环类抗抑郁药*：马普替林的抗抑郁作用与阿米替林相

同，也有明显的镇静和抗焦虑作用。该类药物优于三环类抗抑郁药的是其抗胆碱能和心血管不良反应较轻。

（3）选择性 5 - HT 再摄取抑制剂（SSRIs）：为新型抗抑郁药。临床常用的制剂有氟西汀、帕罗西汀、舍曲林、氟伏沙明和西酞普兰。此类药物因选择性抑制 5 - HT 摄取，无明显的 M 受体阻滞作用，所以，不良反应均较 TCA 轻而少。

（4）单胺氧化酶抑制剂（MAOIs）：如苯乙肼、环苯丙胺等有较好的抗抑郁效果，对焦虑症、贪食症、惊恐发作也有一定疗效。但在使用这类药物时，应禁食富含酪胺的食物，如奶酪、鸡肝等，有引起高血压的危险。

2. 电休克（电抽搐）治疗

适用于严重抑郁，有强烈自杀观念和企图、木僵拒食，对抗抑郁药物治疗无明显效果的患者。通常 6 ~ 12 次为 1 个疗程。若同时合并抗抑郁药物治疗，每日剂量应减少。电休克治疗虽然有很多潜在的不良反应，但其仍不失为一种有效的治疗重性抑郁障碍和严重躁狂的手段之一。

3. 心理治疗

临床常采用支持性心理治疗及认知疗法。前者最常用的方法有解释、鼓励、保证、安慰等，以帮助患者正确认识和对待自身所患疾病，主动配合治疗。抑郁患者对自我、未来及当前处境常持以消极态度，认知疗法的目的是让患者认识到自己错误的推理模式，主动纠正不良的人格缺陷，提高社会适应能力。

八、健康教育

（一）患者

（1）协助患者认识自己所患疾病的有关知识，同时学习新的应对技巧。

（2）指导患者掌握症状复发的先兆，预防复发。

（3）指导患者掌握药物反应的临床表现。

（4）强调坚持用药，定期门诊复查的重要性。

（二）家属

（1）指导家属学习有关疾病知识和如何预防疾病复发的常识。

（2）教会家属为患者创造良好的家庭环境，锻炼患者的生活和工作能力。

（3）指导家属学会识别和判断疾病症状的方法。

（4）指导家属督促和协助患者按时服药、定期复查的重要性。

第五节 恐惧症

恐惧症是一种以过分和不合理地惧怕外界客体或处境为主的神经症。患者明知没有必要，但仍不能防止恐惧发作，恐惧发作时往往伴有显著的焦虑和自主神经症状。患者极力回避所害怕的客体或处境，或是带着畏惧去忍受。

我国精神疾病流行学调查，在15~59岁居民中恐惧症的患病率0.059%，占全部神经症病例的2.7%；城乡患病率接近。国外报告，在美国五个医疗规划区调查时，恐惧症终生患病率为12.5%。1996年Magee等报告，在美国同病率调查中，三种恐惧症亚型的终生患病率：广场恐惧症中起病年龄中值依次为29岁，16岁和15岁。一般来说，女性患者多于男性。

一、病因及发病机制

（一）遗传因素

有人发现，恐惧症具有较明显的家庭聚集性，因而引起了遗传学家的关注。有人调查了50对同卵双生子和49对异卵双生子，调查其是否存在空间恐惧、小动物恐惧、社交恐惧及疾病恐惧，发现同卵双生子比异卵双生子的恐惧情况多一些，提示遗传因素有一定影响。但 Buglass（1977）对恐惧症的家系进行的研究 Torgerson（1979）对双生子同病率进行的调查，却又不支持遗传因素在恐惧症的发病中有何特殊作用。

（二）素质因素

前人认为患者病前性格为胆小、羞怯、被动、依赖、高度内向、容易焦虑、恐惧，有强迫倾向等，自小受到母亲过多的保护，成人之后，易发生恐惧症。Solgom 1974 年的研究支持这种观点。

（三）生理因素

有人发现恐惧症患者的警醒水平增高，这种人很敏感、警觉，处于过度觉醒状态。其体内交感神经系统兴奋占优势，肾上腺素、甲状腺素的分泌增加，但这种生理状态与恐惧症的因果关系尚难分清，临床观察发现，各种原因引起的焦虑状态，均易导致恐惧。如果将生理因素作为恐惧症的病因，远远不足。

（四）心理社会因素

患者在首次发病前可能会有某种精神刺激因素，资料表明有近三分之二的患者都主动地追溯到与其发病有关的某一事件。条件反射学说认为当患者遭遇到某一恐惧性刺激时，当时情景中另一些非恐惧的刺激（无关刺激）也同时作用于患者大脑皮层，两者作为一种混合刺激形成条件反射，故而今后凡遇到这种情景，即便是只有无关刺激，也能引起强烈的恐惧情绪。如美国学者华生，曾运用条件反射形成的原理使一个原来不怕兔子的儿童产生了对兔子的恐惧，后来又用条件反射消退的原理使该儿童恢复正常。有部分患者，并无恐吓经历，有的恐惧对象时常变换，这些都是条件反射学说难以解释的。

二、临床表现

（一）场所恐惧症

场所恐惧症又称广场恐惧症、旷野恐惧症、聚会恐惧症等。是恐惧症中最常见的一种，约占60%，多起病于25岁左右，35岁左右为另一发病高峰年龄，女性多于男性。如高处、广场、密闭的环境和拥挤的公共场所等。患者不敢进入商店、剧场、车站或乘坐公共汽车。而竭力回避，甚至不敢出门，恐惧发作时常伴有抑郁、强迫、人格解体等症状，部分患者可伴有惊恐发作。这种形式在西方国家多见，妇女尤多。

（二）社交恐惧症（社会焦虑恐惧症）

社交恐惧症多在17~30岁期间发病，常无明显诱因突然发病，主要特点是害怕别人注视，一旦发现别人注意自己就不自然，脸红、不敢抬头、不敢与人对视，甚至觉得无地自容，有人称为赤面恐惧，对视恐惧，他们并无牵连观念，对周围现实判断并无错误，只是不能控制自己不合理的情感反应和回避行为，并因此苦恼，其恐惧对象可能是生人、熟人，甚至是自己的亲属、配偶。较常见的恐惧对象是异性、严厉的上司等。患者若被迫进入社交场合时，便产生严重的焦虑反应，惶然不知所措。男女发病率相近。

（三）特定的恐惧症

特定的恐惧症又称单一恐惧症，指对某一具体的物体、动物有一种不合理的恐惧，常起病于童年，如恐惧某一小动物，在儿童中很普遍，常随年龄增长而消失，还有少数人一直持续到成年，目前尚无法解释。恐惧症状恒定，既不改变，也无泛化，但在部分患者却可能消除了对某一物体的恐惧之后，又出现了新的恐惧对象。女性多见，最常见的恐惧对象蛇、狗、猫、鼠、鸟、蜘蛛、青蛙、毛毛虫等，还有鲜血、尖锐锋利的物品，对自然现象产生恐惧，如黑暗、风、雷、电等。

三、诊断及鉴别诊断（CCMD－3）

（一）恐惧症诊断标准

（1）符合神经症的诊断标准。

（2）以恐惧为主，需符合以下4项：①对某些客体或处境有强烈恐惧，恐惧的程度与实际危险不相称。②发作时有焦虑和自主神经症状。③有反复或持续的回避行为。④知道恐惧过分，不合理或不必要，但无法控制。

（3）对恐惧情景或事物的回避必须是或曾经是突出症状。

（4）排除焦虑症、分裂症、疑病症。

（二）场所恐惧症

（1）符合恐惧症的诊断标准。

（2）害怕对象主要为某些特定环境，如广场、闭室、黑暗场所、拥挤场所、交通工具（如拥挤的船舱、火车车厢）等，其关键临床特征之一是过分担心处于上述情景时没有极可能用的出口。

（3）排除其他恐惧障碍。

（三）社交恐惧症（社会焦虑恐惧症）

（1）符合恐惧症的诊断标准。

（2）害怕对象主要为社交场合（如在公共场合进食或说话、聚会、开会、或怕自己做出一些难堪的行为等）和人际接触（如在公共场合与人接触、害怕与他人目光对视，或怕在与人群相对是被人审视等）。

（3）常伴有自我评价过低或害怕批评。

（4）排除其他恐惧障碍。

（四）特定的恐惧症

1. 符合恐惧症的诊断标准

2. 害怕对象

害怕对象是场所恐惧和社交恐惧未包括的特定的物体或情

境，如动物、高处、黑暗、雷电、鲜血、外伤、打针、手术或尖锐锋利物品等。

3. 排除其他恐惧障碍

恐惧症以对特殊或情境的不合理的恐惧，以及主动回避恐惧对象为特征，颇具特殊性，一般诊断不难。需与下列疾病相鉴别。

（1）焦虑症：恐惧症和焦虑症都以焦虑为核心症状，但恐惧症的焦虑由特定的对象或处境引起，呈境遇性和发作性，为减轻焦虑伴有回避反应；而焦虑症的焦虑常没有明确的对象，且可持续存在。

（2）强迫症：强迫症的强迫性恐惧源于自己内心的某些思想或观念，怕的是失去自我控制，并非对外界事物恐惧。

（3）疑病症：疑病症的恐惧情绪一般不突出，而且认为自己的怀疑和担忧是合理的，因而对医师持怀疑态度；恐惧症所害怕的对象是外在的，并且认为这种恐惧不合理，只是无法摆脱，故求助医生以解脱困境。

（4）颞叶癫痫：可表现为阵发性恐惧，但恐惧并无具体对象，发作时的意识障碍，脑电图改变及神经系统体征可资鉴别。

四、治疗

恐惧症的治疗主要是心理治疗和药物治疗。

心理治疗是恐惧症治疗的主要方法。常用的心理治疗主要有认知行为治疗、系统脱敏治疗、暴露或冲击疗法。基于认知心理生理模型的惊恐控制治疗技术（呼吸控制技术、认知重建技术和焦虑、惊恐教育）和暴露疗法常用于场所恐惧症的治疗。认知行为团体治疗和系统脱敏治疗用于治疗社交恐惧症和特定恐惧症。目前的临床研究显示，认知行为治疗对于恐惧症具有明确疗效，认知行为团体治疗对社交恐惧症效果更好。与药物治疗相比，认知行为治疗疗效保持的时间要比药物治疗的疗效更持久。

抗焦虑药物可以用于缓解恐惧症的焦虑症状，但作用不持久，且有依赖性的缺点。β－受体阻滞剂具有缓解自主神经兴奋有关的躯体症状，对于表演性焦虑效果更好。传统抗抑郁药物（如丙咪嗪）治疗社交恐惧症也有一定效果。目前常用的一线药物是SSRI类药物。主张单一用药，起始剂量要小，维持足够疗程。SNRI类药物也有治疗恐惧症有效的报道。

五、病程与预后

一般来说，场所恐惧症的远期预后较好，部分患者转为慢性，社会功能受到影响。对于社交恐惧症和特定恐惧症会有继发性社会功能损害。起病急、有明确的发病原因、病前人格健康、良好的社会支持、病程短、较高的治疗动机提示预后良好。

第六节　广泛性焦虑障碍

一、概述

广泛性焦虑（GAD）是以慢性的，弥散性的对一些生活情景的不现实的过度担心紧张为特征。常表现为持续性精神紧张伴有头晕、胸闷、心悸、呼吸困难、口干、尿频、尿急、出汗、震颤及运动性不安等。但并非由实际的威胁或危险所引起，其紧张的程度与现实事件不相称。

绝大多数广泛性焦虑障碍患者并不能意识到自己得了一种精神疾病，哪怕症状可能造成较大功能缺损。患者更有可能到通科医疗机构而不是到精神科就诊。因此，初级医疗机构中的医生应特别注意患者的情感体验。

典型的广泛性焦虑障碍开始于成年早期，女性更常见，通常为慢性病程。虽然这种疾病相当普遍，但在通科医疗部门比在精神科医疗部门见到的患者更多。广泛性焦虑障碍患者典型的表现为任何时候都能体验到一种对各种各样情况的持续担心，这种担心通常使他们到基层医疗机构就诊。此外，广泛性焦虑障碍患者共患重性抑郁症的比率很高。

二、病因

（一）神经生物学理论

1. 遗传因素

遗传研究发现，约25%的先证者一级亲属患本病，其中女性患者高于男性。单卵双生子的同病率为50%，双卵双生子的同病率为15%。

2. 神经化学因素

（1）自主神经系统：对自主神经系统的刺激导致心血管、肌肉、胃肠道和呼吸系统的症状，焦虑症状的躯体表现既不是焦虑状态所特有的也不与焦虑的主观体验相平行。以前认为焦虑的主观体验是对焦虑的躯体症状的反应，而现在普遍认为中枢神经系统的焦虑体验在焦虑的躯体表现之前。除非有特殊的躯体原因，如嗜铬细胞瘤，自主神经系统症状为焦虑的临床症状的一部分。

（2）神经递质：与焦虑关系密切的神经递质系统主要包括去甲肾上腺素、γ-氨基丁酸（GABA）、血清素。脑干脑桥背侧的蓝斑核含有大部分（90%）的去甲肾上腺素的神经元，这些神经元的纤维投射到大脑皮质、边缘系统、脑干。蓝斑核接受具有潜在危险的刺激并投射到各个脑区，导致在应激和诱发焦虑的情景中的逃跑反应，在猴的动物实验中，刺激蓝斑核可产生害怕反应。去甲肾上腺素虽然与人类的焦虑反应有关，但在人类的病理性焦虑中的作用观点不完全一致。影响去甲肾上腺素能神经的药在治疗焦虑中有效，如三环类及单胺氧化酶抑制药。如育亨槟认为 α_2 肾上腺素能受体拮抗药可导致人类的焦虑，而可乐定 α_2 肾上腺素受体激动药可减轻焦虑。

GABA 是中枢神经系统主要的抑制性神经递质，$GABA_A$受体由一个 GABA 结合位点，一个苯二氮䓬类结合位点及一个氯离子通道构成。刺激 $GABA_A$受体导致氯离子的内流，使神经元超极化而抑制神经元的兴奋，当苯二氮䓬类与 GABA 受体复合体结合导致 GABA 受体对 GABA 的亲和力进一步增加，使氯离子更多流向细胞内产生抑制作用。苯二氮䓬类的抗焦虑作用提示 GABA 在焦虑的病理生理中起了重要的作用，苯二氮䓬类药结合位点于各个脑区的 GABA 神经元，特别是在海马结构、额前皮质、杏仁核、下丘脑及丘脑，推测人类存在苯二氮䓬类结合位点的内源性配体。

（二）精神动力学理论

精神动力学观点认为焦虑是无意识的不能被意识接受的冲动向自我发出的信号，使自我通过防御机制对抗来自内在的本能冲动。如果焦虑信号超过了它所表现的强度，就会以惊恐发作的强烈形式发生。一般正常状态，压抑作为一种防御机制可以防止无意识的本能冲动进入意识而保持心理平衡而不导致症状形成，如果压抑这种防御机制不成功，可产生典型的焦虑障碍（如恐惧症、惊恐障碍、强迫症等）。按照精神分析理论，焦虑可分为四种形式，超我焦虑、阉割焦虑、分离焦虑、本我焦虑。这些焦虑发生在早期的成长到发育成熟的连续过程的不同的阶段。本我焦虑是婴儿因需要未获得满足的时候出现的原始的、不明确的普遍不适和无助状态。分离焦虑是奥斯帕迪情结之前的幼儿，如果他们不能控制或让他们的冲动符合父母的要求时，出现的害怕失去父母或被父母抛弃的焦虑。阉割的幻想是奥斯帕迪情结阶段儿童的特征，与儿童性冲动的发育有关。超我焦虑是超我发展到最后阶段的结果。精神分析家关于焦虑的起源和性质有不同的观点，在这种模式下，焦虑障碍的治疗通常涉及长期的精神分析性心理治疗，通过移情作用，使发育中的问题得到重新认识、体验，消除神经症症状。

（三）行为主义理论

行为主义理论认为，焦虑是对特定的环境刺激的条件反射。例如一个并无食物过敏的人，可能在餐馆时吃了鱼而感到不适，再后来暴露于同样的鱼时，导致患者感到同样的不适，通过泛化的作用，患者可能对更多的鱼产生恐惧而回避进食鱼。社会学习理论认为，焦虑的另一病因是个体通过模仿父母的焦虑反应而产生内在的焦虑体验。不论哪种理论，治疗强调反复暴露于致焦虑的刺激而脱敏，并与认知心理治疗结合起来。近年来，行为主义治疗家表现出了明显的对认知疗法的兴趣，提出了认知的途径与行为治疗结合的方法治疗焦虑症，改变了过去传统的焦虑的学习理论病因，认知学派观点认为，错误的歪曲的思维方式常常伴随着适应不良行为和情绪障碍，焦虑障碍者易过分估计危险的严重程度，以及低估他们对那些已知的对躯体和心理造成威胁的事件应付能力。

三、临床表现

可起病于任何年龄，40 岁以前多见，常有心理、躯体方面诱因，临床表现主要有三组症状，精神性焦虑，躯体性焦虑和运动性不安。

（一）精神性焦虑

表现为对日常琐事的过度的持久的不安、担心，焦虑的痛苦在精神上体验为对一些指向未来的或不确定的事件过度的担心、害怕，怕有不洁或灾难、意外或不可控制的事件发生，如担心家人患病，小孩发生意外，工作上的失误，很小的经济问题，人际关系等。内容可以变化不定，精神焦虑可同时伴有睡眠的改变、失眠、多梦、注意力集中困难、工作效率下降、易激惹等。

（二）躯体性焦虑

躯体性焦虑主要表现为自主神经功能异常，患者可表现手心出汗、恶心、心慌、心率加快、口干，咽部不适，异物感、腹泻、多汗等；泌尿生殖系统症状有尿频、尿急、勃起不能、性欲冷淡；神经系统症状有耳鸣、视物模糊、周身不适、刺痛感、头晕及“晕厥”感。

（三）神经、肌肉及运动性不安症状

运动方面的症状表现为烦躁不安、肌肉震颤、身体发抖、坐立不安、无目的活动增多、易激惹、发怒、行为的控制力减弱等。焦虑患者的外观可见到表情紧张、痛苦、双眉紧锁、姿势僵硬不自然，可伴有震颤，皮肤苍白、多汗，小动作增多，不能静坐，往复徘徊。个别患者有口吃，或原有口吃加重。肌肉紧张症状表现头挤压性疼痛、以额枕为主，肩腰背疼痛、僵硬感、动作困难。睡眠障碍常以入睡困难为主，上床后忧虑重重辗转反侧，无法入睡，可有噩梦，大汗，恐惧。次晨感头昏沉。

四、诊断和鉴别诊断

（一）诊断

根据 ICD－10 诊断标准，广泛性焦虑的诊断要点为：一次发作中，患者必须在至少数周（通常为数月）内的大多数存在焦虑的原发症状，这些症状通常应包含以下要素。

1. 恐慌

为将来的不幸烦恼，感到“上下不安”，注意困难等。

2. 运动性紧张

坐卧不宁、紧张性头痛、颤抖、无法放松。

3. 自主神经活动亢进

头重脚轻、出汗、心动过速或呼吸急促、上腹不适、头晕、口干等。

（二）鉴别诊断

1. 躯体疾病引起的焦虑

焦虑症状可以是一些疾病的直接后果，如嗜铬细胞瘤、甲状

性功能亢进等。病史、体验及实验室检查有助于鉴别诊断。

2. 精神活性物质依赖伴发的焦虑障碍

一方面精神活性物质依赖者可以有原发性的精神障碍，如焦虑障碍、抑郁障碍，也可以出现继发于精神活性物质使用伴发的焦虑障碍。各种精神活性物质在戒断或突然减量都可以出现焦虑症状，精神活性药物使用史及心理或躯体依赖的其他症状有助于鉴别诊断。

3. 伴发于其他精神疾病的焦虑障碍

广泛性焦虑可以合并各种其他的焦虑障碍，如惊恐障碍、恐惧症、强迫症，只有当患者的慢性焦虑的内容与惊恐发作，各种恐惧及强迫症状无关时才考虑为广泛性焦虑障碍。

4. 焦虑性抑郁

临床上焦虑和抑郁症状都很突出，当存在明显的抑郁症状时，应作抑郁症的诊断，不另作焦虑症的诊断。焦虑性抑郁的各种抑郁症状可以与本病鉴别。但临床上，焦虑和抑郁有着十分密切的联系，从病因上，临床过程和治疗上都有十分复杂的关系，二者的相互关系可参看焦虑、抑郁混合状态部分。

五、病程和预后

对广泛性焦虑性障碍者的随访研究发现，大部分患者有相对慢性的波动的病程，47.3%的患者有一定程度的社会功能残疾，38.9%~42.4%的患者长期接受精神科的治疗。25.4%的单纯广泛性焦虑患者、59.7%的单纯抑郁及64.0%合并抑郁的广泛性焦虑障碍者报道有频繁的自杀念头。

第七节　强迫障碍

强迫症又名强迫性神经症，是以强迫观念、强迫冲动或强迫行为等强迫症状为主要临床相，其特点是有意识的自我强迫和反强迫并存。两者冲突使患者焦虑和痛苦。患者体验到的观念或冲动来源于自我（有别于关系妄想，关系妄想来源于外界）。反复出现的强迫观念是强迫症的基本特征。

一、病因与发病机制

（一）神经生化

不少证据支持强迫症是5－HT异常与多巴胺功能亢进的结果。强迫症5－HT含量较正常人高，背侧缝核（DRN）5－HT的功能增强可能是强迫症的主要生物学基础之一，经药物治疗后，强迫症状好转，5－HT含量亦逐渐下降。强迫症的动物模型显示多巴胺激动剂可引起动物类似强迫行为，如拟多巴胺药苯丙胺和可卡因可引起强迫症状，提示强迫症与多巴胺功能亢进有关。故多巴胺/5羟色胺的比率对强迫症的诊断和治疗具有重要的意义。

（二）神经内分泌系统

有研究认为强迫症患者皮质醇活性增高，催乳素和生长激素反应迟钝，抗黑变激素浓度降低。但也有相反结果的报道，可能与取样有关。

（三）氨基酸与强迫症

强迫症患者的兴奋性氨基酸－谷氨酸浓度较高，应激可使多巴胺和谷氨酸释放增多。强迫症的氢化可的松（糖皮激素的一种）亦较正常对照组高，而糖皮激素可抑制5－HT转运子蛋白（5－HTF）的表达，从而使5－HT细胞浓度减少。

（四）神经解剖学

有许多器质性疾病易产生强迫症状，如脑炎、脑外伤、癫痫、风湿舞蹈病等。有资料显示额叶－边缘系统－基底节功能紊乱造成强迫症遗传易感性和神经递质失调作用。功能性磁共振（MRI）显示，当强迫症状加重时，双侧额叶眶区、前颞部、扣带回、豆状核、右尾状核活动加重。

单光子发射计算机扫描（SPECT）显示强迫症右下顶叶梗死，皮质高灌流，左基底和颞叶低血流灌注，且右侧额叶眶部功能明显高于左侧。经治疗后，随着症状的缓解该部位功能也趋于正常。此外，额叶眶部的代谢灌注可作为患者对药物或行为治疗的预测指标。如治疗部位代谢值较低，则对药物治疗反应良好；如代谢值较高，则对行为治疗反应较好，这表明不同代谢模式的强迫症可用不同的治疗方法。

正电子发射断层扫描（PET）显示强迫症患者眶内侧前额皮质和基底节静息代谢活动增强，PET还显示强迫症大脑皮质及尾状核头部和额叶眶区的葡萄糖代谢率高于正常对照组，药物治疗后，代谢降低。通过想象暴露而强迫症被诱发时，右侧额叶及尾状核区域脑血流（rCBF）增高，临床症状的改善与右侧尾状核的活动下降呈正相关。自身免疫异种蛋白抗体滴度下降．则症状缓解。

（五）心理学

精神动力学观点者认为，强迫症与儿童早期经历（如认知、精神创伤等）有关；行为学派认为是“刺激－反应”过多重复导致强迫症的产生。

二、临床特征

（一）强迫症的亚型

目前的强迫症是按症状学分类，但很多现象表明强迫症是一组异源性症状群。如不同的强迫症对SSRI的疗效明显不同表明其可能有不同的生化学病因基础。目前强迫症的亚型主要分类方法如下。

1. 急性与慢性强迫症

证据显示成年强迫症患者病程多为慢性，发作性病程也可能为强迫症的一个亚型。

2. 早发性强迫症与晚发性强迫症

首次强迫症发病年龄小于 10 岁者称为早发性强迫症，首次发病年龄大于 10 岁者称为晚发性强迫症。研究发现，早发性强迫症右侧丘脑，左侧前扣带回的局部脑血流（rCBF）减少，双侧下前额皮质与晚发性强迫症有关。与正常对照组比较，早发性强迫症左侧前扣带回、前眶下缘的 rCBF 减少，右侧小脑的 rCBF 增加；而晚发性强迫症右侧前眶下缘的 rCBF 减少，右侧楔前叶的 rCBF 增加。而严重的早发性强迫症状与左侧楔前叶的 rCBF 相关。故早发性强迫症和晚发性强迫症可能存在不同的脑机制。

3. 伴抽动障碍与不伴抽动障碍的强迫症

另外一个假说认为共患慢性抽动障碍的强迫症是强迫症的；一个亚型，可能与风湿热有关。

4. 存在自知力与缺乏自知力的强迫症

Marazziti 等的研究发现，大约 50% 的强迫症自知力完整，15% 的强迫症缺乏或仅存少部分自知力，自知力有无与临床症状无关。自知力与药物疗效及病程有关。无自知力的强迫症病情严重，且对五羟色胺重摄取抑制剂（SSRI）治疗效果差；自知力完整的患者对 SSRI 治疗效果好。儿童没有自知力，在反复发作的疾病期间，大部分时间患者并不能认识到强迫观念或强迫行为是过分或不合理的。目前有学者提出有无自知力的强迫症可能有神经生理学及认知特点的差异。

5. 难治性强迫症与非难治性强迫症

多数学者目前把难治性强迫症定义为符合如下条件。

（1）经过至少两种有效剂量的口服药物治疗无效，其中一种为氯米帕明（≥150 mg/d）治疗，另一种为 SSRI 类药物治疗：氟西汀（≥20 mg/d）、氟伏沙明（≥200 mg/d）、舍曲林（≥150 mg/d），或帕罗西汀（≥40 mg/d）。

（2）每种药物疗程至少 12 周。

(3) 把无效定义为经治疗后 YBOCS 分下降至少 35%以下。

6. 从严重程度上分类

Yale－Brown 强迫症量表（YBOCS）评分低于 16 分为轻度强迫症；16～23 分为中度强迫症；评分大于 31 分为重度强迫症。强迫症平均 YBOCS 分为 23～25 分。

(二) 强迫症的临床表现

强迫症的基本症状是强迫观念和强迫行为。

1. 强迫观念

强迫观念是强迫症的原发症状和核心症状。常表现为不必要的思想、想象和冲动等反复侵入性地进入患者的思维之中。患者至少在早期阶段努力抵抗，企图减少这些思想出现的强度和频度，并为此而感到非常痛苦。强迫观念的内容常常使患者感到不愉快，经常纠缠在一些缺乏实际意义的问题上不能摆脱。强迫观念的临床特征是害怕和不确定的痛苦体验，或者有不正确或不完美感。

(1) 强迫性穷思竭虑：患者对日常生活的一些事情或自然现象，寻根究底，反复思索，明知缺乏现实意义，毫无必要，但又不能摆脱。如反复思索 1 加 1 为什么等于 2 而不等于 3？水为什么是由氢氧两种元素组成？有时达到欲罢不能，卧不安眠，无法解脱。有时患者表现与自己的头脑在欲罢不能地进行无休止的争辩，分不清谁是谁非，是一种没有强迫行为的强迫观念。

(2) 强迫联想：见到一个字或一句话，或脑海出现一个观念，就不由自主地想到另一个字句或观念，但联想的字句或观念不一定与原来意义相反。如想起生病，就会马上联想到细菌等。

(3) 强迫性对立思维：见到一个字或一句话，或脑海出现一个观念，就不由自主地想到另一个字句或观念，且联想的字句或观念与原来意义相反。如想起漂亮，立即联想到丑陋等。由于对立观念的出现违背患者的主观意志，常使患者感到苦恼。

（4）强迫性回忆：患者意识中不由自主地反复呈现出经历过的事情，无法摆脱，感到苦恼。如在吃饭时，反复出现一些见过的、令人恶心的肮脏场面。

（5）强迫性表象：在头脑反复出现生动的形象性视觉体验（表象），常具有令人厌恶的性质，无法摆脱。

（6）强迫性怀疑：患者对自己言行的正确性反复产生怀疑。明知毫无必要，但又不能摆脱、如出门时怀疑门窗是否关好了，反复检查多遍还不放心等。伴随怀疑的同时，常伴焦虑与不安，因而促使患者对自己的言行反复检查。

2. 强迫性情绪

又称强迫性恐惧。患者害怕丧失自我控制能力，害怕发疯，害怕得病，害怕违法或做有悖道德之事等，明知毫无必要或不合理，但又不能摆脱，这种意向很少会付诸行动。与强迫意向区别在于没有要行动的内在驱使或冲动。

3. 强迫意向

又称强迫冲动。患者反复体验到，想要做某种违反自己意愿的动作或行为的强烈内心冲动或内在驱使感。患者明知这样做是荒谬的、不合理的，努力控制自己不去做，但却无法摆脱这种内心冲动。如走到高处，有一种想跳下去的内心冲动；看到异性有一种想要拥抱、亲吻的冲动。尽管当时这种内心冲动十分强烈，但却从不会付诸行动。

4. 强迫动作和强迫行为

是指反复出现的、刻板的仪式动作；患者明知不合理，但又不得不做。通常继发于强迫观念，可以是外显的行为或隐蔽的对抗思想，这样是为了减少强迫观念引起的焦虑的各种活动。但强迫症患者也可以没有强迫观念而单独存在强迫行为。少部分患者由于慢性的强迫症病程，强迫行为前的强迫性解释可能在病程发展中消失，而强迫行为成为一种习惯方式，因而丧失自知力，无焦虑和苦恼，不再要求治疗。

（1）强迫性缓慢：此类患者相对少见。患者过分强调事情的精确性和完美性，从而导致强迫性缓慢。如起床要花 2～3 h 等。而患者否认有任何导致这种行为的强迫性观念。可因仪式化动作而导致行动缓慢。但也可以是原发的，例如，看书时目光常停顿在第一行第一个字，不能顺利阅读以下内容。这种现象可能源于患者不能肯定自己是否已经看清或看懂了这一行字，因而停滞不前。这类患者往往并不感到焦虑。

（2）强迫检查：为强迫症状最为常见的症状之一。患者为减轻强迫性怀疑引起的焦虑，采取的措施。如出门时反复检查门窗是否关好了等。

（3）强迫清洗：为强迫症状最为常见的症状之一。患者为了消除对受到脏物、毒物或细菌污染的担心和怀疑，常反复洗手、洗澡或洗衣服。

（4）强迫询问：强迫症患者常不相信自己，为了消除疑虑或穷思竭虑给患者带来的焦虑，常反复要求他人不厌其详地给予解释或保证。有的患者可表现为在自己的头脑里，自问自答，反复进行，以增强自信心。

（5）强迫性仪式动作：这是一些重复出现的动作，他人看来是不合理的或荒谬可笑的，但却可以减轻或防止强迫观念引起的紧张不安。如出门时要先向前走两步再后退一步才敢出门等。

（6）强迫计数：也属仪式动作。计数台阶、计数窗格……本身并无现实意义，患者完成计数，只是为了解除某种担心或避免焦虑出现。有的患者只在自己的头脑里计数，或重复某些语句，以解除焦虑，是一种精神性强迫行为。

强迫动作还可分为屈从性强迫动作（如强迫性怀疑引起的反复检查或核对）及对抗性强迫动作（如患者为了对抗纠缠的强迫观念而反复背诵道德箴言等）。

强迫症患者对强迫症状的态度一般表现为：①患者自感不合理，无意义，力图摆脱，有求治愿望。②由于这种病态精神活动难以摆脱，常继发抑郁、焦虑和紧张情绪。③患者体会到症状是属于自己病态的精神活动，而非外力所致。患者的自我强迫和反强迫是同时发生的，两者构成强迫现象的两个侧面。但大约50%的强迫症自知力完整，15%的强迫症在反复发作的疾病期间缺乏或仅存少部分自知力。

此外，有时患者（特别是儿童强迫症）摆布自己的父母也参与到自己的动作中来，如要父母回答同样的问题或做同样的强迫动作，若父母不同意这样做，则患者会变得十分焦虑，甚至冲动。

（三）强迫症的认知功能损害

强迫症存在不同程度的认知功能损害。强迫症的认知功能损害程度与病程、严重程度、起病速度、合并症状及强迫症状类型，即是强迫观念还是强迫行为有关。慢性病程、病情严重，强迫观念者则认知功能受损明显、合并慢性抽动障碍和Tourette综合征患者存在更多的注意障碍。强迫症的认知功能表现在下述方面。

1. 记忆障碍

强迫症患者存在视觉记忆、空间再认、工作记忆、非言语性记忆和数字瞬时冉认的损害。强迫症患者可能更多注意事件的细节而影响其记忆功能。有学者认为瞬间记忆是继发于执行功能障碍，是由于记忆的编码的损害。

2. 注意障碍

强迫症存在视空间注意损害，其转换能力受损，患者把注意力过于集中于不相关的刺激，而对相关任务的选择性注意减退。

3. 执行功能障碍

强迫症患者在做神经心理学测验时，由于对测验正确的过分关注和强迫思维插入的扰乱，使之进行缓慢，此可能与前额下皮质系统有关。强迫症患者的威斯康星卡片分类测验（WCST）测验中错误次数、持续性错误、完成分类数明显较正常对照组差。当其出现错误时，患者在变换解决问题方法和检查下次是否正确的问题上需花费更多时间。

三、诊断与鉴别诊断

（一）CCMD－3的诊断标准

1. 症状标准

（1）符合神经症的诊断标准，并以强迫症状为主，至少有下列1项：①以强迫思想为主，包括强迫性的观念、回忆或表象、对立观念、穷思竭虑、害怕丧失自控能力等。②以强迫行为（动作）为主，包括反复洗涤、核对、检查或询问等。③上述的混合形式。

（2）患者称强迫症状起源于自己内心，不是被别人或外界影响强加的。

（3）强迫症状反复出现，患者认为没有意义，并感到不快，甚至痛苦，因此试图抵抗，但不能奏效。

2. 严重标准

社会功能受损。

3. 病程标准

符合症状标准至少已3个月。

4. 排除标准

（1）排除其他精神障碍的继发性强迫症状，如精神分裂症、抑郁症或恐惧症等。

（2）排除脑器质性疾病特别是基底节病变的继发性强迫症状。

（二）鉴别诊断

典型的强迫症诊断并不困难。但有些慢性病例可对其症状不再感到苦恼，无求治欲，无自知力；有些强迫症症状常多变而泛化，内容亦常是荒诞不经；有些强迫症合并其他精神症状等，需要与之鉴别的疾病有以下几种。

1. 恐惧症

主要指强迫症中强迫性恐惧与恐惧症的区别。强迫观念和行为常起源于患者的主观体验，其回避行为与强迫怀疑和担心有关，强迫症的害怕并非疾病本身的特点，而是疾病的结果，且处心积虑的信念系统围绕强迫仪式；而恐惧症的恐惧对象来源于客观现实，在于对特殊环境或物体的恐惧，有回避行为，不伴强迫观念，对现实缺乏批判力，缺乏自我克制愿望。这两种疾病也可同时存在。

2. 强迫性人格障碍

强迫性人格障碍的核心是力图保持自身和环境的严密控制，多注意细节，追求完美，刻板固执。强迫性人格障碍与强迫症的关键差异是强迫性人格障碍其体验和行为的自我和谐性质，并没有要求其他人与其标准一致的欲望。患者往往习惯于自己的行为方式，并不认为有任何异常，极少主动求医。该患者往往缺乏明确的强迫性思维或动作，往往能较好地学习、工作。

3. 抑郁症

可根据优势症状、症状出现的先后及“继发与原发”来鉴别，如难以判断两类症状的发生先后且症状严重程度差不多时，应优先考虑抑郁症诊断。抑郁症与强迫症有三种关系状态。

（1）强迫症合并抑郁症状：强迫症是一种严重造成社会功能损害的疾病，并妨碍患者的家庭、工作和社会生活，致患者感到非常不快乐，这种痛苦可能达到诊断为神经症性抑郁的程度。但抑郁情绪常因强迫症状的减轻而好转。

（2）抑郁症合并强迫症状：Kendell 及 Discipio 发现住院的抑郁症 20% 以上有强迫症状和强迫特征。一般认为强迫症状与抑郁症状同时发生或出现在抑郁之后，强迫观念多为伤害他人的内容，抑郁症状的加重或减轻一般会伴有强迫症状严重程度的平行变化。

（3）强迫症与抑郁症共存：慢性强迫症合并抑郁症。

4. 精神分裂症

慢性强迫症可出现短暂精神病性症状，精神分裂症也可合并强迫症状。精神分裂症伴强迫症状时强迫症状仅为症状的一部分，具有下列特征。

（1）强迫症状刻板、重复及内容离奇、多变。

（2）缺乏自知力，缺乏明显的焦虑情绪，无求治欲。

（3）强迫症状出现缺乏明显的心理诱因。

（4）还存在精神分裂症的其他症状。

但有些强迫症症状常多变而泛化，内容亦常是荒诞不经，有鉴别价值的是强迫症状的“属我”性，及对症状的批判力；精神分裂症的强制性症状或关系妄想则为“非我”性，常归咎于外力所强加，且不具批判力。慢性强迫症患者，病情加剧时可出现短暂的精神病性症状，不久即可恢复，不宜认为此时已发展为精神分裂症。

5. 神经性厌食

3%～83%神经性厌食患者伴强迫特征或症状，主要涉及对体象的过度担心和关注。但神经性厌食对病态没有自知力，也缺乏强迫症的担心、害怕和不完美感。行为的目标是维持或加速期望的目标，没有真正的强迫行为。强迫症患者体验到与食物污染伴随的恐惧时可有明显的体重下降，但患者并无真正典型的对体象的担心，并能认识到这种状态的荒谬性。

6. 多发性抽动秽语综合征

强迫症中有发音和运动抽动的患者占20%，抽动是对紧张和不舒服的反应；强迫动作是为了减少强迫观念引起的焦虑。

7. 脑器质性疾病

中枢神经器质病变，特别是基底节病变，可出现强迫症状。此时依据小枢神经系统疾病的病史、体征和实验室检查，鉴别不准。

8. 氯氮平所致强迫症状

某些服用氯氮平患者可出现药源性强迫症，鉴别要点是有明确的氯氮平服药史，服氯氮平前无强迫症状，停用氯氮平后其强迫症状减轻或消失。

四、发病特点、病程和预后

强迫症大多缓慢起病，发病于成年早期。75%的患者起病于30岁以前，45岁以后首发强迫症状者，其诊断需要慎重。尽管仪式行为是7~8岁儿童正常发育的特征，但在儿童期强迫症发病罕见，女性更多地表现为强迫性清洗及回避行为，而男性更多仪式性检查。

54%~61%的病例逐渐发展；24%~33%的病例呈波动性病程；11%~14%的病例有完全缓解的间歇期（Black，1974年）。约2/3的患者能在一年内缓解，病情超过一年，通常呈持续性病程，可达数年，但如缺乏有效治疗，很少自发缓解。

强迫症是十大残疾原因之一，常有中度及重度社会功能障碍。据荷兰的一项调查发现，75%的强迫症患者家庭关系不和睦，62%交友能力受损，58%不能完成学业，47%工作能力受损，40%长期失业。强迫症对需要阅读能力和维持注意力的工作影响尤为明显。强迫症患者的生活质量与其年龄、发病年龄、婚姻状况、性别和受教育程度无关。强迫症预后不佳的主要因素为：①起病年龄早，病程长，症状严重，强迫行为频繁出现等。②病前有强迫人格。③存在持续性的心理社会应激。

五、治疗

（一）治疗原则

强迫观念以药物治疗为主，强迫行为以行为治疗为主。药物治疗和心理治疗合并使用往往可以取得较佳效果。

1. 药物治疗

以对 5 - HT 再摄取有抑制作用的氯米帕明和 SSRIs 疗效最好，SSRI 类药物的治疗日剂量较用于治疗抑郁症时为高；焦虑明显可合并用苯二氮䓬类如氯硝西泮，但对强迫症状一般并无效果；强迫症需较长治疗时间，一般需应用治疗剂量 10 ~ 12 周。

（1）氯米帕明：对强迫症状和抑郁症状都有治疗作用。首次治疗量可从 25mg 睡前服开始，以后逐日增加 25mg，1 周内剂量达 150mg，分 2 ~ 3 次服。抗胆碱能不良反应明显者，治疗日剂量可稳定在 150 ~ 200mg；不良反应能耐受者，治疗日剂量可增加到 250 ~ 300mg。一般在达到治疗剂量 2 ~ 3 周后开始出现疗效，在达到最高剂量之后 3 ~ 4 周仍无效果者，可考虑改用或合用其他药物。治疗有效的病例，整个治疗时间不宜短于 6 个月。部分患者需长期服药才能控制症状。一般来说，本药对以强迫观念为主、血小板 5 - HT 含量显著升高者疗效较好；对以强迫行为为主、血小板 5 - HT 含量升高不明显者疗效较差。

（2）帕罗西汀：治疗日剂量为 60 ~ 80mg，可从每日 20mg 开始。

（3）氟西汀：治疗日剂量为 60 ~ 80mg，可从每日 10 ~ 20mg 开始。

（4）舍曲林：治疗日剂量为 50 ~ 200mg，可从每日 50mg 开始。

（5）氟伏沙明：治疗日剂量为100～300mg，可从每日50mg开始。

2. 心理治疗

以行为治疗和支持性心理治疗较常用。

（1）行为治疗：系统脱敏疗法对强迫症状有效，主要采用暴露疗法和反应预防技术。治疗策略是为使患者暴露于害怕的环境，激发起焦虑或不安。然后让患者自愿忍受住不表现小仪式动作或强迫行为。第一步是帮助患者制定逐步地、有系统地进行暴露的计划。如不进行强迫行为时按引起焦虑的程度从小到大把这些活动或情景依次排列出来列成一张清单。第一步最轻，可以是想像如果没有进行强迫动作时的情况，强迫动作的次数也可作为一个制定参数。第二步实施逐级暴露。在逐级暴露过程中指导患者忍受强迫的冲动，直到焦虑或不安明显减少。然后进行下一级的暴露。如在暴露过程中焦虑或不安十分明显，可配合生物反馈或放松训练以减轻焦虑。

（2）支持性心理治疗：重点有两个方面。一是对患者解释本病既不会演变成其他精神病，也不会失去自我控制，这些正是患者所担心的；二是鼓励患者以意志去克服强迫症，指导患者把注意从强迫症状转移到日常生活、学习和工作中去，有助于减轻患者的焦虑。

（二）难治性强迫症的治疗

强迫症是一种常见病和慢性病，虽然5－羟色胺再摄取抑制剂（SSRI）对强迫症治疗有效，但据估计对其中的40%～60%患者仍无效，其中有20%～40%的患者经数种SSRI系统治疗仍无效。难治性强迫症一般症状严重，自知力差，慢性病程；较多合并双向情感障碍、进食障碍、酒或药物滥用及精神分裂症。可采用下列治疗方法。

1. 换用另一种 SSRIs

SSRIs 对强迫症的治疗理论是通过增加区域性脑通路 5 - HT 神经递质而起作用。如果患者对氯米帕明和其中一种 SSRI 类无效，换用另一种 SSRI 有可能取得好的疗效，因为这些药物都有阻断 5 - HT 受体的重摄取，但其亚受体是不相同的。常见的如氟伏沙明，西酞普兰等，大约有 25% 的患者换药后可取得好的疗效。也可换用有其他作用机制的药物，如文拉法辛等。

2. 加增效剂

如上述方法仍不理想，可在继续 SSRIs 治疗同时加增效剂。加入增效剂有两种办法，第一合用可以增强 5 - HT 功能的增效剂，第二合用低剂量的多巴胺拮抗剂。具体合用哪一种增效剂还需考虑强迫症的亚型和共患症状，共患注意缺陷多动障碍（ADHD）加用兴奋剂作增效剂，共患双向情感障碍加心境稳定剂作增效剂，脑电图异常加心境稳定剂或抗癫痫药作增效剂。具体有下述药物，但经验还欠成熟，需进一步探索。

（1）典型抗精神病药物：有研究报道在 SSRI 治疗剂量的基础上合用小剂量的多巴胺拮抗剂氟哌啶醇和匹莫齐特等对难治性强迫症有效，特别是共患慢性抽动障碍和分裂样人格障碍的强迫症有明显疗效，但其锥体外系不良反应限制了它的应用。有报道对于抗强迫症的一线药物（氯米帕明和 SSRI 类）治疗无效后，合用抗精神病药物可改善其症状，但停用抗精神病药物 2 个月后，83.3% 的患者复发。说明抗精神病药物对难治性强迫症的治疗有增效作用，维持抗精神病药物作增效剂治疗也有其必要性。

（2）非典型抗精神病药物：双盲研究证实利培酮、奥氮平、奎硫平作增效剂对部分难治性强迫症有效。单用氯氮平、奥氮平和利培酮在治疗合并有强迫症状的 25% 精神分裂症时会加重其强迫症状，可能机制是氯氮平通过抑制 5 - HT_2 受体活性而使黑质 - 纹状体系的 DA 能脱抑制性兴奋，引起 DA 能增强和强迫症状。

但有研究证实氯氮平、奥氮平和利培酮与SSRIs合用对部分难治性强迫症有较好疗效，合用利培酮对共患双向情感障碍的难治性强迫症效果更佳，利培酮与氯氮平都是$DA_2/5-HT_2$受体阻滞剂，但利培酮的抗DA_2比抗$5-HT_2$的效应比率比氯氮平强，故利培酮能强化5－HT回收抑制剂的抗强迫效应。有研究报道加用奎硫平增效剂后，其强迫症状改善，但抑郁症状和焦虑症状并无改善，显示出增效剂的独特改善强迫症状的作用。有药理动力学理论认为非典型抗精神病药物通过拮抗5－HT受体而提高SRI的活性，由于非典型抗精神病药物的D_2拮抗作用，特别是对$5-HT_{2A}$和D_2的拮抗作用，使SSRIs的治疗范围扩大。

（3）*碳酸锂*：有若干研究报道锂盐作增效剂对难治性强迫症有效。但在双盲对照研究中与安慰剂组无显著性差异。

（4）*抗抑郁药*：虽然还缺乏双盲研究证实有效，但氯米帕明在临床中普遍被用作难治性强迫症的增效剂。但在合用过程中要注意SSRIs可显著提高三环类抗抑郁药的血药浓度，引起“5－羟色胺综合征”，出现高热、大汗、意识模糊、抽搐等严重症状。因此，开始用药剂量宜少，加药不宜太快，注意血药浓度监测及临床观察。一旦出现立即停药，给予降温、输液、控制抽搐发作等对症处理和营养支持疗法。

（5）*抗焦虑约*：个案报道氯硝西泮单用或作为增效剂对强迫症均有效，机制可能是作用于5－羟色胺。

（6）*抗癫痫药*：有个案报道氯米帕明合用卡马西平对难治性强迫症有效，特别是在合并有冲动行为的强迫症患者中，但卡马西平能减少氯米帕明的血药浓度，所以卡马西平的增效作用不可能是由于增加了氯米帕明的血药浓度所致，卡马西平可释放5－HT可能是解释其增效原因之一。

（7）*其他*：有报道色氨酸作增效剂有效；甲状腺素作增效剂对重性抑郁有较好疗效，但对强迫症的增效作用尚未证实；加丁螺环酮对难治性强迫症有效。

3. 静滴氯米帕明或西酞普兰

治疗难治性强迫症的另一种方法是氯米帕明静脉用约，Brian A等研究发现，难治性强迫症经2周药物清洗期后改静滴氯米帕明，第1~2日为每日25mg，第3日为每日50mg，第4日为每日75mg，第5日为每日100mg，第6日为每日125mg，第7日为每日150mg，第8日为每日175mg，第9日为每日200mg，第10~14日为每日250mg，静脉用药14天后，病情明显改善，然后再换用口服氯米帕明，剂量为每日250mg。有报道在氯米帕明静滴前催乳素及可的松血浆水平较低者及静滴14天后生长激素水平分泌明显增多的难治性强迫症，对静滴氯米帕明效果较好。Stefano研究发现，静滴西酞普兰可安全、快速地改善难治性强迫症。剂量用法为第1~2日为20mg，第3~6日为40mg，第7~21日为60mg，从第22日后换用口服西酞普兰，剂量为每日40~80mg。但要注意其心血管系统的不良反应。

4. 电休克治疗

ECT的抗强迫作用是令人怀疑的，但在伴有严重抑郁和自杀的强迫症中可用ECT。

5. 精神外科手术治疗

其指征为症状严重，药物治疗与心理治疗失败，以及自愿接受。精神外科手术治疗是治疗难治性强迫症的最后一个手段。目前的手术主要包括前扣带束切开术、前囊切开术、尾下神经束切除术、边缘前额脑白质切除手术，虽然很难进行对照研究，但其对部分难治性强迫症治疗有效。目前对于该疗法的远期疗效及后遗症等问题颇存争议，因此建议选择病例需严格并加强随访，严格防止滥用。

第八节　躯体形式障碍

一、概念

躯体形式障碍是一种以持久地担心或相信各种躯体症状的优势观念为特征的神经症。患者因这些症状反复就医，各种医学检查阴性和医生的解释均不能打消其疑虑。即使有时存在某种躯体障碍，也不能解释所诉症状的性质、程度，或其痛苦与优势观念。经常伴有焦虑或抑郁情绪。尽管症状的发生和持续与不愉快的生活事件、困难或冲突密切有关，但患者常否认心理因素的存在。本障碍男女均有，呈慢性波动性病程。

躯体形式障碍在DSM－Ⅳ中主要包括躯体化障碍、转换障碍、疑病症、未分化躯体形式障碍、体形障碍和疼痛障碍。在ICD－10中除将转换障碍归入分离性障碍外，主要包括躯体化障碍、未分化躯体形式障碍、疑病障碍、躯体形式的植物功能紊乱和疼痛障碍。CCMD－3的分类与ICD－10相同。

二、流行病学

由于对疾病认识的不同、疾病分类的变化，关于躯体形式障碍的患病率和发病率的资料变化很大，有的疾病形式尚无明确的流行病学资料。WHO在14国家社区26 916人的调查，躯体形式障碍的患病率2.7%（1998）。美国躯体化障碍的年发病率0.1%～0.4%，而未分化躯体形式障碍的患病率在普通人口中估计为4%～11%。疑病症在内科诊所患者中占4%～6%。持久的、反复的疼痛在一般人口中占1/3～1/2。我国上海的资料，躯体化障碍的患病率为4.23‰（1997），综合医院住院患者中4.15%（2006），门诊患者中18.2%（1999）。

三、病因与发病机制

躯体形式障碍的确切病因和发病机制不明。可能的病因和发病机制主要包括心理社会因素和生物学因素。

（一）生物学因素

遗传因素可能与躯体形式障碍的发病有关。在躯体化障碍女患者的一级亲属中，女性患该障碍的占10%～20%，而男性患反社会人格障碍、药物滥用和酒依赖的危险性增加。在躯体形式疼痛障碍患者的一级亲属中，疼痛性疾病、抑郁症和酒依赖发病率较一般人口高。

（二）心理社会、文化因素

躯体形式障碍在病前可有一定的心理社会因素作为发病的原因或诱因，但患者常常否认这一因素的存在。具有内向、孤僻、敏感多疑、易受暗示，对周围事物缺乏兴趣，对身体变化十分关注等自恋倾向人格特征的人易出现躯体形式障碍。同时也受到社会、文化和种族因素的影响。如在东方文化中，由于躯体症状较精神障碍易于受别人接受，所以患者更趋于将心理症状归结于躯体原因。在医疗实践中，由于医生对症状的治疗或做出的诊断名称不恰当，强化了患者对躯体疾病的认识等。心理动力学派认为躯体形式障碍的躯体症状和躯体痛苦是对愤怒、愿望等无意识满足的结果。躯体主诉是患者对需要照料、关心、同情或注意的愿望的无意识表达。学习理论认为，躯体形式障碍是患者条件学习的结果。通过某些躯体症状获得别人的关心、照顾或逃避责任，或发现自己的某些躯体不适可以操纵其他人的行为而得以强化。认知理论认为躯体形式障碍躯体症状的出现，与患者对正常的躯体感觉进行歪曲解释和错误归因于躯体疾病有关。

四、临床表现

躯体形式障碍是一种异源性疾病，躯体症状的表现多种多样。

（一）躯体化障碍

又称 Briquet 综合征。女性远多于男性，多在 30 岁以前发病。主要表现为多种多样、反复出现和经常变化的躯体症状，症状可涉及身体的任何系统或器官。最常见的是胃肠道不适，如疼痛、打嗝、返酸、呕吐、恶心等。异常的皮肤感觉，如瘙痒、烧灼感、刺痛、麻木感、酸痛等。皮肤斑点、性及月经方面的主诉也很常见。常伴有明显的抑郁和焦虑症状。病程常为慢性波动性，多在 2 年以上。

（二）未分化躯体形式障碍

其临床表现类似躯体化障碍，但症状的典型性不够，涉及的部位不如躯体化障碍广泛和丰富。患者的躯体症状主诉具有多样性、变异性的特点，病程在半年以上，又不足 2 年。

（三）疑病症

又称疑病障碍，男女发病机会均等。临床特征是患者存在先占观念，坚持认为自己患有一种或几种严重的躯体疾病。患者围绕自己所担心或相信自己所患的疾病，过分关注自己的躯体感受，对通常出现的生理现象和异常感觉做出疑病性解释，并表现出相应的躯体症状。患者因此到处反复就医，做各种医学检查。尽管各种检查结果阴性，不同医生的解释和保证均不能打消其疑虑。辗转于综合医院各科就诊，患者与医生之间很容易出现矛盾冲突。患者的痛苦与优势观念往往过分夸大了所患躯体疾病本身的症状。患者常伴有焦虑或抑郁症状。常为慢性波动性病程。有的患者对身体变形的疑虑或先占观念（躯体变形障碍）也归于本症。

（四）躯体形式自主神经紊乱

本病特征为患者有明确的受自主神经支配的器官系统发生躯

体障碍的症状。最常见受累的器官系统是心血管系统（心脏神经症）、呼吸系统（心因性过度换气）和胃肠道（胃肠神经症）。患者在自主神经兴奋症状，如心悸、出汗、脸红、震颤等症状基础上，又发生了非特异的，但更有个体特征和主观性的症状，如部位不定的疼痛、烧灼感、沉重感、紧束感、肿胀感，经检查不能发现有关器官和系统的结构和功能发生紊乱的证据。患者坚持将症状归咎于某一特定的器官或系统，为此痛苦。

（五）持续的躯体形式疼痛障碍

这是一种不能用生理过程或躯体障碍予以合理解释的持续性的严重疼痛。发病高峰年龄为30～50岁，女性多见。情绪冲突或心理社会因素直接导致了患者疼痛的发生。患者常生动地描述其疼痛的部位和性质，如反复地头疼、持久的后背疼、盆腔疼，或刀刺样的后背疼、腹部烧灼痛等。经过检查不能发现相应主诉的躯体病变。病程迁延，常持续6个月以上。患者常以疼痛要求接受治疗，服用多种药物，甚至有镇静止痛药物的依赖。常伴有焦虑、抑郁和失眠，社会功能明显受损。

五、诊断与鉴别诊断

躯体形式障碍的诊断需要临床医生倍加小心。当患者的临床表现以躯体症状为主，主要表现为对躯体症状过分担心或对身体健康过分关心，但不是妄想。患者反复就医或要求医学检查，但检查结果阴性。患者的生活、工作、学习和社交活动等社会功能受到影响。症状至少持续已3个月以上时可以考虑该障碍的诊断。

（一）躯体化障碍

存在各种各样、变化多端的躯体症状至少两年，不断拒绝多名医生对其躯体症状解释的忠告和保证，社会功能受到一定的影响。病程不足两年，考虑未分化躯体化障碍的诊断。

（二）疑病症

疑病症的诊断基本上与躯体形式障碍的诊断要点一致，只是在患者担心的躯体症状后面，患者怀疑自己得了某种躯体疾病，或存在持续性的先占观念，认为有畸形或变形。

（三）躯体形式自主神经紊乱

患者持续存在自主神经兴奋症状，同时又涉及特定器官或系统的主观主诉，但无相应器官或系统的结构或功能紊乱的证据，医生的解释和保证无济于事。

（四）持续的躯体形式疼痛障碍

以持续、严重、令人痛苦的疼痛为主诉，不能用生理过程或躯体障碍完全加以解释。情绪冲突或心理社会问题与疼痛的发生有关，且足以得出它们是主要致病原因的结论。

由于躯体形式障碍患者可以表现出各种各样的躯体症状，特别是有的患者本身就伴有躯体疾病，所以必须注意与躯体疾病进行鉴别诊断。一般来说，躯体疾病的症状表现确切、稳定，从医学的角度相对容易理解。特别是通过体格、实验室及其他辅助检查可以有明确的阳性发现以资鉴别。

另外有关其他精神疾病的共病问题也应引起临床医生的注意。相当一部分躯体形式障碍患者可以出现焦虑或抑郁症状，甚至符合焦虑症或抑郁症的诊断标准。这时可做出焦虑症或抑郁症的共病诊断。在抑郁症、精神分裂症和其他神经症也可出现躯体症状，甚至出现疑病观念或疑病妄想。这时需要认真进行精神检查，通过抑郁症、精神分裂症或其他神经症的特征性症状的发现来进行鉴别诊断。

六、治疗

躯体形式障碍的治疗较为困难，没有很好的治疗方法，多采用综合治疗。由于有躯体形式障碍的患者不认可自己的疾病归结于心理问题，往往辗转于基层医疗机构或大型综合医院，给有限的医疗卫生资源造成很大的浪费。如何减少患者过多使用医疗资源，也是在躯体形式障碍的治疗中应注意的问题。

（一）心理治疗

现有的循证证据显示，认知行为治疗对于躯体形式障碍的躯体症状、心理痛苦和功能障碍具有确切的疗效。首先对躯体形式障碍患者一定要提供良好的支持性心理治疗。建立良好的医患关系对于本病的治疗是非常重要的。在治疗过程中应注意评价患者的社会支持系统，识别和降低促发或加重患者躯体症状的日常生活问题，减少躯体症状的继发性获益。针对患者的人格特点、个人生活史和疾病特点，评估患者的情绪与躯体症状的关系，盘诘与检验患者的威胁性负性信念，改变患者的回避性行为模式等有助于患者疾病的治疗。

（二）药物治疗

针对患者躯体症状的药物治疗往往没有多大的效果。目前药物治疗的研究显示，抗抑郁药物对躯体形式障碍具有轻中度的疗效，但由于患者对药物不良反应的顾虑和错误认识，治疗的脱落率很高。如果患者伴有焦虑、抑郁等情绪症状，可应用适量的抗焦虑药物或抗抑郁药物。常用的药物有三环类抗抑郁药物和 SSRI 类药物。有研究认为，抗抑郁药物联合认知行为治疗比单用药物或心理治疗效果更好。

七、病程与预后

躯体形式障碍往往呈慢性、波动性病程。事件的出现而波动。如急性起病，诱因明显，陷者治疗困难，预后差。多则数年或几十年。随着患者在日常生活中的负性生活病前人格健康者预后较佳；起病缓慢，病程长，人格缺陷者治疗困难，预后差。

第九节　神经衰弱

神经衰弱是指大脑由于长期的情绪紧张和精神压力，从而使精神活动能力减弱，其主要特征是精神易兴奋和脑力易疲乏，常伴有情绪烦恼、易激惹以及睡眠障碍、头晕、多种躯体不适等症状，这些症状不能归因于已存在的躯体疾病、脑器质性病变或某种特定的精神疾病。病程迁延，症状时轻时重，病情波动常与心理社会因素有关，多数病例发病于16～40岁之间，两性间发病率无明显差异，从事脑力劳动者占多数。

一、临床表现

神经衰弱症状多样，归纳如下。

（一）精神易兴奋

无论工作、学习均易引起兴奋，表现为回忆和联想增多而控制不住，有浮想联翩之感，但无言语运动的增多，不易专心于做某一件事。同时患者常有躯体不适或特别敏感，对强光、噪声等刺激厌烦，易激惹，稍不如意则暴怒，易与人争吵等，事后又后悔。

（二）脑力易疲乏

如看书、学习或用脑时则易疲乏即所谓“看不进去”，脑力迟钝，主诉头胀、头昏、头痛，同时注意力不集中，看书用脑则不易掌握中心内容，难以持久，记忆力差，久而久之，感肢体无力，懒于外出活动，工作和休息双效率降低和成绩下降，往往有力不从心之感。

（三）头痛

紧张性头痛，头痛多无固定部位，有时痛，有时不痛，一般可耐受。偶然可伴恶心但无呕吐。看书、学习时头痛加剧，待情绪松弛或睡眠好，得以充分休息，头痛可明显减轻。有时头部有压迫或紧箍感。

（四）睡眠障碍

多为入睡困难、难以熟睡或早醒，入睡后往往感到睡不实，多梦，并认为梦多而影响睡眠不足。需要提及的是，精神科的好多疾病都有睡眠障碍，睡眠障碍并不是神经衰弱的特征性症状，精神和体力的易兴奋和易疲劳才是神经衰弱的核心症状。

（五）自主神经功能障碍

可出现心动过速、血压偏高或偏低、多汗、肢端发凉、厌食、便秘和腹泻、尿频、月经不调、遗精、早泄或阳痿等。

（六）继发性反应

这是病后继发性病理心理反应，由于患者的躯体症状和自主神经功能紊乱的影响，过分的关注这些不适而疑病，如心悸则疑是心脏病，上腹部不适则怀疑是胃癌，从而易烦恼焦虑不安，加重神经系统功能的负担，从而使病程迁延，症状加剧，又反过来增添焦虑不安，以致成为恶性循环。

二、病程与预后

本病病程长，可达数年或数十年，病程常因情绪波动而波动，但一般消除顾虑，适当休息，及时治疗，本病常可缓解或治愈，预后一般良好。

三、诊断

诊断标准如下。

（一）至少有下述症状的 3 项

1. 衰弱症状

如脑力易疲乏，感到没有精力和脑力迟钝，注意力不集中或不能持久，感到记忆力差。总之，脑力活动效率显著下降，体力亦易疲劳。

2. 情绪症状

易烦恼，心情紧张而不能松弛，易激惹，可有轻度焦虑或抑郁，但在病中只占很少一部分时间。

3. 兴奋症状

精神容易兴奋，表现为回忆和联想增多又控制不住，兴奋伴有不快感而无言语运动增多。

4. 紧张性疼痛

紧张性头痛或肢体肌肉酸痛。

5. 入睡障碍

入睡困难，为梦所苦，醒后感到不解乏，睡眠感丧失（实际已睡，自感未睡），睡眠觉醒节律紊乱（夜间不眠，白天没精打采和打瞌睡）。

（二）不符合任何一种其他神经症的诊断

它是神经症的第三级诊断，如果症状符合其他的神经症的标准，则应优先诊断其他神经症。

四、治疗

神经衰弱治疗一般以心理治疗为主，辅以药物、物理或其他疗法，否则疗效欠佳。

（一）心理治疗

以高度关心患者、同情患者的态度与患者建立良好的关系，通过交谈的方式，全面了解病史，根据患者不同的情况进行。

（1）引导患者认识所患疾病的性质，是由于长期工作负担、长期精神负担所致，是可以治愈的。

（2）消除患者对病的疑虑及紧张情绪，指明这种继发性焦虑情绪可能导致疾病的加重或病程的迁延。

（3）为了提高疗效，应合理安排作息制度，坚持锻炼身体，适当参加文体活动，注意精神活动的张弛有度。

（二）药物治疗

可消除某些症状，改善身体状况，增强患者信心。药物治疗既具有药理作用，也具有心理效应。

1. 抗焦虑药物

如地西泮、氯硝西泮、阿普唑仑、艾司唑仑，以及思诺思和忆梦返等，这些药物均能使情绪松弛，镇静安眠。情绪过度紧张可以用地西泮 5 ~ 15 mg，单纯的睡眠障碍则使用思诺思、忆梦返为益。

2. 其他

中医中药均有较好的疗效，针灸、耳针、太极拳也有一定的疗效。

第十节　分离（转换）性障碍

一、概述

分离（转换）性障碍，原名癔症或歇斯底里症。系由于明显的心理因素，如生活事件、内心冲突、情绪激动、暗示或自我暗示等作用于易患个体所引起的精神障碍。临床主要表现为分离（转换）性障碍，但又不能查出相应的器质性病变作为其病理基础。其症状具有做作、夸大或富有情感色彩等特点；可由暗示诱发，也可由暗示而消失，且有反复发作等特点。

癔症是精神病学诊断术语中最为古老的病名之一，公元前即已被描述，古希腊人认为癔症是妇女所特有的一种疾病，是因子宫在腹腔内游走而致病的。希波克拉底认为，怀孕和婚姻是最好的治疗方法。在中世纪，或更晚一些时期，癔症很容易与魔法混淆。至 19 世纪后期才开始对本症进行科学的研究。究竟癔症是鬼魔附体、是神经系统的器质性缺陷、是心因暗示的作用、是人格分离的结果，还是性压抑的表现等，一直争论不休。至今虽然大多数学者认为是社会心理因素加上个体易患素质所致，但对其发病机制尚无公认的结论。ICD－10 和 DSM－Ⅳ都取消了“癔症”这一名称，理由是它的含义太多而不确定，建议最好尽量避免“癔症”一词。我国 CCMD－2－R 和 CCMD－3 虽然保留了“癔症”一词，但在临床描述、分型等方面也注意和 ICD－10 的分类保持一致。

二、流行病学

全国 12 个地区神经症流行病学调查显示，分离（转换）性障碍的患病率为 3.55‰，农村患病率为 5.00‰，明显高于城市（2.09‰），在神经专科门诊中占 13.8%。国外统计，普通居民分离（转换）性障碍的患病率约为 5‰，男性罕见。近年来流行病学资料显示，发病率有下降的趋势，原因不明。多数学者认为文化落后地区发病率较高。首发年龄以 20～30 岁最多。

三、病因与发病机制

（一）病因

1. 遗传因素

1957 年 Ljungberg 的家系调查发现，分离（转换）性障碍先证者的一级亲属男性患病率为 2.4%，女性为 6.4%，高于普通居民的患病率，提示分离（转换）性障碍与遗传有关。但双生子研究不支持分离（转换）性障碍与遗传有关的理论。

2. 性格特征

通常认为，具有分离（转换）性障碍性格的人易患此病。其性格的主要特点为：①情感丰富，但肤浅，似一名蹩脚演员，看得出她（他）在表演。凭情感分辨好恶，所谓情感逻辑，好者欲其生，恶者欲其死。②以自我为中心。③暗示与自我暗示性强。

④想象力丰富，甚至以幻想代替现实。国外还有不成熟、要挟、性挑逗等特征的描述。

3. **器质性因素**

脑器质性损害具有促发分离（转换）性障碍的倾向。如多发性硬化、散发性脑炎、脑外伤、癫痫等均可出现分离（转换）性障碍样发作，使脑器质性疾病与分离（转换）性障碍共存，突出的分离（转换）性障碍表现有时可掩盖脑器质性损害的症状和体征而造成误诊。

4. **社会文化因素**

社会文化因素对分离（转换）性障碍的发病形式、临床表现等方面均有明显的影响。随着时代的发展，社会的变迁，分离（转换）性障碍的症状也有变得较为安静、较为含蓄的趋势。如痉挛性大发作、情感暴发形式较前减少，而表现为躯体化形式。某些特定的种族和社会文化背景其分离（转换）性障碍具有特殊的表现形式。如arctic分离（转换）性障碍［北极圈分离（转换）性障碍］只见于北极的爱斯基摩人，多是妇女；恐缩症（koro）只发生于华南及移居东南亚一带的中国南方人。

（二）发病机制

分离（转换）性障碍的发病机制尚不完全清楚，较有影响的观点大致有以下几种。

（1）Charcot强调暗示与自我暗示在本症发病机制中的作用。

（2）Janet认为本症是人格分离所造成。

（3）Freud从分离（转换）性障碍研究开创精神分析理论，认为本症是由创伤，特别是婴儿期本能被压抑而引起，受到创伤的性本能通过转换机制，产生麻痹、痉挛等症状。

四、临床表现

分离（转换）性障碍的临床表现极为复杂、多样，归纳起来可分为下述3类。

（一）分离性障碍

分离性障碍是指对过去经历与当今环境和自我身份的认知部分或完全不相符合，是分离（转换）性障碍较常见的表现形式，主要表现如下。

1. 分离性朦胧状态

主要表现为意识范围缩小，其言语、动作和表情多反映其精神创伤的内容，而对外界其他事物的反应较为迟钝。这种状态常突然发生，历时几十分钟，然后自行缓解，清醒后患者对发病经历通常不能完全回忆。

2. 情感暴发

常在与人争吵、情绪激动时突然发作，表现为时哭时笑，吵闹不休，捶胸顿足，在地上翻滚，甚至撕衣毁物，碰壁撞墙，尽情发泄内心愤懑，有人围观时发作更加剧烈。历时数十分钟后可自行缓解，事后部分遗忘。

3. 分离性神游症

在白天觉醒时，突然不辞而别，离开家或工作场所，到外旅行或漫游。此时患者意识范围缩小，但日常基本生活（如饮食起居）和简单的社会交往（如购票、乘车等）依然可保持。历时几十分钟到几日，清醒后对病中经过不能回忆。

4. 分离性假性痴呆

在精神创伤后突然出现严重的、非器质性的智力障碍，对简单的问题，给予近似的却是错误的回答，如2+2=3、羊有五条腿等，给人以做作的印象，并常伴有行为怪异，这类现象称Ganser综合征。有些患者则突然显得天真幼稚，虽系成人却牙牙学语，活蹦乱跳，撒娇淘气，逢人便称叔叔、阿姨，这类表现称之为童样痴呆。

5. 分离性木僵

在精神创伤后，出现较深的意识障碍，表现为分离性木僵。

患者在相当长时间保持固定的姿势，没有言语和随意动作，对声、光和疼痛刺激没有反应。拨其上眼睑，可见眼球向下转动，或紧闭双眼，表明患者既非入睡，也不是处于昏迷状态，通常数十分钟即可自行缓解。

6. 分离性遗忘

又称阶段性遗忘或选择性遗忘，其遗忘往往能达到回避的目的。突然发生的非器质性记忆障碍，表现为遗忘了某一阶段的经历或某一性质的事件，而那一段经历或那一类事件往往与精神创伤有关。

7. 分离性身份障碍

患者有时在不同时间以不同的身份出现，各种身份之间相互独立、互无联系，交替出现，表现为2种或2种以上明显不同的人格。两种人格交替出现者称为双重人格，多种人格交替出现者称为多重人格，其中一种人格常居主导地位。

8. 分离性精神病

为分离（转换）性障碍的最严重的表现形式。在严重精神创伤后突然起病，表现为明显的行为紊乱、短暂的幻觉、妄想和思维障碍以及人格解体等。发作时间较上述各种类型长，但一般不超过3周，可突然恢复常态，缓解后无遗留症状，但可再发。

（二）转换性障碍

转换性障碍包括运动障碍、感觉障碍等转换性症状和躯体、内脏障碍等躯体化症状。无器质性病变基础，其神经症状也不符合神经解剖生理特点，故被认为是患者不能解决的内心冲突或愿望以躯体症状的形式表现出来。

1. 运动障碍

表现有4种类型。

（1）*痉挛发作*：与癫痫大发作非常相似，但常在受到精神刺激或暗示时突然发作，缓慢倒地，呼之不应，抽搐发作无规律性，没有强直及阵挛期，常为腕关节、掌指关节屈曲，指骨间关节伸直，拇指内收，下肢伸直或全身强硬，肢体阵发性乱抖、乱动。发作可伴哭叫，呼吸呈阵发性加快，脸色略潮红。无尿失禁，不伴舌咬伤。发作时瞳孔大小正常。意识虽似不清，但可受暗示使抽搐暂停。发作后期肢体不松弛，而大多为有力的抵抗被动运动；无病理反射，如发作后期出现阳性跖反射者，提示存在器质性病变。一般发作可持续数十分钟或数小时之久，症状自行缓解，但国外报道约 1/3 这类患者可能合并真正的癫痫，临床上要注意鉴别。

（2）局部肌肉抽动或阵挛：表现为肢体粗大颤动或某一肌群不规则抽动，肌阵挛则为一群肌肉的快速抽动，类似舞蹈样动作以及各种奇特的肌张力紊乱、肌无力等，但不能证实有器质性改变，注意与癫痫部分性发作或舞蹈症相鉴别。

（3）肢体瘫痪：可表现为单瘫、偏瘫、截瘫、四肢瘫痪，但不符合解剖特点，常以关节为界。如一下肢瘫痪者卧位时，下肢活动自如，但不能站立行走，如扶之行走，则比真正器质性患者还要困难。但当患者确信旁边无人时，则行走很好，没有提示器质性病变的肌张力及腱反射改变，无病理反射。但病程久者有失用性肌萎缩。

（4）缄默症、失声症：患者不用语言而用书写或手势与人交谈，称缄默症。想讲话，但发不出声音，或仅用耳语或嘶哑的声音交谈，称为失声症。神经系统和发音器官均无器质性病变。

2. 感觉障碍

表现有 5 种类型。

（1）感觉过敏：对外界一般强度的声光刺激，均难以忍受；对躯体皮肤轻微的抚摸就可以引起剧烈疼痛。

（2）感觉缺失：表现为局部或全身的感觉缺失，缺失的感觉有痛觉、温觉、冷觉、触觉或振动觉。感觉缺失的范围与其神经分布不一致，且缺失器质性基础。

（3）感觉异常：如患者常感到咽喉部有异物感或梗阻感，但咽喉部无异常，称为癔症球。

（4）视觉障碍：表现为弱视、失明、管状视野、单眼复视，其视诱发电位正常。

（5）听觉障碍：表现为听力突然丧失，电测听和听诱发电位检查正常。患者可在睡眠中被叫醒。

3. 躯体化障碍

患者长期存在反复出现、经常变化的多种躯体症状。以胃肠道症状（如恶心、呕吐、腹痛、胀气）、皮肤感觉异常（如痒、麻木感、烧灼感）和泌尿生殖系统症状最常见，并无相应的器质性病变。病程呈慢性波动，女性居多。

（三）分离（转换）性障碍的特殊表现形式

流行性分离（转换）性障碍，又称分离（转换）性障碍的集体发病，多发生在共同生活、经历和观念基本相似的群体中，起初一人发病，周围目睹者精神受到感应，相继出现类似症状，在相互暗示和自我暗示下，可在短期内暴发流行。发作大多历时短暂，症状相似，以女性多见。

五、病程与预后

起病多急剧，常由明显的精神因素促发。其病程有发作性和持续性2种。分离性神游症、木僵状态、情感暴发以及转换性痉挛发作常为发作性，而分离性遗忘症、身份障碍、转换性运动障碍、感觉障碍往往呈持续病程。通常认为分离（转换）性障碍预后良好。60%～80%的患者可能在1年内自行缓解；若病程超过1年者，可能要持续多年。国内学者认为，分离性障碍持续时间短，易复发；转换性障碍病程长，复发少。

六、诊断与鉴别诊断

（一）诊断要点

（1）有心理社会因素作为诱因，至少有下列1项综合征：①分离性遗忘；②分离性漫游；③分离性身份障碍；④分离性精神病；⑤转换性运动和感觉障碍；⑥其他分离（转换）性障碍形式。

（2）没有可解释上述症状的躯体疾病证据。

（3）社会功能受损。

（4）起病与应激事件之间有明确联系，病程多反复迁延。

（5）排除器质性精神病变及其他精神障碍、扮演性障碍、诈病。癫痫可合并有分离（转换）性障碍表现，此时临床诊断不应采取“二者择一”的诊断“唯一原则”，以免漏诊。分离（转换）性障碍症状可见于精神分裂症和情感性精神障碍，假如有后两者症状存在，按照临床诊断的“就重原则”，应首先考虑后两者的诊断。

（6）分离（转换）性障碍的诊断必须具有排除性与支持性2种依据。因此，诊断本症必须对以下几点加以注意：①详细询问病史和症状演变进程；②疾病发生、发展的诱发因素；③分析症状的起因，性质的特征；④进行详细查体和必要的辅助检查，以排除其他疾病；⑤对儿童和中老年首次出现发作者、与某些躯体器质性疾病并存时，作出诊断时更应慎重；⑥不能仅根据病前有精神因素与暗示治疗有效而作出诊断，客观地估计精神因素和暗示性在每例患者的发病、治疗与转归上的实际意义是十分重要的。

（二）鉴别诊断

1. 癫痫大发作

分离（转换）性障碍的痉挛发作应与癫痫大发作相鉴别。癫痫大发作时意识完全丧失，瞳孔多散大且对光反应消失，可发病于夜间；发作有强直、痉挛和恢复期3个阶段，痉挛时四肢呈有规则的抽搐，常伴舌咬伤、跌伤和大小便失禁，发作后完全不能回忆，脑电图检查有特征变化。

2. 心因性精神障碍

临床上，首次发病的分离（转换）性障碍易与心因性精神障碍相混淆。心因性精神障碍症状的发生、发展与精神刺激因素的关系更为密切，不具有分离（转换）性障碍性格特点，无分离（转换）性障碍患者那样的情感色彩，无表演和夸大特点，缺乏暗示性，无反复发作史，病程持续较长。

3. 诈病

分离（转换）性障碍的某些症状，由于患者的夸张和表演色彩，给人一种伪装的感觉。但诈病者常有明确的目的，表现的症状受意志控制，因人、因时、因地而异，在露面的公众场合常矫揉造作，无一定的疾病过程与规律。

4. 其他疾病

分离（转换）性障碍的失声、失聪、失语以及肢体运动障碍均需与相关的器质性疾病鉴别。后者的诊断在于详细的体格检查与实验室检查的阳性发现，以及缺乏分离（转换）性障碍的不符合生理解剖规律的特点，如分离（转换）性障碍的失声在睡眠中可有梦呓，分离（转换）性障碍性瘫痪者的症状不符合神经分布的规律等。但应注意的是，分离（转换）性障碍有可能与躯体疾患共病，所以鉴别时要慎重。

七、治疗

分离（转换）性障碍以心理治疗为主，如说理开导、疏泄鼓励、支持保证、自我松弛、催眠暗示、行为疗法等。给患者以心理治疗时，需得其家属配合。有不少家属在患者发病时大惊失色，这样反而加重了其症状。如有焦虑或抑郁症状严重者，可给予抗焦虑、抗抑郁药物。有时药物暗示也可收到一定的效果。

（一）心理治疗

是治疗分离（转换）性障碍的基本措施，主要治疗方法如下。

1. 暗示疗法

为治疗分离（转换）性障碍的经典方法，对消除分离（转换）性障碍性躯体障碍效果好，特别适用于急性起病的患者。在觉醒状态下，通过语言暗示，或配合适当理疗、针灸或按摩，即可获得良好的治疗效果。对病程长，病因不太明确的患者，往往需要借助药物或语言催眠疗法，清除心理阻力，才能取得较好效果。

2. 催眠疗法

在催眠状态下，可使被遗忘的创伤性体验重现，受压抑的情绪获得释放，从而达到消除症状的目的。适合治疗分离（转换）性障碍的遗忘症、多重人格、缄默症、木僵状态以及情绪受到伤害或压抑的患者。

3. 解释性心理治疗

主要目的在于引导患者正确评价精神刺激因素，充分了解疾病的性质，帮助其克服个性缺陷，加强自我锻炼，促进心身健康。

4. 行为疗法

主要采取循序渐进、逐步强化的方法对患者进行功能训练，适用于暗示治疗无效、肢体或言语有功能障碍的慢性病例。

（二）药物和物理治疗

1. 药物治疗

对分离（转换）性障碍的精神发作、激情或兴奋状态、明显的行为紊乱，可酌情给抗精神病药物，如氯丙嗪 50 mg 肌内注射，或氯丙嗪 25 ~ 50 mg/次，每日 1 ~ 2 次，口服；对晚上失眠者，可服用安眠药如阿普唑仑或氯硝西泮等。

2. 物理治疗

针刺或电兴奋治疗对分离（转换）性障碍性瘫痪、失聪、失明、失声或肢体抽动等功能障碍，都有良好效果，可以选用。

第十七章　更年期精神病的中医辨病辨证治疗

第一节　不寐

不寐是以经常不能获得正常睡眠为特征的一类病证，主要表现为睡眠时间、深度的不足，轻者入睡困难，或寐而不酣，时寐时醒，或醒后不能再寐，重则彻夜不寐，常影响人们的正常工作、生活、学习和健康。

不寐在《内经》称为“不得卧”“目不瞑”。认为是邪气客于脏腑，卫气行于阳，不能入阴所得。《素问·逆调论篇》记载有“胃不和则卧不安”。后世医家引申为凡脾胃不和，痰湿、食滞内扰，以致寐寝不安者均属于此。

汉代张仲景《伤寒论》及《金匮要略》中将其病因分为外感和内伤两类，提出“虚劳虚烦不得眠”的论述，至今临床仍有应用价值。《景岳全书·不寐》中将不寐病机概括为有邪、无邪两种类型。“不寐证虽病有不一，然惟知邪正二字则尽之矣。盖寐本乎阴，神其主也，神安则寐，神不安则不寐。其所以不安者，一由邪气之扰，一由营气不足耳。有邪者多实证，无邪者皆虚证。”

明·李中梓结合自己的临床经验对不寐证的病因及治疗提出了卓有见识的论述：“不寐之故，大约有五：一曰气虚，六君子汤加酸枣仁、黄芪；一曰阴虚，血少心烦，酸枣仁一两，生地黄五钱，米二合，煮粥食之；一曰痰滞，温胆汤加南星、酸枣仁、雄黄末；一曰水停，轻者六君子汤加菖蒲、远志、苍术，重者控涎丹；一曰胃不和，橘红、甘草、石斛、茯苓、半夏、神曲、山楂之类。大端虽五，虚实寒热，互有不齐，神而明之，存乎其人耳。”

明·戴元礼《证治要诀·虚损门》又提出“年高人阳衰不寐”之论。清代《冯氏锦囊·卷十二》。亦提出“壮年人肾阴强盛，则睡沉熟而长，老年人阴气衰弱，则睡轻微易知。”说明不寐的病因与肾阴盛衰及阳虚有关。

西医学的神经官能症、更年期综合征、慢性消化不良、贫血、动脉粥样硬化症等以不寐为主要临床表现时，可参考本节内容辨证论治。

一、病因病机

人之寤寐，由心神控制，而营卫阴阳的正常运作是保证心神调节寤寐的基础。每因饮食不节，情志失常，劳倦、思虑过度及病后、年迈体虚等因素，导致心神不安，神不守舍，不能由动转静而致不寐病证。

（一）病因

1. 饮食不节

暴饮暴食，宿食停滞，脾胃受损，酿生痰热，壅遏于中，痰热上扰，胃气失和，而不得安寐。《张氏医通·不得卧》阐述其原因：“脉滑数有力不得卧者，中有宿滞痰火，此为胃不和则卧不安也。”此外，浓茶、咖啡、酒之类饮料也是造成不寐的因素。

2. 情志失常

喜怒哀乐等情志过极均可导致脏腑功能的失调，而发生不寐病证。或由情志不遂，暴怒伤肝，肝气郁结，肝郁化火，邪火扰动心神，神不安而不寐；或由五志过极，心火内炽，扰动心神而不寐；或由喜笑无度，心神激动，神魂不安而不寐；或由暴受惊恐，导致心虚胆怯，神魂不安，夜不能寐，如《沈氏尊生书·不寐》云："心胆俱怯，触事易惊，梦多不祥，虚烦不眠"。

3. 劳逸失调

劳倦太过则伤脾，过逸少动亦致脾虚气弱，运化不健，气血生化乏源，不能上奉于心，以致心神失养而失眠。或因思虑过度，伤及心脾，心伤则阴血暗耗，神不守舍；脾伤则食少，纳呆，生化之源不足，营血亏虚，不能上奉于心，而致心神不安。如《类证治裁·不寐》说："思虑伤脾，脾血亏损，经年不寐"。《景岳全书·不寐》云："劳倦、思虑太过者，必致血液耗亡，神魂无主，所以不眠。"可见，心脾不足造成血虚，会导致不寐。

4. 病后体虚

久病血虚，年迈血少，引起心血不足，心失所养，心神不安而不寐，正如《景岳全书·不寐》中说："无邪而不寐者，必营气不足也，营主血，血虚则无以养心，心虚则神不守舍"。亦可因年迈体虚，阴阳亏虚而致不寐。若素体阴虚，兼因房劳过度，肾阴耗伤，阴衰于下，不能上奉于心，水火不济，心火独亢，火盛神动，心肾失交而神志不宁。如《景岳全书·不寐》所说："真阴精血不足，阴阳不交，而神有不安其室耳。"

（二）病机

不寐的病因虽多，但其病理变化，总属阳盛阴衰，阴阳失交。一为阴虚不能纳阳，一为阳盛不得入于阴。其病位主要在心，与肝、脾、肾密切相关。

因心主神明，神安则寐，神不安则不寐。而阴阳气血之来源，由水谷之精微所化，上奉于心，则心神得养；受藏于肝，则肝体柔和；统摄于脾，则生化不息；调节有度，化而为精，内藏于肾，肾精上承于心，心气下交于肾，则神志安宁。

若肝郁化火，或痰热内扰，神不安宅者以实证为主。心脾两虚，气血不足，或由心胆气虚，或由心肾不交，水火不济，心神失养，神不安宁，多属虚证，但久病可表现为虚实兼夹，或为瘀血所致。

不寐的预后，一般较好，但因病情不一，预后亦各异。病程短，病情单纯者，治疗收效较快；病程较长，病情复杂者，治疗难以速效。且病因不除或治疗不当，易产生情志病变，使病情更加复杂，治疗难度增加。

二、诊查要点

（一）诊断依据

（1）轻者入寐困难或寐而易醒，醒后不寐，连续3周以上，重者彻夜难眠。

（2）常伴有头痛、头昏、心悸、健忘、神疲乏力、心神不宁、多梦等症。

（3）本病证常有饮食不节，情志失常，劳倦、思虑过度，病后，体虚等病史。

（二）病证鉴别

不寐应与一时性失眠、生理性少寐、它病痛苦引起的失眠相区别。不寐是指单纯以失眠为主症，表现为持续的、严重的睡眠困难。若因一时性情志影响或生活环境改变引起的暂时性失眠不属病态。至于老年人少寐早醒，亦多属生理状态。若因其他疾病痛苦引起失眠者，则应以祛除有关病因为主。

（三）相关检查

临床可检测多导睡眠图：①测定其平均睡眠潜伏期时间延长（长于50分钟）；②测定实际睡眠时间减少（每夜不足6.51小时）；③测定觉醒时间增多（每夜超过30分钟）。

三、辨证论治

（一）辨证要点

本病辨证首分虚实。虚证，多属阴血不足，心失所养，临床特点为体质瘦弱，面色无华，神疲懒言，心悸健忘。实证为邪热扰心，临床特点为心烦易怒，口苦咽干，便秘溲赤。次辨病位，病位主要在心。由于心神的失养或不安，神不守合而不寐，且与肝、胆、脾、胃、肾相关。如急躁易怒而不寐，多为肝火内扰；脘闷苔腻而不寐，多为胃腑宿食，痰热内盛；心烦心悸，头晕健忘而不寐，多为阴虚火旺，心肾不交；面色少华，肢倦神疲而不寐，多属脾虚不运，心神失养；心烦不寐，触事易惊，多属心胆气虚等。

（二）治疗原则

治疗当以补虚泻实，调整脏腑阴阳为原则。实证泻其有余，如疏肝泻火，清化痰热，消导和中；虚证补其不足，如益气养血，健脾补肝益肾。在此基础上安神定志，如养血安神，镇惊安神，清心安神。

（三）证治分类

1. 肝火扰心证

不寐多梦，甚则彻夜不眠，急躁易怒，伴头晕头胀，目赤耳鸣，口干而苦，不思饮食，便秘溲赤，舌红苔黄，脉弦而数。

证机概要：肝郁化火，上扰心神。

治法：疏肝泻火，镇心安神。

代表方：龙胆泻肝汤加减。本方有泻肝胆实火，清下焦湿热之功效，适用于肝郁化火上炎所致的不寐多梦，头晕头胀，目赤耳鸣，口干便秘之症。

常用药：龙胆草、黄芩、栀子清肝泻火；泽泻、车前子清利湿热；当归、生地滋阴养血；柴胡疏畅肝胆之气；甘草和中；生龙骨、生牡蛎、灵磁石镇心安神。

胸闷胁胀，善太息者，加香附、郁金、佛手、绿萼梅以疏肝解郁；若头晕目眩，头痛欲裂，不寐躁怒，大便秘结者，可用当归龙荟丸。

2. 痰热扰心证

心烦不寐，胸闷脘痞，泛恶嗳气，伴口苦，头重，目眩，舌偏红，苔黄腻，脉滑数。

证机概要：湿食生痰，郁痰生热，扰动心神。

治法：清化痰热，和中安神。

代表方：黄连温胆汤加减。本方清心降火，化痰安中，适用于痰热扰心，见虚烦不宁，不寐多梦等症状者。

常用药：半夏、陈皮、茯苓、枳实健脾化痰，理气和胃；黄连、竹茹清心降火化痰；龙齿、珍珠母、磁石镇惊安神。

不寐伴胸闷嗳气，脘腹胀满，大便不爽，苔腻脉滑，加用半夏秫米汤和胃健脾，交通阴阳，和胃降气；若饮食停滞，胃中不和，嗳腐吞酸，脘腹胀痛，再加神曲、焦山楂、莱菔子以消导和中。

3. 心脾两虚证

不易入睡，多梦易醒，心悸健忘，神疲食少，伴头晕目眩，四肢倦怠，腹胀便溏，面色少华，舌淡苔薄，脉细无力。

证机概要：脾虚血亏，心神失养，神不安舍。

治法：补益心脾，养血安神。

代表方：归脾汤加减。本方益气补血，健脾养心，适用于不寐健忘，心悸怔忡，面黄食少等心脾两虚证。

常用药：人参、白术、甘草益气健脾；当归、黄芪补气生血；远志、酸枣仁、茯神、龙眼肉补心益脾安神；木香行气舒脾。

心血不足较甚者，加熟地、芍药、阿胶以养心血；不寐较重者，加五味子、夜交藤、合欢皮、柏子仁养心安神，或加生龙骨、生牡蛎、琥珀末以镇静安神；兼见脘闷纳呆，苔腻，重用白术，加苍术、半夏、陈皮、茯苓、厚朴以健脾燥湿，理气化痰。若产后虚烦不寐，或老人夜寐早醒而无虚烦者，多属气血不足，亦可用本方。

4. 心肾不交证

心烦不寐，入睡困难，心悸多梦，伴头晕耳鸣，腰膝酸软，潮热盗汗，五心烦热，咽干少津，男子遗精，女子月经不调，舌红少苔，脉细数。

证机概要：肾水亏虚，不能上济于心，心火炽盛，不能下交于肾。

治法：滋阴降火，交通心肾。

代表方：六味地黄丸合交泰丸加减。前方以滋补肾阴为主，用于头晕耳鸣，腰膝酸软，潮热盗汗等肾阴不足证；后方以清心降火，引火归原，用于心烦不寐，梦遗失精等心火偏亢证。

常用药：熟地黄、山萸肉、山药滋补肝肾，填精益髓；泽泻、茯苓、丹皮健脾渗湿，清泄相火；黄连清心降火；肉桂引火归原。

心阴不足为主者，可用天王补心丹以滋阴养血，补心安神；心烦不寐，彻夜不眠者，加朱砂、磁石、龙骨、龙齿重镇安神。

5. 心胆气虚证

虚烦不寐，触事易惊，终日惕惕，胆怯心悸，伴气短自汗，倦怠乏力，舌淡，脉弦细。

证机概要：心胆虚怯，心神失养，神魂不安。

治法：益气镇惊，安神定志。

代表方：安神定志丸合酸枣仁汤加减。前方重于镇惊安神，用于心烦不寐，气短自汗，倦怠乏力之症；后方偏于养血清热除烦，用于虚烦不寐，终日惕惕，触事易惊之症。

常用药：人参、茯苓、甘草益心胆之气；茯神、远志、龙齿、石菖蒲化痰宁心，镇惊安神；川芎、酸枣仁调血养心；知母清热除烦。

心肝血虚，惊悸汗出者，重用人参，加白芍、当归、黄芪以补养肝血；肝不疏土，胸闷，善太息，纳呆腹胀者，加柴胡、陈皮、山药、白术以疏肝健脾；心悸甚，惊惕不安者，加生龙骨、生牡蛎、朱砂以重镇安神。

四、预防调护

不寐属心神病变，重视精神调摄和讲究睡眠卫生具有实际的预防意义。《内经》云："恬淡虚无，真气从之，精神内守，病安从来。"积极进行心理情志调整，克服过度的紧张、兴奋、焦虑、抑郁、惊恐、愤怒等不良情绪，做到喜怒有节，保持精神舒畅，尽量以放松的、顺其自然的心态对待睡眠，反而能较好地入睡。

睡眠卫生方面，首先帮助患者建立有规律的作息制度，从事适当的体力活动或体育锻炼，增强体质，持之以恒，促进身心健康。其次养成良好的睡眠习惯。晚餐要清淡，不宜过饱，更忌浓茶、咖啡及吸烟。睡前避免从事紧张和兴奋的活动，养成定时就寝的习惯。另外，要注意睡眠环境的安宁，床铺要舒适，卧室光线要柔和，并努力减少噪音，去除各种可能影响睡眠的外在因素。

第二节　癫狂

一、定义

癫病以精神抑郁，表情淡漠，沉默痴呆，语无伦次，静而少动为特征；狂病以精神亢奋，狂躁刚暴，喧扰不宁，毁物打骂，动而多怒为特征。癫病与狂病都是精神失常的疾病，两者在临床上可以互相转化，故常并称。

二、历史沿革

癫之病名最早见于马王堆汉墓出土的《足臂十一脉灸经》"数瘨疾"。癫狂病名出自《内经》。该书对于本病的症状、病因病机及治疗均有较详细的记载。

在症状描述方面，如《灵枢·癫狂》篇说："癫疾始生，先不乐，头重痛，视举，目赤，甚作极，已而烦心""狂始发，少卧，不饥，自高贤也，自辨智也，自尊贵也，善骂詈，日夜不休。"

在病因病机方面，《素问·至真要大论篇》说："诸躁狂越，皆属于火。"《素问·脉要精微论篇》说："衣被不敛，言语善恶，不避亲疏者，此神明之乱也。"《素问·脉解篇》又说："阳尽在上，而阴气从下，下虚上实，故狂癫疾也。"指出了火邪扰心和阴阳失调可以发病。《灵枢·癫狂》篇又有"得之忧饥""得之大恐""得之有所大喜"等记载。明确指出情志因素亦可以导致癫狂的发生。《素问·奇病论篇》说："人生而有病癫疾者，此得之在母腹中时。"指出本病具有遗传性。

在治疗方面，《素问·病能论篇》说："帝曰：有病怒狂者，其病安生？岐伯曰：生于阳也。帝曰：治之奈何？岐伯曰：夺其实即已，夫食入于阴，长气于阳，故夺其食则已，使之服以生铁落为饮，夫生铁落者，下气疾也。"至《难经》则明确提出癫与狂的鉴别要点，如《二十难》记有"重阳者狂，重阴者癫"，而《五十九难》对癫狂二证则从症状表现上加以区别，其曰："狂癫之病何以别之？然：狂疾之始发，少卧而不饥，自高贤也，自辩智也，自倨贵也，妄笑好歌乐，妄行不休是也。癫疾始发，意不乐，僵仆直视，其脉三部阴阳俱盛是也。"对两者的鉴别可谓要言不繁。

汉代张仲景《金匮要略·五脏风寒积聚病脉证治》说："邪哭（作"入"解）使魂魄不安者，血气少也，血气少者属于心，心气虚者，其人则畏；合目欲眠，梦远行而精神离散，魂魄妄行。阴气衰者为癫，阳气衰者为狂。"对本病的病因作进一步的探讨，提出因心虚而血气少，邪乘于阴则为癫，邪乘于阳则为狂。

唐宋以后，对癫狂的证候描述更加确切，唐代孙思邈《备急千金要方·风癫》曰：“示表癫邪之端，而见其病，或有默默而不声，或复多言而漫说，或歌或哭，或吟或笑，或眠坐沟渠，瞰于粪秽，或裸形露体，或昼夜游走，或嗔骂无度，或是蜚蛊精灵，手乱目急。”对癫狂采用针药并用的治疗方式。

金元时代对癫狂的病因学说有了较大的发展。如金代刘完素《素问玄机原病式·五运主病》说：“经注曰多喜为癫，多怒为狂，然喜为心志，故心热甚则多喜而为狂，况五志所发，皆为热，故狂者五志间发。”元代朱丹溪《丹溪心法·癫狂篇》云：“癫属阴，狂属阳……大率多因痰结于心胸间。”提出了癫狂的发病与“痰”有关的理论，并提出“痰迷心窍”之说，对于指导临床实践具有重要意义，也为后世许多医家所遵循。此时不仅对病因病机的认识更臻完善，而且从实践中也积累了一些治疗本病的经验。如治癫用养心血、镇心神、开痰结，治狂用大吐下之法。此外，《丹溪心法》还记有精神治疗的方法。

及至明清两代，不少医家对本病证治理法的研究多有心得体会。如明代楼英《医学纲目》卷二十五记有：“狂之为病少卧，少卧则卫独行，阳不行阴，故阳盛阴虚，令昏其神。得睡则卫得入于阴，而阴得卫镇，不虚，阳无卫助，不盛，故阴阳均平而愈矣。”对《内经》狂病，由阴阳失调而成的理论有所发挥。再如李梴、张景岳等对癫狂二证的区别，分辨甚详。明代李梴《医学入门·癫狂》说：“癫者异常也，平日能言，癫则沉默；平日不言，癫则呻吟，甚则僵卧直视，心常不乐”“狂者凶狂也，轻则自高自是，好歌好舞，甚则弃衣而走，逾垣上屋，又甚则披头大叫，不避水火，且好杀人。”明代张介宾《景岳全书·癫狂痴呆》说：“狂病常醒，多怒而暴；癫病常昏，多倦而静。由此观之，则其阴阳寒热，自有冰炭之异。”明代王肯堂《证治准绳》中云：

“癫者，俗谓之失心风。多因抑郁不遂……精神恍惚，言语错乱，喜怒不常。”这一时期的医家肯定了癫狂痰迷心窍的病机，治疗多主张治癫宜解郁化痰、宁心安神为主；治狂则先夺其食，或降其火，或下其痰，药用重剂，不可畏首畏尾。明代戴思恭《证治要诀·癫狂》提出：“癫狂由七情所郁，遂生痰涎，迷塞心窍。”明代虞抟《医学正传》以牛黄清心丸治癫狂，取其豁痰清心之意。至王清任又提出了血瘀可病癫狂的论点，并认识到本病与脑有着密切的关系。如王清任《医林改错》癫狂梦醒汤谓：“癫狂一证……乃气血凝滞脑气，与脏腑气不接，如同做梦一样。”清代何梦瑶《医碥·狂癫痫》剖析狂病病机为火气乘心，劫伤心血，神不守舍，痰涎入踞。清代张璐《张氏医通·神志门》集狂病治法之大成：“上焦实者，从高抑之，生铁落饮；阳明实则脉伏，大承气汤去厚朴加当归、铁落饮，以大利为度；在上者，因而越之，来苏膏，或戴人三圣散涌吐，其病立安，后用洗心散、凉膈散调之；形证脉气俱实，当涌吐兼利，胜金丹一服神效……《经》云：喜乐无极则伤魂，魄伤则狂，狂者意不存，当以恐胜之，以凉药补魄之阴，清神汤。”

综上所述，历代医家则对癫狂的病因、病机、临床症状及治疗进行了较多的论述，对后世有较大的影响。

三、范围

癫病与狂病都是精神失常的疾患，其表现类似于西医学的某些精神病，精神分裂症的精神抑郁型，心境障碍中躁狂抑郁症的抑郁型、抑郁发作大致相当于癫病。精神分裂症的紧张性兴奋型及青春型、心境障碍中躁狂抑郁症的躁狂型、躁狂发作、急性反应性精神病的反应兴奋状态大致相当于狂病。凡此诸病出现症状、舌苔、脉象等临床表现与本篇所述相同者，均可参考本篇进行辨证论治。

四、病因病机

癫狂发生的原因，总与七情内伤密切相关，或以思虑不遂，或以悲喜交加，或以恼怒惊恐，皆能损伤心、脾、肝、胆，导致脏腑功能失调和阴阳失于平秘，进而产生气滞、痰结、火郁、血瘀等，蒙蔽心窍而引起神志失常。狂病属阳，癫病属阴，病因病机有所不同。如清代叶天士《临证指南医案》龚商年按："狂由大惊大恐，病在肝胆胃经，三阳并而上升，故火炽则痰涌，心窍为之闭塞。癫由积忧积郁，病在心脾包络，三阴蔽而不宣，故气郁则痰迷，神志为之混淆。"

癫狂发生的存在原发病因、继发病因和诱发因素。原发病因有禀赋不足，情志内伤和饮食不节；继发病因有气滞、痰结、火郁、血瘀等；诱发因素有情志失节，人事怫意，突遭变乱及剧烈的情志刺激。癫病起病多缓慢，渐进发展，癫病病位在肝、脾、心、脑，病之初起多表现为实证，后转换为虚实夹杂，病程日久，损伤心、脾、脑、肾，转为虚证。狂病急性发病，狂病病位在肝、胆、胃、心、脑，病之初起为阳证、热证、实证，渐向虚实夹杂转化，终至邪去正伤，渐向癫病过渡。

兹从气、痰、火、瘀四个方面对本病的病因病机列述如下。

（一）气机阻滞

《素问·举痛论篇》有"百病皆生于气"之说，平素易怒者，由于郁怒伤肝，肝失疏泄，则气机失调，气郁日久，则进一步形成气滞血瘀，或痰气互结，或气郁化火，阻闭心窍而发为癫狂。正如《证治要诀·癫狂》所说"癫狂由七情所郁，遂生痰涎，迷塞心窍"。

（二）痰浊蕴结

自从金元时代朱丹溪提出癫狂与"痰"有关的论点以后，不少医家均宗其说。如明代张景岳《景岳全书·癫狂痴呆》说：

“癫病多由痰气，凡气有所逆，痰有所滞，皆能壅闭经络，格塞心窍。”近代张锡纯《医学衷中参西录·医方》明确指出“癫狂之证，乃痰火上泛，瘀塞其心与脑相连窍络，以致心脑不通，神明皆乱”。由于长期的忧思郁怒造成气机不畅，肝郁犯脾，脾失健运，痰涎内生，以致气血痰结。或因脾气虚弱，升降失常，清浊不分，浊阴蕴结成痰，则为气虚痰结。无论气郁痰结或气虚痰结，总由“痰迷心窍”而病癫病。若因五志之火不得宣泄，炼液成痰，或肝火乘胃，津液被熬，结为痰火；或痰结日久，郁而化火，以致痰火上扰，心窍被蒙，神志遂乱，也可发为狂病。

（三）火郁扰神

《内经》早就指出狂病与火有关。如《素问·至真要大论篇》指出：“诸躁狂越，皆属于火。”《素问·阳明脉解篇》又说：“帝曰：病甚则弃衣而走，登高而歌，或至不食数日，逾垣上屋，所上之处，皆非其素所能也，病反能者何也？岐伯曰：四肢者，诸阳之本也，阳盛则四肢实，实则能登高也”“帝曰：其妄言骂詈不避亲疏而歌者何也？岐伯曰：阳盛则使人妄言骂詈，不避亲疏而不欲食，不欲食故妄走也。”因阳明热盛，上扰心窍，以致心神昏乱而发为狂病。《景岳全书·癫狂痴呆》亦说：“凡狂病多因于火，此或以谋为失志，或以思虑郁结，屈无所伸，怒无所泄，以致肝胆气逆，木火合邪，是诚东方实证也，此其邪盛于心，则为神魂不守，邪乘于胃，则为暴横刚强。”

综上所述，胃、肝、胆三经实火上升扰动心神，皆可发为狂病。

（四）瘀血内阻

由于血瘀使脑气与脏腑之气不相连接而发狂。如清代王清任《医林改错》说：“癫狂一证，哭笑不休，詈骂歌唱，不避亲疏，许多恶态，乃气血凝滞，脑气与脏腑气不接，如同做梦一样。”并自创癫狂梦醒汤治疗本病。另外，王清任还创立脑髓说，其曰："灵机记性在脑者，因饮食生气血，长肌肉，精汁之清者，化而为髓""小儿无记性者，脑髓未满，高年无记性者，脑髓渐空。"联系本病的发生，如头脑发生血瘀气滞，使脏腑化生的气血不能正常的充养元神之府，或因血瘀阻滞脉络，气血不能上荣脑髓，则可造成灵机混乱，神志失常发为癫狂。

综上所述，气、痰、火、瘀均可造成阴阳的偏盛偏衰，而历代医家多以阴阳失调作为本病的主要病机。如《素问·生气通天论篇》说："阴不胜其阳，则脉流薄疾，并乃狂。"又《素问·宣明五气论篇》说："邪入于阳则狂，邪入于阴则痹，搏阳则为癫疾。"《难经·二十难》说："重阳者狂，重阴者癫。"所谓重阴重阳者，医家论述颇不一致。有说阳邪并于阳者为重阳，阴邪并于阴者为重阴；有说三部阴阳脉皆洪盛而牢为重阳，三部阴阳脉皆沉伏而细为重阴；还有认为气并于阳而阳盛气实者为重阳，血并于阴而阴盛血实者为重阴。概言之，两种属阳的因素重叠相加称为重阳，如平素好动、性情暴躁，又受痰火阳邪，此为重阳而病狂；两种属阴的因素重叠相加，称为重阴，如平素好静，情志抑郁，又受痰郁阴邪，此为重阴而病癫。此后在《诸病源候论》《普济方》以及明清许多医家的著述中，也都说明机体阴阳失调，不能互相维系，以致阴虚于下，阳亢于上，心神被扰，神明逆乱而发癫狂。

此外，张仲景《伤寒论》尚有蓄血发狂的记载，应属血瘀一类；由于思虑太过，劳伤心脾，气血两虚，心失所养亦可致病。《医学正传·癫狂痫证》说："癫为心血不足。"癫狂病的发生还与先天禀赋有关，若禀赋充足，体质强壮，阴平阳秘，虽受七情刺激也只是短暂的情志失畅；反之禀赋素虚，肾气不足，复因惊骇悲恐，意志不遂等七情内伤，则每可引起阴阳失调而发病。禀赋不足而发病者往往具有家族遗传性，其家族可有类似的病史。

五、诊断与鉴别诊断

（一）诊断

1. 发病特点

本病发生与内伤七情密切相关，性格暴躁、抑郁、孤僻、易于发怒、胆怯疑虑等，是发病的常见因素；头颅外伤、中毒病史对确定诊断也有帮助。但其主要诊断依据是灵机、情志、行为三方面的失常。所谓灵机即记性、思考、谋虑、决断等方面的功能表现。

2. 临床表现

本病的临床症状大致可分为4类，兹分述于后。

（1）躁狂症状：如弃衣而走，登高而歌，数日不食而能逾垣上屋，所上之处，皆非其力所能，妄言骂詈，不避亲疏，妄想丛生，毁物伤人，甚至自杀等，其证属实热，为阳气有余的症状。

（2）抑郁症状：如精神恍惚，表情淡漠，沉默痴呆，喃喃自语或语无伦次，秽洁不知，颠倒错乱，或歌或笑，悲喜无常，其证多偏于虚。为阴气有余的症状，或为痰气交阻。

（3）幻觉症状：幻觉是患者对客观上不存在的事物，却感到和真实的一样，可有幻视、幻听、幻嗅、幻触等症。如早在《灵枢·癫狂》就对幻觉症状有明确的记载："目妄见，耳妄闻……善见鬼神。"再如明代李梴《医学入门·癫狂》记有："视听言动俱妄者，谓之邪祟，甚则能言平生未见闻事及五色神鬼。"此处所谓邪祟，即为幻觉症状。

（4）妄想症状：妄想是与客观实际不符合的病态信念，其判断推理缺乏令人信服的根据，但患者坚信其正确而不能被说服。正如《灵枢·癫狂》所说："自高贤也，自辨智也，自尊贵也。"《中藏经·癫狂》也说："有自委曲者，有自高贤者。"此外，还可有疑病、自罪、被害、嫉妒等妄想症状。

这些临床症状不是中毒、热病所致，头颅CT及其他辅助检查没有阳性发现。

总之，癫病多见抑郁症状，呆滞好静，其脉多沉伏细弦；狂病多见躁狂症状，多怒好动，其脉多洪盛滑数，这是两者的区别。至于幻觉症状和妄想症状则既可见于癫病，也可见于狂病。

（二）鉴别诊断

1. 痫病

痫病是以突然仆倒，昏不知人，四肢抽搐为特征的发作性疾患，与本病不难区分。但自秦汉至金元时期，往往癫、狂、痫同时并称，常常混而不清，尤其是癫病与痫病始终未能明确分清，及至明代王肯堂才明确提出癫狂与痫病的不同。如《证治准绳·癫狂痫总论》说："癫者或狂或愚，或歌或笑，或悲或泣，如醉如痴，言语有头无尾，秽洁不知，积年累月不愈""狂者病之发时猖狂刚暴，如伤寒阳明大实发狂，骂詈不避亲疏，甚则登高而歌，弃衣而走，逾垣上屋，非力所能，或与人语所未尝见之事""痫病发则昏不知人，眩仆倒地，不省高下，甚而瘛疭抽掣，目上视，或口眼㖞斜，或口作六畜之声。"至此已将癫狂与痫病截然分开，为后世辨证治疗指出了正确方向。

2. 谵语、郑声

谵语是因阳明实热或温邪入于营血，热邪扰乱神明，而出现神志不清、胡言乱语的重症。郑声是指疾病晚期心气内损，精神散乱而出现神识不清，不能自主，语言重复，语声低怯，断续重复而语不成句的垂危征象。狂病与谵语、郑声在症状表现上是不同的，如《东垣十书·此事难知集·狂言谵语郑声辨》记有"狂言声大开自与人语，语所未尝见事，即为狂言也。谵语者，合目自语，言所日用常见常行之事，即为谵语也。郑声者，声战无力，不相接续，造字出于喉中，即郑声也"。

3. 脏躁

脏躁好发于妇人，其症为悲伤欲哭，数欠伸，像如神灵所作，但可自制，一般不会自伤及伤害他人，与癫狂完全丧失自知力的神志失常不同。

六、辨证

（一）辨证要点

1. 癫病审查轻重

精神抑郁，表情淡漠，寡言呆滞是癫病的一般症状，初发病时常兼喜怒无常，喃喃自语，语无伦次，舌苔白腻，此为痰结不深，证情尚轻。若病程迁延日久，则见呆若木鸡，目瞪如愚，灵机混乱，舌苔渐变为白厚而腻，乃痰结日深，病情转重。久则正气日耗，脉由弦滑变为滑缓，终至沉细无力。倘使病情演变为气血两虚，而症见神思恍惚，思维贫乏，意志减退者，则病深难复。

2. 狂病明辨虚实

狂病应区分痰火、阴虚的主次先后，狂病初起是以狂暴无知，情感高涨为主要表现，概由痰火实邪扰乱神明而成。病久则火灼阴液，渐变为阴虚火旺之证，可见情绪焦躁，多言不眠，形瘦面赤舌红等症状。这一时期，分辨其主次先后，对于确定治法处方是很重要的。一般说，亢奋症状突出，舌苔黄腻，脉弦滑数者，是痰火为主，而焦虑、烦躁、失眠、精神疲惫，舌质红少苔或无苔，脉细数者，是阴虚为主。至于痰火、阴虚证候出现的先后，则需对上述证候，舌苔、脉象的变化作动态的观察。

（二）证候

1. 癫病

（1）痰气郁结。症状：精神抑郁，表情淡漠，寡言呆滞，或多疑虑，语无伦次，或喃喃自语，喜怒无常，甚则忿不欲生，不思饮食。舌苔白腻，脉弦滑。

病机分析：因思虑太过，所愿不遂，使肝气被郁，脾失健运而生痰浊。痰浊阻蔽神明，故出现抑郁、呆滞、语无伦次等症；痰扰心神，故见喜怒无常，忿不欲生，又因痰浊中阻，故不思饮食。苔腻、脉滑皆为气郁痰结之征。

（2）气虚痰结。症状：情感淡漠，不动不语，甚则呆若木鸡，目瞪如愚，傻笑自语，生活被动，灵机混乱，甚至目妄见，耳妄闻，自责自罪，面色萎黄，便溏溲清。舌质淡，舌体胖，苔白腻，脉滑或脉弱。

病机分析：癫久正气亏虚，脾运力薄而痰浊益甚。痰结日深，心窍被蒙，故情感淡漠而呆若木鸡，甚至灵机混乱，出现幻觉症状；脾气日衰故见面色萎黄，便溏、溲清诸症。舌淡胖，苔白腻，脉滑或弱皆为气虚痰结之象。

（3）气血两虚。病程漫长，病势较缓，面色苍白，多有疲惫不堪之象，神思恍惚，心悸易惊，善悲欲哭，思维贫乏，意志减退，言语无序，魂梦颠倒。舌质淡，舌体胖大有齿痕，舌苔薄白，脉细弱无力。

病机分析：癫病日久，中气渐衰，气血生化乏源，故面色苍白，肢体困乏，疲惫不堪；因心血内亏，心失所养，可见神思恍惚，心悸易惊，意志减退诸症。舌胖，脉细是气血俱衰之征。

2. 狂病

（1）痰火扰心。症状：起病急，常先有性情急躁，头痛失眠，两目怒视，面红目赤，突然狂暴无知，情感高涨，言语杂乱，逾垣上屋，气力逾常，骂詈叫号，不避亲疏，或毁物伤人，或哭笑无常，登高而歌，弃衣而走，渴喜冷饮，便秘溲赤，不食不眠。舌质红绛，苔多黄腻，脉弦滑数。

病机分析：五志化火，鼓动阳明痰热，上扰清窍，故见性情急躁，头痛失眠；阳气独盛，扰乱心神，神明昏乱，症见狂暴无知，言语杂乱，骂詈不避亲疏；四肢为诸阳之本，阳盛则四肢实，实则登高、逾垣、上屋，而气力超乎寻常。舌绛苔黄腻，脉弦而滑数，皆属痰火壅盛，且有伤阴之势。以火属阳，阳主动，故起病急骤而狂暴不休。

（2）阴虚火旺。症状：狂病日久，病势较缓，精神疲惫，时而躁狂，情绪焦虑、紧张，多言善惊，恐惧而不稳，烦躁不眠，形瘦面红，五心烦热。舌质红，少苔或无苔，脉细数。

病机分析：狂乱躁动日久，必致气阴两伤，如气不足则精神疲惫，仅有时躁狂而不能持久。由于阴伤而虚火旺盛，扰乱心神，故症见情绪焦虑，多言善惊，烦躁不眠，形瘦面红等。舌质红，脉细数，也为阴虚内热之象。

（3）气血凝滞。症状：情绪躁扰不安，恼怒多言，甚则登高而歌，弃衣而走，或目妄见，耳妄闻，或呆滞少语，妄思离奇多端，常兼面色暗滞，胸胁满闷，头痛心悸，或妇人经期腹痛，经血紫暗有块。舌质紫暗有瘀斑，舌苔或薄白或薄黄，脉细弦，或弦数，或沉弦而迟。

病机分析：本证由血气凝滞使脑气与脏腑气不相接续而成，若瘀兼实热，苔黄，脉弦致，多表现为狂病；若瘀兼虚寒，苔白，脉沉弦而迟，多表现为癫病。但是无论属狂属癫，均以血瘀气滞为主因。

七、治疗

（一）治疗原则

1. 解郁化痰，宁心安神

癫病多虚，为重阴之病，主因气与痰，治疗宜解郁化痰，宁心安神，补养气血为主要治则。

2. 泻火逐痰，活血滋阴

狂病多实，为重阳之病，主于痰火、瘀血，治疗宜降其火，或下其痰，或化其瘀血，后期应予滋养心肝阴液，兼清虚火。

概言之，癫病与狂病总因七情内伤，使阴阳失调，或气并于阳，或血并于阴而发病，故治疗总则以调整阴阳，以平为期，如《素问·生气通天论篇》所说："阴平阳秘，精神乃治。"

（二）治法方药

1. 癫病

（1）痰气郁结。治法：疏肝解郁，化痰开窍。

方药：逍遥散合涤痰汤加减。药用柴胡配白芍疏肝柔肝，可加香附、郁金以增理气解郁之力，其中茯苓、白术可以健脾化浊。涤痰汤为二陈汤增入胆南星、枳实、人参、石菖蒲、竹茹而成，胆南星、竹茹辅助二陈汤化痰，石菖蒲合郁金可以开窍，枳实配香附可以理气，人参可暂去之。

单用上方恐其效力不达，须配用十香返生丹，每服1丸，日服两次，是借芳香开窍之力，以奏涤痰散结之功；若癫病因痰结气郁而化热者，症见失眠易惊，烦躁不安而神志昏乱，舌苔转为黄腻，舌质渐红，治当清化痰热，清心开窍，可用温胆汤送服至宝丹。

（2）气虚痰结。治法：益气健脾，涤痰宣窍。

方药：四君子汤合涤痰汤加减。药用人参、茯苓、白术、甘草四君益气健脾以扶正培本。再予半夏、胆南星、橘红、枳实、石菖蒲、竹茹涤除痰涎，可加远志、郁金，既可理气化痰，又能辅助石菖蒲宣开心窍。

若神思迷惘，表情迟钝，症情较重，是痰迷心窍较深，治宜温开，可用苏合香丸，每服1丸，日服两次，以豁痰宣窍。

（3）气血两虚。治法：益气健脾，养血安神。

方药：养心汤加减。方中人参、黄芪、甘草补脾益气；当归、川芎养心血；茯苓、远志、柏子仁、酸枣仁、五味子宁心神；更有肉桂引药入心，以奏养心安神之功。

若兼见畏寒蜷缩，卧姿如弓，小便清长，下利清谷者，属肾阳不足，应加入温补肾阳之品，如补骨脂、巴戟天、肉苁蓉等。

2. 狂病

（1）痰火扰心。治法：泻火逐痰，镇心安神。

方药：泻心汤合礞石滚痰丸加减。方中大黄、黄连、黄芩苦寒直折心肝胃三经之火，知母滋阴降火而能维护阴液，佐以生铁落镇心安神。礞石滚痰丸方用青礞石、沉香、大黄、黄芩、朴硝，逐痰降火，待痰火渐退，礞石滚痰丸可改为包煎。

胸膈痰浊壅盛，而形体壮实，脉滑大有力者，可采用涌吐痰涎法，三圣散治之，方中瓜蒂、防风、藜芦三味，劫夺痰浊，吐后如形神俱乏，当以饮食调养。阳明热结，躁狂谵语，神志昏乱，面赤腹满，大便燥结，舌苔焦黄起刺或焦黑燥裂，舌质红绛，脉滑实而大者，宜先服大承气汤急下存阴，再投凉膈散加减清以泻实火；病情好转而痰火未尽，心烦失眠，哭笑无常者，可用温胆汤送服朱砂安神丸。

（2）阴虚火旺。治则：滋阴降火，安神定志。

方药：选用二阴煎加减，送服定志丸。方中生地、麦门冬、玄参养阴清热；黄连、木通、竹叶、灯心草泻热清心安神；可加用白薇、地骨皮清虚热；茯神、炒酸枣仁、甘草养心安神。定志丸方用人参、茯神、石菖蒲、甘草，其方健脾养心，安神定志，可用汤药送服，也可布包入煎。

若阴虚火旺兼有痰热未清者，仍可用二阴煎适当加入全瓜蒌、胆南星、天竺黄等。

（3）气血凝滞。治则：活血化瘀，理气解郁。

方药：选用癫狂梦醒汤加减，送服大黄䗪虫丸。方中重用桃仁合赤芍活血化瘀，还可加用丹参、红花、水蛭以助活血之力；柴胡、香附理气解郁；青陈皮、大腹皮、桑白皮、苏子行气降气；半夏和胃，甘草调中。

如蕴热者可用木通加黄芩以清之；兼寒者加干姜、附子助阳温经。大黄䗪虫丸方用大黄、黄芩、甘草、桃仁、杏仁、芍药、干生地、干漆、虻虫、水蛭、蛴螬、磨虫。可祛瘀生新，攻逐蓄血，但需要服用较长时期。

（三）其他治法

1. 单方验方

（1）黄芫花：取花蕾及叶，晒干研粉，成人每日服1.5～6g，饭前一次服下，10～20日为一个疗程，主治狂病属痰火扰心者。一般服后有恶心、呕吐、腹泻等反应，故孕妇、体弱、素有胃肠病者忌用。

（2）巴豆霜：1～3克，分2次间隔半小时服完，10次为一个疗程，一般服用2个疗程，第1个疗程隔日1次，第2个疗程隔两日1次。主治狂病，以痰火扰心为主者。

2. 针灸

取穴以任督二脉、心及心包经为主，其配穴总以清心醒脑，豁痰宣窍为原则，其手法多采用三人或五人同时进针法，狂病多用泻法，大幅度捻转，进行强刺激，癫病可用平补平泻的手法。

（1）癫病主方：①中脘、神门、三阴交。②心俞、肝俞、脾俞、丰隆。两组可以交替使用。

（2）狂病主方：①人中、少商、隐白、大陵、丰隆。②风府、大椎、身柱。③鸠尾、上脘、中脘、丰隆。④人中、风府、劳宫、大陵。每次取穴一组，4组穴位可以轮换使用。狂病发作时，可独取两侧环跳穴，用四寸粗针，行强刺激，可起安神定志作用。

3. 灌肠疗法

痰浊蒙窍的癫病：以生铁落、牡蛎、石菖蒲、郁金、胆南星、法半夏、礞石、黄连、竹叶、灯心草、赤芍、桃仁、红花组方，先煎生铁落、礞石30分钟，去渣加其他药物煎30分钟，取汁灌肠。

4. 饮食疗法

心脾不足者：黄芪莲子粥，取黄芪，文火煎10分钟，去渣，入莲子、粳米，煮粥。

心肾不交者：百合地黄粥。生地切丝，煮1～2分钟，去渣，入百合，粳米煮成粥，加蜂蜜适量。

八、转归及预后

癫病属痰气郁结而病程较短者，及时祛除壅塞胸膈之痰浊，复以理气解郁之法，较易治愈；若病久失治，则痰浊日盛而正气日虚，乃成气虚痰结之证；或痰郁化热，痰火渐盛，转变为狂病。

气虚痰结证如积极调治，使痰浊渐化，正气渐复，则可以向愈，但较痰气郁结证易于复发。若迁延失治或调养不当，正气愈虚而痰愈盛，痰愈盛则症愈重，终因灵机混乱，日久不复成废人。

气血两虚治以扶正固本，补养心脾之法，使气血渐复，尚可向愈，但即使病情好转，也多情感淡漠，灵机迟滞，工作效率不高，且复发机会较多。

狂病骤起先见痰火扰心之证，急投泻火逐痰之法，病情多可迅速缓解；若经治以后，火势渐衰而痰浊留恋，深思迷惘，其状如癫，乃已转变为癫病。如治不得法或不及时，致使真阴耗伤，则心神昏乱日重，其证转化为阴虚火旺，若此时给予正确的治疗，使内热渐清而阴液渐复，则病情可向愈发展。如治疗失当，则火愈旺而阴愈伤，阴愈亏则火愈亢，以致躁狂之症时隐时发，时轻时重。

另外，火邪耗气伤阴，导致气阴两衰，则迁延难愈。狂病日久出现气血凝滞，治疗得法，血瘀征象不断改善，则癫狂症状也可逐渐好转。若病久迁延不愈，可形成气血阴阳俱衰，灵机混乱，预后多不良。

九、预防与护理

癫狂之病多由内伤七情而引起，故应注意精神调摄。

在护理方面，首先应正确对待患者的各种病态表现，不应讥笑、讽刺，要关心患者。

（1）对于尚有一些适应环境能力的轻证患者，应注意调节情志活动，如以喜胜忧，以忧胜怒等。

（2）对其不合理的要求应耐心解释，对其合理的要求应尽量满足。

（3）对重证患者的打人、骂人、自伤、毁物等症状，要采取防护措施，注意安全，防止意外。

（4）对于拒食患者应找出原因，根据其特点进行劝导、督促、喂食或鼻饲，以保证营养。

（5）对有自杀、杀人企图或行为的患者，必须严密注意，专人照顾，并将危险品如刀、剪、绳、药品等严加收藏，注意投河、跳楼、触电等意外行为。

第三节　百合病

百合病是一种以精神恍惚，欲卧不能卧，欲行不能行和食欲时好时差，以及口苦、尿黄、脉象微数为主要临床表现的疾病。其主要病机为心肺阴虚，常继发于热病之后或由情志不遂而引起。

一、历史沿革

百合病的病名，首见于汉代张仲景《金匮要略·百合狐惑阴阳毒病脉证治》："百合病者，百脉一宗，悉致其病也""意欲食，复不能食，常默默，欲卧不能卧，欲行不能行，饮食或有美时，或有不用闻食臭时，如寒无寒，如热无热，口苦，小便赤；诸药不能治，得药则剧吐利，如有神灵者，身形如和，其脉微数。"在治疗上，仲景以百合为专药，百合地黄汤为主方。这些论述和治法方药，一直为后世论百合病者所宗。

隋代巢元方《诸病源候论》把本病纳入伤寒范畴，认为是“伤寒虚劳大病之后不平复，变成斯疾”，即认为本病由热病后余邪未尽或虚劳大病后体虚未复而引起。自此至明代，大多医家沿袭仲景、巢氏之说，较少发挥。

迨至明清，《金匮要略》一书的注家渐多，不少注家根据自己所得，对百合病提出了新的见解。如百合病的命名问题，历来争议颇多，魏念庭《金匮要略方论本义》直截了当地说：“即因用百合一味而瘳此疾，因得名也。”至其病机，尤在泾《金匮要略心典》云：“此病多于伤寒热病前后见之。其未病而预见者，热气先动也。其病后四五日，或二十日，或一月见者，遗热不去也。”说明热邪是此病发病的关键，“热邪散漫，未统于经，其气游走无定，故其病亦去来无定。”他还指出，本病见症虽多，皆“不可为凭之象”，唯“口苦、小便赤、脉微数，则其常也”。

至其病因病机，《医宗金鉴·订正仲景全书》认为本病除因“伤寒大病之后余热未解，百脉未和”所致外，亦有因“平素多思不断，情志不遂，或偶触惊疑，卒临异遇”，而“形神俱病”者，明确指出本病的发生，与情志所伤有关。《医宗金鉴》还引李彬的注文，精辟地指出：心藏神，肺藏魄，由于神魄失守，故有此恍惚错妄之情。明确此病病位在心、肺。张璐《张氏医通》认为本病总属热蓄血脉，“阳火烁阴”之患，病位主要在心，并可累及上中下三焦。

治疗上主张“当随所禀虚实偏胜而调之”，对病久气阴两伤者，于仲景治法之外，另立生脉散一方，并谓养心宁神之品，亦可酌加；热盛者不妨兼用左金丸以折之。王孟英《温热经纬》则谓本病多系余热逗留肺经，但不一定皆在疫病之后，“凡温、暑、湿、热诸病之后皆有之”；其病理机制，王氏认为“肺主魄，魄不安则如有神灵”，主张以平淡之剂清其余热则病自已，亦属经验有得之言。这些论述说明清代医家对百合病的认识比前人更为深入，基本上抓住了百合病的实质。

二、范围

根据发病特点与临床表现，西医学的癔症、神经衰弱，尤其是于感染性疾病或其他疾病病程中出现的神经症与百合病比较相似者，可以参照本篇辨证论治。

三、病因病机

本病系由于伤寒温病，热灼阴伤，或虚劳大病，阴精亏虚，或忧思抑郁，阴血暗耗，以致阴虚内热，心神失养，虚火扰动，神志不宁而发病。其病位主要在心，与肺、脾、肝、肾有关，尤其与肺关系密切。

本病的病因病机，大致可分为以下几方面。

（一）伤寒温病，热邪伤阴

在伤寒或温病病程中，由于热邪太盛，或汗、下、吐用之失当，以致病去而阴虚未复；或热邪毒气伤气伤血；或病后余热未尽，熏灼心肺。心主血脉而藏神，肺主气、朝百脉而司治节，心肺阴虚，气血失调，神明无主，百脉失养，而为本病。

（二）大病久病，耗损气血

各种大病重病或久病虚劳，脏腑不调，精元耗伤，生化不足，气血亏虚，百脉失和，心神涣散，肺魄不安，诸症由生。如《张氏医通》所说：“百合病……由大病虚劳之后，脏腑不调所致。”

（三）情志不遂，忧思成疾

平素忧思不断，抑郁寡欢；或境遇不佳，不能自释，以致阴血暗耗，虚热内生，炼液成痰，扰乱心神，神气失于依附，以致行动、语言、饮食失常。

总之，百合病以热病大病之后，心肺阴虚，心神失养而发病者为多，但亦可因气血不足，或痰热内扰所致，百脉失和，心神不宁为病机关键。

四、诊断与鉴别诊断

（一）诊断

1. 发病特点

多继发于急性热病或大病重病之后，或因在较长时期内情志失畅而发病。

2. 临床表现

精神恍惚不安、默默无语、欲卧不能卧、欲行不能行、如寒无寒、如热无热、食欲或差或好等莫可名状的自觉症状，同时多兼有口苦、尿黄，脉细数等症。

（二）鉴别诊断

1. 郁证

郁证为情志怫郁，气机郁滞所引起的疾病的总称。两者相似之处在于，在病因方面，百合病亦有因情志所伤而致者；在症状上，郁证之郁郁寡欢，精神不振，不思饮食，神呆不寐等表现与百合病的“常默默”“意欲食，复不能食”“欲卧不能卧，欲行不能行”也有相近之处。但百合病与郁证无论病机本质，还是主要临床表现均有不同。

百合病多由阴虚内热而致，以精神恍惚，语言、行动、饮食似若不能自主，症象变幻无定为临床特点；郁证则属气机郁滞所生，诸如胁痛、胀满、噫气等气机痹阻之象，症状较为确定。气郁化火，虽然也有口苦、口干、便秘、尿赤等表现，但气郁化火为实火，除上述表现外，还兼见面赤火升，烦躁易怒，胸胁胀痛，嗳气频频，均与百合病不同。

2. 不寐

不寐是指经常不能得到正常的睡眠，或不易入睡，或睡而易醒；这与百合病的“欲卧不能卧”等精神恍惚不安显然不同。当然百合病患者也可能出现不寐，但百合病的其他表现，则是不寐所没有的。

3. 脏躁

患者主要表现为悲伤欲哭，与百合病之精神恍惚不安，虽同属莫可名状之证，而表现各有不同。而且，百合病以口苦、小便赤等为特征性症状，而脏躁没有这类特征性表现。

4. 卑惵

卑惵系因心血虚而致的一种病证，《杂病源流犀烛》谓：“卑惵，心血不足病也，与怔忡病一类。其症胸中痞塞，不能饮食，如痴如醉，心中常有所歉，爱居暗室，或倚门后，见人即惊避无地。”显然与百合病之“常默默”“如有神灵者”不同。

五、辨证

（一）辨证要点

1. 临变不惑，把握本病特征

百合病的临床表现复杂，诸如“意欲食，复不能食，常默默，欲卧不能卧，欲行不能行，如寒无寒，如热无热”等等，皆无可凭据之象，而且上述症状也非同时并见，因此颇难辨识。辨证时，应掌握本病恍惚迷离，不能自主的特点，结合口苦、小便赤、脉微数等征象，于无定中求“一定”，始能临变不惑，抓住重点。

2. 知常达变，分清阴阳虚实

仲景原著以本病未经汗、下、吐者为常，以误用汗、下、吐或虽未经误治而日久出现口渴、发热者为变。

仲景所论之“常”“变”，皆属阴虚内热之证；究之实际，本病既有在病中或病后因痰热内扰而为病者，亦有因心肺气虚而为病者。故本篇所论之“常”“变”。是以仲景所论之心肺阴虚内热证为常，以痰热内扰证、心肺气虚证为变。

（二）证候

1. 阴虚内热

症状：精神、饮食、行动有异于常人，如时而厌食不纳，时而又觉饮食甘美，或意欲进食，一旦食至，却又不能食；常沉默寡言，甚或不通问答；或欲卧而不能卧，或欲行而不能步；或自觉发冷或发热，实则无寒无热；口苦、小便短赤。舌红，脉微数。

病机分析：热病之后，余邪不解，或情志不遂，神思过用，心主神明，肺司治节，心伤则神气无所依附，故精神恍惚，迷乱无定；肺虚则治节不行，故行、坐、住、卧、饮食皆若不能自主；口苦、尿赤、脉虚数，均是心肺阴虚内热之象。

2. 痰热内扰

症状：精神、行动、饮食皆失常态；头痛而胀，心中懊恼，卧寝不安，面红。舌尖红，苔薄黄微腻，脉滑数。

病机分析：病后阴伤而余热不去，熏灼津液为痰，痰热扰于心肺，故心神不安，治节失常。面红、头胀痛，苔腻脉滑，皆属痰热内蕴之象。

3. 心肺气虚

症状：精神、行动、饮食皆若不能自主，自汗，头昏，短气乏力，少寐或多寐而睡不解乏。舌淡，有齿痕，脉弱，两寸脉模糊。

病机分析：心肺气虚，神气不充，治节不行，故恍惚迷乱，语言、行动、饮食、坐卧皆失常态；肺主皮毛，肺虚则皮毛不固而自汗出；心肺气虚，则短气、乏力；舌淡、脉弱，亦皆为气虚之征。

六、治疗

（一）治疗原则

1. 攻补兼施

百合病多属正虚邪恋，既不任攻伐，又虚不受补，用药失当，往往吐利皆至。因此选方用药，应以补虚不碍邪，去邪不伤正为基本原则，以甘润、甘平、甘淡为治疗大法。

2. 注重主方

百合病以百合为主药，以百合地黄汤为主方。故其治疗，可在专药专方基础上，随证施治，以期不离不泛。

3. 分辨阴阳

百合病虽以阴虚内热为多，但仍然有“见于阴”与“见于阳”的不同，临证要知常达变，随证治之。

（二）治法方药

1. 阴虚内热

治法：清心润肺。

方药：常用百合地黄汤为主方。本方以百合润肺清心，益气安神，生地养阴清热，煎以泉水（或新汲水），取引热下行之意。方中生地用量较大，如经久煎至40分钟以上，即无泻利之弊。

渴者，加天花粉清热生津，或再加生牡蛎以潜阳固阴；发热，尿赤，加知母、滑石、淡竹叶、鲜芦根，清热利尿；胃气上逆加代赭石；虚烦不安，清而补之，加鸡子黄一枚搅匀，和入煎成之汤药中。

2. 痰热内扰

治法：清化痰热。

方药：苇茎汤加减。本方以苇茎清心肺之热而利小便，桃仁、冬瓜子、薏苡仁化痰、泻浊、开积，合为清化痰热郁滞之方。

热盛加知母泻热清金；尿黄加竹叶、滑石；痰多加竹茹、川贝母；头痛加桑叶、菊花。阴虚而挟痰热者，用百合为主药，酌加麦门冬、知母、苇茎、冬瓜子、川贝母、竺黄等，养阴清热，兼化痰浊。

3. 心肺气虚

治法：益气安神。

方药：甘麦大枣汤。本方养心气以宁神，益脾土而生金。临床运用时，常加百合、酸枣仁、玉竹、茯神、龙齿之类，俾神明得守，治节复常，则其病自已。

气阴均不足者，用生脉散加百合、浮小麦、大枣。

八、转归及预后

百合病是精神情志的病变，以心肺阴虚证最为常见，但亦间有痰热羁肺，心神被扰，或心肺气虚、神气不充而致病者。阴虚生内热，熏灼津液成痰；痰热久留不去，亦伤心肺之阴，故百合病在临床上每多虚实兼见。在治疗上，实不任攻，虚不受补，所以古人称本病为难治之证，多迁延难愈。

百合病的病情变化大，病程有长有短，故其愈期颇难预测。但如能得到正确的治疗与护理，预后一般较好。

九、预防与护理

本病之发生，既然与精神因素有关，所以精神愉快，心胸开阔，至关重要。应尽可能地避免外界不良刺激，并合理地安排工作、学习和生活，使脑力劳动与适当的体育锻炼、体力劳动相结合。

此外，如患时令疾病，即使病情不重，也不可轻忽，应积极治疗，以防患于未然。以上这些措施，对预防百合病的发生，具有积极意义。

在护理上应多向患者作思想工作，耐心地说服、开导，以消除患者的疑虑或紧张。医护人员对于患者的态度尤当和蔼可亲。正确的治疗与良好的护理结合起来，往往可以收到事半功倍的效果。

第四节 健忘

健忘是指以记忆力减退，遇事善忘为主要临床表现的一种病证，亦称“喜忘”“善忘”“多忘”等。

关于本病的记载，《素问·调经论》有载：“血并于下，气并于上，乱而喜忘。”《伤寒论·辨阳明病脉证并治》有载：“阳明证，其人善忘者，必有蓄血，所以然者，本有久瘀血。”自宋代《圣济总录》中称“健忘”后，本病名沿用至今。

历代医家认为本证病位在脑，与心脾肾虚损、气血阴精不足密切相关，亦有因气血逆乱、痰浊上扰所致。

宋·陈无择《三因极一病证方论·健忘证治》曰：“脾主意与思，意者记所往事，思则兼心之所为也……今脾受病，则意舍不清，心神不宁，使人健忘，尽心力思量不来者是也。”

元代《丹溪心法·健忘》认为：“健忘精神短少者多，亦有痰者”。

清·林珮琴《类证治裁·健忘》指出：“人之神宅于心，心之精依于肾，而脑为元神之府，精髓之海，实记性所凭也。”明确指出了记忆与脑的关系。

清·汪昂《医方集解·补养之剂》曰：“人之精与志，皆藏于肾，肾精不足则肾气衰，不能上通于心，故迷惑善忘也。”

清·陈士铎《辨证录·健忘门》亦指出：“人有气郁不舒，忽忽有所失，目前之事，竟不记忆，一如老人之健忘，此乃肝气之滞，非心肾之虚耗也。”

现代医学的神经衰弱、神经官能症、脑动脉硬化等疾病，出现健忘的临床表现时，可参考本节进行辨证论治。

一、病因病机

本病多由心脾不足，肾精虚衰所致。

盖心脾主血，肾主精髓，思虑过度，伤及心脾，则阴血损耗；房事不节，精亏髓减，则脑失所养，皆能令人健忘。高年神衰，亦多因此而健忘。

故本病证以心、脾、肾虚损为主，但肝郁气滞、瘀血阻络、痰浊上扰等实证亦可引起健忘。

二、诊断要点

脑力衰弱，记忆力减退，遇事易忘。现代医学的神经衰弱，脑动脉硬化及部分精神心理性疾病中出现此症状者，亦可作为本病的诊断依据。

三、辨证

健忘可见虚实两大类，虚证多见于思虑过度，劳伤心脾，阴血损耗，生化乏源，脑失濡养，或房劳，久病年迈，损伤气血阴精，肾精亏虚，导致健忘；实证则见于七情所伤，久病入络，致瘀血内停，痰浊上蒙。临床以本虚标实，虚多实少，虚实兼杂者多见。

（一）心脾不足

证候：健忘失眠，心悸气短，神倦纳呆，舌淡，脉细弱。

分析：思虑过度，耗心损脾。心气虚则心悸气短；脾气虚则神倦纳呆；心血不足，血不养神则健忘失眠；舌淡，脉细为心脾两虚之征。

（二）痰浊上扰

证候：善忘嗜卧，头重胸闷，口黏，呕恶，咳吐痰涎，苔腻，脉弦滑。

分析：喜食肥甘，损伤脾胃，脾失健运，痰浊内生，痰湿中阻，则胸闷，咳吐痰涎，呕恶；痰浊重着黏滞，故嗜卧，口黏；痰浊上扰，清阳闭阻，故善忘；苔腻，脉弦滑为内有痰浊之象。

（三）瘀血闭阻

证候：突发健忘，心悸胸闷，伴言语迟缓，神思欠敏，表现呆钝，面唇暗红，舌质紫暗，有瘀点，脉细涩或结代。

分析：肝郁气停，瘀血内滞，脉络被阻，气血不行，血滞心胸，心悸胸闷；神识受攻，则突发健忘，神思不敏；脉络血瘀，气血不达清窍，则表现迟钝；唇暗红，舌紫暗，有瘀点，脉细涩或结代均为瘀血闭阻之象。

（四）肾精亏耗

证候：遇事善忘，精神恍惚，形体疲惫，腰酸腿软，头晕耳鸣，遗精早泄，五心烦热，舌红，脉细数。

分析：年老精衰，或大病，纵欲致肾精暗耗，髓海空虚，则遇事善忘，精神恍惚；精衰则血少，上不达头，则头晕耳鸣；下不荣体，则形体疲惫；肾虚则腰酸腿软；精亏则遗精早泄；五心烦热，舌红，脉细数均为肾之阴精不足之象。

四、治疗

本病以本虚标实，虚多实少，虚实夹杂者多见。治疗当以补虚泻实，以补益为主。

（一）中药治疗

1. 心脾不足

治法：补益心脾。

处方：归脾汤。

本方具有补益心脾作用，用于心脾不足引起的健忘。方中人参、炙黄芪、白术、生甘草补脾益气；当归身、龙眼肉养血和营；茯神、远志、酸枣仁养心安神；木香调气，使补而不滞。

2. 痰浊上扰

治法：降逆化痰，开窍解郁。

处方：温胆汤。

方中半夏、苍术、竹茹、枳实化痰泄浊；白术、茯苓、甘草健脾益气；加菖蒲、郁金开窍解郁。

3. 瘀血痹阻

治法：活血化瘀。

处方：血府逐瘀汤。

方中桃仁、红花、当归、生地黄、赤芍、牛膝、川芎化瘀养血活血；柴胡、枳壳、桔梗行气以助血行；甘草益气扶正。

4. 肾精亏耗

治法：补肾益精。

处方：河车大造丸。

方中紫河车大补精血；熟地黄、杜仲、龟甲、牛膝益精补髓；天门冬、麦门冬滋补阴液；人参益气生津；黄柏清相火。加菖蒲开窍醒脑；酸枣仁、五味子养心安神。

（二）针灸治疗

1. 基本处方

四神聪透百会、神门、三阴交。

四神聪透百会，穴在巅顶，百会属督脉，督脉入络脑，针用透刺法，补脑益髓，养神开窍；神门为心之原穴，三阴交为足三阴经交会穴，二穴相配，补心安神，以助记忆。

2. 加减运用

（1）心脾不足证：加心俞、脾俞、足三里以补脾益心。诸穴针用补法。

（2）痰浊上扰证：加丰隆、阴陵泉以蠲饮化痰，针用平补平泻法。余穴针用补法。

（3）瘀血闭阻证：加合谷、血海以活血化瘀，针用平补平泻法。余穴针用补法。

(4) 肾精亏耗证:加心俞、肾俞、太溪、悬钟以填精益髓。诸穴针用补法。

(三) 其他针灸疗法

1. 耳针疗法

取心、脾、肾、神门、交感、皮质下,每次取2~3穴,中等刺激,留针20~30分钟,隔日1次,10次为一疗程,或用王不留行籽贴压,每隔3~4天更换1次,每日按压数次。

2. 头针疗法

取顶颞后斜线、顶中线、颞后线、额旁1线、额旁2线、额旁3线、枕上旁线,平刺进针后,快速捻转,120~200次/分,留针15~30分钟,间歇运针2~3次,每日1次,10~15次为1疗程。

3. 皮肤针疗法

取胸部夹脊穴,用梅花针由上至下叩刺,轻中等度刺激,每日或隔日1次,10次为1疗程。

五、转归预后

针刺和中药治疗本病有较好的疗效,如配合心理治疗则效果更佳。对老年人之健忘,疗效一般。本篇所述健忘,是指后天失养,脑力渐至衰弱者,先天不足,生性愚钝的健忘不属于此范围。

第五节 郁证

郁证多由情志不舒、气机郁滞而致病,以心情抑郁、情绪不宁、胸部满闷、胁肋胀痛,或易怒欲哭,或咽中如有异物梗阻等症为主要症状。“郁”字有停滞、蕴结等含义,本节着重阐述由精神因素所引起、以气机郁滞为基本病变的一类病证。

一、历史沿革

《内经》无郁证病名，但有关于五气之郁的论述。如《素问·六元正纪大论篇》说："郁之甚者治之奈何？……木郁达之，火郁发之，土郁夺之，金郁泄之，水郁折之。"在《内经》里，还有较多的关于情志致郁的病机方面的论述。如《素问·举痛论篇》说："思则心有所存，神有所归，正气留而不行，故气结矣。"《灵枢·本神》说："愁忧者，气闭塞而不行。"《素问·本病论篇》说："人忧愁思虑即伤心""人或恚怒，气逆上而不下，即伤肝也。"

汉代张仲景《金匮要略·妇人杂病脉证治》中，有属于郁证的脏躁及梅核气两种证候，谓："妇人脏躁，喜悲伤欲哭，象如神灵所作，数欠伸，甘麦大枣汤主之""妇人咽中如有炙脔，半夏厚朴汤主之。"正确地观察到这两种病证多发于女性，所提出的治疗方药沿用至今。

隋代巢元方《诸病源候论·气病诸候·结气候》说："结气病者，忧思所生也。心有所存，神有所止，气留而不行，故结于内。"指出忧思会导致气机郁结。

金元时代，开始比较明确地把郁证作为一种独立的病证来论述。如元代朱丹溪《丹溪心法·六郁》已将郁证列为一个专篇："气血冲和，万病不生，一有怫郁，诸病生焉。故人身诸病，多生于郁。"强调了气、血的郁滞是导致许多疾病的重要病机变化。朱丹溪并提出了气、血、火、食、湿、痰六郁之说，创立了六郁汤、越鞠丸等相应的治疗方剂，丰富了中医学对郁证认识和治疗内容。明代王履《医经溯洄集》列有"五郁论"的专篇，认为"凡病之起，多由乎郁。郁者，滞而不通之义。或因所乘而为郁，或不因所乘而本气自郁，皆郁也。岂惟五运之变能使然哉？郁既非五运之变可拘，则达之、发之、夺之、泄之、折之之法，固可扩焉而充之矣。可扩而充，其应变不穷之理也欤”。明确指出：感受外邪及情志郁结都可以致郁，非独五运之变才会引起郁证，因此治疗方法上也应做相应的扩充。

明代虞搏《医学正传》首先采用“郁证”作为病证名称。以《素问·六元正纪大论篇》及《丹溪心法·六郁》为主要依据，所论郁证是包括情志、外邪、饮食等因素所致的广义的郁。该书谓：“或七情之抑遏，或寒热之交侵，故为九气怫郁之候。或雨湿之侵凌，或酒浆之积聚，故为留饮湿郁之疾。”

自明代以后，所论的郁证虽然仍包括外感致郁及情志致郁在内，但已经逐渐地把情志所引起的郁作为郁证的主要内容。如明代徐春甫《古今医统·郁证门》说：“郁为七情不舒，遂成郁结，既郁之久，变病多端。”明确指出郁证的病因是七情不舒，并深刻认识到郁久可以出现多种多样的临床症状。孙一奎《赤水玄珠·郁门·郁》说：“有素虚之人，一旦事不如意，头目眩晕，精神短少，筋痿气急，有似虚证，先当开郁顺气，其病自愈。”捐出了体质素虚是郁证发病的内在因素。张景岳对郁证做了比较详细的论述，《景岳全书·郁证》说：“凡五气之郁则诸病皆有，此因病而郁也。至若情志之郁，则总由乎心，此因郁而病也。”将五气之郁称为因病而郁，将情志所致的郁称为因郁而病。现代所称的郁证即是指因郁而病的情志之郁。在情志之郁中，张景岳着重论述了怒郁、思郁、忧郁三种郁证的证治。张氏认为，情志活动中的恼怒、思虑、悲忧等精神因素，在郁证的发病中起着更为重要的作用，并对治疗郁证的方药进行了比较详细的归纳、补充。

清代叶天士《临证指南医案·郁》所载的病例，属情志之郁，治则涉及疏肝理气、苦辛通降、平肝息风、清心泻火、健脾和胃、活血通络、化痰涤饮、益气养阴。用药清新灵活，颇多启发。对六郁间的关系也有所论述，谓：“郁则气滞，气滞久必化热，热郁则津液耗而不流，升降之机失度。初伤气分，久延血分。”并且充分注意到精神调治对郁证具有十分重要的意义，认为“郁症全在病者能移情易性”；“情志之郁，病难霍然”。清代王清任总结其临床经验，对郁证中血行郁滞的病机做了阐述，在《医林改错·血府逐瘀汤所治之症目》项下强调说：“瞀闷，即小事不能开展，即是血瘀”“急躁，平素和平，有病急躁，是血瘀”“俗言肝气病，无故爱生气，是血府血瘀。”对于应用活血化瘀法治疗郁证作出了贡献。

由上述可知，《内经》有情志致病病机的较多论述，《金匮要略》最早论述了属于郁证范围的脏躁、梅核气两种病证的辨证施治。对郁证做专篇论述始于《丹溪心法》。而把郁证作为病证名称则首见于《医学正传》。

中医学所说的郁，有广义的和狭义的两种。广义的郁，包括外邪、情志等因素所致的郁在内，金元以前所论的郁大多属此。狭义的郁，是指以情志不舒为病因，以气机郁滞为基本病变的郁，即情志之郁，明代以后所论的郁即以情志之郁为主要内容。

二、范围

郁证在临床上的涉及面甚广，可见于西医学的癔症、焦虑性神经症、情感性精神障碍的抑郁状态，以及更年期综合征、神经症等疾病。当这些疾病出现类似郁证的临床表现时，可参考本篇进行辨证施治。

三、病因病机

情志因素是郁证的致病原因。但情志因素是否造成郁证，除与精神刺激的强度及持续时间的长短有关以外，也与机体本身的状况有极为密切的关系。正如《杂病源流犀烛·诸郁源流》说：“诸郁，脏气病也，其原本于思虑过深，更兼脏气弱，故六郁之病生焉。六郁者，气、血、湿、热、食、痰也。”说明了机体的

“脏气弱”，是郁证发病的内在因素。兹将郁证的病因病机分述如下。

（一）忧思郁怒，肝气郁结

肝主疏泄，性喜条达，忧思郁虑、愤懑恼怒等精神刺激，均可使肝失条达，气机不畅，以致肝气郁结而成气郁，这是郁证主要的病机。因气为血帅，气行则血行，气滞则血瘀，气郁日久，影响及血，使血液的运行不畅，甚至发生瘀血阻滞，则形成血郁。若气郁日久化火，则会发生肝火上炎的病变，而形成火郁。津液运行不畅，停聚于脏腑、经络，凝聚成痰，则形成痰郁。郁久耗伤阴血，则可导致肝阴不足。

（二）忧愁思虑，脾失健运

由于忧愁思虑，精神紧张，或长期伏案思索，使脾气郁结；或肝气郁结之后横逆侮脾，均可导致脾失健运，使脾的消磨水谷及运化水湿的作用受到影响。若脾不能消磨水谷，必致食积不消，而形成食郁；若脾不能运化水湿，水湿内停，则形成湿郁；水湿内聚，凝为痰浊，则形成痰郁。久郁伤脾，饮食减少，气血生化乏源，则可导致心脾两虚。

（三）情志过极，心失所养

由于所愿不遂，精神紧张，家庭不睦，遭遇不幸，忧愁悲哀等精神因素，损伤心神，心失所养而发生一系列病变。若损伤心气，以致心气不足，则心悸、短气、自汗；耗伤营血以致心血亏虚，则心悸、失眠、健忘；耗伤心阴以致心阴亏虚，心火亢盛，则心烦、低热、面色潮红、脉细数；心神失守，以致精神惑乱，则见悲伤哭泣、哭笑无常等多种症状。心的病变还会进一步影响到其他脏腑。正如《灵枢·口问》说：“悲哀愁忧则心动，心动则五脏六腑皆摇。”

综上可知，郁证的病因是情志内伤。病机变化与心、肝、脾有密切关系。郁证初病体实，病变以气滞为主，常兼血瘀、化火、痰结、食滞等，多属实证。经久不愈，则由实转虚，随其影响的脏腑及损耗气血阴阳的不同而形成心、脾、肝、肾亏虚的不同病变。如《类证治裁·郁证》说："七情内起之郁，始而伤气，继必及血，终乃成劳。"临床上，虚实夹杂以及初起即因耗伤脏腑的气血阴阳而表现为虚证者，亦较多见。

四、诊断与鉴别诊断

（一）诊断

耐心细致地询问病史，深入了解和观察患者的病状，对正确诊断郁证具有重要意义。郁证的诊断主要可依据以下两个方面。

1. 发病特点

郁证多发生于青中年女性。患者大多数有忧愁、焦虑、悲哀、恐惧等情志内伤的病史。并且郁证病情的反复常与情志因素密切相关。

2. 临床表现

气机郁滞所引起的气郁症状如精神抑郁、情绪不宁、胸胁胀满疼痛等为各种郁证所共有，是诊断郁证的重要依据。在此基础上，继发其他的郁滞，则会出现一些相应的症状，如血郁：兼见胸胁胀痛，或呈刺痛，部位固定，舌质有瘀点、瘀斑或舌质紫暗；火郁：兼见性情急躁易怒，胸闷胁痛，嘈杂吞酸，口干而苦，便秘，舌质红，苔黄，脉弦数；食郁：兼见胃脘胀满，嗳气酸腐，不思饮食；湿郁：兼见身重，脘腹胀满，嗳气，口腻，便溏腹泻；痰郁：兼见脘腹胀满，咽中如物梗塞，苔腻；虚证则兼有相应的虚证症状。而脏躁发作时出现的精神恍惚、悲哀哭泣、哭笑无常，以及梅核气所表现的咽中如有炙脔、吞之不下、咯之不出的具有特异性的症状，对诊断郁证中的这两种证候具有重要意义。

各系统检查及实验室检查正常，可除外器质性疾病。

（二）鉴别诊断

1. 阴虚喉痹

郁证中痰气郁结形成的梅核气一证，以咽中如物梗塞、咯之不出、咽之不下为主要临床表现，应注意和阴虚喉痹相鉴别。梅核气多见于青中年女性，因情志抑郁而起病，自觉咽中有物梗塞，但无咽痛及吞咽困难。咽中梗塞的感觉与情绪波动密切相关，在心情愉快、工作繁忙时，症状可减轻或消失；而当心情抑郁或注意力集中于咽部时，则梗塞感觉加重。阴虚喉痹则以青中年男性发病较多，多因感冒、长期烟酒及嗜食辛辣食物等而引起发病；咽部除有异物感外，尚觉咽干、灼热、咽痒，常咯出藕粉样痰块；咽部症状与情绪波动无关，但过度辛劳或感受外邪易于加剧。

2. 噎膈

梅核气尚应与噎膈相鉴别。梅核气的诊断要点如上所述。噎膈则多发于老年男性居多，梗塞的感觉主要在胸骨后的部位，吞咽困难逐渐加重，正如《症因脉治·噎膈论》说："内伤噎膈之症，饮食之间渐觉难下，或下咽稍急，即噎胸前，如此旬月，日甚一日，渐至每食必噎，只食稀粥，不食干粮。"日久则因疾病的影响及饮食少进而形体消瘦。进行食管的相关检查，有助于明确诊断。

3. 癫狂

郁证中心神惑乱所致的脏躁一证，有精神恍惚、大笑大哭、哭笑无常等表现，需与癫狂相鉴别。《张氏医通·神志门·悲》说："凡肺燥悲愁欲哭，宜润肺气、降心火为主……若作癫疾用金石药则误矣。"脏躁多发于中年妇女，在精神因素的刺激下呈间歇发作，在不发作时可如常人。而癫狂多发于青壮年，男女发病率无显著差别，病程迁延，心神失常的症状极少自行缓解。正如《证治准绳·癫狂痫总论》："癫者或狂或愚，或歌或笑，或悲或泣，如醉如痴，言语有头无尾，秽洁不知，积年累月不愈。"

此外，郁证中的虚证，则需与血证、热病之后或其他病证所致的心脾两虚、肝肾阴虚等相鉴别。鉴别的要点，一是郁证的起病与精神因素有密切关系，病情的反复及波动也明显地受到精神因素的影响。而血证、热病或他病致虚者，则有其相关的病史及相应的临床表现；二是郁证的各种证候，都在不同程度上伴有心情抑郁、情绪不宁、焦虑紧张等气机郁滞的症状。而血证、热病及其他病证所致的虚证，则不表现此类症状。

五、辨证论治

（一）辨证要点

1. 辨明受病的脏腑及六郁的不同

郁证的发生主要为肝失疏泄，脾失健运，心失所养。虽然与三脏都有关系，但在治疗时应辨清是否兼有血、火、食、湿、痰诸郁，即要分辨清楚六郁。气郁、血郁、火郁主要关系于肝；食、湿、痰郁主要关系于脾。虚证则与心的关系最为密切，如心神失养、心血不足、心阴亏虚等均为心的病变，其次是肝、脾、肾的亏虚。

2. 辨别证候虚实

郁证中的虚实同样是指邪气实和正气虚两个方面。气郁、血瘀、化火、食积、湿滞、痰结等属实。而心失所养，脾失健运，肝阴不足等属虚。也有一些属于正虚邪实、虚实夹杂的证候，例如既有肝气郁滞又有脾虚不运的症状。

（二）证候

历代医家对郁证的分类不尽一致，自朱丹溪之后，按郁证引起的主要病变而以六郁分类者为多。但亦有按病因中以何种情志所伤为主，结合临床症状而分者。如《景岳全书·郁证》分为怒郁、思郁、忧郁3种；《证治汇补·郁症》又有五脏之郁之分；《类证治裁·郁症》有思郁、忧郁、悲郁、怒郁、恐郁等，并结合损伤脏腑而分为多种郁证。

为了便于临床应用，本篇将常见的郁证证候，结合损及脏腑与主要病变，分为肝气郁结、气郁化火、血行郁滞、痰气郁结、心阴亏虚、心脾两虚、肝阴亏虚及心神惑乱等8种证候。前4种证候属实证，气、血、火、湿、食、痰等六郁概括在4种证候中；后四种证候则属虚证。

1. 肝气郁结

症状：精神抑郁，情绪不宁，胸部满闷，胁肋胀痛，痛无定处，脘闷嗳气，不思饮食，大便不调。苔薄腻，脉弦。

病机分析：肝主疏泄，性喜条达，其经脉布胁肋，贯膈。肝气郁结，疏泄功能失常，经脉气机不畅，故见精神抑郁、情绪不宁、胸部满闷、胁肋胀痛、痛无定处等症；肝气郁结，乘脾犯胃，则见脘闷嗳气、不思饮食、大便失调等症。

2. 气郁化火

症状：性情急躁易怒，胸胁胀满，口苦而干，或头痛、目赤、耳鸣，或嘈杂吞酸，大便秘结。舌红、苔黄，脉弦数。

病机分析：肝气郁结以致胸胁胀满疼痛，肝郁日久化火，故性情急躁易怒，口苦而干，舌红、苔黄，脉弦数；肝火上炎以致头痛、目赤、耳鸣；肝火犯胃，则嘈杂吞酸。

3. 血行郁滞

症状：精神抑郁，性情急躁，头痛，失眠，健忘。或胸胁疼痛，或身体某部有发冷或发热感。舌质紫暗，或有瘀点、瘀斑，脉弦或涩。

病机分析：情志不舒，气机郁滞不畅，故见精神抑郁、性情急躁；气病及血，血行郁滞，瘀阻不通而致头痛或胸胁疼痛；血行郁滞，心神失于濡养故失眠、健忘；瘀血阻滞于身体某部，使局部组织失于温煦濡养则发冷，而瘀血阻滞化热则又会自觉局部发热。舌质暗或有瘀点、瘀斑，脉弦或涩，均为血行郁滞之象。

4. 痰气郁结

症状：精神抑郁，胸部闷塞，胁肋胀痛，咽中如有物梗阻，吞之不下，咯之不出。苔白腻，脉弦滑。

病机分析：由于肝郁脾虚，聚湿生痰，或气滞津停，凝聚成痰，气滞痰郁交阻于胸膈之上，故产生胸中窒闷、胁肋胀痛及咽中如物梗阻、吞之不下、咯之不出等症。本证亦即《金匮要略·妇人杂病脉证治》篇有“妇人咽中如有炙脔，半夏厚朴汤主之”之证。《医宗金鉴·诸气治法》将本证称为“梅核气”。

5. 心阴亏虚

症状：心悸，健忘，失眠，多梦，五心烦热，盗汗，口咽干燥。舌红少津，脉细数。

病机分析：情志过极以及思虑太过，均使心阴耗伤，心失所养，故心悸、健忘；神不守舍则失眠、多梦；心阴不足，虚火内生，故五心烦热、潮热、盗汗、口咽干燥。舌红少津、脉细数为阴虚有热之象。

6. 心脾两虚

症状：多思善疑，头晕神疲，心悸胆怯，失眠，健忘，纳差，面色不华。舌质淡，苔薄白，脉细。

病机分析：忧愁思虑，久则损伤心脾，并使气血的生化不足，心失所养，则致心悸、胆怯、失眠、健忘；脾失健运以及气血不充，故见纳差、头晕、神疲、面色不华、舌淡脉细等症。

7. 肝阴亏虚

症状：眩晕，耳鸣，目干畏光，视物昏花，或头痛且胀，面红目赤，急躁易怒，或肢体麻木，筋惕肉瞤。舌干红，脉弦细或数。

病机分析：肝阴不足，阴精不能上承于目，目失濡养，故目干畏光，视物昏花；肝主筋，筋脉失于濡养则肢体麻木、筋惕肉瞤；肝阴不足以致肝阳偏亢，肝火上炎，上扰清空，则引起眩晕、耳鸣、头胀痛、面红目赤、急躁易怒等症。舌干红、脉弦细数，为阴虚肝旺之象。

8. 心神惑乱

症状：精神恍惚，心神不宁，多疑易惊，悲忧善哭，喜怒无常，或时时欠伸，或手舞足蹈，骂詈叫号等多种症状。舌质淡，脉弦。

病机分析：忧思郁虑，情志过极，使肝气郁结，心气耗伤，营血不足，以致心神失养，故见精神恍惚、心神不宁、多疑易惊；心神惑乱则见悲忧善哭、喜怒无常、手舞足蹈或骂詈叫号。此种证候多见于女性，常因精神刺激而诱发。临床表现多种多样，但同一患者每次发作多为同样几种症状表现的重复。《金匮要略·妇人杂病脉证治》篇将此种证候称为脏躁。

郁证的各种证候之间存在着一定的联系，主要表现在虚实证候间的转化。属于实证的肝气郁结、血行郁滞、痰气郁结等证候，病久之后，若主要损伤心脾，气血不足，则可转化为心脾两虚或心阴亏虚；若主要耗伤肝肾，阴精亏虚，则转化为肝肾阴虚的证候。实证中的气郁化火一证，由于火热伤阴而多转化为阴虚火旺。郁证中的虚证，可以由实证转化而来，也可以由于忧思郁怒、情志过极等精神因素耗伤脏腑的气血阴阳，而在发病初起即出现比较明显的虚证。虚证中的心神惑乱一证，有其特殊的临床表现，不一定经由实证而来，可由忧郁不解，心气耗伤，营血不足，以致心失所养，进而引起心神惑乱。病程较久的患者，亦有虚实互见的情况，一方面正气不足，或主要表现为气血不足，或主要表现为阴精亏虚，同时又伴有气滞、血瘀、痰结、火郁等病变，而成为虚实夹杂之证。

（三）治疗原则

理气开郁是治疗郁证的基本原则。正如《医方论·越鞠丸》说："凡郁证必先气病，气得疏通，郁于何有?"对于实证除理气开郁外，应当根据是否兼有血瘀、化火、痰结、湿滞、食积等而分别采用活血、降火、化痰、祛湿、消食等法。故《证治汇补·郁症》说："郁证虽多，皆因气不周流，法当顺气为先，开提为次。至于降火、化痰、消积，犹当分多少治之。"虚证则应根据损及的脏腑及气血阴阳亏虚的不同情况而补之。或养心安神，或补益心脾，或滋养肝肾。对于虚实夹杂者，则又当视虚实的偏重而虚实兼顾。

郁证一般病程较长，用药不宜峻猛。在实证的治疗中，应注意理气而不耗气，活血而不破血，清热而不败胃，祛痰而不伤正；在虚证的治疗中，应注意补益心脾而不过燥，滋养肝肾而不过腻。正如《临证指南医案·郁》指出，治疗郁证"不重在攻补，而在乎用苦泄热而不损胃，用辛理气而不破气，用滑润濡燥涩而不滋腻气机，用宣通而不揠苗助长"。

除药物治疗外，精神治疗对郁证有极为重要的作用。解除致病原因，使患者正确认识和对待自己的疾病，增强治愈疾病的信心，可以促进郁证的好转乃至痊愈，正如《临证指南医案·郁证》说："郁证全在病者能移情易性。"

（四）治法方药

1. 肝气郁结

治法：疏肝解郁，理气畅中。

方药：柴胡疏肝汤。本方由四逆散加川芎、香附、陈皮而成。方中的柴胡、香附、枳壳、陈皮疏肝解郁，理气畅中。川芎、芍药、甘草活血定痛、柔肝缓急。胁肋胀满疼痛较甚者，可加郁金、青皮、佛手疏肝理气；肝气犯胃，胃失和降，而见嗳气频作，胸脘不舒者，可加旋覆花、代赭石、苏梗、法半夏和胃降逆；兼有食滞腹胀者，可加神曲、麦芽、山楂、鸡内金消食化滞；肝气乘脾而见腹胀、腹痛、腹泻者，可加苍术、茯苓、乌药、白蔻仁健脾除湿，温经止痛；兼有血瘀而见胸胁刺痛，舌质有瘀点、瘀斑，可加当归、丹参、红花活血化瘀。

越鞠丸亦为治疗本病的常用处方。本方针对郁证的主要病机变化，选用香附理气，川芎活血，苍术燥湿，栀子清火，神曲消食，并从而可以减少痰的生成而治痰郁，故用五种药而治六种郁。本方具有疏肝解郁、行气活血的功效，可采用成药内服，或根据病情加减作煎剂服用。

若情志抑郁主要导致肝气郁滞，脾胃失和，引起脘腹胀满不适、纳差、嗳气、苔腻等症，可采用六郁汤。方中以香附、川芎疏肝理气活血；苍术、陈皮、半夏、茯苓、砂仁、甘草温运脾胃，和中燥湿；栀子清化郁热。此外，解肝煎可酌用，方中以芍药柔肝止痛，厚朴、陈皮、砂仁、紫苏健脾除湿、理气畅中。适用于肝郁兼见脾胃气机郁滞者。

2. 气郁化火

治法：疏肝解郁，清肝泻火。

方药：丹栀逍遥散。该方以逍遥散疏肝调脾，加入丹皮、栀子清肝泻火。热势较甚、口苦、便秘者，加龙胆草、大黄泻热通腑；肝火犯胃而见胁肋疼痛、口苦、嘈杂吞酸、嗳气呕吐者，可加黄连、吴茱萸（即左金丸）清肝泻火，降逆止呕；肝火上炎而见头痛、目赤者，加菊花、钩藤、刺蒺藜清热平肝；热盛伤阴，而见舌红少苔、脉细数者，可去当归、白术、生姜之温燥，酌加生地、麦门冬、山药滋阴健脾。气郁化火，横逆犯胃，以致烦热胁痛、胃脘灼痛、泛酸嘈杂、口干口苦者，亦可采用化肝煎。方中以白芍柔肝缓急止痛；青皮、陈皮疏肝理气；丹皮、栀子清泻肝火；泽泻、贝母泻热散结。

3. 血行郁滞

治法：活血化瘀，理气解郁。

方药：血府逐瘀汤。本方由四逆散合桃红四物汤加味而成。四逆散疏肝解郁，桃红四物汤活血化瘀，配伍桔梗、牛膝理气活血、调和升降。若血行郁滞而略显寒象者，可用通瘀煎。方中当归尾、红花、山楂活血通络；香附、青皮、乌药、木香疏肝理气。若血瘀证象明显，胸胁刺痛，且胃纳较差，脉象弦涩者，可用血郁汤。方中以桃仁、红花、降香、苏木、穿山甲、韭汁活血化瘀、通络止痛；丹皮凉血活血；香附疏肝理气；山楂、红曲、麦芽活血化瘀、消食健胃。

4. 痰气郁结

治法：行气开郁，化痰散结。

方药：半夏厚朴汤。本方用厚朴、紫苏理气宽胸、开郁畅中；半夏、茯苓、生姜化痰散结、和胃降逆；合用有辛香散结，行气开郁，降逆化痰的作用。湿郁气滞而兼胸脘痞闷、嗳气、苔腻者，加香附、佛手片、苍术理气除湿；痰郁化热而见烦躁、舌红、苔黄者，加竹茹、瓜蒌、黄芩、黄连清化痰热；病久入络而有瘀血征象，胸胁刺痛，舌质紫暗或有瘀点、瘀斑，脉涩者，加郁金、丹参、降香、姜黄活血化瘀。

5. 心阴亏虚

治法：滋阴养血，补心安神。

方药：天王补心丹。方中以地黄、天门冬、麦门冬、玄参滋补心阴；人参、茯苓、五味子、当归益气养血；柏子仁、酸枣仁、远志、丹参养心安神。本方益气养阴、养血安神之力较强，适用于阴虚较甚者。若心阴亏虚、心火偏旺，在心悸、健忘、失眠、多梦的同时，表现为五心烦热、口咽干燥、舌红少津、脉细数者，可改用二阴煎。本方以生地、玄参、麦门冬滋养阴液；黄连、木通、甘草清热泻火；酸枣仁、茯苓养心安神。必要时可兼服朱砂安神丸，以加强镇心安神、养阴清热的作用。但因方中朱砂有一定的毒性，故不宜多服或久服。心火亢盛、肾水不济、心肾不交而见心烦失眠、心悸怔忡、多梦、遗精、腰酸膝软者，可用二阴煎合交泰丸养心安神、交通心肾。遗精较频者，可加芡实、莲须、金樱子补肾固涩。

6. 心脾两虚

治法：健脾养心，益气补血。

方药：归脾汤。本方用党参、茯苓、白术、甘草、黄芪、当归、龙眼肉等益气健脾、补气生血；酸枣仁、远志，茯苓养心安神；木香理气醒脾，使整个处方补而不滞。心胸郁闷，精神不舒者，加郁金、佛手片理气开郁；头痛加川芎、白芷活血祛风止痛。本证亦可选用七福饮，方中用人参、白术、甘草益气健脾；熟地、当归滋补阴血，酸枣仁、远志养心安神；达到益气生血、补益心脾的作用。以气血两虚为主要表现，而见少气懒言、自汗、心悸、失眠、面色萎黄者，可选用八珍汤或人参养荣汤。脾气亏虚，失于健运而见纳呆食少、食后脘腹胀满、少气懒言者，可用香砂六君子汤益气健脾。病久气损及阳，兼见手足不温、形寒怯冷者，可用拯阳理劳汤益气温阳。

7. 肝阴亏虚

治法：滋养阴精，补益肝肾。

方药：杞菊地黄丸。肝阴不足，肝阳偏亢，肝风上扰，以致头痛、眩晕、面时潮热、或筋惕肉瞤者，加刺蒺藜、草决明、钩藤、石决明平肝潜阳，柔润息风。若肝阴不足而又有肝郁化火之象，兼见性情急躁易怒、口苦口干、舌红、苔黄等症者，可用滋水清肝饮。本方由六味地黄丸合丹栀逍遥散去白术而成，以地黄丸补益肝肾之阴，而以丹栀逍遥散疏肝解郁、清热泻火。虚火较甚，表现低热、手足心热者，可加银柴胡、白薇、麦门冬以清虚热；月经不调者加香附、泽兰、益母草理气开郁、活血调经。

8. 心神惑乱

治法：甘润缓急，养心安神。

方药：甘麦大枣汤。方中甘草甘润缓急，小麦味甘微寒，补益心气，大枣益脾养血。血虚生风而见手足蠕动或抽搐者，加当归、生地、珍珠母、钩藤养血息风；躁扰、失眠者，加酸枣仁、柏子仁、茯神、制首乌等养心安神；喘促气逆者，可合五磨饮子开郁散结、理气降逆。

心神惑乱可出现多种多样的临床表现。在发作时，最好根据具体病情选用适当的穴位进行针刺治疗，并结合语言的暗示、诱导，对控制发作、解除症状，常能收到良好效果。一般病例可针内关、神门、后溪、三阴交等穴位。伴上肢抽动者，配曲池、合谷；伴下肢抽动者，配阳陵泉、昆仑；伴喘促气逆者，配膻中。

（五）其他治法

1. 食疗

（1）玫瑰菊花粥：干玫瑰花 10 克，白菊花 10 克，糯米 50 克，粳米 100 克。洗净后同放入锅中，大火烧沸后，改小火煮至粥成。有理气解郁、疏肝健脾作用。可用于思虑过度、胸闷烦躁、食欲下降、容易疲劳之属于肝郁脾虚者。

（2）百合枣仁粥：百合 50 克，酸枣仁 25 克，粳米 100 克。煎汤取汁，加入适量粳米熬粥。有滋阴养血安神的作用，可用于头晕神疲、心悸失眠、健忘、面色不华之属于阴血不足者。

（3）快气饼子：炒莱菔子 60 克，紫苏子 30 克，橘红 30 克，白豆蔻 30 克，白茯苓 30 克。共研细末，炼蜜和姜汁为饼，每次 10～20 克，嚼服。有理气豁痰畅中的作用，可用于气机或饮食郁滞而见胸膈腹胁满闷不适者。

2. 针灸

以调神理气、疏肝解郁为治疗原则。主穴可选用水沟、内关、神门、太冲。肝气郁结者，加曲泉、膻中、期门；气郁化火者，加行间、侠溪、外关；痰气郁结者，加丰隆、阴陵泉、天突；心神惑乱者，加通里、心俞、三阴交、太溪；心脾两虚者，加心俞、脾俞、足三里、三阴交；肝肾亏虚者，加太溪、三阴交、肝俞、肾俞。

耳针选神门、心、交感、肝、脾。揿针埋藏，或王不留行籽贴压。

3. 其他

适当配合医疗气功、太极拳等辅助治疗，往往可收到较好效果。

六、转归及预后

郁证的预后一般均良好。针对具体情况，解除情志致病的原因，对本病的预后有重要的作用。而在受到精神刺激后，病情常有反复或波动，易使病程延长。一般病程较短，情志致病的原因得以解除者，通常都可以治愈；病程较长，情志致病的原因未能解除者，则往往需要较长时间的治疗，才能获得比较满意的疗效。

七、预防与护理

适当参加体力劳动及体育活动，增强体质；正确对待各种事物，避免忧思郁虑，防止情志内伤，是预防郁证的重要措施。

医务人员深入了解病史，详细进行检查，用诚恳、同情、关怀、耐心的态度对待患者，以取得患者的充分信任，在郁证的治疗及护理中具有重要的作用。对郁证患者，应做好精神治疗的工作。使患者能正确认识和对待疾病，增强治愈疾病的信心。并帮助解除情志致病的原因，以促进郁证的完全治愈。正如《类证治裁·郁症》说："然以情病者，当以理谴以命安，若不能怡情放怀，至积郁成劳，草木无能为挽矣。"

第六节 男性更年期综合征的中医药治疗

"男性更年期综合征"是现代医学新命名的一种男性老年前期病症，是在男性中年向老年过渡阶段的生理转折期形成的一种疾病。在20世纪70年代中期，由于国际“男性学”的崛起，人们在探讨男性疾病时，针对男性的生理、病理特点，提出了男性亦同女性一样，有一个“更年期症状”，并逐渐被人们重视和认可，从而确立了“男性更年期综合征”这一病名。中医各代医家对男性进入老年之前阶段的病变，有着逐渐深入的认识和理解。对男性更年期疾病的防治，收到了满意的效果。初期多冠名为“男性老年前期诸症”，在1984年首次将“男性更年期综合征”这一病名引入到中医男科专著中。病因病机：肾为先天之本，主藏精、生髓。男性步入更年期后，肾气逐渐衰少，精血日趋不足，导致肾的阴阳平衡失调，进而引起后天不足，出现心、肝、脾等脏腑功能的紊乱。机体表现为活动效能的降低，思维和体力的减弱以及协调功能的丧失，此为男性更年期综合征的病理基础。分型论治：肾阳虚，温补肾阳，右归丸加减；肾阴虚滋阴降火，清退虚热，知柏地黄汤加减；心肾不交滋肾养心，交通心肾，天王补心丹合交泰丸；心脾两虚补气健脾，养心安神，归脾汤加减；肝肾不足补益肝肾，填精养血，七宝美髯丹。辅助治疗：生活调理，饮食疗法，精神调理。

一、男性更年期综合征的沿革

（一）命名

“男性更年期综合征”是现代西医学新命名的一种老年前期病症，是在男性中年向老年过渡阶段的生理转折期形成的一种疾病。由于机体的逐渐衰老，内分泌机能逐渐减退，特别是性腺功能的变化和减退，从而引起体内一系列平衡失调。进而使神经系统机能及精神活动稳定性减弱，出现以植物神经功能紊乱，精神、心理障碍和性功能改变为主要症状的一组症候群。显而易见，医学界对“男性更年期综合征”的系统研究，明显晚于对女性更年期综合征的研究。这是因为，虽然男性随着年龄的增长，机体出现诸多生理、病理变化，但却不像女性那样有一个明显的“绝经”标志。所以，在这一转折期，即使性激素水平有所下降，生精作用逐渐减弱，出现疲劳、失眠、工作效率不高、性欲减退等症状；但此时生精作用并未完全停止，症状的出现较晚且不甚明显，又为渐进性加重，故往往被人们所忽视，好象男性不存在一个更年期病征似的，更谈不上对其如何进行防治了。直到20世纪70年代中期，由于国际“男性学”的崛起，人们在探讨男性疾病时，针对男性的生理、病理特点，提出了男性亦同女性一样，有一个“更年期症状”，并逐渐被人们重视和认可，从而确立了“男性更年期综合征”这一病名。

（二）中医学对“男性更年期综合征”的认识

对于这种疾病，中医学早在汉代《内经》时期就有了较深刻的认识和记载。如《素问·上古天真论》言：“丈夫……五八肾气衰，六八阳气衰竭于上，面焦，发鬓颁白；七八肝气衰，筋不能动，天癸竭，精少，肾气衰，形体皆极；八八则齿发去。”形象的说明了男性40~64岁期间的生理、病理变化，描述了这一年龄阶段的衰老过程。《灵枢·天年》谓：“人生……四十岁，五脏六腑十二经脉，皆大盛以平定，腠理始疏，荣华颓落，发颇斑白，平盛不摇，故好坐。五十岁，肝气始衰，肝叶始薄，胆汁始减，目始不明。六十岁，心气始衰，苦忧悲，血气懈堕，故好卧。七十岁，脾气虚，皮肤枯。”也具体的描述了，人们由中年进入老年过程的生理、病理表现。同时，对男性进入老年之前衰老的病因，亦有一定的认识。如《素问·阴阳应象大论》中明确记载：“能知七损八益，则二者可调，不知用此，则早衰之节也。年四十而阴气自半也，起居衰矣；年五十，体重，耳目不聪明矣；年六十，阴萎，气大衰，九窍不利，下虚上实，涕泣俱出矣。”明确的指出：“早衰”的病因，是不能遵循人体生长发育各阶段的规律，来调和人身之阴阳气血所致。

后世医家对男性进入老年之前阶段的病变，有更深入的认识和理解。但多不以年龄划段进行描述，而是根据中医辨证施治的特点，把这一阶段的各种症状横断到各种疾病（如阳痿、早泄、健忘、耳聋、腰痛等）中去，对本病的治疗积累了丰富的经验。

近代，随着男性病学的兴起，中医学对男性病的诊治有了突飞猛进的发展，亦重视了对男性更年期疾病的防治，收到了满意的效果。初期多冠名为“男性老年前期诸症”，在1984年12月版，由李家振、庞国荣二氏编著的《中医男科证治》中，首次将“男性更年期综合征”这一病名引入到中医男科专著中。

二、病因病机

本病的发生，多为55岁~65岁之间的男性。由于个人身体素质、文化修养、生活经历、心理特征等方面的不同，故所出现的症状各有差异，表现的轻重程度亦不等同。但其发病无不与心、脾、肝、肾诸脏功能的失调，特别是肾脏功能的失调有关。肾为先天之本，主藏精、生髓。男性步入更年期后，肾气逐渐衰少，精血日趋不足，导致肾的阴阳平衡失调，进而引起后天不足，出现心、肝、脾等脏腑功能的紊乱。机体表现为活动效能的降低，思维和体力的减弱以及协调功能的丧失。此为男性更年期综合征的病理基础。

三、诊断要点

1. 年龄为55岁~65岁之间的男性。

2. 应有数个症状同时或交替出现，具备“诸症”的特点。

3. 病变以功能衰退与失调为特征，并充分排除其他器质性病变。

4. 起病缓慢，多为渐进性发病。

具备一般症状：周身不适，倦怠乏力，肌肉、关节酸痛，精神不振，腰膝酸软，不耐疲劳，工作效率降低，缺乏信心。

另具下列各类症状之一或以上者：

(1) 泌尿、生殖症状：性功能不全，性欲减退、淡漠、阳痿、遗精、早泄，尿频、遗尿、小便清长、夜尿多，下体发凉，阴部汗多。

(2) 精神方面症状：精神恍惚，情绪低落，头昏头痛，失眠多梦，注意力不集中，记忆力减退，反应迟钝。或忧郁烦闷，沉默寡言，悲观失望，悲伤欲哭，对生活失去信心；或焦虑不安，烦躁易怒，精神紧张；或神经过敏，嫉妒猜疑，多虑；或精神空虚，自卑胆怯，惊恐不安，稍有惊动即不知所措。

(3) 神经症状：潮热盗汗，五心烦热，口燥咽干，耳鸣耳聋，虚烦不寐；或形寒肢冷，昏昏欲寐，肌肤麻木、瘙痒，皮肤有蚁行感。

(4) 心脏、血管症状：心悸怔忡，心胸憋闷，动则汗出，发作性面部及四肢潮红。

(5) 胃肠道症状：食欲减退，食后腹胀，口苦泛酸，失气频作，便秘或溏泻。

(6) 实验室检查：血清睾丸酮、促绒毛膜性腺激素水平下降。

四、分型论治

男性更年期综合征的临床表现繁杂多变，常涉及多个系统及多个脏腑功能的改变，故分型、治疗用药亦较复杂。但肾气虚衰为本病发生的根本，故补益肾气，调和阴阳，疏畅气血当为治疗本病的基本法则。在分型上，各家观点不一，各抒己见。如皮氏《老年医学知识》中，将此证分为甘麦大枣汤证及百合地黄汤证两型；蔡氏《实用老年病手册》提出四型辨证论治；冷氏《中医男科临床治疗学》又分为八型；李、庞二氏《中医男科证治》，将之分为肝肾阴虚、脾肾阳虚、心肾不交、肝郁胆热四种类型进行辨证论治等等。根据我们的体会，一般可分以下几型论治较为适用。

（一）肾阳虚

主证：面色苍白，精神萎靡，畏寒嗜卧，腰酸腿软，性欲减退，阳痿早泄，阴冷囊缩，尿频遗尿，小便清长，大便稀溏，舌淡苔白，脉象沉迟。

治法：温补肾阳。

选方：右归丸加减。方中以附子、肉桂、鹿角胶温助肾阳，熟地黄、山药、枸杞子、菟丝子滋肾养阴，取“阴中求阳之意”；山茱萸、杜仲补肝肾，强腰膝；当归养血补虚；诸药合用，温肾助阳，益精补血，收温补肾阳之效。

加减：阳痿加淫洋藿、巴戟天、仙茅；早泄加金樱子、五味子、芡实、煅龙骨；尿频、遗尿加桑螵蛸、益智仁、芡实；阴冷腹痛加乌药、小茴香；便溏加肉豆蔻、补骨脂。

（二）肾阴虚

主证：形体消瘦，面红颧赤，潮热盗汗，五心烦热，头晕耳鸣，失眠多梦，腰膝酸软，遗精早泄，口干便燥，夜尿溲黄，舌红少苔，脉象细数。

治法：滋阴降火，清退虚热。

选方：知柏地黄汤加减。本方在滋补肾阴的基础方剂六味地黄汤的基础上，加用清退虚热的知母、黄柏，故有滋补肾阴，清退虚热之效。

加减：烦热加麦门冬、莲子心；盗汗加地骨皮、五味子；失眠加酸枣仁，柏子仁；腰痛加杜仲、续断；遗精加金樱子、芡实。

（三）心肾不交

主证：心烦不寐，心悸怔忡，健忘多梦，五心烦热，腰膝酸软，遗精早泄，自汗盗汗，头晕耳鸣，口干舌燥，舌红尖赤，舌苔薄黄，脉象细数。

治法：滋肾养心，交通心肾。

选方：天王补心丹合交泰丸。方中黄连清心，清退上炎之心火；肉桂引火归元，引上亢之虚火下归于肾；生地黄、天门冬、玄参、五味子滋养肾阴；酸枣仁、柏子仁、远志、五味子、茯苓、麦门冬养心阴、安心神；党参、当归补益气血，丹参凉血清心。共收滋肾养心，水火既济，心肾交通之功。

加减：遗精早泄加金樱子、芡实、益智仁；自汗、盗汗加煅龙骨、煅牡蛎、麻黄根；心悸怔忡加磁石、珍珠母。

（四）心脾两虚

主证：面色萎黄，神疲乏力，心悸怔忡，失眠多梦，惊恐不安，多疑善虑，健忘眩晕，食欲不振，腹胀便溏，舌淡苔白，脉象细弱。

治法：补气健脾，养心安神。

选方：归脾汤加减。本方以人参、白术、黄芪、甘草补益脾气，当归、龙眼肉补血养心，酸枣仁、远志养心安神，茯苓健脾安神；木香行气消滞，使上药补而不滞；姜枣调和脾胃，以资化生之源。诸药配合，共成心脾同治，气血双补之剂。

加减：心悸惊恐不安者，加磁石、龙骨；失眠多梦加柏子仁、夜交藤；食少便溏加山药、砂仁。

（五）肝肾不足

主证：腰酸膝软，须发早白，头晕眼花，烦躁易怒，耳鸣耳聋，发脱齿摇，性欲减退，阳痿精少，周身酸痛，不耐疲劳，舌红少苔，脉弦细数。

治法：补益肝肾，填精养血。

选方：七宝美髯丹。本方重用何首乌，补肝肾、益精血、乌须发，壮筋骨；枸杞子、菟丝子养肝，补肾益精；牛膝补肝肾，强腰膝；补骨脂补肾壮阳、固精，当归补血养肝，茯苓补脾肾利湿浊。全方成平补肝肾之剂，既滋阴益精养血，又兼顾补阳；有阴阳俱补，精血互生之妙。

加减：腰酸痛加杜仲、续断；头晕眼花加天麻、菊花；烦躁易怒加郁金、麦门冬、生地黄；阳痿精少加肉苁蓉、锁阳、巴戟天。

五、辅助治疗

男性更年期综合征的主要病机虽然以肾精亏虚为主，然而往往又涉及多个脏腑功能的失调。由于患者的体质不同、宿患疾病等因素的干扰，亦导致了本病的临床表现极其复杂，证型难于分辨；往往虚实兼杂，新疾旧患并陈。特别是本病为慢性发病，病程迁延。因此，平时日常生活、精神的调理，饮食、体质的调治等辅助治疗也是不容忽略的。

（一）生活调理

1. 加强锻炼，适当运动，增强体质。
2. 饮食有节，固护脾胃，忌烟少酒。
3. 起居有常，节制房事，保肾养精。
4. 热爱生活，减少烦恼，和顺气血。

（二）饮食治疗

饮食宜清淡，易消化，选用具有滋补肾精的食品；少食肥甘油腻的饮食，避免辛辣刺激的食物。另可选用下列食疗药方：

1. 肾阳虚　猪腰子一对，去除筋膜臊腺，切划细花，与补骨脂10克加水适量煎煮1小时，调味，分2～3次食用。隔日1次，连吃数天。

2. 肾阴虚　黄精15～30g，山药100g，枸杞子20g，鸡半只。将鸡洗净切块，与上药放入大碗中，隔水炖熟，调味，分两次食用。隔日1次，连服数剂。

3. 心阳虚　人参3g（或党参10g），肉桂10g，粳米60g，冰糖适量。人参、肉桂为末，与粳米、冰糖同入砂锅煮成粥，每日早餐食用。

4. 心阴虚 猪瘦肉250g，莲子30g，麦门冬20g，百合30g。共放砂锅内加水煮汤，调味服食。每天1次，连服数天。

5. 心脾两虚 人参15g，山药30g，茯苓20g，扁豆30g，粳米60g。将人参、山药、茯苓、扁豆用纱布包好，同粳米煮粥食。每日1次，连服数天。

6. 心肾不交 麦门冬15g，龙眼肉15g，柏子仁15g，怀山药20g，大米（或小米）50g。加水煮粥服食，每日1次，连服数日。

7. 肝肾不足 制何首乌15g，黑芝麻15g，枸杞子15g，猪脊骨250g。猪脊骨剁成小块，加水，与上药同煮，调味喝汤。隔日1剂，分两次服用，连用1个月。

8. 肾精不足 核桃肉20g，黑芝麻20g，鲜山药20g，芡实20g，粳米60g。以上诸味煮粥，常食用。

（三）精神调理

加强思想修养，心胸宽阔，宽以待人，保持情绪乐观及平和的心态，克服心理紧张因素，树立生活的坚定信念。

第十八章　更年期精神病的中医养生保健

第一节　更年期女人养生之道

1. 要保持乐观、愉快的情绪

积极投入到生活和工作中去，保持良好的情绪。良好的情绪，可以提高和协调大脑皮层和神经系统的兴奋性，充分发挥身体潜能，使人精神饱满、精力充沛、食欲增强、睡眠安稳、生活充满活力。这对提高抗病能力、促进健康、适应更年期的变化大有裨益。

2. 注意饮食营养

对于更年期有头昏、失眠、情绪不稳定等症状的人，要选择富含 B 族维生素的食物，如粗粮（小米、麦片）、豆类和瘦肉、牛奶。牛奶中含有的色氨酸，有镇静安眠功效；绿叶菜、水果含有丰富的 B 族维生素。

这些食品对维持神经系统的功能、促进消化都有一定的作用。此外，要少吃盐（以普通盐量减半为宜），避免吃刺激性食品，如酒、咖啡、浓茶、胡椒等。

百合　既是药品，又是一种清补食品，有润肺、补虚、安神作用。若更年期出现虚烦惊悸、神志恍惚、失眠不安者，最宜使用。《日华子本草》称其具有安心、安胆、养五脏的功效。

莲子 性平味甘涩，有益肾气、养心气、补脾气的功用。《本草纲目》中说“莲子交心肾，厚肠胃，固精气，强筋骨，补虚损，利耳目”，适宜女性更年期心神不安、烦躁失眠或夜寐多梦、体虚带下者食用。

桑葚 当4～5月份桑葚呈紫黑色时，食之最为有益。正如《随息居饮食谱》中所说，它有“滋阴补肾、充血液、息虚风、清虚火”的作用。女性更年期肝肾阴亏、头晕腰酸、手足心热、烦躁不安、心悸失眠、月经紊乱时，常吃桑葚可以收到补肝、益肾、滋阴、养液的功效。虚热退而阴液生，则肝心无火、魂安而神自清宁。

更年期妇女如何吃出健康？与豆制品为友。

大豆内含有一种物质叫大豆异黄酮，它的分子结构与雌激素非常相似，而且同样具有雌激素的活性。所以，大豆异黄酮也被称为植物雌激素。

不过这种植物雌激素的作用只在人体外的试验条件下得到证实，它在体内是否能够替代我们自身分泌的雌激素，还只是科学家们研究的课题。但不管怎么说，与豆制品为友总是大有益处的，因为它还有高蛋白、高钙质、低脂肪等许多优点。

保护骨骼趁现在

如果等到更年期后出现骨质疏松才开始注意这个问题，骨骼的损失已经非常严重了。我们必须从现在做起。首先，饮食中摄入充足的钙质，此时我们体内雌激素水平高，对钙的吸收好，补钙事半功倍。第二，充分锻炼身体，这样钙质才能更多地沉积在骨骼上。

专家介绍，均衡食谱、充足的钙质以及体育锻炼是年轻女性营造高骨峰值的重要条件。具有高骨峰值的女性，更年期后即使有一些骨质丢失，造成骨质疏松的机会也比较少。

第二节 “四舍五入”原则保更年期健康

除生活保健与运动锻炼外，妇女更年期的饮食养生、营养调节，是预防和调治更年期妇女生理功能变化，以及保持老年阶段健康的重要保证。首先让我们了解一下更年期妇女的饮食要点：

女性更年期由于月经变化很大，有些女性月经频繁、增多、出血时间延长，甚至出现“血崩”样的出血，这可能引起女性贫血。铁是人体合成血红细胞的主要元素，但除铁以外，制造血红细胞还需要有蛋白质、维生素等多种营养素。因此，在膳食中要选择动物肝脏、瘦肉、鸡鸭血、蛋类、豆类等含铁量较高且富含蛋白质和维生素的食物要少吃或不吃含动物脂肪和胆固醇较高的食物更年期妇女要多吃含丰富蛋白质的食物（如瘦肉、鸡、鱼、蛋、乳类等）和含钙较丰富的食物（如各类豆类、虾皮、海带、芹菜、白菜等），以补其不足多吃杂粮和蔬菜，控制油脂，并注意平时不要吃得过饱。

防止血压增高、头昏失眠等病症的发生

由于自主神经功能和大脑皮层功能失调，更年期妇女往往会出现血压增高、头昏心慌和失眠等病症。为此，更年期妇女应选择含 B 族维生素丰富的食物，如粗粮（小米、玉米、标准面粉等），动物的肝、肾、瘦肉、牛奶、绿叶菜和水果等。因为这些食物能维持人的神经健康和促进消化，对防止头痛、晕眩和记忆力衰退有好处。同时，要吃低盐饮食，不吃刺激性食物（如酒、咖啡、浓茶、胡椒），更不要吸烟。

那么更年期的女性要有怎样的饮食才健康呢？除了饮食有节，营养平衡，还要重视“食补”，可遵守的重要原则为“四舍五入”。

“四舍”：即减少饱和脂肪的摄取量（脂肪的摄取应占每天总热量的 30% 以下）；减少胆固醇的摄取量（每日摄取量建议在 400mg 以下）；舍去过多的盐分（每天钠的摄取量应在 3200mg——约 8 ~ 10g 食盐以下或更少）；舍去过多的酒类（小饮怡情，但不可贪杯）。

“五入”：

1. 适量补充富含胡萝卜素，维生素C、E的食物。

2. 多摄取富含纤维质食品，如全谷类、蔬菜及水果，富含纤维的果蔬，如豆芽、萝卜、海藻、叶菜类、黄瓜、青椒以及苹果、橘子等，这些食品有助于消化液分泌，增加胃肠蠕动，促进胆固醇的排泄。另外，洋葱、大蒜有良好降脂助食作用。木耳、香菇可补气强身。夏季水果大量上市，应多吃一些如猕猴桃、山楂、刺梨等富含维生素C的水果，对缓解高胆固醇血症、促进铁的吸收，有一定作用。

3. 多喝水，早晚各一杯白开水，保证血液不至于因缺水而过于黏稠，血液黏稠会导致大脑的缺氧、色素的沉积，使衰老提前来临。此外，女人还是要多“吃醋”，适量食用醋可以延缓血管硬化的发生。饮食中宜适量食用植物油，如菜子油、葵花子油。

4. 多食大豆制品，即适量补充植物性蛋白质。如豆腐、豆腐脑、豆浆、豆腐干，因为它们是很好的植物性蛋白。

5. 大量摄取富含钙质的食物，例如牛奶、骨头汤等，预防骨质疏松。女性中年以后由于体内雌激素分泌开始减少，可能会出现水肿、高血压，因此应降低食盐摄入量，每天应控制在3～5g。增加钙铁的吸收也很重要，体内雌激素水平降低，骨组织合成代谢下降，因此容易发生骨质疏松。

第三节 饮食调理吃掉更年期的烦恼

更年期是我们生命中不可避免的一个阶段，无论你多么厌恶它的到来，最终仍然会降临到每个人的头上。对于这个大自然给予的变化，我们不需要有太沉重的心理压力，虽然过完更年期，我们的生命就会如同绽放过的玫瑰，逐渐走向凋零，但我们的信念是枯枝残叶也要比别人美出一份别致！所以，不要害怕更年期，在它到来之时我们就先用饮食调养让自己水当当吧！

更年期是人进入中年后，一种正常的生理变化，主要是因为体内激素分泌减少，而出现的一系列症状。有生理方面的也有心理方面的。

出现更年期综合征的女性，大约在40～50岁之间，轻重不同的表现为：脸潮红、盗汗、上半身发热、月经不规则、血压上升，以及时不时会有疲倦、头晕、呼吸不顺畅、胸口郁闷、焦虑不安、脾气暴躁或失眠等情形。

更年期不光在女性身上出现，男人也有更年期。男性的更年期比女性来得稍迟一些，大都在50～60岁。一般来讲，男性更年期表现往往发病缓慢，症状较轻，容易被忽视。其表现主要为：肌肉不如年轻时强健，皮下脂肪积聚，体重增加。性机能衰退，性欲减弱，以及烦躁易怒、失眠头痛、记忆力减退、紧张倦怠、心血管功能差等。

更年期综合征患者，轻者不须治疗，严重者得在医生的指导下进行激素等药物治疗。在药物治疗的情况下，辅以食物调节，(对于较轻者，利用食物调节就可获得很好的效果)。往往可以起到事半功倍的效果。

祖国医学认为人更年期是因人体肾气衰所致，体内多见阴虚阳亢之态，食物调节应以补肾精，健脾胃，养心安神之品为主，合理的饮食安排不但可缓解更年期症状，更有利于更年期的轻松度过。下面先分界一下女性更年期的饮食调节方法。

第四节　饮食调节与食疗

更年期综合征的饮食治疗：更年期不是一种疾病，而是人生旅程中的一个过渡时期。随着人们平均寿命的延长，女性大约有1/3的时间是在更年期后度过的，因此更年期的保健显得格外重要。雌激素对女人来讲非常重要，它是维护女人第二特征的重要因素。雌激素可以使女人的皮肤看上去柔嫩、细腻。但是随着年龄的增长，雌激素的分泌量也随之减少，皮肤失去以往的光泽和弹性。如果想延缓衰老，那么补充雌激素，就成为每日进食应考虑的内容。

1. 脂肪摄入。更年期妇女因为激素分泌减少的关系，使摄食中枢失调，又因为活动量减少，体内消耗热能也随之减少，造成热量过剩而诱发肥胖，发胖是更年期一个比较明显的标志。因此，适当的减食或尽量少摄取高脂肪类食物及糖类，尤其是少吃肥肉等富含饱和脂肪和胆固醇的食物。食用油不吃动物油以植物油为主，如葵花籽油、菜籽油、豆油等。植物油不但可以促进胆固醇的代谢，还能供给人体多种不饱和脂肪酸。

2. 多食绿叶蔬菜和杂粮。绿叶蔬菜中含有丰富的维生素，可以有效地补充体内维生素的缺乏。特别是含 B 族维生素丰富的食物，如番茄、洋葱、大蒜、莲藕、金针菜、黑木耳、红萝卜、苋菜、芹菜、菠菜等，这些食物还含有叶酸、维生素 C 和 A。

粗面、糙米、烤麸、燕麦、麦片、玉米、小米、黄豆及其各种豆制品等五谷杂粮；水果中如弥猴桃、苹果、凤梨等。特别是黄豆及其制品，还含丰富的弱性雌激素，可缓和更年期妇女因雌激素锐减而造成的痛苦。

据研究，一杯大豆大约含有 300mg 异黄酮，药理作用相当于西药雌激素 0. 4mg。停经妇女每日摄食含有 200mg 异黄酮的大豆或大豆食品，即可显现雌激素，即可使阴道内表层细胞数增多，分泌液增加，抵消停经后阴道萎缩、干燥所引起的不适感。大豆中的植物雌激素还能预防某些受荷尔蒙影响的癌症，如女性的乳腺癌和男性的前列腺癌等。

3. 多食高钙类食物。由于更年期妇女体内雌激素水平降低，容易发生骨质疏松，稍不注意，易发生缺钙、骨折等病变。因此，常食用含钙高的食品，如牛奶、豆腐、豆干、豆浆、豆花等黄豆制品，以及各种鱼类、海藻类食品等。这些食物不光补充钙质，缓解缺钙的烦恼，同时此类食物中还含有各种矿物质和微量元素，有利于缓解更年期烦躁易怒、骨质增生等症状。

4. 中医药食疗。祖国医学认为更年期所表现的症状，大多是因为肾气虚所致，若肾阳虚出现畏寒怕冷，腰膝酸软者，可常食核桃莲子粥，亦要配芡实和枸杞等温而不燥之补肾阳之品；若肾阴虚则可多食百合、草决明等，以缓解头晕耳鸣、盗汗之症；更年期表现最为明显的情绪变化，如烦躁易怒、焦虑不安、失眠等，祖国医学认为是肝气郁结，肝阳上亢所致。

食物调养宜多食一些滋养肝肾、清虚火之品。如枸杞甲鱼汤。（枸杞子25g，甲鱼1只，做法，将甲鱼杀后去内脏、洗净，枸杞子放入甲鱼腹中，入锅加姜、葱等调料炖烂。喝汤、食肉、嚼枸杞子。）常作为更年期药食疗的药物有：何首乌、山药、益智仁、山萸肉、百合、决明子、菊花、黄芪、当归、莲子、核桃仁、桑葚子、黑芝麻、茯苓、党参、银耳、芡实、薏苡仁、胡萝卜、五味子、灵芝、枸杞子等。在日常膳食中可根据自己的喜好选择性的加入。

5. 多食鱼。鱼肉结构松软、细嫩、结缔组织少，容易消化吸收，不但适合更年期妇女消化力逐渐减弱的肠胃，还含有各种优质蛋白，其钙、磷及维生素A、D、B_1、B_2等的含量，比猪肉、鸡肉等物类都高，吸收率也高达96%。同时，鱼类还含有一种只有水生动物才含有的多种不饱和脂肪酸，它能降低胆固醇和甘油三脂，防止血液凝固，对冠心病和脑溢血病有很好的防治作用。还能帮助生产大脑的神经递质，使人注意力集中，思维活跃。能够有效地防治更年期烦躁不安、精力、注意力不集中的现象。

6. 少食盐更年期妇女也应控制食盐这是因为更年期妇女内分泌改变，水盐代谢紊乱，容易引起浮肿，甚至进一步引起血压升高，因此用盐量宜尽量控制，以淡盐、清蔬为主。

7. 下列食疗方可供选用：

（1）新鲜百合300g，母鸭1只（约1500克），黄酒、细盐、白酒适量。将活鸭杀死，更年期症状。洗净后，先将洗净的百合放入鸭肝内，再入鸭内脏，淋上黄酒2匙，撒上细盐1匙，最后将鸭头弯纳入腹内，用白线把鸭身扎牢，旺火隔水蒸至鸭肉酥烂。饭前空腹食，每次1小碗，每日2次。学会更年期。

（2）燕窝6g，银耳9g，冰水适量。将燕窝、银耳用热水泡发，摘洗干净，放入冰糖，隔水炖熟服食。早晚各1次，连服10~15日。

（3）新鲜百合1000g，藕粉500g，白糖适量。百合洗净，晒干或烘干，研粉，装瓶盖紧备用。百合粉、藕粉各1匙，加冷水2~3匙调成薄芡，再用沸水冲泡，加白糖拌匀服食，每日2次，连服1月。

8. 服用或涂抹新鲜的蜂王浆，在蜜蜂中，吃蜂王浆长大的蜜蜂就是蜂王，它的一生都在产卵，而如此巨大的消耗之下，它的寿命却是一般蜜蜂的几十倍，现在发现，因为蜂王吃的是工蜂上腭腺分泌出的王浆。进入更年前期的妇女应该每天服用10g左右的蜂王浆，来补充雌激素，在国外治疗更年期综合征时，用蜂王浆涂抹的大腿内侧，一个疗程后潮红轰热渐渐消失。因为蜂王浆有保水的作用，所以不妨在成分简单的护肤品中每天加入黄豆大小的蜂王浆，拍打涂抹在脸上，不仅补充了雌激素，还起到了驻颜的作用。

9. 豆浆。每天保证一杯浓豆浆 专家建议，妇女应该从年轻时起就特别重视大豆类食物的补充，进入40岁之后，每天应保证一杯浓豆浆或是一块豆腐的量，因为大豆对雌激素（大豆异黄酮）的补充不可能即刻体现出来，所以，大豆的补充应及早开始。

现代医学研究表明：大豆中含有多种异黄酮，因它与雌激素的分子结构非常相似，被称为“植物雌激素”。大豆异黄酮具有双向调节作用，当人体内雌激素水平低时，它占据雌激素受体，发挥弱雌激素效应，表现为提高雌激素水平；当人体内雌激素水平高时，又以“竞争”方式占据受体位置，同样发挥弱雌激素效应，由于其活性仅为体内雌激素的2%，因而从总体上表现为降低体内雌激素水平。大豆异黄酮作用温和、安全，可以长期服用，因而服用大豆异黄酮成为目前最受欢迎的补充雌激素方式。

此外，新鲜蜂王浆、亚麻籽、谷类、葵花籽、芝麻、洋葱、葡萄酒、花生酱等食品，也含有一定量的雌激素，建议爱美的女士可以在生活中多食用。

10. 木脂素。最近研究发现，植物雌激素具有合成雌激素同样的功能，它能降低心血管病、骨质疏松症及更年期综合征的发病率，同时还具有抗肿瘤作用。植物雌激素主要有两种类型：即异黄酮和木脂素。异黄酮主要存在于豆类、水果和蔬菜，特别是富含于大豆及豆制品中。木脂素主要存在于扁豆、谷类、小麦和黑米以及茴香、葵花籽、洋葱等食物中。因此，专家建议，更年期妇女及老年人应多吃上述食品，可以补充体内雌激素的不足。

11. 雪蛤。又称为“林蛙”，是东北长白山一种珍贵蛙种中提取的卵巢和雌性蛙的附件部分，含有大量的雌性激素和其他多种激素、维生素、微量元素、氨基酸及其他活性物质。中医认为有补肾益精，养阴润肺，健脑益智，平肝和胃等功效。可由于慢性病及更年期患者。常常做木瓜雪蛤盅食用。

12. 乌鸡汤。加入中药的乌鸡汤具有滋补益肾的功效，可以增加机体的免疫力。

13. 山药。有人研究山药中含有植物性黄体素，类似植物性雌激素的作用。

第五节　四类食物调节女性更年期的坏脾气

有些女性往往情绪多变，常常为一些小事大动肝火，总觉得气儿不顺。到了更年期的女性，脾气暴躁的症状更加明显。

一般认为，这与更年期妇女体内雌激素、孕激素的比例失调及缺铁、钙等有关。所以，这些“气儿不顺”的更年期妇女最好注意多吃以下四类

一是富含铁质的食物

建议女性应适量食用一些含丰富铁质的动物性蛋白质食物，如瘦牛肉、猪肉、羊肉、鸡、鸭、鱼及海鲜等等。一方面可以扭转不良情绪，另一方面有助于大脑提高注意力，并保持精力充沛的状态。

二是富含钙质的食物

钙有抑制脑神经兴奋的作用，当大脑中没有充足的钙时就会情绪不安，容易激动。摄取富含钙质的食物，使人情绪容易保持稳定，同时钙质可坚固牙齿及骨骼，预防骨质疏松症。钙质食物主要来源如牛奶、骨汤、各种豆类及豆制品。特别注意的是，大豆中含有异黄酮，是一种类似雌激素的物质，除补钙外，还可弥补女性雌激素的不足。建议女性每天喝500ml豆浆或食用100g以上的豆制品，对内分泌系统有良好的调节作用。

三是富含维生素的食物

研究发现维生素摄入不足，特别是维生素B6、维生素B12缺乏，容易出现兴奋不安、头痛、脾气急躁、易激动的表现。适当在膳食中补充一定量的维生素有助于女性的精神调节，可以选择全麦面包、麦片粥、玉米饼等谷物，橙、苹果、草莓、菠菜、生菜、西兰花、白菜及番茄等果蔬含大量维生素。

四是疏肝理气食物

从中医角度来看，要调节女性经前期及更年期的不良情绪，

多从疏肝健脾理气入手。能够疏肝健脾理气的食物有：莲藕，能通气，还能健脾和胃，养心安神，亦属顺气佳品，以清水煮藕或煮藕粥疗效最好；白萝卜，长于顺气健胃，清热消痰，以青萝卜疗效最佳，红皮白心者次之，如胃寒的女性，可以加排骨、牛肉等炖萝卜汤吃；山楂，擅长顺气活血、化食消积，还可减肥消脂，无论生吃、熟吃、泡水，各种食用法皆有效，但食用要适量，胃酸过多的女性慎用。

玫瑰花，有疏肝理气、宁心安神的功效，沏茶时放几朵玫瑰花不但有顺气功效，还很赏心悦目，没有喝茶习惯的女性可以单独泡玫瑰花喝，或者将香气扑鼻的玫瑰花插在居室的花瓶里，呼吸进花香也能顺气宁神；茴香，果实做药用，名小茴香，嫩叶可食用，子和叶都有顺气作用，用叶做菜馅或炒菜食用，都可起到顺气健胃止痛的疗效；柑橘，不但味道甜美，还有行气宽胸之功，除果肉外，橘络也有一定的药用价值，橘络泡饮可以通络化痰、理气消滞。

更对于自己的保养，不仅要从年少的时候就开始注重，而且到了一定年龄阶段，更加要把它提上生活计划中的重点部分内容，特别是到了更年期的时候。

这个时候的身体，处于新旧交替中最脆弱的时候，如果不加以小心呵护的话，就容易滋生不良的毛病，那样的话将会让你以后的生活一点点地感受到辛苦和难受哦。在更年期的时候该怎样保养自己呢，爱美网下面就给你提出好建议。

更年期对于所有女性来说，都是一个特殊的生理时期。要想顺利度过这一时期，就必须做好女性更年期保健养生。专家表示，多数女性都能顺利度过更年期，但也有少数人更年期症状严重，危害身心健康。因此，做好女性更年期保健养生，对于顺利度过这一时期显得尤为重要。

第六节 更年期保健谨记五大注意

1. 保持良好情绪

做好女性更年期保健养生，首先就要注意保持良好的情绪，积极投入到生活和工作当中去。良好的情绪，可以提高和协调大脑皮层和神经系统的兴奋性，充分发挥身体潜能，使人精神饱满、精力充沛、食欲增强、睡眠安稳、生活充满活力。这对提高机体抗病能力、促进健康、适应女性更年期的变化大有裨益。

2. 注意饮食调理

女性更年期保健养，饮食调理尤为重要。

如对于更年期有头昏、失眠、情绪不稳定等症状的人，要选择富含B族维生素的食物，如粗粮、豆类和瘦肉、牛奶等；月经频繁、经血量多，甚至引起贫血的人，可选择蛋白质含量较高食物，如鸡蛋、瘦肉、豆类等；身体发胖，胆固醇增高者，应选择含优质蛋白质和胆固醇低的食物，如瘦肉、鸭肉、鱼等。研究显示，适当的荷尔蒙补充，对健康的影响，利大于弊。少吃或不吃富含胆固醇和饱和脂肪酸的食物，要选择植物油，如菜籽油、葵花籽油，吃些玉米面及蔬菜、水果、瘦肉、鱼类等少胆固醇食物，多食大豆制品，如豆腐、豆腐脑、豆浆、豆腐干，因为它们是很好的植物性蛋白。更年期妇女要经常食用含高钙的食品，如乳类及乳制品、海产品、虾皮、海带、豆芽、豆制品、骨头汤、骨粉、芝麻酱，保证钙供给量每天不少于1000mg。

3. 加强体育锻炼

女性更年期保健养生随着年龄及身体的状况不同，应选择适当的运动，如慢跑、散步、太极拳、健康操等，并持之以恒。适当的运动不仅可以促进血液循环、增加新陈代谢、降低骨质疏松症的发生，还可以消除忧郁的心情，使身心愉悦。

4. 学会善待自己

女性更年期保健养生需要用心经营，学会善待自己，了解身体状况，如有需要，应寻求医疗照顾。另外，女性进入更年期之后，许多疾病的发生率均会增加，而定期健康检查，可以及早发现、治疗。更年期是每位妇女一生必经的路程，以乐观、健康的态度面对更年期的生活，可以使自己的生活过得更愉快。

5. 定期健康检查

更年期后，许多疾病的发生率均会增加，而定期健康检查，可以及早发现、治疗。例如每月一次的自我乳房检查、每年定期的子宫抹片检查，都可以及早诊断乳癌或子宫颈癌的发生，以提高治愈的机会。

以上就是女性更年期保健养生的五大建议，如能坚持做到，就能在很大程度上缓解更年期症状，从而顺利度过这一时期。

第七节　更年期调适夫妻关系

首先，夫妻双方要对这一过程中的生理与心理变化有所了解。如果双方对此期的心理特点、生理特点不了解，对对方由此引起的烦躁、猜疑、发无名火的表现不理解，就会造成许多误解，产生许多不应有的矛盾。

有的人刚从工作、劳动岗位上退下来，一时对生活模式的改变不适应，会有一些反常表现，给人的感觉是“他变了”“像换了一个人似的”，甚至会很“粗暴”，一反以前的体贴、温柔等。

此期有些女性，往往表现更为突出，一反平日的贤慧、温柔、大度，常常心情烦躁、忧郁、多疑、脾气大等等，这都是难免的。如果你不懂生理特点，对更年期毫无所知，一旦老伴出现与平日反常的表现，就会大惊小怪，疑神疑鬼，甚至采取火上浇油的行动，结果他的反应越来越大，双方感情的裂缝越来越深，造成夫妻关系不和谐，甚至破裂。

更年期夫妇不仅要懂得人的生理特点，还要学一点心理学，这对调适夫妇关系，正确处理生活中发生的矛盾，防止悲剧的发生，极为重要。如能这样，在遇到更年期异常反应时，就会采取正确对策，对他宽容大度，主动照顾、体贴关心，从正面积极配合他渡过这个不适应阶段，从精神到行动帮助他顺利度过更年期，那么一切就会恢复正常了。

不少人在年轻时性格温和，开朗乐观，但是到了更年期后会变得忧郁伤感，情绪不宁，性急易怒，与家人或周围人关系不协调，尤其是不如意时表现更为突出，大家都觉得她好像变了一个人，这种性格行为的变化就是通常所说得更年期“怪脾气”，出现这种症状主要原因是更年期植物神经系统功能失调引起。

这种性格行为的变化，在更年期妇女当中尽管属于少数，但对本人、家庭的影响却很大，所以更年轻女性要注意心理保健。

首先面对更年期的生理与心理的变化有心理准备，认识到这些失调是暂时的。

其次要提高自我控制能力，在日常生活中应保持乐观的心态，要克制不快的心情，以开放的心境对待一切事物，安排好工作和生活。精神乐观、情绪稳定是顺利渡过更年期的最重要的条件。

适当进行户外活动和体育锻炼，根据自己的身体状况、兴趣爱好及季节、气候等条件，进行一些有益于调节情绪、强身健体的活动，并多学习一点新鲜事物，充实和丰富自己的生活。

最后还要加强医药保健，有条件的要定期做妇科检查。适当服些传统中药保健品可有效消除更年期不适，帮你平稳渡过更年期。更年期妇女只要能正确认识和对待更年期，注意加强身体保健，就一定能顺利渡过更年期。

第八节　体育锻炼

有效的有氧运动对于女性更年期患者十分有效。例如登山运动、健身房运动及其他户外运动。运动对于更年期患者可以降低体重，起到减肥的作用，因为肥胖对更年期患者是十分有害的。

参加体育锻炼是促进健康，增长智慧的最有效手段。然而，女性更年期综合征。在现实生活中，普遍存在着中年男人参加体育锻炼少的现象。因为他们不少是工作、生活和科技战线上的骨干，工作任务重，家务事繁忙，没有适当的时间，想等退休后再行锻炼，这种思想显然是不恰当的。你知道综合征。近几年来，据北京、更年期的症状的一些单位调查发现，中年人（包括干部和知识分子）死亡率高于老年人，中年人患有各种慢性病的就占87%。因此，中年人应重视自身保健，努力增强体质。

脑力劳动可使神经细胞联系增加，事实上更年期保健。条件反射增加，并不断强化，因而反应越灵敏。

体力劳动能促进新陈代谢，招揽氧气和营养物质。排除废物，延缓衰老。更年期男性，可选择一些轻微的体力劳动和家务劳动，如养花、做饭、扫地、洗衣等，对身体都会有好处。更年期综合征。80岁以上老人中，80%以上是体力劳动者，说明劳动对健康的重要性，但体力劳动并不能代替体育锻炼，这是因为前者往往是只重复做一个或几个动作，只能使部分组织器官、肌肉和神经得到锻炼，而后者能使全身各部分都得到活动，达到健身的作用。

大脑是人体最重要的器官，它需要充足的氧气和血液灌注，而锻炼对中枢神经系统和内分泌都有良好的刺激，能改善代谢，活跃氧化过程，是大脑积极休息的最好办法。

我国历代养生锻炼的项目甚多，足以供给不同体质和不同疾病类型的中老年男人在健身治疗中选用，如气功、太极拳、八段锦、五禽戏、推拿、保健按摩等。推行证明，这不仅是有效的治疗手段，而且还具有健身、延年的作用。慢跑、体操、散步等活动，对健康也很有益处。

第九节　睡眠禁忌

充分合理的睡眠，对于更年期人的身体健康来讲，显得十分重要。所谓合理的睡眠，是指除了睡眠时间要适当之外，在睡眠的准备、姿势和习惯等方面也要有一些讲究，综合起来有十忌。

一忌临睡前进食。更年期综合征症状。人进入睡眠状态后，机体中有些部分的活动节奏便开始放慢，进入休息状态。如果临睡前吃东西，则胃肠、肝、脾等器官就又要忙碌起来，这不仅加重了它们的负担，也使其他器官得不到充分休息。大脑皮层主管消化系统的功能区也会被兴奋，在入睡后常产生恶梦。如果赶上晚饭吃得太早，睡觉前已经感到饥饿的话，可少吃一些点心或水果（如香蕉、苹果等），但吃完之后，至少要休息半小时之后才力睡觉。

二忌睡前用脑。如果有在晚上工作和学习的习惯，要先做比较费脑筋的事，后做比较轻松的事，以便放松脑子，容易入睡。否则，如果脑子处于兴奋状态的话，即使躺在床上，也难以入睡，时间长了，还容易酿成失眠症。

三忌睡前激动。人的喜怒哀乐，都容易引起神经中枢的兴奋或紊乱使人难以入睡甚至造成失眠因此睡前要尽量避免大喜大怒或忧思恼怒，要使情绪平稳为好。如果你由于精神紧张或情绪兴奋难以入睡，请取仰卧姿势，双手放在脐下，舌舔下腭，全身放松，口中生津时，不断将津液咽下，几分钟后你便进入梦乡。

四忌睡前说话。俗话说：食不言，觉不语。因为人在说话时容易使脑子产生兴奋，男性更年期综合征。思想活跃，从而影响睡眠。因此，老年人在睡前不宜过多讲话。

五忌仰面而睡。睡觉的姿势，以向右侧身而卧为最好，这样全身骨骼、肌肉都处于自然放松状态，容易入睡，也容易消除疲劳。仰卧则会使全身骨骼、肌肉处于紧张状态，既不利于消除疲劳，又容易造成因手搭胸部影响呼吸而做恶梦，从而影响睡眠质量。

六忌张口而睡。孙思邈说：夜卧常习闭口，这是保持元气的最好方法。张口而睡，容易遭受氛围中病毒和细菌的侵袭，不仅使病从口入，而且也容易使肺部和胃部受到冷氛围和灰尘的刺激，从而引起疾病。

七忌蒙头而睡。老年人怕冷，尤其是冬季到来之后，总喜欢蒙头而睡。这样，会大量吸入自己呼出的二氧化碳，缺乏必要的氧气，对身体健康极为不利。

八忌当风而睡。睡眠时千万不要叫从门窗进来的风吹到头上身上。因为人睡熟后，身体对外界环境的适应能力有所降低，如果当风而睡，时间长了，冷氛围就会从人皮肤上的毛细血管侵入，轻者引起感冒，重者口眼歪斜。

九忌对灯而睡。人睡着时，眼睛虽然闭着，但仍能感到光亮，对于妇女更年期症状。如果对灯而睡，灯光会扰乱人体内的自然平衡，以致人的体温、心跳、血压变得不协调，从而使人感到心神不安，难以入睡，即使睡着，也容易惊醒。

十忌对炉而睡。这样做，人体过热，容易引起疮疖等疾症。夜间起来大小便时，还容易着凉和引起感冒。更年期综合征症状。值得一提的是，如使用蜂窝煤炉取暖，应注意通风，以免煤气中毒。

第十九章　社区更年期精神卫生服务

社区精神医学是精神医学的一个重要分支，是在一定区域的社会人群中，应用普通精神医学、流行病学、社会心理学及其他行为科学的理论和技术，对精神疾病进行预防、治疗、康复和社会适应的统筹安排和管理，同时开展科学研究。各项社区精神卫生服务使社区各项精神卫生工作得以实施。

第一节　社区的概念

社区是指若干社会群体（家庭、氏族）或社会组织（机关、团体）聚集在某一地域里，形成一个在生活上相互关联的大集体，我们把它叫做一个社区，英文叫做 community。对于社区的概念不同的文章中有不同的解释。简而言之，社区是一个随着人类社会发展而不断变化的概念。

回顾人类社会发展的历程，不难看出社区是人类社会活动的产物。原始时期的生产、生活方式决定了社区结构以一个家庭（系）或若干个家庭（系）流动性的生活形式为其主要社区形式特征。由于生存的需要和自然环境的原因，多户人家的聚居以从事农业生产劳动为主，形成以村落为主要形式的农村社区。工业革命兴起后，在农村社区形成的同时，各类城镇由小到大、由少到多地形成了目前以工业生产、商业贸易、文化教育、交通运输为基础的新兴城市社区。社区的地域界限也由不断变动到相对固定，生产关系由相对简单到较为复杂。社区的不断发展和完善，人口逐渐增多，彼此之间的人际交往频度增多，相互承担的角色和功能是相互之间产生依赖的人际关系，经济的发展和现代化程度，对社区生活习俗产生着巨大的影响。简言之，随着时代的发展，社区的特征及功能将不断发生着变化。

目前的社区形式有两类：一类为与历史传统生活方式比较接近的农村社区，另一类则为具有多种功能的城市社区。社会学家把社区的要素归结为以下四点：

（1）它是以一定的生产关系与社会关系为基础组成的人群。

（2）它有一定的地域界限；可以是某一行政划区，如区、县、街道、乡镇、居家村委会。

（3）它形成了具有一定特点的行为规范和生活方式。

（4）它的居民在感情和心理上具有对该社区的地方或乡土观念。

第二节　社区精神康复的概念

康复是针对残疾而言的。世界卫生组织医疗康复专家委员会对康复的定义是："康复是指综合协调地应用医学、社会、教育和职业的措施，对患者进行训练和再训练，使其活动能力达到尽可能高的水平。"此后，时值"国际残疾人年"，该专家委员会在该年 2 月发表了"残疾的预防与康复"技术报告丛书，对康复再次定义如下：

"康复是指应用各种有用的措施以减轻残疾的影响和使残疾人重返社会。"康复不仅是指训练残疾人使其适应周围的环境，而且也指调整残疾人周围的环境和社会条件以利于他们重返社会。在拟定有关康复服务的实施计划时，应有残疾者本人、他们的家庭以及他们所在的社区参加。因此，综上所述，康复要点可以归纳为三点：一为强调"重返社会"；二是"调整环境"；三是要残疾者自身及家庭的参与外，必须有"社区参与"。其实这三点正是社区康复的主要目的和任务。

社区康复，即以社区为基础的康复（CBR）的定义，WHO医疗康复专家委员会同时予以强调："社区康复（CBR）是指启用和开发社区的资源，将残疾人及其家庭和社区视作一个整体，对残疾的康复和预防所采取的一切措施。"

"一切措施"的具体内涵 Dr. Hellander 进一步予以注释，社区康复包括的一切措施应是两个方面：对残疾人而言，①减少残疾对疾病的影响；②残疾人的自立、自强；③尽量地回归社会，融入社会生活中去；④残疾人要达到较好的生活质量，并最大限度地施展和实现其抱负。

对社会环境而言，社区康复不仅是指功能训练，应包括社会大系统的各种措施，改造环境，保障如下权利：①卫生服务及社会服务；②教育、受教育及就业的机会；③住房及交通设施；④信息获得；⑤社会生活、文化生活、体育、文娱设施；⑥参与政治活动等方面的权利，是调整和改造环境的主要内容。社区康复的目标是：①提供残疾人所需要的各种康复服务；②减少或消除各种环境方面的障碍；③补偿因残疾而产生的各种生活标准；④最大限度地保障残疾人的各种权利；⑤支持残疾人在社区做出适当贡献及作用。

要达到上述目标，一是要改变社会对残疾人的不正确态度，二是要通过宣传及立法，引起政府的重视，保障残疾人的权益。这两条对社区康复极其重要。

第三节　社区精神康复治疗的组织形式

一、城市社区精神卫生机构的组织形式

在大、中城市较为普遍的服务形式是市一区一街道三级保健网，负责全市精神卫生工作。以北京市、上海市为例：市、区县及基层（街道、乡镇）分别建立由卫生、民政、公安等系统组成

的精神病防治管理领导（协调）小组，规划、协调与推动社区防治管理和康复工作的开展。市及区县领导小组设办公室，负责处理日常工作。市民政系统的精神病院主要是收治社会上“三无”患者和流浪人口中的精神患者；公安系统的精神病医院主要收治社会上肇事肇祸的精神患者和触犯刑律的精神患者。

市级精神病院常常是全市精神病的医疗、教学和科研、防治工作的中心，负责规划、培训和指导全市精神病的防治管理和康复工作的实施。近年来，精神疾病的防治工作归入慢性病防治的范畴，在有的市区成立了精神疾病预防控制机构，专门进行本地区的精神疾病防治工作。区县级精神病院是社区精神病防治网络的中心，根据全市规划负责安排和指导本区精神患者的防治管理和康复工作。社区卫生服务中心、社区卫生服务站和企事业单位的保健室是基层开展社区精神病防治管理和康复工作的第一线，通过这一级机构把防治管理和康复措施落实到每个患者，才能起到扎扎实实的效果。

二、农村社区精神卫生机构的组织形式

目前，我国许多地区多以区县为单位建立区县、乡、村三级精神卫生防治及康复网点，把防治知识普及到乡村医生一级，以建立兼职医务人员开设门诊、家庭病床及随访工作。首先建立各级精神病防治工作领导小组，有各级卫生、民政、公安、残联等部门的领导参加，以领导和协调开展各级精神卫生工作。其次是建立以卫生部门为主体的各级业务指导体系及县、乡、村三级防治网，以开展家庭精神卫生服务为主要形式，进行精神病的防治和康复工作。并且把这项工作纳入基层卫生保健体系当中。实践证明，这是一条符合我国国情的农村精神病防治工作的重要途径。

三、企事业单位中的精神卫生保健机构

一般是在企事业单位精神病防治工作领导小组领导下，以各

级保健机构为基础，成立防、治、管三结合的精神卫生保健机构，为单位中职工和家属进行精神卫生服务。开展定期门诊、下基层或家庭访视，指导监护网。如南京市的大型工厂建立的精神病工疗站或康复车间；北京市首都钢铁公司创办的精神患者工疗站等；这种机构可以训练和指导精神患者的劳动和复工前的试工，并可集中管理不能回原车间工作的慢性患者，防止患者由于病情波动对生产造成的影响。

四、大专院校中的精神卫生保健机构

在青壮年集中的单位，建立精神卫生领导小组，校医院设立精神科，由专职或兼职精神科医师负责学生、教师和家属的精神卫生保健工作的实施；业务上接受所在区县的精神卫生保健所（院）的技术指导，对于开展精神病防治，早期预防、早期诊断、早期治疗及心理卫生咨询等工作起到积极作用。如北京大学、清华大学等兼职精神科医师定期参加海淀区精神卫生保健所的业务培训及技术指导，及时进行了危机干预，确实起到了立竿见影的效果。

第四节　社区精神卫生服务的内容

如前所述，基层各级精神卫生保健机构对于社区开展精神病的防治和康复起了积极的作用。这对于使精神患者能够就近诊治、早期诊断和早期治疗，提供持续性的综合性康复服务起到相当大的作用。基层精神卫生机构的主要任务是：①设立专科门诊；②开设家庭病床，开展家庭访视；③负责社区中工疗站患者的诊疗、病况记录和制定干预对策；④对社区中精神病监护网中的重点患者进行定期访视，并予记录；⑤指导家属及志愿者开展防治康复工作；⑥开展精神病防治康复知识的宣传及教育，例如通过卫生宣传栏、黑板报、宣传手册等形式开展工作；⑦搜集和

汇总所在社区的疾病资料及防治康复资料；⑧制定各类因人而异、因地制宜的康复方案。主要服务内容和方式如下：

一、定期门诊

基层精神卫生保健机构均有继续治疗、心理咨询和心理治疗门诊，针对患者的不同情况，邀请患者及家属来门诊复查或接受康复医疗服务。一般每月来门诊一次，根据服药中的问题，调整药物，处理副作用，解决患者或家属对治疗的疑虑。对他们讲清药物维持治疗的必要性和重要性，努力提高患者对药物治疗的依从性。如某患者由于生活懒散，经常漏服药，门诊医生就要根据患者特点制定适合患者的药物剂量和服药时间，为患者制定一个作息时间表，并嘱咐家属加以督促，使患者养成服药的习惯。这种措施要循序渐进、由易而难，使患者及家属在短时间看到效果，从而增强信心，以利进一步康复措施的落实。

二、家庭康复医疗

1. 开设家庭病床

对不能来门诊的老弱病残患者，开设家庭病床，按家庭病床制度和要求进行系统的康复治疗。对精神病处于波动期的患者，又因种种原因不能住进精神科医院，短时间内建立家庭病床，给予及时的诊治，可就近解决精神病患者的就医问题。开设家庭病床一定要有良好的家庭支持和护理条件。

2. 家庭康复

对慢性残疾患者，定好计划，在服用适量维持药物的基础上，循序渐进地安排训练。社区精神卫生工作者要根据患者的残疾情况，制定切实可行的目标，指导家庭进行康复。如不少农村的慢性精神患者经过康复指导，可从事简单农业劳动。城市中的慢性精神患者经过一段时间的康复训练，可在社区中就业。这样做的结果，有利于精神患者提高生活质量，解除了家庭的后顾之忧和经济负担，保障了社会的安定和稳定。

三、家庭访视（随访）

对刚出院的患者在1个月内要进行访视，按病情制订康复计划，使医院内和院外的康复措施衔接起来。在流行病学调查建卡的基础上，按病情分为四期管理。访视时要与患者家属和居委会监护网取得联系密切配合。一般根据情况1~3个月访视一次，并将情况在卡片上做好记录。

四、康复培训班

在社区中发现有病情相似、要求相近的患者，可将他们组织起来进行集体心理治疗和教育。举办康复培训班是可行的方式。可将这一小组的患者预约在同一天门诊复查，同时参加培训活动。可每月一次，每次一个中心内容。采取灵活多样的形式，可由医生讲课或转移讨论，或进行康复体会交流。集体心理治疗可相互启发，促进康复，可集中解决康复过程中的普遍存在的问题。每年可计划安排8~10次活动。

五、监护小组

监护小组是以公安部门组织，居委会为主导，有派出所片警、民政干部、精神卫生医生、街道主任、邻居及患者家属组成。对患者的病情变化及康复计划的实施进行督促及监护，随时与精卫医生传递信息，及时调整康复医疗措施。监护小组形成网络，对社区内全部患者的动态掌握和管理监督是极为重要的，是院外康复医疗极好的保障形式。对保障城市的安全和稳定起到了强大作用。

六、工疗站

工疗站是民政部门组织的，有社区精神科医生做医疗指导，在街道福利工厂的支持下，为精神患者进行职业训练的一种有效形式，或单独设站，或属于福利工厂的一个车间或小组。在上海、沈阳等工业城市工疗站比较普遍，每个街道都为本社区的精神残疾者设立工疗站，从事力所能及的手工劳动。如糊纸盒、分装化妆品、制作玩具等。是一种回归社会的中间过渡形式，也可以是精神残疾者的就业管理形式。

七、工疗车间

在工矿企业，将不能回原车间从事原工种的精神病患者集中管理和训练，由精神卫生医生指导制定康复医疗计划，安排不同病情、不同能力的患者从事力所能及的工作。如用工厂生产中的下脚料制作一些民用小商品。这样做，既保证了工厂的安全生产，增收节支，又对精神病患者提供了在庇护下的劳动场所。既防止了精神病复发，还创造了财富，也保证了患者个人的经济收入，是事半功倍的效应，已在一些大城市大企业中推广。

八、庇护工厂和庇护农场

这是专门为慢性精神残疾者设置的康复机构。对那些无职业、家庭康复有困难的患者是一个归宿。在医护人员的医疗监护下，经过职业训练达到能从事一些工业或农业劳动的目的，精神残疾者通过有计划的训练就可望成为自食其力的劳动者。既保障了社会安全，又减轻了国家及亲属的负担，还为经济困难的患者找到了归宿，像北京这样的大城市最需要这样的康复机构。

九、家庭寄养

对某些只需生活照顾，不需要再谋职业的患者，人照料，可寄养在农村房屋宽敞、人口较少的家庭，如老年性痴呆、严重的精神发育迟滞者，家中无家庭主妇经过一般的卫生、护理培训就可以按照精神卫生医生的指导要求，进行生活照顾及生活自理训练，语言训练，适当的体能训练，使患者提高生活质量，减慢衰退，渡过幸福晚年。

十、日间活动中心

对于一些已退休、不需要求职、残疾程度尚不太严重的患者，参与社区活动中心的活动是有利于康复的。最好是设立专门为精神病患者活动的场所，也可在残疾人康复站吸收精神病患者参加活动。在日间活动中心，可提供医疗服务、日间护理，开展各种康复项目等。这对于防止精神衰退和增强体质是大有益处的。

第五节　个案管理制度在社区精神卫生服务中的作用

个案管理的服务形式用于精神卫生领域最早是在20世纪60年代。当时精神卫生服务的主流是将住院机构大量关闭（非住院化运动），发展以社区为基础的服务模式。其目的是避免多种社区服务的相互脱节，提高社区服务质量，以满足患者的多种需求。

个案管理有5大功能，即：评估患者的需求，制订计划以满足上述需求，提供综合服务，监督并评估服务体系，随访并对患者进行评价。个案管理员主要由精神科护士和社会工作者担任。他们代表患者的利益，力求同时满足精神病患者的生物、心理、社会需要。他们与患者定期联系，尊重患者的感受，了解患者的担心，满足患者的现实需要。他们与患者之间建立良好的关系对治疗效果至关重要，这种关系有赖于个案管理员对治疗的早期介入和评估。个案管理员的职责是协调并确保各项服务的实施。

个案管理模式可有“经纪人模式”和“治疗模式”。前者，在他人提供服务中个案管理员只是一名协调者；后者，个案管理员是治疗的主要提供者。经纪人的角色还表现在不同治疗机构间的转诊、帮助患者恢复学习和工作，或者协商社会保障事宜等。

Rosen 描述说："个案管理将所有的治疗项目整合到一起，为患者提供综合的服务，以满足他们的特殊需要。从这个意义上说，个案管理员的职责远远超过一个服务经纪人的角色，他不是一个旅行社或者旅伴，而是一个导游、康复教练、咨询师、导师、倡导者和值得信赖的同盟者。"个案管理员应为患者的康复和预防复发制定长远目标，精神状况监测和心理教育应贯穿于疾病的各个阶段。

个案管理员的具体工作目标包括：①对患者的精神状况进行连续监测；②确保患者和家属或其他照料者充分地了解疾病和治疗的实质；③帮助患者缩短病程，合理用药；④减少住院治疗所致的创伤和焦虑；⑤为继发性疾病和精神疾病共病的发生寻求积极而充分的治疗；⑥帮助减少疾病对患者的心理社会环境造成的负面影响，比如，人际关系、住房、教育、就业、财务保障等；⑦帮助患者康复，回归社会，重建正常生活。

个案管理的干预等级显示了个案管理员的实际作用，其基本任务是监测患者的精神状况，更为复杂的任务包括共病问题的干预和人格问题的介入等。这些任务的完成取决于疾病的性质和严重程度、对治疗的反应、当今的医疗手段、心理和社会困扰、精神卫生服务体系和可利用的资源等多种因素。

第二十章　更年期精神病相关法律问题

第一节　司法精神病学概述

一、司法精神病学概念

司法精神病学是建立在临床精神病学和法学两大基础上的交叉学科，是应用临床精神病学知识研究和解决精神疾病患者在法律方面的有关问题的学科。而广义的司法精神病学包括更广泛的内容，除涉及精神疾病患者相关的法律问题，如各种法律能力、精神损伤程度、劳动能力、伤残等级等，还涉及精神疾病患者危险行为的预测和预防；精神疾病患者各种权益的法律保障；有危害行为的精神疾病患者的治疗监护；精神病学临床实践中相关的伦理和法律问题；精神卫生立法等问题。

总之，随着人们对精神疾病患者有关的法律、社会学、犯罪学、心理学、伦理学和行为学等问题的不断深入研究，司法精神病学的内涵逐渐扩大。司法精神病学已成为精神医学中一个重要的分支学科。

二、精神疾病与法律关系

精神疾病患者是我们社会生活中的一个群体，在社会生活中与正常人一样与法律有着十分密切的关系，但他们因各种精神疾病使其大脑功能发生程度不同的障碍，故又是一个特殊的群体。一旦他们的行为涉及某种法律关系时，就需要对他们的各种行为与法律的关系作出评定。

主要表现在刑事方面，一个精神疾病患者，当他实施了我国刑法所禁止的危害行为后，就需要对其在实施危害行为时的责任能力作出评定，以明确其相应的刑事责任能力，以及受审能力、服刑能力、作证能力；在民事方面，当精神疾病患者实施某种民事行为时，要对其实施该行为时的民事行为能力作出评定，以明确其民事行为的有效性，或目前的民事行为能力状态。当精神疾病患者参与刑事或民事诉讼时，要对其诉讼能力作出评定；而在刑事或民事案件中，当其人身、财产等合法权益遭受侵害时，要对其自我防卫、保护能力作出评定，或对精神损伤与致伤因素间的关系作出评定。

（一）精神患者的刑事法律能力

1. 责任能力

（1）责任能力的概念：刑事责任能力，即责任能力，是指行为人了解自己行为的性质、意义和后果，并自觉地控制自己行为和对自己行为负责的能力。简单地说，就是能够辨认和控制自己行为的能力。它是我国犯罪构成理论中，犯罪主体成立的必要条件之一，即达到一定的责任年龄，且生理和智力发育正常，就具有相应的辨认和控制自己行为的能力，亦就具有刑事责任能力。

（2）刑事责任能力的种类：刑事责任能力的种类，不同国家依据其刑法有二分法（即有责任能力与无责任能力）和三分法（即有责任能力、限制责任能力和无责任能力）。依据我国刑法规定为三分法，即有责任能力、限制责任能力和无责任能力。

（3）刑事责任能力评定：我国《刑法》第18条是刑事责任能力评定的法律依据。第18条包含了两个重要的内容，即医学要件和法学要件。

医学要件是指行为人是精神患者，即患有某精神疾病。由于精神疾病使其精神功能发生障碍，有可能导致其实施危害行为。因此，医学要件是评定行为人在实施危害行为时责任能力状态的前提和客观依据。

法学要件亦称心理学标准，是指行为人在实施危害行为时，是否由于精神疾病使其丧失或削弱了辨认能力和控制能力。因此，在医学要件确定后，法学要件是确定其责任能力状态的分析依据。

所以精神患者实施《刑法》所禁止的危害行为时的责任能力评定原则是：以医学要件为基础和前提，以法学要件为依据评定责任能力状态。

2. 其他刑事法律能力

在精神患者涉及的刑事法律能力中，除主要具有刑事责任能力外，还包括受审能力、服刑能力和性自卫能力等。

（1）受审能力：受审能力是指刑事案件的犯罪嫌疑人、被告人在刑事诉讼中，对法律赋予自己的权利、义务和刑事诉讼的意义的认识理解以及接受刑事审判的能力。如有权拒绝回答与案件无关的问题，了解对他起诉的目的和性质等。受审能力评定时，应分析所患精神疾病是否影响了其对起诉的目的和性质的理解；能否理解自己的情况与目前诉讼的关系：有无能力与律师合作、商量，或协助辩护人为其辩护；对诉讼过程中所提问题能否做出相应的回答；能否理解可能的审判结果和惩罚等。若其能对上述问题得出肯定的结论，则其具有接受刑事审判和判决能力，有受审能力；否则为无受审能力。

（2）服刑能力：服刑能力是指已判决或服刑人员能够理解和承受法庭对其刑罚的能力。如对判刑的意义和服刑的理解，对自己的身份和未来前途的认识，对自己当前应遵守的行为规范的认识等。

（3）性自卫能力：性自卫能力是指被害人对两性行为的社会意义、性质及其后果的理解能力。

女性精神患者因其疾病的影响使其辨别是非的能力受到损害，意志行为能力削弱或缺乏，或本能欲望的亢进，而遭到他人性侵害，便可能做出相应的反抗行为，甚至主动追逐异性，其实质是丧失了性自卫能力。

（二）精神患者的民事法律能力

1. 民事行为能力

（1）民事行为能力的概念：民事行为能力简称行为能力，是指公民能够通过自己的行为，取得民事权利和承担民事义务，从而设立、变更或终止法律关系的资格，亦即一个人的行为能否发生民事法律效力的资格。

（2）民事行为能力的种类：法律赋予公民民事行为能力是以意思表示能力为基础的。即公民的认识能力和判断能力。认识能力是指对人和事物的分析能力，即能够辨认自己行为的能力。公民的民事行为能力分为三种，即完全民事行为能力、限制民事行为能力和无民事行为能力。

（3）精神患者的民事行为能力：精神患者在疾病的进程中，由于他们精神功能存在障碍，对其意思表示具有不同程度的影响，法律为了维护他们的利益和社会的正常经济秩序，作了专门的规定。我国《民法通则》第十三条规定："不能辨认自己行为的精神患者是无民事行为能力人，由他的法定代理人代理。"第十三条第二款规定："不能完全辨认自己行为的精神患者是限制民事行为能力人，可以进行与他的精神健康状况相适应的民事活动；其他民事活动由他的法定代理人代理，或者征得他的法定代理人的同意。"

（4）民事行为能力评定：精神患者的民事行为能力评定，亦需遵循医学和法学两个条件。

首先应满足医学条件，即被鉴定人患有精神疾病，并要确定其精神疾病性质、疾病的不同阶段及严重程度、可能的预后等。而法学要件则是被鉴定人的意思表示，即是否具有独立地判断是非和理智地处理自己的事务的能力。其评定分为：①宣告行为能力评定：宣告民事行为能力是指精神疾病患者尚未涉及某一具体民事行为时，经其利害关系人申请，经人民法院受理、委托，对其行为能力进行评定，并经人民法院判决认定宣告。②民事行为时的行为能力评定：精神患者民事行为时的行为能力是指精神患者针对某一民事行为时的行为能力。

2. 精神损伤

近十年来，在司法精神疾病鉴定实践中，有关精神疾病患者的人身损害赔偿案逐年增加，已成为司法精神病鉴定中一项重要的内容和研究课题。

（1）精神损伤的概念：精神损伤是指个体遭受外来物理、化学、生物或心理等因素作用后，大脑功能活动发生障碍，出现认知、情感、意志和行为等方面的精神功能紊乱或缺乏。即精神损伤是遭受外界致害因素作用后出现的精神功能的障碍，其致害因素不仅指外界因素造成了脑器质性伤害，还包括心理刺激因素的作用，导致大脑功能紊乱。

（2）精神损伤的评定：在涉及人身损害赔偿案中，受害人的精神损伤与某一生活事件的关系是精神损伤评定的核心问题，它包括了其精神损伤的性质、严重程度及其预后，以及该精神损伤与生活事件的关系。

（3）精神损伤与生活事件关系评定：现阶段，对于精神损伤与生活事件的关系以及精神损伤程度的评定尚缺乏统一的标准和相应的规范，因此在司法精神疾病鉴定中关于精神损伤与生活事件的关系有着许多不同的描述，有以因果关系描述为直接因果、间接因果和无因果关系；有以相关关系描述为直接相关、间接相关和无关。而不同的描述可能导致不同的司法审判结果，即产生不同的民事赔偿责任。而在鉴定实践中，并不是所有的精神障碍的发生与生活事件的关系都能用因果关系来描述。

目前，较易达成共识的有：①脑器质性精神障碍与其致害因素评定为直接因果关系；②反应性精神病与其生活事件评定为直接因果关系；③内源性精神病通常不用因果关系描述而将生活事件描述为诱发因素；④癔症与其生活事件一般亦描述为诱发因素。

三、司法精神病鉴定

司法精神病鉴定是指鉴定人受司法机关的委托，运用精神病学专业知识，对被鉴定人的精神状态及相关的法律能力等做出评定的过程。

我国司法精神病鉴定工作的组织和实施是依据相关的法律、法规而进行的。具体有：依 1989 年最高人民法院、最高人民检察院、公安部、司法部和卫生部颁布实施的《精神疾病司法鉴定暂行规定》；依 1996 年《刑事诉讼法》第 120 条规定：对人身伤害的医学鉴定有争议需要重新鉴定或者对精神病的医学鉴定，由省级人民政府指定的医院进行。

2005 年 2 月 28 日全国人大常委会颁布了《关于司法鉴定管理问题的决定》，确立了建立统一的司法鉴定管理体制的基本目标和基本框架。司法部成立了司法鉴定管理局负责全国司法鉴定的领导和管理工作。2005 年 9 月 30 日颁布实施了《司法鉴定机构登记管理办法》和《司法鉴定人登记管理办法》。2007 年 10 月 1 日起实施了《司法鉴定程序通则》。

1. 司法精神病鉴定的任务

司法精神病鉴定时，首先是确定被鉴定人的精神状态是否正常，是否患精神疾病，以及患何种精神疾病；其次是根据被鉴定人精神疾病对其相关法律能力的影响程度，确定其法律能力。具体包括：①刑事案件相关的司法精神病鉴定任务：确定被鉴定人是否有精神病，患何种精神疾病，实施危害行为时的精神状态，精神疾病与所实施的危害行为之间的关系，以确定其实施危害行为时的责任能力、受审能力、服刑能力、劳动教养能力和受处罚能力。②民事案件相关的司法精神疾病鉴定任务：确定被鉴定人是否患有精神疾病，患何种精神疾病，其精神疾病对其在进行或可能进行的民事活动时意思表达能力的影响判定其民事行为能力、诉讼能力；确定被鉴定人是否患有精神疾病，患何种精神疾病、精神疾病的性质及严重程度，以及其精神疾病与生活事件的关系，为民事赔偿提供依据。③其他鉴定任务：确定各类案件的有关证人的精神状态及作证能力；确定各类案件的受害人的自我防卫或自我保护能力。

2. 司法精神病鉴定的方式

鉴定的方式主要有门诊鉴定、住院鉴定、院外鉴定和缺席鉴定。也可分为直接鉴定和间接鉴定。直接鉴定是指鉴定人与被鉴定人直接接触，进行详细必要的精神检查，并结合送鉴材料和必要的调查材料确定被鉴定人的精神状态及相关的法律能力。间接鉴定即鉴定人无法与被鉴定人直接接触。

3. 司法精神病鉴定程序

司法精神病鉴定的活动，作为诉讼程序的一个组成部分，应按一定的程序有序地进行。它包括：①鉴定委托：由公安机关、检察机关、人民法院、司法机关和其他办案机关以及其他单位向鉴定机构出具鉴定委托书，并明确鉴定目的和要求。②提交资料：委托鉴定机关向鉴定机构提供被鉴定人的有关资料，包括案情资料和相关医学资料，如全部案情的卷宗资料、有关被鉴定人既往疾病救治、病历、检查报告等。③阅读资料：在接触被鉴定人前，每一鉴定人必须认真细致地阅读全部送鉴资料，充分了解被鉴定人的有关情况，为与被鉴定人接触，进行精神检查提供充分的保障。④鉴定检查讨论：由全体鉴定人员共同对被鉴定人进行精神检查、神经系统检查以及相关的理化检查。鉴定人员就被鉴定人的精神状态及相关的法律能力进行充分的讨论，得出鉴定结论。若需进一步调查，待调查后讨论得出鉴定结论。⑤出具鉴定报告：经全体鉴定人员讨论得出鉴定结论后，形成鉴定报告，经鉴定机构盖章和鉴定人签名后，提交给送鉴机构。

4. 精神疾病司法鉴定书

鉴定书是鉴定人用以记载其鉴定结论的文书，是鉴定人提供给司法机关或送鉴机构的专家证言。

精神疾病司法鉴定书的内容一般应包括：①一般资料：鉴定书编号、被鉴定人姓名、性别、年龄、婚姻、民族、文化程度、职业、家庭住址等；②委托鉴定机关名称；③鉴定日期；④鉴定场所；⑤鉴定目的和要求；⑥案由及案情摘要；⑦调查和有关证据材料；⑧精神检查及其他检查所见；⑨分析意见；⑩鉴定结论、鉴定人签名、鉴定单位盖章。

第二节 各种精神疾病的司法鉴定

一、精神分裂症

精神分裂症是精神疾病司法鉴定工作中最为常见的精神疾病，占所有鉴定案件的1/3～1/2。精神分裂症患者的思维、情感和意志活动的严重障碍，特别是其思维障碍较为突出，因而在日常生活中常涉及各种法律问题。

（一）刑事法律能力

在精神病理的影响下与周围环境产生各种冲突，出现各种危害行为。因而涉及某些法律关系。如责任能力、受审能力和服刑能力等，其中以实施危害行为时的责任能力问题最多见。

1. 精神分裂症患者与危害行为

以凶杀行为最多见，占精神分裂症危害行为鉴定案例的1/3～1/2，凶杀和伤害行为超过1/2。以精神分裂症偏执型最多见，常在妄想、幻觉的直接支配下所为，较多见的是关系妄想、被害妄想、嫉妒妄想和命令性幻听的影响，对周围的人发生突然的攻击行为。如一偏执型精神分裂患者存在被害妄想和关系妄想，一日在门卫值勤时，忽听到“干掉他们，干掉他们”，即持刀连续伤害9人，造成2人死亡、4人重伤、3人轻伤。强奸、猥亵等性侵犯行为也是一种较为常见的危害行为，以青春型、慢性或残留性精神分裂症多见，亦可见于偏执型精神分裂症。青春型患者除思维紊乱、内容荒诞、行为幼稚外常有较丰富的性色彩，易导致流氓猥亵行为甚至强奸行为。盗窃、抢劫、贪污等侵犯财产行为也是精神分裂症患者常见的一类危害行为，特别是盗窃行为较为常见。多见于慢性精神分裂症患者，也可见于偏执型或其他型精神分裂症、慢性精神分裂症的盗窃行为，常仅为满足饥饱等基本需要，扰乱社会治安等其他危害行为常见于精神分裂症偏执型、青春型、残留型或慢性精神分裂症。

2. 危害行为与责任能力

精神分裂症患者实施危害行为时的责任能力评定的总的法律依据是刑法第18条，即根据其实施危害行为时疾病对其辨认和控制能力的影响，评定其作案时的责任能力状态。在司法精神疾病鉴定实践中，对精神分裂症患者危害行为时的责任能力评定过程，不同学者之间有时会产生较大分歧。分歧的主要原因是掌握医学标准与法学标准的着重点不同。其次是精神分裂症为一具有思维、情感和意志行为严重障碍且不协调；并具有人格甚至基本特征改变，且病程、转归非常复杂多样化的精神病。因此，精神分裂症患者实施危害行为时责任能力评定要在明确精神分裂诊断，并判明其实施危害行为时疾病所处的疾病阶段以及疾病的严重程度，综合地分析对其辨认能力和控制能力的影响，做出责任能力评定。

（二）民事法律能力

精神分裂症患者因涉及其民事法律能力问题的案例近十年来

呈明显的增加趋势。常见的案例涉及患者的婚姻能力，如离婚案件中，患者是否有能力参与离婚诉讼；财产处置及继承能力，如患者是否有能力处置自己的房产或继承其他人的财产等；遗嘱能力，如患者生前所立遗嘱或现在所立遗嘱是否有效；劳动合同能力，如患者自己提出辞职申请，且被单位采纳辞退，写辞职申请时的行为能力如何等。这些都归属于患者的民事行为能力范畴。

1. 民事行为能力评定原则

精神分裂症患者，由于受疾病影响，其正确判断事物的能力可能受到不同程度的影响，使其在民事行为中正确地表达自己的意思，并理智地处理自己事务的能力受损，即影响到其正确表达自己的意思。因此对精神分裂症患者行为能力评定的总体原则是：结合患者精神分裂症疾病的不同疾病阶段及严重程度，看其是否具有独立地判断是非和理智地处理自己事务的能力，分别评为有行为能力、限制行为能力和无行为能力。

2. 宣告民事行为能力

这是指在精神分裂症患者尚未涉及某一具体民事行为时，经其利害关系人申请，经法院受理、委托，对其行为能力进行评定，并经法院判决认定宣告。对精神分裂症患者该类行为能力的评定原则是：根据该患者现时精神分裂症所处的阶段、疾病的严重程度、疾病对其一般意志行为可能产生的影响的一种推定式的行为能力评定。在评定时对该被鉴定人所患精神分裂症在今后相当一段时期疾病的可能发展状态做出充分的估计，注意保护精神分裂症患者的合法民事权益。一般说来：①处于疾病发展阶段或严重阶段评定为无行为能力或限制行为能力；②疾病处于缓解不全期阶段（或不完全缓解阶段）评定为限制行为能力；③疾病处于完全缓解阶段为完全行为能力。

3. 民事行为时的行为能力

在精神分裂症患者民事行为能力评定中，大部分属于此类，它包括：精神分裂症患者已经实施完成的某一民事行为时的行为能力，如生前或现已立的医嘱或已完成的财产公证、已签约的合同或已提交的辞职报告等；即将进行的某一民事行为能力，如离婚诉讼、出庭作证、财产分割或处置等。此类行为能力评定的特点是针对某一明确的具体的民事行为时的行为能力评定，因此评定时重点是考察患者对这一具体的民事行为是否具有真实的意思表达，即对该事物的判断、理解、处置能力。

三、其他相关法律问题

1. 性保护能力

女性精神分裂症患者，在社会生活中时有受到不法分子的性侵害行为。对精神分裂症患者的性保护能力的鉴定，在性保护能力鉴定中占第二位，仅次于精神发育迟滞患者。

女性精神分裂症患者受性侵犯性保护能力的评定，要结合患者精神分裂症病情的严重程度，和对该性行为的实质性辨认能力结合评定。一般说：①精神分裂症处于疾病的发展阶段或严重阶段，评定为无性保护能力；②精神分裂症处于不完全缓解期或缓解不完全阶段，要结合性行为事件的过程及患者对该性行为的实质性辨认能力确定其性保护能力，可评定为无性保护能力、性保护能力削弱或有性保护能力；③精神分裂症处于完全缓解期，对性行为有辨认能力时评定为有性保护能力。

2. 精神损伤

精神分裂症患者人身损害赔偿案，近年来在司法精神病鉴定实践中逐年增加。在现阶段对精神分裂症与生活事件，即心理刺激因素对疾病产生的作用着手分析，故以诱发因素来描述生活事件与精神分裂症的关系较为合适。

具体评定原则为：①明确查清生活事件即心理刺激前被鉴定人是否完全正常。因多数精神分裂症患者是缓慢、隐袭起病，开始可能表现为个性改变、学习、工作能力下降，甚至思维上有明确的精神病性症状，不易被当事人觉察。若生活事件前确实完全正常而且该生活事件与该患者精神分裂症的发病有密切的时间联系，可评定为该生活事件是其精神分裂症发病的诱发因素。若生活事件发生时，被鉴定人已处于精神分裂症的病程中，要确定该生活事件是否加重了精神分裂症疾病，除要查明该生活事件与精神分裂症病情加重有密切的时间联系，还必须确定其加重的疾病症状内容与生活事件有密切的联系，即有时间的关联性和内容的关联性，方可评定为该生活事件加速了被鉴定人原有精神分裂症的发展；否则评定为无关。②注意事项：评定中要注意区分生活事件的心理刺激因素的强弱：有时是在受到明显而强烈的心理刺激后出现精神分裂症，有些刺激因素并不强烈，仅为一般性的，属人们经常遇到的心理刺激因素；有一些看似心理刺激因素的生活事件其实是患者病态行为的结果，是患者对于环境适应不良的结果。心理刺激与起病时间的距离：有些患者是在明确的心理刺激因素作用下起病，其起病与该生活事件有明确的时间关联性；有一些虽有明确的心理刺激因素，但距离患者起病时间较远，其生活事件与起病缺乏明确的时间关联。一因还是多因：在鉴定中要注意对心理刺激因素进行具体分析，有些是某单心理刺激因素与精神分裂症的起病的关系；有些是同时几个互不相关的心理刺激因素与精神分裂症起病的关系；还有一些是同时几个互为因果关系与精神分裂症起病的关系。

二、心境障碍

心境障碍的患病率近十多年来呈增加的倾向，特别是抑郁发作的增加更为明显。心境障碍也成为精神疾病司法鉴定工作中较常见的一种精神疾病，占整个鉴定案件的5%～10%，仅次于精神分裂症和精神发育迟滞，位于第三位。

（一）刑事法律能力

心境障碍虽以情绪的高涨或低落为其特征，但受病态情绪的影响，也同样产生相应的认知障碍，而与周围环境产生各种冲突，出现各种危害行为。因而涉及某些法律关系，如责任能力、受审能力和服刑能力等，其中以实施危害行为时的责任能力问题最多见。

1. 心境障碍与危害行为

心境障碍在疾病过程中出现的危害行为依据不同的发作，即躁狂发作或抑郁发作，而有所不同。躁狂发作时危害行为较抑郁发作少见。躁狂发作的危害行为类型主要有调戏、猥亵行为、扰乱社会、治安行为和轻伤害行为。而因躁狂发作出现严重的杀人、强奸、抢劫等行为较少见。

有些躁狂症患者表现为激惹性明显增高，易于激惹，而导致与周围人发生冲突或滋生事端，或发生扰乱社会治安的行为。有些患者举止轻佻，追逐异性，性欲亢进，行为放荡，而出现流氓猥亵行为，或嫖娼行为。有些患者表现在经济上慷慨大方，随意施舍，甚至挥霍无度。有些严重的急性躁狂和谵妄性躁狂患者，可有一定程度的意识障碍，甚至可出现一过性的错觉、幻觉和妄想，而出现冲动、伤害行为。

抑郁发作时出现的危害行为明显较躁狂发作时多见，且危害行为的危害性也较大。抑郁发作时的危害行为以凶杀行为最为多见，包括“扩大性自杀”“间接自杀”和“激越性杀人”等，还可出现偷窃行为，纵火、抢劫行为。

“扩大性自杀”是抑郁发作时杀人的经典范例，即患者在严重的情绪低落的状态下，感觉困难重重，一筹莫展，陷入绝境，而产生强烈的自杀企图，并决意自杀摆脱痛苦，但想到自己的亲人也处在重重困难之中，为免除亲人的痛楚和不幸的遭遇，常将自己的配偶或儿女杀死后自杀，也称为“怜悯性杀亲”或“家族性自杀”等。间接自杀常是在抑郁发作时，情绪极度低落时，产生自杀观念。而以往数次自杀不成功，欲通过杀人的行为使其被判死刑达到自杀的目的，也称为“曲线自杀”。

有些抑郁发作患者在严重的情绪低落下，对外界的刺激产生严重的负性认知，出现关系、被害或嫉妒妄想或偏执观念，并在这些精神病性症状的影响下可出现杀人行为。另一类较常见的抑郁发作时杀人，是患者一方面情绪极度低落，一方面又极度地情绪恶劣，焦虑不安，情绪易激惹，呈激越状态，因周围环境中一点小的刺激而出现突然的冲动杀人行为。有些抑郁发作患者在发作时出现偷窃行为。国外报道主要是一些女性患者发生于超市的偷窃行为。近年随着超市在我国的普遍出现，该类案例也有所见。主要是因为抑郁发作时患者在情绪低落时，注意力涣散，在超市购买时的一种漫不经心的行为，随手将物品放入自己的衣袋中。

2. 危害行为与责任能力

心境障碍患者实施危害行为的责任能力评定的法律依据仍是刑法第 18 条，即根据其实施危害行为时的疾病对其辨认和控制能力的影响评定其作案时的责任能力状态。

对轻性躁狂症和轻性抑郁症患者在疾病期间实施危害行为时辨认能力受损不明显，控制能力明显削弱，一般评定为部分责任能力；重性心境障碍包括躁狂发作、抑郁发作和谵妄性躁狂。其辨认和控制能力也常受到较严重的影响，结合其具体实施危害行为时的辨认和控制能力一般评定为无责任能力或限制责任能力；伴精神病性症状的心境障碍，在抑郁发作或躁狂发作的同时伴有精神病性症状时，患者严重的情绪障碍与认知障碍相互影响，较易与周围环境产生冲突。对其实施危害行为时的辨认或控制能力丧失评定为无责任能力。

（二）民事法律能力

心境障碍患者涉及民事法律能力问题常见的案例涉及患者的婚姻能力，如离婚案件中患者是否有行为能力提出离婚诉讼；合同能力，如患者有能力与别人订合同；财产处置及继承能力，如患者是否有能力处置自己的财产或继承他人的财产等。这些都归属于患者的民事行为能力范畴。

1. 民事行为能力评定原则

心境障碍患者是以情感和心境改变为突出特征，而情感和心境的改变很明显地影响到患者的意志和行为，使其在民事行为中正确地表达自己意思，并理智地处理自己事务的能力受到不同程度的影响，即影响到其正确表达自己的意思。因此对心境障碍患者行为能力评定总的原则是：结合心境障碍患者病情严重程度，看其是否具有独立地判断是非和理智地处理自己事务的能力，分别评为有行为能力、限制行为能力和无行为能力，同时要区分是宣告民事行为能力还是某一行为当时的行为能力。

2. 宣告民事行为能力

这是指心境障碍患者尚未涉及某一具体民事行为时，经其利害关系人申请，经法院受理委托，对其行为能力进行评定，经法院认定宣告。这是对心境障碍患者行为能力的一种广义的评定。考虑到心境障碍是一种发作性精神疾病，有正常的间歇期这种特殊性，因此无特殊的需求和必要性，一般不易对心境障碍患者进行宣告民事行为能力评定。在精神疾病司法鉴定实践中对心境障碍患者进行宣告民事行为能力一般适用于慢性心境障碍或持续性心境障碍。因这些心境障碍病程持续较长，多数缺乏明显的缓解期或缓解期比较短暂。鉴定中可以根据疾病严重程度可能对其意志行为和意思表达能力的影响进行推定式的行为能力评定。

3. 民事行为时的行为能力

在心境障碍患者民事行为能力评定中绝大部分属于此类，它包括：①心境障碍患者已经实施完成的某一民事行为时的行为能力，如生前或现在已立的遗嘱、已完成的财产公证、已签约的合同或已提交的辞职报告等；②已明确的即将进行的某一民事行为时的行为能力，如离婚诉讼、财产分割或处置等。此类行为能力评定特点是针对某一明确的具体的民事行为时的行为能力评定，因此评定原则是结合心境障碍患者的病情重点考察对这一具体民事行为是否具有真实的意思表达，即对该事物的判断、理解和处理能力。

（三）其他相关法律问题

1. 性保护能力

女性心境障碍患者，在社会生活中有时会受到不法分子的性侵害行为。特别女性患者在轻性躁狂发作时，常伴有性欲亢进，患者常浓妆艳抹、花枝招展、举止轻浮，好接近男性，此时更易受到性侵害。女性心境障碍患者受到性侵害时性保护能力的评定，要结合患者心境障碍的严重程度和对该性行为的实质性辨认能力综合评定。一般地说，①重性心境障碍评定为无性保护能力；②轻性心境障碍、环性心境障碍和恶劣心境患者，要结合性行为事件的过程及患者对该性行为的实质性辨认能力确定其性保护能力，可评定为无性保护能力、性保护能力削弱和有性保护能力；③心境障碍缓解期，对性行为有辨认能力时评定为有性保护能力。

2. 精神损伤

心境障碍患者人身损害赔偿案近年来在司法精神病鉴定中逐年增多。在鉴定实践中患者由于打架纠纷、被处罚、惊吓或交通事故后出现心境障碍，而导致一些民事纠纷。因心境障碍与精神分裂症一样目前对其病因的共识是归因于内因性精神疾病，所以对于有关心境障碍与生活事件的关系的精神损伤的描述同精神分裂症，以诱发因素描述为妥。

具体评定原则：明确生活事件即心理刺激前被鉴定人精神状态是否完全正常。若生活事件前确实精神状态完全正常，而且该生活事件与该患者心境障碍的发病有密切的时间联系，可评定为该生活事件是其心境障碍发病的诱发因素；若生活事件发生时，被鉴定人已处于心境障碍病程中，要确定该生活事件是否加重了被鉴定人心境障碍的疾病严重程度，除要查明生活事件与心境障碍病情加重有密切的时间联系，而且必须确定其加重的疾病症状的内容与生活事件有密切的联系，即有时间的关联性和内容的关联性，方可评定为该生活事件加重了被鉴定人原有心境障碍的发展，否则评定为无关。

三、心因性精神障碍

心因性精神障碍是指一类其起病及临床表现与心理社会因素密切相关的精神障碍，包括数种精神疾病，如急性应激障碍、反应性精神病、创伤后应激障碍、适应障碍以及与文化相关的精神障碍等。

在司法精神病鉴定实践中，涉及刑事责任能力评定的案件时有所见。近十年来涉及心因性精神障碍的精神损伤案例逐年增加，已成为司法精神病鉴定中十分重要的内容。

（一）刑事责任能力

因心因性精神障碍而出现危害行为主要见于反应性精神病、旅途性精神障碍、气功所致精神障碍、迷信与巫术所致精神障碍。

1. 心因性精神障碍与危害行为

以凶杀和伤害最为多见，其次见于性侵害行为，较罕见有关财产侵害行为。该类精神障碍常起病较急，可有程度不同的意识障碍。一般都具有明显、片断的幻觉、妄想，且多为被害妄想。情绪高度紧张、恐惧，常在幻觉、妄想直接影响下出现冲动伤人行为。

2. 危害行为和责任能力

该类精神障碍患者有明显的幻觉、妄想，常是在幻觉、妄想的直接影响下发生伤人等危害行为，或有些患者伴有一定的意识障碍，其危害行为常具有自动症的性质。因此他们对自己的危害行为丧失了辨认或控制能力，一般评定为无责任能力。

（二）民事行为能力

由于该类精神障碍的特点是起病较急，一般病程较短（除创伤后应激障碍），且预后较好，故一般不易进行宣告民事行为能力的评定。对已经发生或近期内即将发生的民事行为能力评定，应根据疾病严重程度对其真实意思表示能力的影响程度来评定。在司法精神病鉴定实践中，涉及该类精神障碍患者民事行为能力评定的案例较少见，主要涉及的是少数迁延不愈的创伤后应激障碍患者。

（三）精神损伤

心因性精神障碍的司法精神病鉴定中最常见的是精神损伤的评定，其中以创伤后应激障碍的精神损伤评定最为常见，其次是反应性精神病的精神损伤评定。

一般来说反应性精神病，因是在遭受强烈精神刺激后发生的精神病的状态，如被强奸、突然被殴打、亲人被害等，患者病前心理素质常较健全，故伤害因素与该病之间关系十分明显，通常评定为伤害因素与此病的发生有直接因果关系。

而创伤后应激障碍的发生与生活事件之间的关系评定则较为复杂，也是精神损伤评定中的难点之一。因为作为心理刺激因素的生活事件的刺激强度大小不一，创伤后应激障碍的发生与个性心理素质有较密切的关系，所以在评定生活事件与创伤后应激障碍发生的关系时，要根据刺激的强度、个体的心理素质以及当时的躯体状况，综合分析其生活事件与该病发生的关系。具体关系的描述可有生活事件与该病的发生有关诱发因素，或间接因果关系。

四、精神发育迟滞

精神发育迟滞在精神疾病司法鉴定中仅次于精神分裂症，占20%～30%，并以轻、中度精神发育迟滞者较多。

（一）刑事责任能力

精神发育迟滞患者，因其智力发育障碍，其自我控制能力较差，社会道德、法制观念薄弱，以及工作能力、社会适应能力低下，而本能相对亢进等出现各种危害行为。

1. 精神发育迟滞与危害行为

精神发育迟滞患者的危害行为以盗窃行为、性侵犯行为和纵火行为多见，其危害行为特点：①动机简单：作案动机常十分幼稚单纯，如盗窃行为常是为满足基本的饥饿或为一件小事，而对他人不满采取报复行为，对后果缺乏预见，动机与后果明显不相称。②手段、方法笨拙：其作案常无预谋，受本能支配，如性本能相对亢进，常出现性侵犯行为，而不选择时间、地点，多为强奸未遂。③多单独作案：由于其智力低下，难以与他人交往，多单独活动，但易被别人利用唆使作用，在团伙作案中常是从属地位。

2. 危害行为与责任能力

精神发育迟滞患者危害行为时责任能力评定应结合智商、学习能力、生活、工作、社会适应能力和危害行为的动机，分析其危害行为时的辨认和控制能力，评定其责任能力。

（二）民事行为能力

精神发育迟滞患者因其智力发育障碍，其意思表示能力常受到不同程度的影响，因此，其民事行为能力评定，应根据疾病严重程度对其真实意思表示能力的影响程度来评定。

（三）其他相关法律问题

女性精神发育迟滞患者常易遭受不法分子的性侵犯。患者对性行为理解、认识和控制能力是评定其性防卫能力的主要依据，即患者是否理解遭侵害的行为的性质及后果，以及可能给自己造成的生理、心理的伤害，特别要结合被性侵害时的实际情况考察其自我保护能力。

五、脑器质性精神障碍、躯体疾病及精神活性物质所致精神障碍

脑器质性精神障碍、躯体疾病及精神病性物质所致精神障碍可分为急性和慢性精神障碍。急性精神障碍主要表现意识障碍，意识障碍程度轻重不一，常可出现幻觉、妄想，甚至谵妄状态；慢性的精神障碍表现为人格改变智能障碍及精神病性状态。

（一）刑事责任能力

1. 急性精神障碍

（1）*急性精神障碍与危害行为*：在该类精神疾病急性精神障碍的意识障碍、幻觉和妄想影响下，患者常会对周围环境产生突然的攻击行为而伤人、毁物。较为多见的为癫痫性精神障碍。在癫痫发作性精神障碍中，如癫痫精神运动性发作、癫痫性发作性情绪障碍（又称病理性心境恶劣）时，常见严重的攻击行为，包括凶杀和伤害行为，其攻击行为常具有突然性，无明显的动机等。其次较为常见的是酒精所致精神障碍。少数的脑动脉硬化症、老年性痴呆可出现性侵犯行为，常是在脑部病变后出现性功能的相对亢进，以及社会道德观念的衰退，与其病前行为判若两人。因颅脑外伤后急性精神障碍出现危害行为的在司法精神病鉴定中较为少见。

（2）*危害行为与责任能力*：这类精神疾病的急性精神障碍时，通常有明显的意识障碍，片断的幻觉、妄想，故在意识障碍、幻觉、妄想的直接影响下丧失了辨认和控制能力，一般评定为无责任能力。但普通醉酒时虽有意识障碍，根据我国《刑法》

规定仍然有完全责任能力。而复杂性醉酒一般评定为限制责任能力。

2. 慢性精神障碍

在该类精神疾病的慢性精神障碍影响下发生危害行为的主要见于人格改变及精神病性状态。

(1) 慢性精神障碍与危害行为：该类精神疾病所致的人格改变，常表现为激惹性明显增加。常因一点小事而出现明显的攻击行为，其特点是动机与结果的严重程度明显不相称；有些表现为极端的自私记仇，因一次矛盾而长期耿耿于怀，而为数月或数年前的矛盾而出现明显的攻击行为；有些人格改变表现为精神活动减少，缺乏能动性、社会道德伦理的衰退，而出现反复的盗窃行为，如严格的额叶颅脑损伤后的人格改变。

该类精神疾病所致的慢性精神病性状态，常在幻觉、妄想的影响下出现各种危害行为，主要有凶杀、伤害和性侵害行为。如酒精中毒幻觉症患者，在大量生动的幻觉影响下对周围环境产生明显的攻击行为，其特点是行为紊乱十分明显。

(2) 危害行为与责任能力：脑器质性疾病所致的人格改变患者实施危害行为时，因受人格改变的影响，其控制能力明显削弱，或辨认能力明显削弱，一般评定为限制责任能力。而酒精所致人格改变结合作案过程可评定为有责任能力或限制责任能力。在该类人格改变患者责任能力评定时，要掌握充分的人格改变的依据，看其人格改变是否具有普遍性，及严重程度等。

该类精神疾病的慢性精神病性状态在幻觉、妄想直接影响下实施危害行为的一般评定为无责任能力。

(二) 民事行为能力

该类精神疾病急性精神障碍时，常意识障碍明显，一般病程较短，故一般不易进行宣告民事行为能力评定。该类疾病所致的慢性精神病性状态患者的民事行为能力评定，通常受其精神病性症状的影响，其辨别事物、自我保护能力明显受损，较难形成真实的意思表示，一般评定为无行为能力。

（三）其他相关法律问题

该类精神疾病的精神损伤评定主要见于颅脑外伤所致的精神障碍，包括急性和慢性精神障碍的精神损伤评定。一般情况下，颅脑损伤所致精神障碍与致害因素之间的关系评定为直接因素关系。

六、人格障碍及性心理障碍

人格障碍是人格特征显著偏离正常，表现特有的行为模式，造成对环境适应不良。在司法精神病鉴定中时有所见，较多见为反社会人格障碍。

（一）刑事责任能力

1. 危害行为

反社会人格障碍患者通常在少年时期即有各种品行障碍，如逃学、斗殴、抽烟、喝酒、虐待小动物等，他们常性情冷酷，冲动性较明显，自我控制力差，成年后常可出现各种危害社会的犯罪行为，如盗窃、凶杀、伤害、妨碍治安、诈骗等；冲动型人格障碍（又称爆发性或攻击型人格障碍）者，耐受力极差，情绪易激惹，往往在遭刺激后，失去控制能力，出现强烈的冲动行为，毁物伤人等。

2. 危害行为与责任能力

人格障碍者实施危害行为时，无辨认能力障碍，一般评定为具有完全责任能力；而冲动型人格障碍者，结合具体的案情及平时人际关系、品行及脑电图等，可以考虑评定为限制责任能力。

性心理障碍表现性指向、性偏好及性身份障碍，一般为有责任能力，其中恋物癖、露阴癖及窥阴癖可结合作案情况评定为限制责任能力。

（二）民事行为能力

在司法精神病鉴定实践中，涉及人格障碍者行为能力鉴定主要见于偏执性人格障碍，因其偏执性人格的特点常与环境纠纷出现反复的诉讼行为，结合其诉讼行为内容与人格障碍之间的关系，可评定为限制行为能力。

附录　更年期精神病常用评定量表

附录1　艾森克人格问卷（EPQ）（成人）

姓名：　性别：　年龄：　职业：　文化程度：

指导语：在这份问卷上共有88个问题。请你依次回答这些问题，回答不需要写字，只在每个问题后面的“是”或“否”中选择一个。每个答案无所谓正确与错误，请你按自己的实际情况尽快回答。

是　否

1. 你是否有广泛的业余爱好？
2. 你是否在做任何事情以前都要仔细思考一番？
3. 你的情绪是否常有波动？
4. 你曾有过明知是别人的功劳而去接受奖励的事吗？
5. 欠债会使你不安吗？
6. 你是否健谈？
7. 你曾无缘无故觉得“真是难受”吗？
8. 你曾贪图过分外之物吗？
9. 你是否在晚上小心翼翼地关好门窗？
10. 你是否比较活泼？
11. 你在见到某小孩或某动物受折磨时是否感到非常难过？
12. 你是否常常担心你会说出（或做出）不应该说（或做）的事？
13. 你喜欢跳降落伞吗？

14. 通常你能在热闹的聚会中尽情地玩吗?
15. 你容易激动吗?
16. 你曾经将自己的过错推给别人吗?
17. 你喜欢会见陌生人吗?
18. 你是否相信参加储蓄是一种好办法?
19. 你的感情是否容易受到伤害?
20. 你所有的习惯都是好的吗?
21. 在社交场合你是否不愿出头露面?
22. 你会服用奇异或危险作用的药物吗?
23. 你常有“厌倦”之感吗?
24. 你曾拿过别人的东西吗(哪怕一针一线)?
25. 你是否常爱外出旅行?
26. 你是否以伤害你所喜欢的人而感到乐趣?
27. 你常为有罪恶之感而苦恼吗?
28. 你在谈论中是否有时不懂装懂?
29. 你是否宁愿看书而不愿去会见人?
30. 你有想伤害你的仇人吗?
31. 你觉得自己是一个神经过敏的人吗?
32. 对人有所失礼时你是否经常表示歉意?
33. 你有许多朋友吗?
34. 你是否喜欢讲些能伤害人的笑话?
35. 你是一个忧虑重重的人吗?
36. 你在童年是否听从大人吩咐而毫无怨言?
37. 你认为你是一个无忧无虑、逍遥自在的人吗?
38. 你很讲究礼貌和整洁吗?
39. 你是否总在担心会发生可怕的事情?
40. 你曾损坏或遗失过别人的东西吗?
41. 交新朋友时一般是你主动吗?

42. 当别人向你诉苦时，你是否容易理解他们的苦衷？
43. 你认为自己很紧张，如同“拉紧的弦”一样吗？
44. 在没有废纸篓时，你是否将废纸扔在地板上？
45. 当你与别人在一起时，你是否很少说话？
46. 你是否认为结婚制度过时了，应该废止？
47. 你有时感到自己可怜吗？
48. 你是否有时有点自夸？
49. 你很容易将一个沉寂的集会搞得活跃起来吗？
50. 你讨厌那种小心翼翼开车的人吗？
51. 你为你的健康担忧吗？
52. 你曾讲过别人的坏话吗？
53. 你喜欢讲笑话和有趣的故事吗？
54. 你小时候曾对父母粗暴无礼吗？
55. 你喜欢与别人打成一片吗？
56. 知道自己工作有失误，这会使你感到难过吗？
57. 你失眠吗？
58. 你吃饭前必定洗手吗？
59. 你常无缘无故感到无精打采和倦怠吗？
60. 和别人玩游戏时．你有过欺骗行为吗？
61. 你喜欢从事紧张的工作吗？
62. 你母亲是一位善良的人吗？
63. 你常常觉得自己生活很单调吗？
64. 你曾利用过别人为自己取得好处吗？
65. 你是否常常参加许多活动，超过自己可能分配的时间？
66. 是否有几个人总在躲避你？
67. 你为你的容貌而非常烦恼吗？
68. 你是否觉得人们为了未来有保障而办理储蓄和保险所花的时间太多？

69. 你曾有过想死的念头吗?

70. 如果不会被别人发现。你会逃税吗?

71. 你能使一个集会顺利进行吗?

72. 你能克制自己不对别人无礼吗?

73. 遇到一次难堪的经历后，你是否在一段很长的时间内还感到难受?

74. 你有“神经过敏”吗?

75. 你曾经故意伤害别人的感情吗?

76. 你与别人的友谊是否容易破裂，虽然不是你的过错?

77. 你常感到孤单吗?

78. 有人对你吹毛求疵．是否影响你的积极性?

79. 你约会或上班曾迟到过吗?

80. 你喜欢忙忙碌碌地过日子吗?

81. 你愿意别人怕你吗?

82. 你是否觉得有时精力充沛。而有时又是懒洋洋的吗?

83. 你有时把今天应做的事拖到明天去做吗?

84. 别人认为你生气勃勃吗?

85. 别人是否对你说了许多谎话?

86. 你是否容易对某些事物容易生气?

87. 当你犯错误时，你是否常常愿意承认它?

88. 你会为某动物落入圈套被捉拿而感到很难过吗?

评定标准:

中间型：T=43.3~56.7分

倾向型：T=38.5~43.3分或56.7~61.5分

典型型：T<38.5分或T>61.5分

附录2　90项症状自评量表（SCL－90）

姓名：　性别：　年龄：　职业：　住院号：　评定日期：

指导语：下面表格中列出了有些人可能会有的问题，请仔细阅读每一项，然后根据最近一个星期以内下列问题影响您的程度在5个方格内选择最合适的一格画一个“√”，请不要漏掉问题。

1. 头痛
2. 神经过敏，心中不踏实
3. 头脑中有不必要的想法或字句盘旋
4. 头昏或昏倒
5. 对异性的兴趣减退
6. 对旁人责备求全
7. 感到别人能控制您的思想
8. 责怪别人制造麻烦
9. 忘性大
10. 担心自己的衣饰整齐及仪态的端正
11. 容易烦恼和激动
12. 胸痛
13. 害怕空旷的场所或街道
14. 感到自己的精力下降，活动减慢
15. 想结束自己的生命
16. 听到旁人听不到的声音
17. 发抖
18. 感到大多数人都不可信任
19. 胃口不好
20. 容易哭泣
21. 同异性相处时感到害羞、不自在

22. 感到受骗，中了圈套或有人想抓住您
23. 无缘无故地突然感到害怕
24. 自己不能控制地大发脾气
25. 害怕单独出门
26. 经常责怪自己
27. 腰痛
28. 感到难以完成任务
29. 感到孤独
30. 感到苦闷
31. 过分担忧
32. 对事物不感兴趣
33. 感到害怕
34. 您的感情容易受到伤害
35. 旁人能知道您私下想法
36. 感到别人不理解您．不同情您
37. 感到人们对您不友好，不喜欢您
38. 做事必须做得很慢以保证做得正确
39. 心跳得很厉害
40. 恶心或胃部不舒服
41. 感到比不上他人
42. 肌肉酸痛
43. 感到有人在监视您，谈论您
44. 难以入睡
45. 做事必须反复检查
46. 难以做出决定
47. 怕乘电车、公共汽车、地铁或火车
48. 呼吸有困难
49. 一阵阵发冷或发热

50. 因为感到害怕而避开某些东西、场合或活动
51. 脑子变空了
52. 身体发麻或刺痛
53. 喉咙有梗塞感
54. 感到前途没有希望
55. 不能集中注意力
56. 感到身体的某一部分软弱无力
57. 感到紧张或容易紧张
58. 感到手或脚发重
59. 想到死亡的事
60. 吃得太多
61. 当别人看着您或谈论您时感到不自在
62. 有一些不属于您自己的想法
63. 有想打人或伤害他人的冲动
64. 醒得太早
65. 必须反复洗手、点数或触摸某些东西
66. 睡得不稳不深
67. 有想摔坏或破坏东西的冲动
68. 有一些别人没有的想法或念头
69. 感到对别人神经过敏
70. 在商店或电影院等人多的地方感到不自在
71. 感到做任何事情都很困难
72. 一阵阵恐惧或惊恐
73. 感到在公共场合吃东西很不舒服
74. 经常与人争论
75. 单独一人时神经很紧张
76. 别人对您的成绩没有做出恰当的评价
77. 即使和别人在一起也感到孤单

78. 感到坐立不安、心神不定
79. 感到自己没有什么价值
80. 感到熟悉的东西变成陌生或不像真的
81. 大叫或摔东西
82. 害怕会在公共场所晕倒
83. 感到别人想占您的便宜
84. 为一些有关“性”的想法而很苦恼
85. 您认为应该因为自己的过错而受到惩罚
86. 感到要赶快把事情做完
87. 感到自己的身体有严重的问题
88. 从未感到和其他人很亲近
89. 感到自己有罪
90. 感到自己的脑子有毛病

总分： 因子分：

评定标准：

总分 >160 分

阳性项目数 >43 项

因子分 >2 分

附录3 焦虑自评量表（SAS）

姓名： 性别： 年龄： 职业： 住院号： 评定日期：

指导语：下面列出了有些人可能会有的问题，请仔细阅读每一项，然后根据最近一个星期以内您的实际感觉。在4个方格内选择最合适的一格画一个“√”。

没有或偶尔有 很少有 经常有 总是有

1 2 3 4

1. 我觉得比平常容易紧张或着急。

2. 我无缘无故地感到害怕。

3. 我容易心里烦乱或觉得惊恐。

4. 我觉得我可能将要发疯。

□5. 我觉得一切都很好，也不会发生什么不幸。

6. 我手脚发抖打战。

7. 我因为头痛、颈痛和背痛而苦恼。

8. 我感觉容易衰弱和疲乏。

□9. 我觉得心平气和，并且容易安静坐着。

10. 我觉得心跳得很快。

11. 我因为一阵阵头晕而苦恼。

12. 我有晕倒发作，或觉得要晕倒似的。

□13. 我吸气呼气都感到很容易。

14. 我的手脚麻木和刺痛。

15. 我因为胃痛和消化不良而苦恼。

16. 我常常要小便。

□17. 我的手脚常常是干燥温暖的。

18. 我脸红发热。

□19. 我容易入睡并且一夜睡得很好。

20. 我做噩梦。

注：□为反向计分

总分：

评定标准（标准分）：正常≤50 分；轻度 51 ~ 59 分；中度 60 ~ 69 分；重度≥70 分

附录 4　抑郁自评量表（SDS）

姓名：　性别：　年龄：　职业：　住院号：　评定日期：

指导语：下面列出了有些人可能会有的问题，请仔细阅读每一项，然后根据最近一个星期以内您的实际感觉．在4个方格内选择最合适的一格画一个“√”。

没有或偶尔偶很少有　经常有　总是有

1　2　3　4

1. 我感到情绪沮丧，郁闷

*2. 我感到早晨心情最好

3. 我要哭或想哭

4. 我夜间睡眠不好

*5. 我吃饭像平时一样多

*6. 我的性功能正常

7. 我感到体重减轻

8. 我为便秘烦恼

9. 我的心跳比平时快

10. 我无故感到疲劳

*11. 我的头脑像往常一样清楚

*12. 我做事情像平时一样不感到困难

13. 我坐卧不安，难以保持平静

*14. 我对未来感到有希望

15. 我比平时更容易激怒

*16. 我觉得决定什么事很容易

*17. 我感到自已是有用的和不可缺少的人

*18. 我的生活很有意义

19. 假若我死了别人会过得更好

*20. 我仍旧喜爱自己平时喜爱的车西

注：*为反向计分

总分：评定标准（标准分）：正常≤51分；轻度52~59分；中度60~69分；重度≥70分

附录5　精神分裂症、持久的妄想性障碍、分裂情感性障碍临床路径（2013年版）

一、精神分裂症等精神病性障碍临床路径标准住院流程

（一）适用对象。

第一诊断为精神分裂症（ICD－10：F20）、持久的妄想性障碍（ICD－10：F22）、分裂情感性障碍（ICD－10：F25）：

1. 精神分裂症（F20）：F20. 0 妄想型精神分裂症

妄想痴呆型精神分裂症

F20. 1 青春型精神分裂症

紊乱性精神分裂症

青春期痴呆

F20. 2 紧张型精神分裂症

紧张症型木僵

精神分裂症的：

全身僵硬

紧张症

蜡样屈曲

F20. 3 未分化型精神分裂症

非典型精神分裂症

2. 持久的妄想性（偏执性）障碍（F22）：

F22. 0 妄想症

妄想病

妄想性

精神病

状态

晚发型妄想性精神病

敏感性关系妄想

F22. 8 其他持续性的妄想症

F22. 9 未明确的持续性妄想症

3. 分裂情感性障碍（F25）:

F25. 0 精神分裂症类情感障碍，狂躁型

精神分裂情感类精神病，狂躁型

精神分裂症样精神病症，狂躁型

F25. 1 精神分裂情感类障碍，忧郁型

精神分裂情感类精神病，忧郁型

精神分裂症样的精神病，忧郁型

F25. 2 精神分裂情感类障碍，混合型

循环性精神分裂症

混合的精神分裂症的和情感类精神病

F25. 8 其他的精神分裂情感性障碍

F25. 9 未明确的精神分裂情感性障碍

（二）诊断依据。

根据《国际精神与行为障碍分类第 10 版》（人民卫生出版社）。

1. 起病突然或缓渐，以阳性症状或/和阴性症状为主要症状群，或者同时存在情感症状。

2. 病程至少 1 个月。

3. 社会功能明显受损。

4. 无器质性疾病的证据。

（三）治疗方案的选择。

根据《临床诊疗指南 - 精神病学分册》（中华医学会编著，人民卫生出版社）、《精神分裂症防治指南》（中华医学会编著）。

1. 进行系统的病史、治疗史采集及精神检查，制定治疗策略。

2. 抗精神病药物治疗。

3. 对伴有兴奋、冲动、自伤、伤人、外逃、自杀观念和行为木僵、拒食等症状的患者，为迅速控制病情，可单独采用或合并以下治疗方法：改良的快速神经阻滞剂化疗法（氟哌啶醇短期肌内注射疗法），联合苯二氮䓬类药物治疗（肌肉注射或口服氯硝西泮、地西泮、劳拉西泮、阿普唑仑等药物）；电抽搐治疗（ECT）。

4. 必要时联合使用心理治疗和康复治疗（工娱治疗）、物理治疗（脑电治疗、中频脉冲治疗、经颅磁刺激、音乐治疗等）。

（四）标准住院日为≤56天。

（五）进入路径标准。

1. 第一诊断必须符合精神分裂症（ICD－10：F20）、持久的妄想性障碍（ICD－10：F22）、分裂情感性障碍（ICD－10：F25）疾病编码。

2. 当患者合并其他疾病，但住院期间不需要特殊处理也不影响第一诊断的临床路径流程实施时，可以进入路径。

（六）住院后的检查项目。

1. 必需的检查项目：

（1）血常规、尿常规；

（2）生化常规、感染性疾病筛查（乙肝、丙肝、甲肝、戊肝、梅毒、艾滋病等）；甲状腺功能、性激素组合；

（3）胸片、腹部B超、心电图、脑电图；

（4）心理测查：阳性和阴性症状量表（PANSS）、攻击风险因素评估量表、自杀风险因素评估量表、治疗中需处理的不良反应量表（TESS）、护士用住院患者观察量表（NOSIE）、日常生活能力量表（ADL）。

2. 根据患者情况可选择的检查项目：大便常规、血脂、心肌酶、超声心动图、头颅 CT、头颅 MRI、脑地形图、诱发电位、P300 认知电位、凝血功能、抗“O”、抗核抗体、药物浓度监测、MMPI、EPQ、韦氏智测、BPRS、CGI、RSESE 等。

（七）选择用药。

1. 选择原则

（1）根据精神分裂症患者起病形式、临床症状的特征、既往用药史（品种、疗效、不良反应等）以及患者的经济承受能力，结合抗精神病药物的受体药理学、药代动力学和药效学特征，遵循个体化原则，选择最适合患者的抗精神病药物。

（2）对于既往所用药物的疗效好，因中断用药或减药过快所致病情恶化的再住院患者，原则上仍使用原药、恢复原有效剂量继续治疗。

（3）遵循单一抗精神病药物治疗的原则。除难治 http：//www. haodf. com/jibing/xingbing. htm 性病例外，原则上不联合使用两种或两种以上的抗精神病药物（抗精神病药物更换治疗期间的短期交叉状态除外），急性期可短期联合使用两种或两种以上的抗精神病药物。

（4）必要时可联合使用情感稳定剂和/或抗 http：//www. haodf. com/jibing/yiyuzheng. htm 抑郁药。

2. 药物种类

优先选用第二代（非典型）抗精神病药物，常用的第一代抗精神病药也可作为一线用药。氯氮平和硫利哒嗪为二线用药。

A. 第一代抗精神病药物：

奋乃静（20～60mg/日），氯丙嗪（200～600mg/日），氯普噻吨（200～600mg/日），氟哌啶醇（6～20mg/日），舒必利（800～1600mg/日）（均应从起始剂量开始使用）。

B. 第二代抗精神病药物：

氯氮平（200～600mg/日），利培酮（2～6mg/日），奥氮平（5～20mg/日），喹硫平（300～750mg/日），阿立哌唑（10～30mg/日），齐拉西酮（80～160mg/日），氨磺比利（阴性症状50～300mg/日，阳性症状400～800mg/日），帕利哌酮（3～12mg/日）（均应以起始剂量开始使用）

C. 长效针剂：

氟奋乃静葵酸酯，利培酮微球针剂，帕利哌酮针剂

3. 药物剂量调节：

遵循个体化原则。在治疗开始后的一至二周内，将所用药物剂量增至有效治疗剂量。症状控制后的巩固治疗期，原则上应继续维持急性期的有效治疗剂量，巩固疗效，避免症状复发或病情反复。病情稳定后，确定最佳有效剂量。

4. 可选的其他药物治疗：

a. 如出现锥体外系副反应，可使用苯海索（适量），东莨菪碱（适量）、苯二氮草类药物（如阿普唑仑0.4mg 3/日）、普萘洛尔（10mg 3/日）

b. 预防性保肝药物：复方甘草酸苷片、水飞蓟宾葡甲胺、九味肝泰、葡醛内酯、护肝宁、多烯磷脂酰胆碱、复方甘草酸单胺S、谷胱甘肽、硫普罗宁等。

c. 改善睡眠的中成药。

d. 改善微循环及脑细胞代谢的药物。

e. 营养状况差、电解质紊乱的病例：补液、支持及纠正电解质紊乱等处理。

f. 如出现http：//www.haodf.com/jibing/bianmi.htm便秘，可予酚酞、开塞露、比沙可啶、一清胶囊、麻仁软胶囊等处理

（八）出院标准。

1. 阳性和阴性症状量表（PANSS量表）评分与基线相比，

减分率≥50%。

2. 配合医疗护理，生活能自理（病前生活不能自理者除外）。

3. 能主动或被动依从服药，患者家属能积极配合实施继续治疗方案。

（九）变异及原因分析。

1. 辅助检查异常，需要复查和明确异常原因，导致住院治疗时间延长和住院费用增加。

2. 住院期间出现并发症，需要进一步诊治，导致住院治疗时间延长和住院费用增加。

3. 既往合并有其他精神或躯体疾病，精神分裂症等精神病性障碍可能导致合并疾病加重而需要治疗，从而延长治疗时间和增加住院费用。

4. 对两种以上不同类型抗精神病药治疗反应不良；或合并无抽搐电休克治疗症状缓解不佳，会延长治疗时间并增加住院费用。

5. 住院期间出现自伤、冲动、自杀、擅自离院导致不良后果，会延长治疗时间并增加住院费用。

（十）参考费用标准。

约10000～22000元。

二、精神分裂症等精神病性障碍临床路径表单

适用对象：第一诊断为精神分裂症（ICD－10：F20）、持久的妄想性障碍（ICD－10：F22）、

分裂情感性障碍（ICD－10：F25）

患者姓名：　性别：　年龄：　门诊号：　住院号：

住院日期：　年　月　日　出院日期：　年　月　日

标准住院日：≤56天

时间	住院第1天	住院第2天	住院第3天
主要诊疗工作	□病史采集，体格检查，精神检查 □开立医嘱 □化验检查、物理检查 □临床评估、风险评估 □生活功能评估 □初步诊断和治疗方案 □向患者及家属交代病情 □完成入院病历	□上级医师查房 □明确诊断 □确定治疗方案 □药物副反应评估 □风险评估 □完成病程记录 □医患沟通（可选）	□上级医师查房 □确定诊断 □确定治疗方案 □风险评估 □药物副反应评估 □完成病程记录 □医患沟通（可选）
重点医嘱	长期医嘱： □护理常规 □精神科监护 □行为观察及治疗 □饮食 □药物治疗 □心理治疗 □康复治疗、物理治疗（可选） □保护性约束（可选） 临时医嘱： □血常规、尿常规 □生化常规、感染性疾病筛查、甲状腺功能 □胸片、心电图、脑电图、B超 □PANSS量表、护士观察量表（NOSIE） □自杀风险因素评估量表、攻击风险因素评估量表、日常生活能力量表	长期医嘱： □护理 □精神科监护 □行为观察及治疗 □饮食 □药物治疗 □心理治疗（可选） □康复治疗、物理治疗（可选） □保护性约束（可选） □无抽搐电休克（可选） □对症处理药物副作用（可选）	长期医嘱： □护理 □精神科监护 □行为观察及治疗 □饮食 □药物治疗 □心理治疗（可选） □康复治疗、物理治疗（可选） □保护性约束（可选） □无抽搐电休克（可选） □对症处理药物副作用（可选）

续表

时间	住院第1天	住院第2天	住院第3天
重点医嘱	□大便常规、血脂、心肌酶、凝血功能、抗"O"、抗核抗体、性激素组合（可选） □超声心动图、头颅CT、头颅MRI、脑地形图、诱发电位、P300认知电位（可选） □MMPI、EPQ、韦氏智力测验、BPRS、CGI、RSESE等（可选） □冲动行为干预（可选） □依据病情需要下达（可选）	临时医嘱： □复查异常化验（可选） □自杀风险因素评估量表、攻击风险因素评估表 □冲动行为干预（可选） □依据病情需要下达（可选）	临时医嘱： □复查异常化验（可选） □自杀风险因素评估量表、攻击风险因素评估表 □冲动行为干预（可选） □依据病情需要下达（可选）
主要护理工作	□采集护理病史 □制订护理计划 □入院宣传教育 □护理量表 □评估病情变化 □观察睡眠和进食情况 □观察患者安全和治疗情况 □观察治疗效果和药物不良反应 □修改护理计划 □特级护理 □室内监护、安全检查 □床边查房、床旁交接班 □执行治疗方案 □保证入量	□护理量表 □评估病情变化 □观察睡眠和进食情况 □观察患者安全和治疗情况 □观察治疗效果和药物不良反应 □修改护理计划 □特级护理 □室内监护 □安全检查 □床边查房 □床旁交接班 □执行治疗方案 □保证入量	□护理量表 □评估病情变化 □观察睡眠和进食情况 □观察患者安全和治疗情况 □观察治疗效果和药物不良反应 □修改护理计划 □特级护理 □室内监护 □安全检查 □床边查房 □床旁交接班 □执行治疗方案 □保证入量 □清洁卫生

续表

时间	住院第1天	住院第2天	住院第3天
主要护理工作	□清洁卫生 □睡眠护理 □心理护理	□清洁卫生 □睡眠护理 □心理护理	□睡眠护理 □心理护理
心理治疗	□初始访谈 □收集患者资料	□参加医师查房 □心理治疗	□参加三级医师查房 □诊断评估 □心理治疗
康复治疗		□药物知识 □睡眠知识	□适宜的康复治疗
病情变异记录	□无□有，原因： 1. 2.	□无□有，原因： 1. 2.	□无□有，原因： 1. 2.
护士签名			
医师签名			

时间	住院第1周	住院第2周	住院第3周
主要诊疗工作	□临床评估 □药物副反应评估 □风险评估 □实验室检查及辅助检查 □确认检查结果完整并记录（可选） □完成病程记录 □医患沟通（可选）	□临床评估 □药物副反应评估 □风险评估 □实验室检查及辅助检查 □完成病程记录 □确认检查结果完整并记录（可选） □医患沟通（可选）	□临床评估 □药物副反应评估 □风险评估 □实验室检查及辅助检查 □完成病程记录 □确认检查结果完整并记录（可选） □医患沟通（可选）

续表

时间	住院第1周	住院第2周	住院第3周
重点医嘱	长期医嘱： □护理常规 □精神科监护 □行为观察及治疗 □饮食 □药物治疗 □心理治疗 □康复、物理治疗（可选） □处理药物副作用（可选） □保护性约束（可选） □无抽搐电休克（可选） 临时医嘱： □PANSS量表 □护士观察量表（NOSIE） □TESS量表 □自杀风险因素评估量表、攻击风险因素评估表 □BPRS、CGI、RSESE等（可选） □冲动行为干预（可选） □血常规、肝功能、心电图 □异常实验室及辅助检查结果的复查（可选）	长期医嘱： □护理 □精神科监护 □行为观察及治疗 □饮食 □药物治疗 □心理治疗 □康复、物理治疗（可选） □处理药物副作用（可选） □保护性约束（可选） □无抽搐电休克（可选） 临时医嘱： □PANSS量表 □护士观察量表（NOSIE） □TESS量表 □自杀风险因素评估量表、攻击风险因素评估表 □BPRS、CGI、RSESE等（可选） □冲动行为干预（可选） □血常规、生化常规、心电图	长期医嘱： □护理 □精神科监护 □行为观察及治疗 □饮食 □药物治疗 □心理治疗 □康复、物理治疗（可选） □处理药物副作用（可选） □保护性约束（可选） □无抽搐电休克（可选） 临时医嘱： □PANSS量表 □护士观察量表（NOSIE） □TESS量表 □自杀风险因素评估量表、攻击风险因素评估表 □BPRS、CGI、RSESE等（可选） □冲动行为干预（可选） □血常规、肝功能、心电图

续表

时间	住院第1周	住院第2周	住院第3周
重点医嘱	□药物浓度监测（可选） □依据病情需要下达（可选）	□异常实验室及辅助检查结果的复查（可选） □药物浓度监测（可选） □依据病情需要下达（可选）	□异常实验室及辅助检查结果的复查（可选） □药物浓度监测（可选） □依据病情需要下达（可选）
主要护理工作	□护理量表 □评估病情变化 □观察睡眠和进食情况 □观察患者安全和治疗情况 □观察治疗效果和药物不良反应 □修改护理计划 □一级护理 □安全检查 □床旁交接班 □执行治疗方案 □工娱治疗 □行为矫正 □睡眠护理 □心理护理 □健康教育	□护理量表 □评估病情变化 □观察睡眠和进食情况 □观察患者安全和治疗情况 □观察治疗效果和药物不良反应 □修改护理计划 □一级护理 □安全检查 □床旁交接班 □执行治疗方案 □工娱治疗 □行为矫正 □睡眠护理 □心理护理 □健康教育	□护理量表 □评估病情变化 □观察睡眠和进食情况 □观察患者安全和治疗情况 □观察治疗效果和药物不良反应 □修改护理计划 □一级护理 □安全检查 □床旁交接班 □执行治疗方案 □工娱治疗 □行为矫正 □睡眠护理 □心理护理 □健康教育
心理治疗	□阶段性评估 □各种心理治疗	□阶段性评估 □各种心理治疗	□阶段性评估 □各种心理治疗
康复治疗	□情绪管理 □技能训练 □其他适当的康复治疗	□行为适应 □技能训练 □其他适当的康复治疗	□技能评估 □技能训练 □其他适当的康复治疗

续表

时间	住院第1周	住院第2周	住院第3周
病情变异记录	□无□有，原因： 1. 2.	□无□有，原因： 1. 2.	□无□有，原因： 1. 2.
护士签名			
医师签名			

时间	住院第4周	住院第6周	住院第7周
主要诊疗工作	□临床评估 □实验室检查及辅助检查 □药物副反应评估 □风险评估 □完成病程记录 □确认检查结果完整并记录（可选） □医患沟通（可选）	□临床评估 □实验室检查及辅助检查 □药物副反应评估 □风险评估 □完成病程记录 □确认检查结果完整并记录（可选） □医患沟通（可选）	□临床评估 □实验室检查及辅助检查 □药物副反应评估 □风险评估 □完成病程记录 □确认检查结果完整并记录（可选） □医患沟通（可选）
重点医嘱	长期医嘱： □护理常规 □精神科监护 □行为观察及治疗 □饮食 □药物治疗 □心理治疗 □康复、物理治疗（可选） □保护性约束（可选） □处理药物副作用（可选） □无抽搐电休克（可选）	长期医嘱： □护理 □精神科监护（可选） □行为观察及治疗（可选） □饮食 □药物治疗 □心理治疗 □康复、物理治疗（可选） □保护性约束（可选） □处理药物副作用（可选）	长期医嘱： □护理 □精神科监护（可选） □行为观察及治疗（可选） □饮食 □药物治疗 □心理治疗 □康复、物理治疗（可选） □保护性约束（可选） □处理药物副作用（可选）

续表

时间	住院第4周	住院第6周	住院第7周
重点医嘱	临时医嘱： □PANSS 量表 □护士观察量表（NOSIE） □TESS 量表 □自杀风险因素评估量表、攻击风险评估表 □血常规、生化常规、心电图 □BPRS、CGI、RSESE 等（可选） □异常实验室及辅助检查结果的复查（可选） □药物浓度监测（可选） □依据病情需要下达（可选）	□无抽搐电休克（可选） 临时医嘱： □PANSS 量表 □护士观察量表（NOSIE） □TESS 量表 □自杀风险因素评估量表、攻击风险评估表 □血常规、生化常规、心电图 □BPRS、CGI、RSESE 等（可选） □异常实验室及辅助检查结果的复查（可选） □药物浓度监测（可选） □依据病情需要下达（可选）	□无抽搐电休克（可选） 临时医嘱： □PANSS 量表 □护士观察量表（NOSIE） □TESS 量表 □自杀风险因素评估量表、攻击风险评估表 □血常规、肝功能、心电图 □BPRS、CGI、RSESE 等（可选） □异常实验室及辅助检查结果的复查（可选） □药物浓度监测（可选） □依据病情需要下达（可选）

续表

时间	住院第4周	住院第6周	住院第7周
主要护理工作	□护理量表 □评估病情变化 □观察睡眠和进食情况 □观察患者安全和治疗情况 □观察治疗效果和药物不良反应 □修改护理计划 □一级护理 □安全检查 □床旁交接班 □执行治疗方案 □工娱治疗 □行为矫正 □睡眠护理 □心理护理 □健康教育	□护理量表 □评估病情变化 □观察睡眠和进食情况 □观察患者安全和治疗情况 □观察治疗效果和药物不良反应 □修改护理计划 □二级护理 □安全检查 □床旁交接班 □执行治疗方案 □工娱治疗 □行为矫正 □睡眠护理 □心理护理 □健康教育	□护理量表 □评估病情变化 □观察睡眠和进食情况 □观察患者安全和治疗情况 □观察治疗效果和药物不良反应 □修改护理计划 □二级护理 □安全检查 □床旁交接班 □执行治疗方案 □工娱治疗 □行为矫正 □睡眠护理 □心理护理 □健康教育 □指导患者认识疾病、药物作用和不良反应 □自我处置技能训练
心理治疗	□阶段性评估 □集体心理治疗 □各种适合的心理治疗	□阶段性评估 □集体心理治疗 □各种适合的心理治疗	□阶段性评估 □集体心理治疗 □各种适合的心理治疗
康复治疗	□技能评估 □技能训练	□技能评估 □技能训练 □家庭社会评估	□技能评估 □技能训练 □家庭社会评估
病情变异记录	□无□有，原因： 1. 2.	□无□有，原因： 1. 2.	□无□有，原因： 1. 2.

续表

时间	住院第4周	住院第6周	住院第7周
护士签名			
医师签名			

时间	住院第8周	出院日（末次评估）
主要诊疗工作	□完善化验检查 □心电检查 □临床评估 □药物副反应评估 □完成病程记录 □确认检查结果完整并记录（可选） □医患沟通（可选）	□出院风险评估、生活功能评估 □药物治疗方案 □向患者及家属介绍出院后注意事项
重点医嘱	长期医嘱： □护理常规 □精神科监护（可选） □行为观察及治疗（可选） □饮食 □心理治疗 □康复、物理治疗（可选） □药物治疗 □处理药物副作用（可选） 临时医嘱： □血常规、肝功能、心电图 □PANSS量表 □护士观察量表（NOSIE） □TESS量表 □BPRS、CGI、RSESE等（可选） □异常实验室及辅助检查结果的复查（可选） □药物浓度监测（可选） □依据病情需要下达（可选）	临时医嘱： □日常生活能力量表（ADL） □自杀风险因素评估量表、攻击风险评估表 □出院带药 □出院

续表

时间	住院第8周	出院日（末次评估）
主要护理工作	□护理量表 □评估病情变化 □观察睡眠和进食情况 □观察患者安全和治疗情况 □观察治疗效果和药物不良反应 □修改护理计划 □二级护理 □安全检查 □床旁交接班 □执行治疗方案 □工娱治疗 □行为矫正 □睡眠护理 □心理护理 □健康教育 □指导患者认识疾病、药物作用和不良反应 □自我处置技能训练	□患者满意度 □出院护理指导
心理治疗	□出院总评估 □集体心理治疗	□
康复治疗	□技能评估	□对疾病知晓 □家庭适应改善 □工作或学习适应改善
病情变异记录	□无□有，原因： 1. 2.	□无□有，原因： 1. 2.
护士签名		
医师签名		

参 考 文 献

[1] 申文武，李小麟．精神科护理手册．北京：科学出版社有限责任公司，2011，01.

[2] 李其禄，祝惠民，李颖．吐下通治法治疗精神疾病．北京：人民卫生出版社，2011. 04.

[3] 于欣．精神科住院医师培训手册：理念与思路．北京：北京大学医学出版社，2011，04.

[4] 陆林，戈德布鲁姆（David S. Goldbloom），王学义．精神科临床评估技巧．北京：北京大学医学出版社，2010，09.

[5] 王金爱．临床实用精神科护理学，长沙：湖南科学技术出版社，2010，05.

[6] 郭田生，陈列．实用精神科医师处方手册．北京：科学技术文献出版社，2010，04.

[7] 张晋碚．精神科疾病临床诊断与治疗方案．北京：科技文献出版社，2010，02.

[8] 江开达，马弘．中国精神疾病防治指南（实用版）．北京：北京大学医学出版社，2010，05.

[9] 王晓慧，李清亚．最新精神疾病用药．北京：人民军医出版社，2010，04.

[10] 王付．精神神经疑难病选方用药技巧．北京：人民军医出版社，2010，04.

[11] 金卫东，马永春．循证精神病学．北京：人民军医出版社，2010，08.

[12] 塞缪斯，刘献增．神经病学治疗手册（第7版）．北京：人民卫生出版社．2010，07.

[13]（美）赫尔斯．精神病学教科书．北京：人民卫生出版社，2010.

[14] 蔡焯基．精神病学．北京：北京大学医学出版社，2009.

[15] 曹连元．社区精神病学．北京：人民卫生出版社，2009.

[16] 曹欣冬，王伟．抑郁症中西医诊治学．北京：中国中医药出版

社，2009.
[17] 杜文东．医学心理与精神卫生．北京：中国中医药出版社，2008.
[18] 范俭雄，张心保．精神病学．南京：东南大学出版社，2005.
[19] 郭兰婷．儿童少年精神病学．北京：人民卫生出版社，2009.
[20] 韩瑛．精神科常见病防治与护理．昆明：云南科技出版社，2009.
[21] 郝伟．精神病学．北京：人民卫生出版社，2008.
[22] 郝伟．精神科疾病临床诊疗规范教程．北京：北京大学医学出版社，2009.
[23] 江开达．精神病学．北京：人民卫生出版社，2010.
[24] 江开达．精神病学高级教程．北京：人民军医出版社，2009.
[25] 李英彦，安俊岐．老年性痴呆．南京：江苏科学技术出版社，2010.
[26] 马伟娜．异常心理学．杭州：浙江大学出版社，2009.
[27] 沈渔村．精神病学．北京：人民卫生出版社，2009.
[28] 师建国．实用临床精神病学．北京：科学出版社，2009.
[29] 孙学礼．精神病学．北京：高等教育出版社，2008.
[30] 陶国泰，郑毅，宋维村．儿童少年精神医学．南京：江苏科学技术出版社，2008.
[31] 王长虹，栗克清．精神病学．北京：人民军医出版社，2009.
[32] 王民洁，孙静，吴爱勤，等．精神病学．南京：东南大学出版社，2010.
[33] 杨世昌．精神疾病案例诊疗思维．北京：人民卫生出版社，2008.
[34] 姚树桥．医学心理学与精神病学．北京：人民卫生出版社，2007.
[35] 于欣．老年精神病学．北京：北京大学医学出版社，2008.
[36] 喻东山．精神疾病临床治疗手册．南京：江苏科学技术出版社，2009.
[37] 翟金国，陈敏．生物精神病学．北京：人民卫生出版社，2010.
[38] 张朝东，刘盈．神经精神系统与疾病．上海：上海科学技术出版社，2008.
[39] 张聪沛．临床精神病学．北京：人民卫生出版社，2009.
[40] 张靖平，翟金国．精神科常见病用药．北京：人民卫生出版社，2008.
[41] 张书琴，邹振民，赵建敏．精神疾病．西安：第四军医大学出版社，2007.

[42] 张松．实用精神疾病中西医治疗．北京：人民军医出版社，2010.
[43] 张亚林．高级精神病学．长沙：中南大学出版社，2007.
[44] 赵靖平．精神病学新进展．北京：人民军医出版社，2009.
[45] 赵世光．精神病学．北京：人民卫生出版社，2009.
[46] 赵振环．精神病学．广州：暨南大学出版社，2008.
[47] 郑瞻培，王善澄．精神医学临床实践．上海：上海科学技术出版社，2006.
[48] 周东丰．精神病学．北京：中国协和医科大学出版社，2007.
[49] 李芬．女性更年期保健．北京：中国协和医科大学出版社，2008.
[50] 周士琴，季雷娟．更年期康复养生．上海：上海科学技术文献出版社，2009
[51] 崔维珍．现代老年精神医学．北京：中国海洋大学出版社，2006.